JN184745

セラピストのための

機能解剖学的ストレッチング

Selective Stretching

監修 林　典雄
運動器機能解剖学研究所 代表

編著 鵜飼建志
中部学院大学 看護リハビリテーション学部 理学療法学科 准教授

下肢・体幹

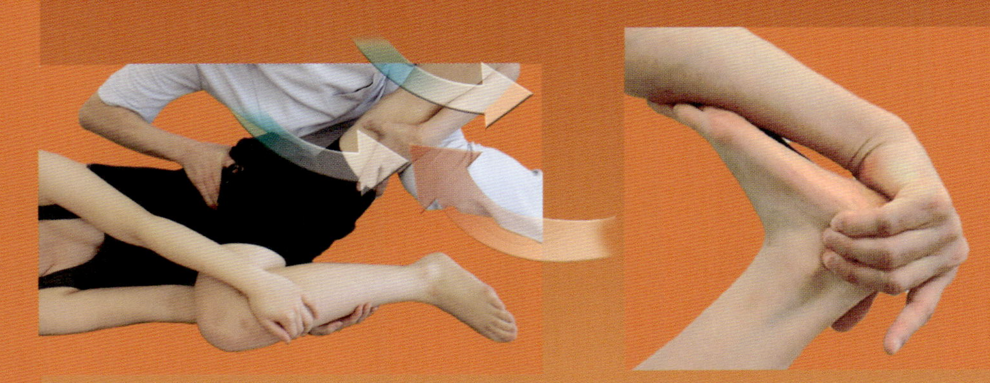

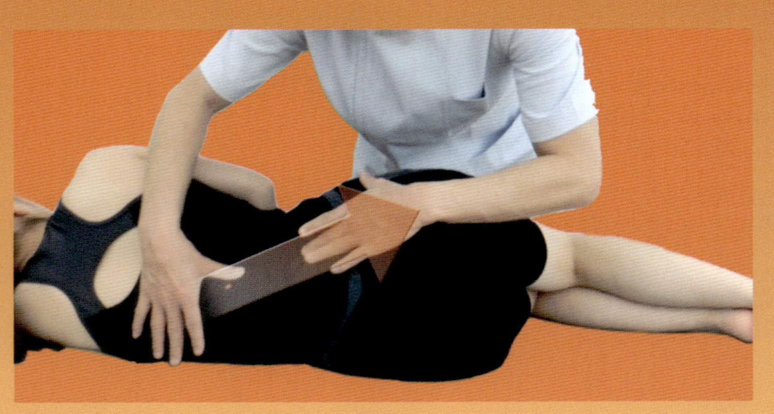

MEDICAL VIEW

Selective Stretching to Functional Anatomy for Therapists
-Lower Extremity & Trunk
(ISBN 978-4-7583-1704-7 C3347)

Chief Editor: Norio Hayashi
Editor: Takeshi Ukai

2018. 9. 1 1st ed

Printed and Bound in Japan

Medical View Co., Ltd.
2-30 Ichigayahonmuracho, Shinjyukuku, Tokyo, 162-0845, Japan
E-mail ed@medicalview.co.jp

監修の序

このたび，中部学院大学看護リハビリテーション学部理学療法学科准教授である鵜飼建志先生執筆による，『セラピストのための 機能解剖学的ストレッチング 下肢・体幹』が出版されることになりました。心よりお祝い申し上げるとともに，関係各位のご努力に感謝いたします。

私が理学療法士として過ごしてきた多くの時間は，鵜飼先生とともに共有してきました。平成医療専門学院理学療法学科の教員としてお誘いしたのをきっかけとして，その後の吉田整形外科病院，中部学院大学と職場を共にしました。私の歴史の後ろには必ず鵜飼先生がいたことになります。本当に私の人生の中での，貴重な盟友の一人と言っても過言ではありません。

鵜飼先生にとって私がどのような存在であったかは定かではないですが，患者や選手に対するプロとしての技術を提供するために，「常に精進し工夫する努力を怠らない姿勢を持ち続けること」，そしてその技術は，「解剖学，生理学，運動学（機能解剖学）で活字にできること」，を十分に理解していたからこそ，『セラピストのための機能解剖学的ストレッチング』シリーズの完成にたどりついたのだと思います。本当におめでとうございます。

鵜飼先生は，国立療養所東名古屋病院付属リハビリテーション学院理学療法学科の３学年後輩であり，整形外科リハビリテーション学会では，創成期より多大な尽力をいただき，現在も学会常任理事として活躍を続けておられます。加えて，スポーツ障害に対する理学療法を専門として教鞭をとる傍ら，一流チームのサポートならびに後進の指導に時間を割く生き方は，理学療法士ならずとも参考にしていただきたいものです。

今回出版される書籍は，骨格筋のストレッチングについて写真をふんだんに使いつつ，プロとしての技が随所にちりばめられています。自分自身で行うセルフストレッチングは，簡単で，わかりやすく，続けられることが基本原則となるでしょうが，理学療法士が行うストレッチングは，やはり理学療法士だからこそできる技術であるべきです。

患者や選手は，そのプロの技を期待して，プロの技だからこそ得られる効果に対して対価を支払います。その技は多少複雑かもしれません。体得するのにある程度の練習が必要かもしれません。でも，その技を使いこなせる理学療法士になりたいのか，そうでないのかは，結局自分の仕事に対するプライド一つだと思います。ぜひ本書を有効に活用し，治療に対する自分の引き出しを一つ増やしてください。

書籍を出版するということは，終わりではなく，新しい責任を背負ったうえで次の情報発信が求められます。今後の鵜飼先生のますますの活躍を祈念し筆をおきます。

2018年8月

運動器機能解剖学研究所 代表
林　典雄

序　文

2016年に『セラピストのための機能解剖学的ストレッチング（selective stretching）上肢篇』が世に出てから約2年が経ちました。おそらくその間，多くの方々に手に取っていただいたかと思います。「下肢篇はまだ出ないんですか？」とのエールを何度かいただくことがありました。なかなかご期待に応えられず，自分でももどかしさを感じていましたが，ようやく下肢・体幹篇を世に出すことができました。

本書は技術書です。世の中には多くの医学書がありますが，ここまで技術の詳細にこだわった本は少ないのではないかと思います。目の前の患者さんを治すために知識はもちろん大切ですが，実際に治すのはわれわれの手（技術）です。しっかり治せるようになりたいセラピストのお役に立てれば幸いです。

上肢篇の序文でも述べたとおり，このセレクティブストレッチングのコンセプトは，本書の監修をご担当いただいている（株）運動器機能解剖学研究所の林　典雄先生の講義から生まれています。「筋の起始・停止を三次元的に伸ばす」という単純なコンセプトなのに，新米教員として講義助手で入っていた当時，その効果には講師間で歴然とした差がありました。私のほうが林先生より握力が強いはずなのに，なぜか固定がうまくできない。しっかり固定しようと手に力を込めるほど学生は痛がり，防御収縮が入ってしまう。結果，余計にストレッチングがうまくできませんでした。「きっと学生は心の中で教員に点数をつけているのだろうなぁ」とプレッシャーを感じるなか，少しでも林先生に追いつきたいと，一番真剣な学生として講義に取り組んでいました。

でもそのうちにコツが掴めてきました。まず把持する手に余計な力を入れないほうがいいと気が付きました。学生時代に聞いたことがある「虫様筋握り」というものを思い出し，そのイメージで把持するようにしました。するとあまり力を入れなくても固定や関節操作がうまくできるようになってきました。スポーツと同じで，力んでいたり精神的に焦ったりしていると，セラピストもいいパフォーマンスが出せません。リラックスして優しくゆったりと把持するようになりました。そのうちに虫様筋握り自体が大切なのではなく，固定したい部分を自分の手の中にピタッと収めると，うまく固定できるということに気が付きました。深指屈筋が働くと把持はうまくいきませんが，虫様筋などの手の内在筋だけでなく浅指屈筋もときに利用するといいことに気付きました。こうして本書の上肢篇・第I章概論の⑦で紹介したスパナのような持ち方が完成しました。どの部位であろうと骨を（コツを）掴めるようになりました。

また関連する部分をなるべく露出してもらい，よく観察しながら行うことも重要でした。固定すべき部位が動いてしまう時は，その動き方をしっかり見極めてその逆方向に止めればいいことに気づきました。伸張操作側も本当に骨で動いているのか，骨の周りの軟部組織がずれてしまっているだけなのかをしっかり観て行えるようになりました。そうしているうちにX線のような目ができあがり，頭の中で描いたイメージ（理論）を自分の手で再現できるようになってきました。「起始と停止を三次元的に遠ざけれは必ず筋は伸びる」というシンプルさが，技術向上に大きく影響したのだと感じています。本書はストレッチングの本であってストレッチングだけの本ではありません。技術の向上は，Columnの中で紹介しているように他の検査測定や治療の技術を高めることにも役立ちます。セレクティブストレッチングを通じて，操作イメージを自分の手で再現する技術を高めていってください。

本書は豊富なカラー写真，上質で厚めの紙を用いているうえに，メジカルビュー社の間宮卓治氏のご尽力で非常に見やすい構成になったと自負しております。ただ二次元画像と文字と矢印だけで技術をすべて伝えるのは困難な作業でした。しかも実際にセレクティブストレッチングをしてもらえばわかると思いますが，一つひとつの伸張作業を確実に積み重ねていくことは難しく，何かの要素を足そうとすると，それまでの要素が疎かになってしまいがちです。

ストレッチングは必要な要素が一つでも足りないとしっかりと伸びません。講習会ならバチッと伸びる感じを体感できるので疑いようがないのですが，本を見ての独学だけでは，伸びなかったときに「本当にこの通りやったら伸びるのか？」と疑念を抱いてしまうかもしれません。でも正しくやれば必ず伸びます。もし伸びないときは何かの要素が不十分だと思ってください。講習会では私が少しだけ方向を微調整したり，固定を手伝うなどするだけで，劇的に伸び方が変わることを体感できます。でもこの微妙な技術の違いはなかなか書面で伝えきれません。前述のコツを踏まえ，しっかり伸びる感覚が得られるようになるまで創意工夫してください。

なお，下肢は重く長いため，上肢に比べてストレッチングの際に体力要素も必要になります。「技は力の中にあり（極真空手創始者 大山倍達氏）」の言葉があるように，セラピストはある程度の体力も必要です（力んではダメですが）。知識・技術・体力の向上を図り，患者さんを最短で治せるよう自己研鑽をし続けましょう。もちろん私もまだまだ未熟ですので，すべてをブラッシュアップできるよう自己研鑽を継続したいと思います。

最後になりますが，本書執筆の機会を作っていただきました整形外科医の加藤　明先生，半生の恩師である林　典雄先生，整形外科リハビリテーション学会の代表である浅野昭裕先生や親友の岸田敏嗣先生をはじめとする仲間たち，中日ドラゴンズ時代より大変お世話になっている亀卦川正範先生・三木安司コーチ，スポーツ領域の理学療法士としての師である浦辺幸夫先生・小林寛和先生，メジカルビュー社の間宮卓治氏，写真撮影に長期間ご協力いただいた中村桃子先生・堀内奈緒美先生・山中咲陽子先生，講師として呼んでいただいたセミナースタッフの方々，患者さん・選手やスポーツ指導者の皆様，教え子たちなど，書ききれませんがお世話になった多くの方々に深く感謝いたします。もちろん両親・兄姉弟たちにもこれまで助けられてきました。深く感謝いたします。

そして，日々活力を与えてくれる三人の子どもたち，25年間以上にわたり私をずっと支え続けてくれている愛する妻 陽子にこの場を借りて深く感謝いたします。

2018年8月

中部学院大学
鵜飼建志

目次

第Ⅰ章 概論

第Ⅱ章 ストレッチングの実際

1 股関節に関わる筋

2 膝関節に関わる筋

3 足関節および足部に関わる筋

4 体幹に関わる筋

Column

第I章 概論

ストレッチングの運動学

前額面（内転・外転）

図1に示す軸（●）は**矢状・水平軸**である（わかりやすくするため以後は内転・外転軸と表記する）。

内転・外転軸の外側もしくは上方を通る筋（—）は，内転操作でストレッチングが可能となる。また，内転・外転軸の内側もしくは下方を通る筋（—）は外転操作でストレッチングが可能となる。

矢状面（屈曲・伸展）

図2に示す軸（●）は**前額・水平軸**である（わかりやすくするため以後は屈曲・伸展軸を代表として表記する）。

ストレッチングをするとき，屈曲・伸展軸の前方を通る筋（—）は伸展操作でストレッチングが可能となる。また，屈曲・伸展軸の後方を通る筋（—）は屈曲操作でストレッチングが可能となる（ただし例外もあり，膝においては屈曲・伸展軸の前方を通る筋は屈曲，後方を通る筋は伸展操作でストレッチングが可能となる）。

図1　筋の内転・外転（前額面）

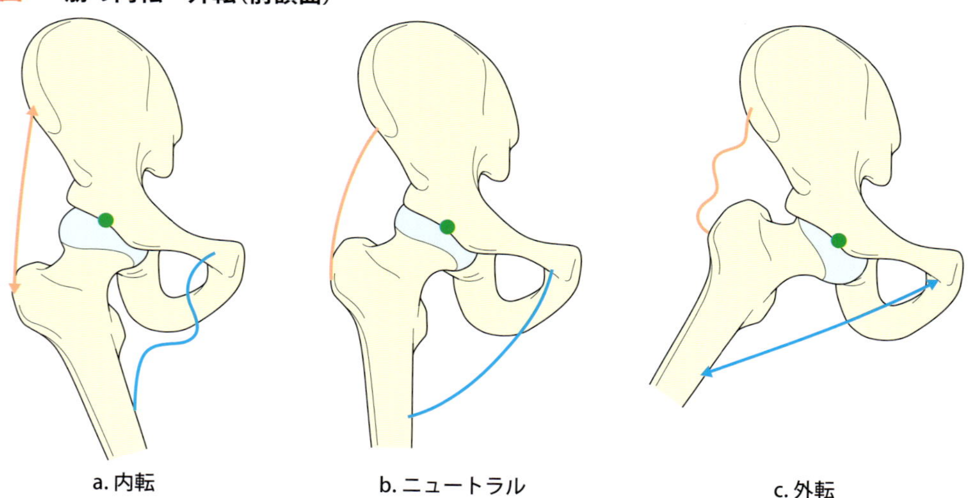

水平面（内旋・外旋）

図3に示す軸（●）は垂直軸である（わかりやすくするため以後は内旋・外旋軸と表記する）。

ストレッチングをするとき，内旋・外旋軸の前方を通る筋（—）は外旋操作でストレッチングが可能となる。また，内旋・外旋軸の後方を通る筋（—）は内旋操作でストレッチングが可能となる（ただし例外もあり，たとえば縫工筋は前方を通るが内旋操作で伸張する）。

図2　筋の屈曲・伸展（矢状面）

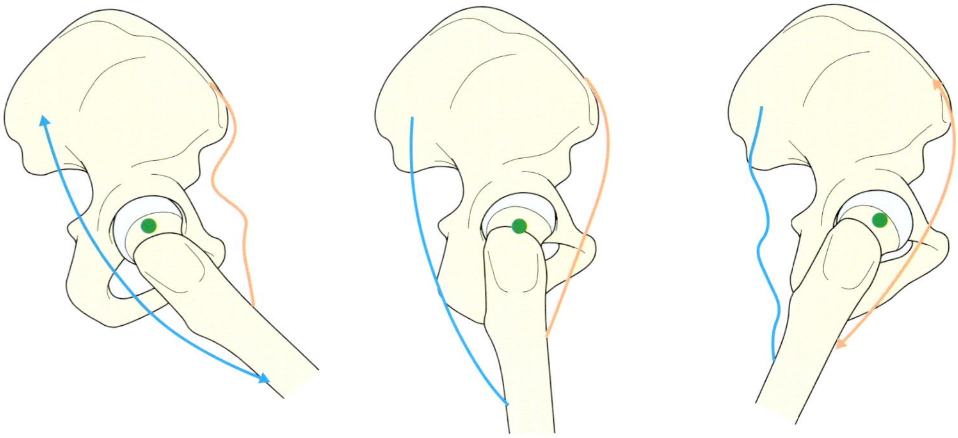

a. 屈曲　b. ニュートラル　c. 伸展

図3　筋の内旋・外旋（水平面）

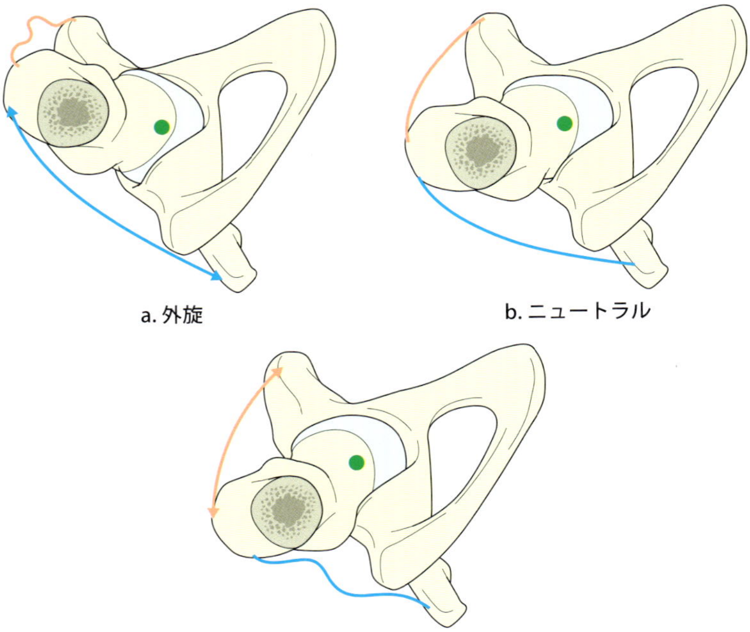

a. 外旋　b. ニュートラル　c. 内旋

第Ⅱ章 ストレッチングの実際

1 股関節に関わる筋
2 膝関節に関わる筋
3 足関節および足部に関わる筋
4 体幹に関わる筋

腸骨筋 iliacus muscle

起始	腸骨内面の腸骨窩	支配神経	大腿神経
停止	大腿骨の小転子	髄節レベル	L1〜L4

大腰筋 psoas major muscle

起始	（浅頭）T12〜L5の椎体ならびに椎間板 （深頭）すべての腰椎の肋骨突起	支配神経	大腿神経
停止	大腿骨の小転子	髄節レベル	L1〜L4

テクニカルヒント

筋の走行・機能		
	■股関節の内転・外転軸のほぼ軸上を通る	▶ 内転・外転作用はほとんどない
	■股関節の屈曲・伸展軸の前方を通る	▶ 屈曲作用をもつ
	■股関節の内旋・外旋軸のほぼ軸上を通る	▶ 内旋・外旋作用はほとんどない
	■大腰筋は腰椎の椎体側面や肋骨突起から起始する	▶ 腰椎の同側側屈作用をもつ

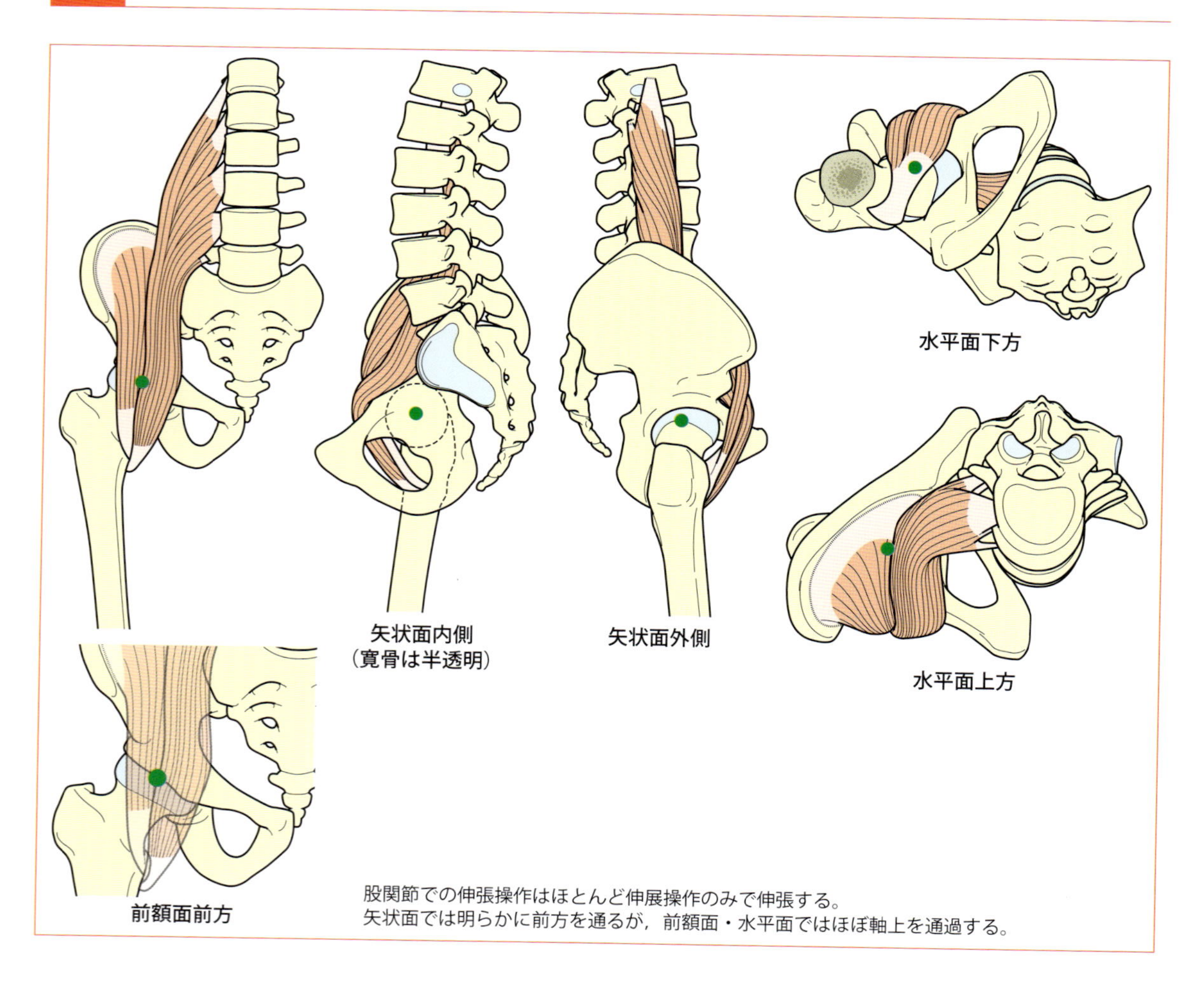

股関節での伸張操作はほとんど伸展操作のみで伸張する。
矢状面では明らかに前方を通るが，前額面・水平面ではほぼ軸上を通過する。

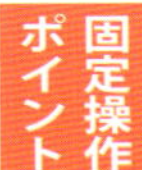

固定操作ポイント		
■股関節の伸展操作で骨盤はどう動くか？	▶	骨盤が前傾する
■骨盤の前傾を防止するにはどう固定するか？	▶	骨盤の下方を前方に押す

伸張操作ポイント
■股関節の伸展操作で伸張する
■大腿直筋へ伸張が加わらないように，膝関節は伸展位のまま股関節を伸展する

図1-1　腸腰筋のストレッチング-全体像

対象者を腹臥位としベッドの左端に寄る。左下肢はベッドから降ろし，左股関節を屈曲位に保持する。右股関節は内転・外転中間位とし，セラピストは左手で対象者の殿部を固定する。対象者の右膝関節を伸展位のまま，セラピストは右手で対象者の右大腿部を持ち上げ，股関節を伸展し伸張する。

殿部の固定部位は大腿骨頭付近の高さであること，股関節が内転・外転中間位であることに留意し実施する。

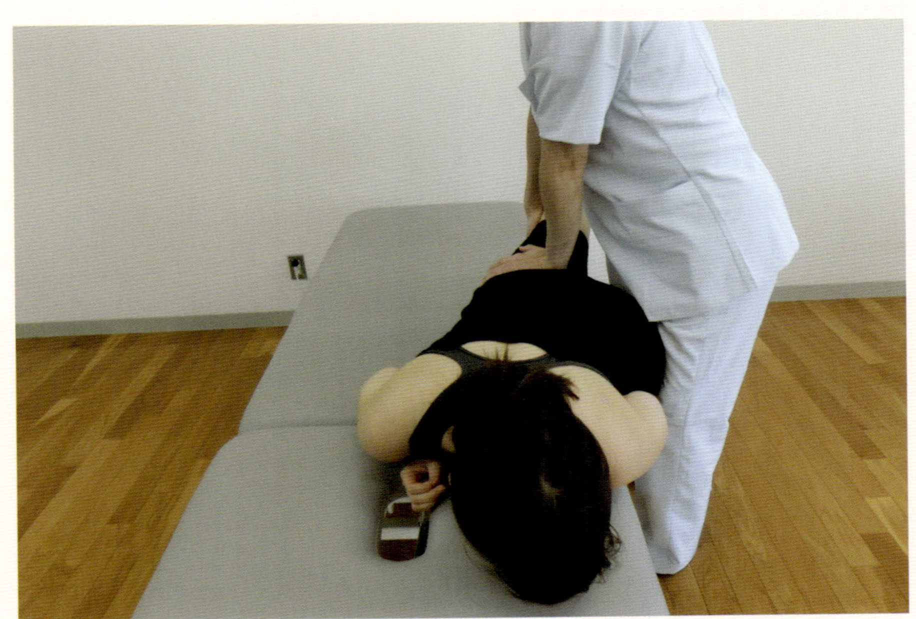

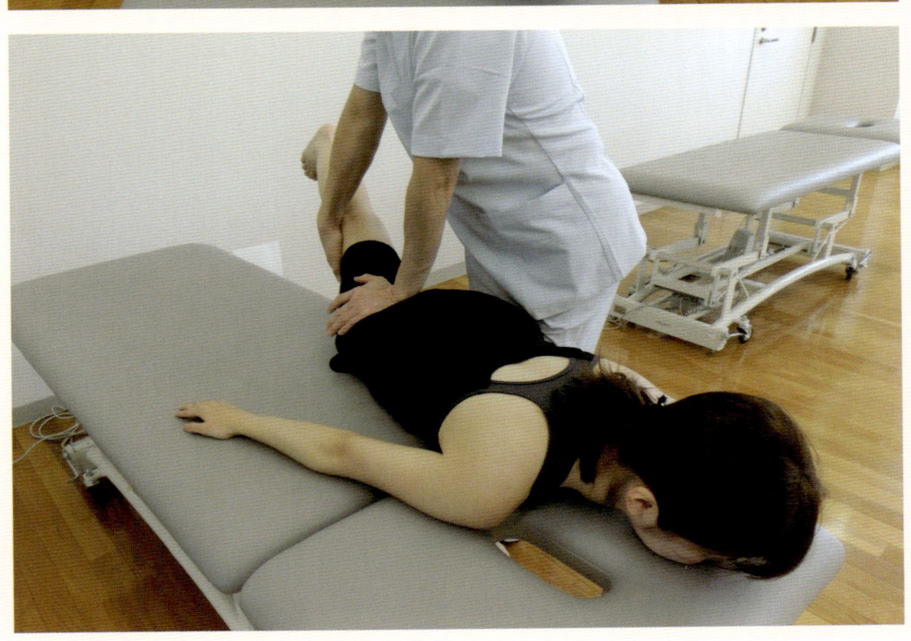

図1-2　腸腰筋の固定準備

対象者が，左股関節を屈曲位にして踏み込むことで，骨盤が全体として後傾位となる。この時点で右股関節はすでに伸展位をとっていることになる。左股関節の伸展操作を用いて伸張を加える際に，骨盤が前傾位となりやすいため，あらかじめこの肢位をとっておくほうがよい。左下肢の踏み込みが浅いと骨盤後傾位が不十分になるので，左股関節の下くらいの位置まで踏み込む。

対象者の左膝関節の屈曲はハムストリングスの柔軟性に影響される。ハムストリングスが硬い場合は膝屈曲角度が大きくなってもいいので，左足部が左股関節の下に必ず位置するようにする。

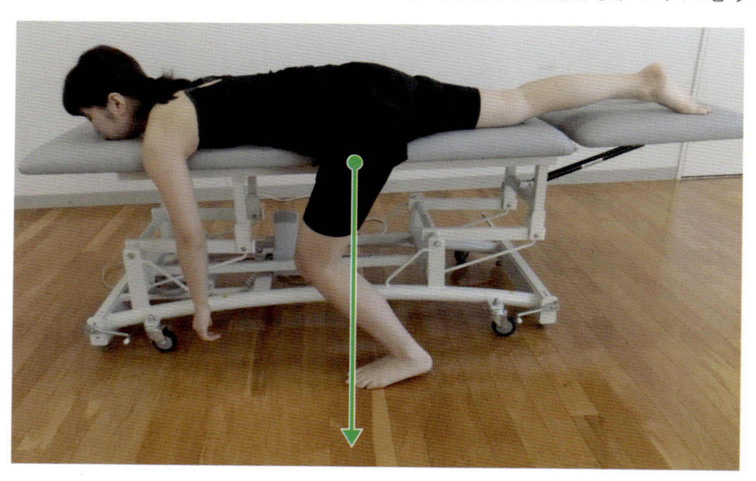

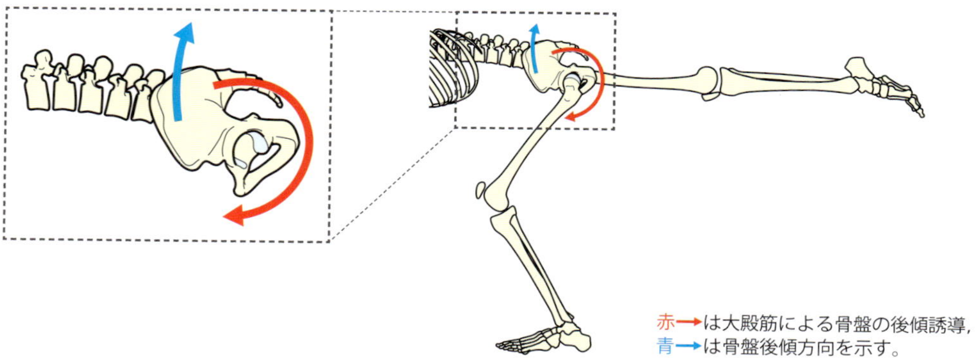

赤→は大殿筋による骨盤の後傾誘導，
青→は骨盤後傾方向を示す。

図1-3　腸腰筋の固定操作(1)

対象者の左下肢の股関節が伸展しないように，セラピストの左足部を踏ませるように踵側から差し込むことで固定する(①○)。また対象者の骨盤が左方へ変位しないように，セラピストの左大腿部から骨盤で固定する(②○)。

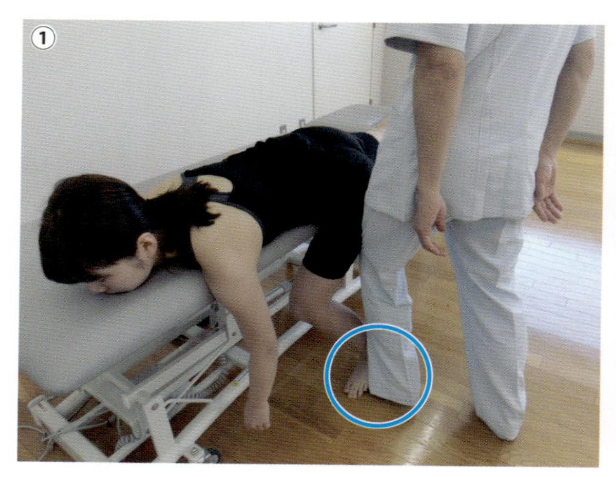

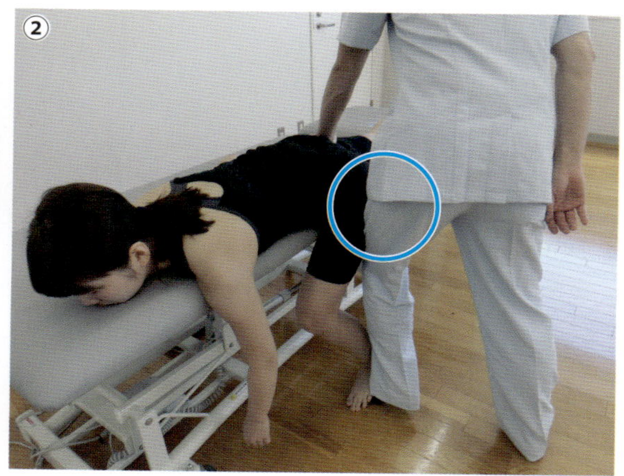

図1-4　腸腰筋の固定操作(2)

骨盤の固定は，セラピストの左手で対象者の右股関節を固定するが，その固定位置は重要である。
正しい位置の目安として，対象者の大転子(白破線)を利用するとよい。大転子であれば，大腿骨頭中心下方で，坐骨結節の後方付近を押さえることになり，骨盤後傾方向への固定が安定する(○)。
これに対し，腸骨稜付近を押さえると骨盤の前傾を助長し，腸腰筋の伸張の際に骨盤の代償動作を助けてしまうことになる(×)うえに，伸展型腰痛を惹起させてしまう可能性がある。

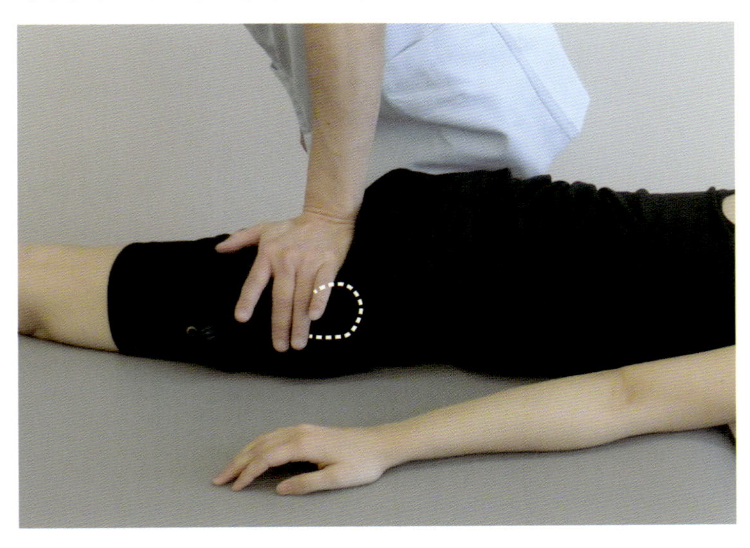

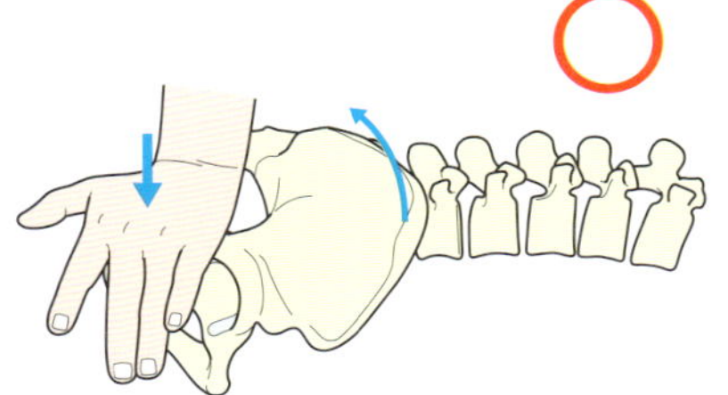

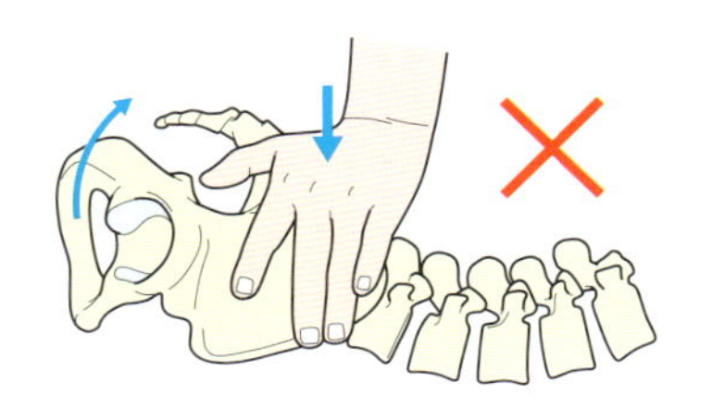

図1-5　腸腰筋の伸張操作

セラピストは対象者の右大腿遠位部(膝関節近位)を把持することで，対象者の右膝関節は下腿の重みにより伸展位をとることになる。対象者の右膝関節を伸展位で伸張することは，大腿直筋の伸張を避ける意味で重要である。
また，右股関節は内転・外転中間位とする。体幹の側面と大腿部の外側がほぼまっすぐになるイメージである(緑破線)。

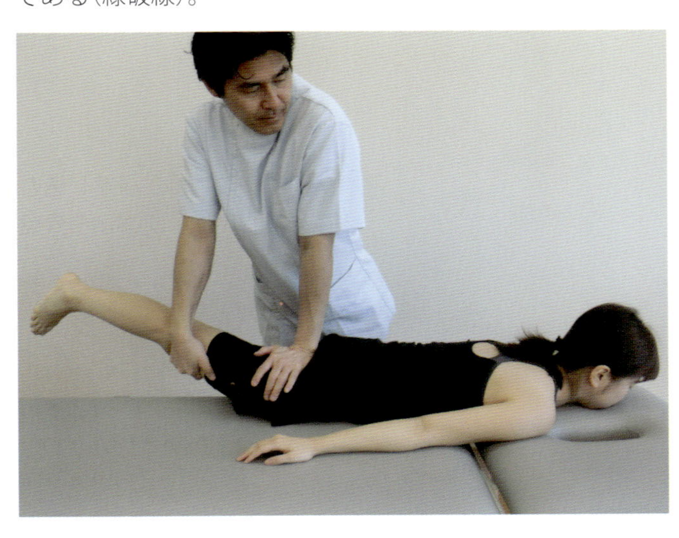

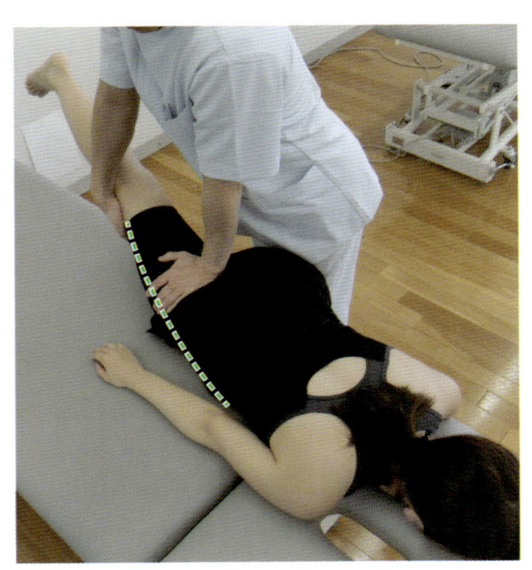

図 1-6　腸骨筋の個別伸張操作

腸腰筋のストレッチングを腸骨筋と大腰筋とに分けて行う場合は，体幹の側屈を利用する。
腸骨筋は腸骨から起始するため，体幹を右に側屈し，大腰筋を緩めた状態にして実施する。具体的な操作は図 1-3〜1-5 と同様。

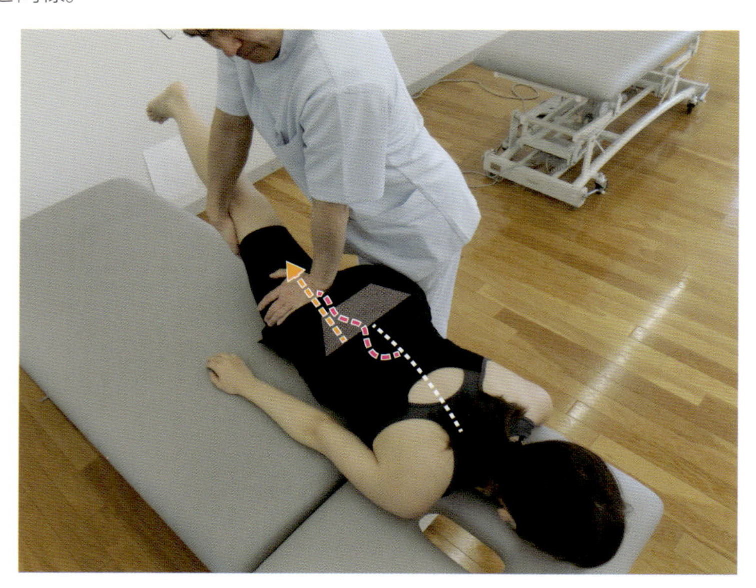

図 1-7　大腰筋の個別伸張操作

大腰筋は腰椎から起始するため，体幹を左へ側屈し，大腰筋をより伸張位にしてから実施する。

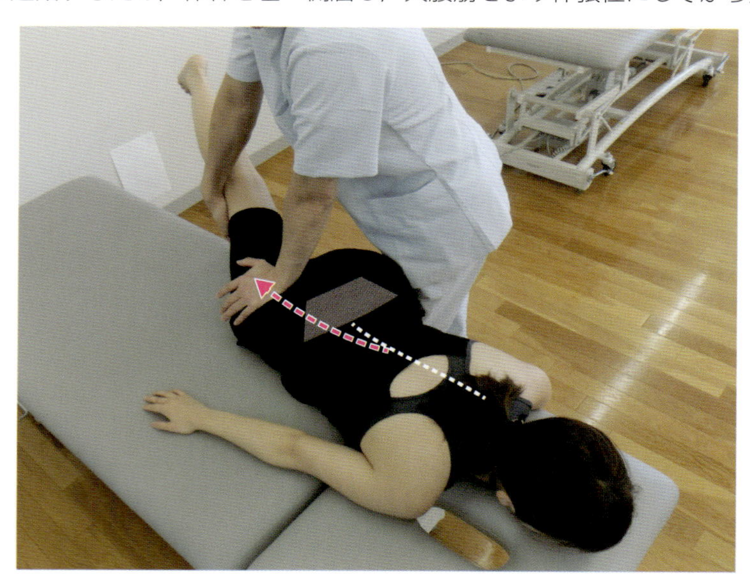

図1-8　腸腰筋の伸張操作別法（背臥位）

セラピストの筋力が弱い場合や対象者の体格が大きい場合など，大腿部を持ち上げることが困難な場合にこの方法を用いる。

対象者は左の膝を抱えて左股関節最大屈曲位とし，骨盤後傾位に保持する（①）。セラピストは対象者の右下腿を自分の右上肢で保持し，左手で右殿部下方を後傾方向に固定する（②）。

セラピストの右手は対象者の右大腿遠位部（膝関節の近位部）を前方から押さえ，股関節を伸展させ伸張する（③）。

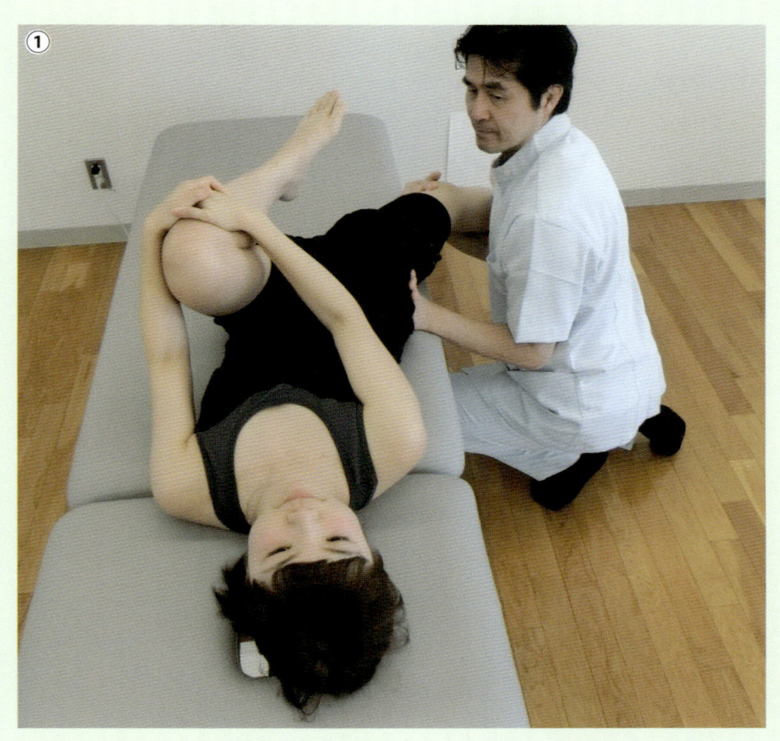

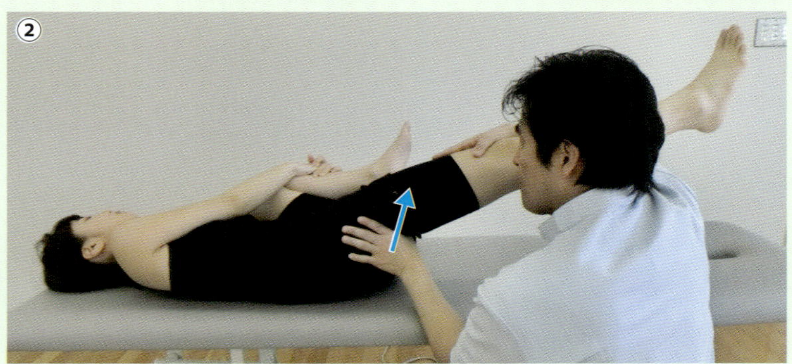

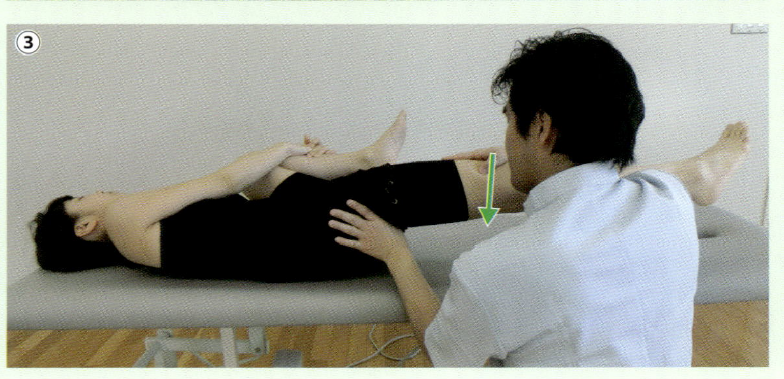

大殿筋 gluteus maximus muscle

起始	（浅部線維）腸骨稜，上後腸骨棘，腰背腱膜，仙骨，尾骨 （深部線維）腸骨外面で後殿筋線の後方，仙結節靱帯，中殿筋の筋膜	支配神経	下殿神経
停止	（浅部線維）腸脛靱帯 （深部線維）大腿骨殿筋粗面	髄節レベル	L5〜S2

■テクニカルヒント

筋の走行・機能	■上方線維は股関節の内転・外転軸の外上方を通る	▶ 股関節外転作用をもつ
	■下方線維は股関節の内転・外転軸の内下方を通る	▶ 股関節内転作用をもつ
	■股関節の屈曲・伸展軸の後方を通る	▶ 伸展作用をもつ
	■股関節の内旋・外旋軸の後方を通る	▶ 外旋作用をもつ
固定操作ポイント	■股関節の屈曲（やや内転）操作で骨盤はどう動くか？	▶ 骨盤が後傾・反対側回旋する

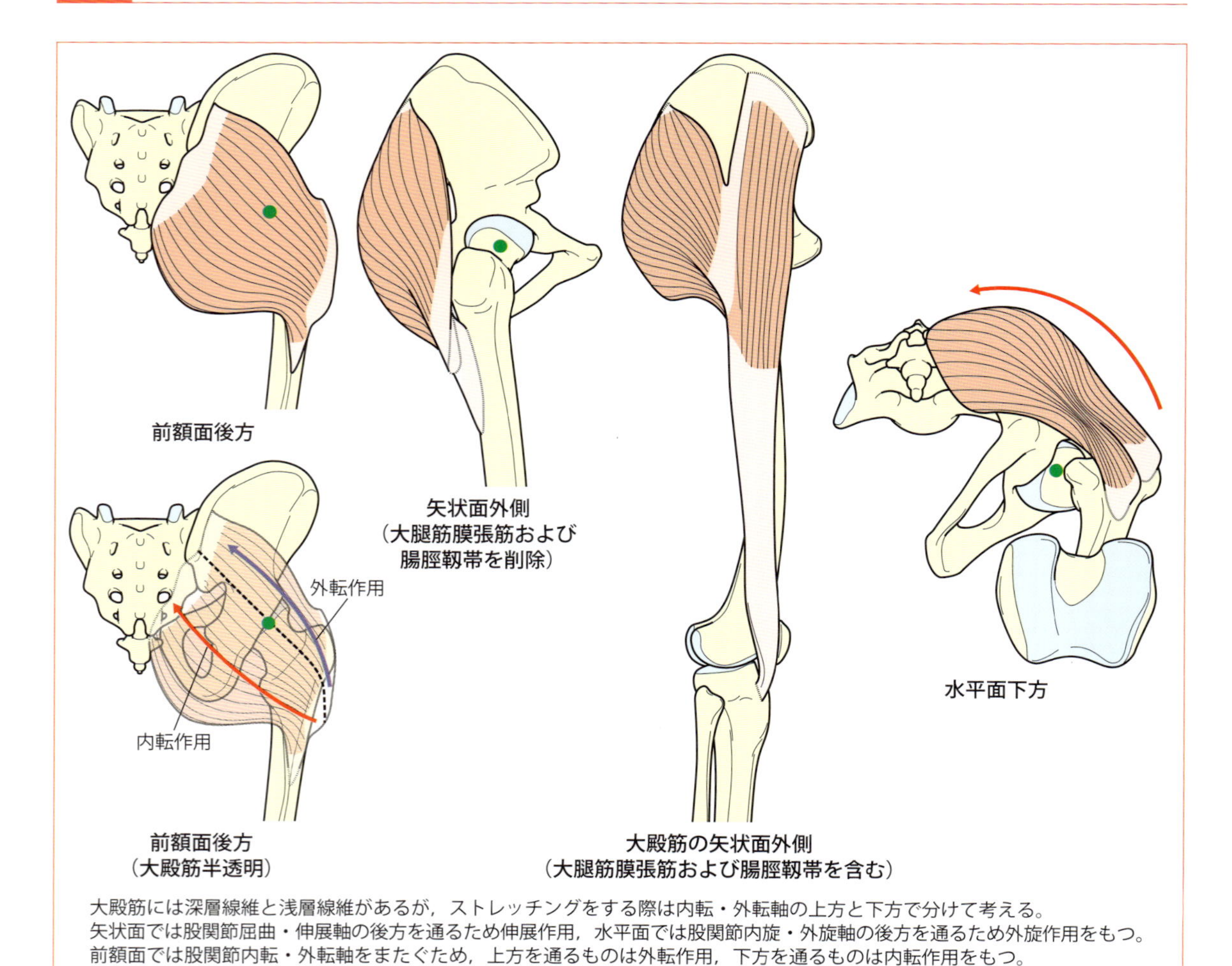

前額面後方

矢状面外側
（大腿筋膜張筋および腸脛靱帯を削除）

水平面下方

前額面後方
（大殿筋半透明）

大殿筋の矢状面外側
（大腿筋膜張筋および腸脛靱帯を含む）

大殿筋には深層線維と浅層線維があるが，ストレッチングをする際は内転・外転軸の上方と下方で分けて考える。
矢状面では股関節屈曲・伸展軸の後方を通るため伸展作用，水平面では股関節内旋・外旋軸の後方を通るため外旋作用をもつ。
前額面では股関節内転・外転軸をまたぐため，上方を通るものは外転作用，下方を通るものは内転作用をもつ。
通常は，その反対操作が伸張操作になるが，頸体角の影響により，股関節屈曲位では伸張される走行が微妙に異なる。
特に回旋操作は外旋筋にもかかわらず，外旋位にして伸張することになる。

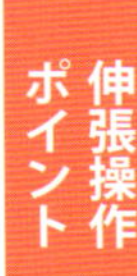

- 頸体角の影響で，解剖学的基本肢位での作用と股関節屈曲位での伸張操作とは純粋に反対方向にはならない。股関節筋群の伸張の難しいところである
- 股関節屈曲位では外旋位で伸張する
- 股関節外旋位からの屈曲・内転操作で伸張する

図2-1　大殿筋のストレッチング-全体像

対象者を背臥位とし，股関節を外旋・屈曲・内転方向に伸張操作する。
膝の位置について，上方線維の伸張では写真より少し反対側（左方）に，下方線維の伸張では同側（右方）にシフトしてから伸張操作すると区別しやすい。
股関節屈曲の操作で左下肢が屈曲しないように，反対側の下肢は股関節伸展位で固定しておく。

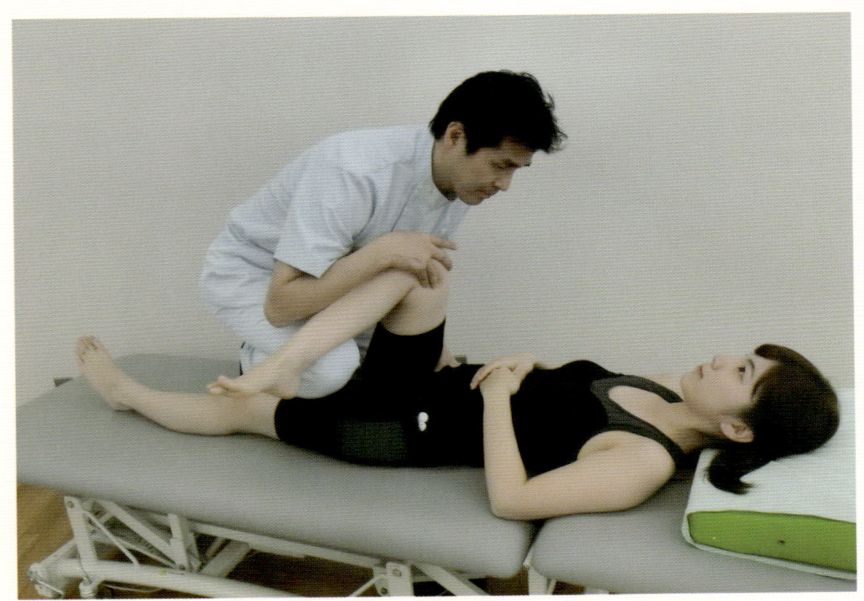

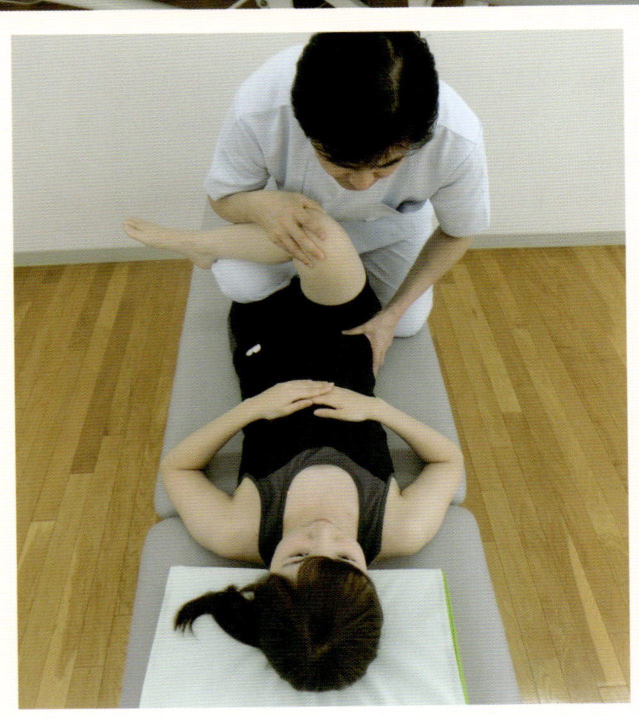

図 2-2　大殿筋の固定操作(1)

対象者の左大腿部が屈曲しないようにセラピストの膝をあてて固定する。
このとき，膝に体重をかけて押さえてしまうと痛みを誘発してしまう。そのため対象者の左下肢が上がってこないように膝をあてておくだけにする。

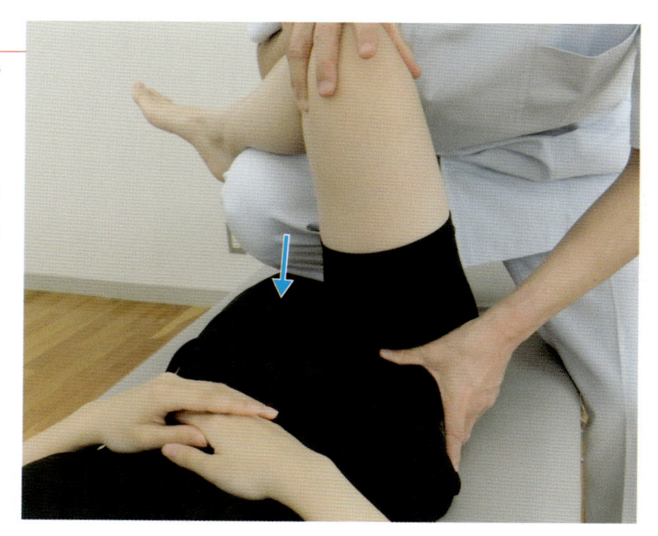

図 2-3　大殿筋の固定操作(2)

セラピストの左手は，対象者の右骨盤を把持し，骨盤を前傾方向に固定する。セラピストの左母指を鼠径部，他の指は腸骨翼外面（殿筋面）にあてて把持し，骨盤が後傾しないように前傾方向へと固定する（**a**）。また骨盤が左回旋しないよう，左母指で右方向に固定する（**b**）。

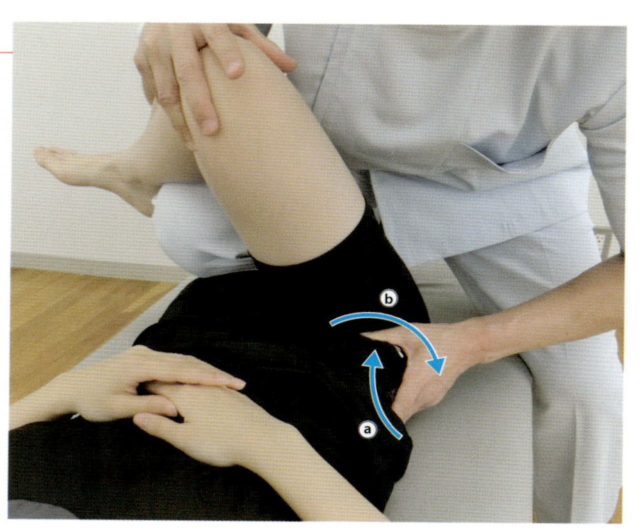

図 2-4　股関節屈曲位における内旋・外旋操作での大殿筋の伸張変化

大殿筋は，股関節伸展位においては外旋作用があるため，内旋操作にて伸張すると思いがちである。ただし，屈曲位では大殿筋の走行が変化すること，加えて頸体角の影響により内旋操作では伸張しない。図cのように，大殿筋が走行する位置まで股関節を外旋位にしたときが，起始・停止が最も遠くなる。

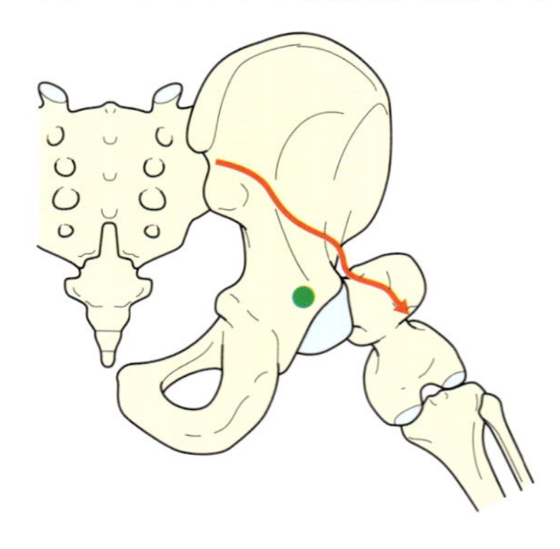

a. 股関節内旋位

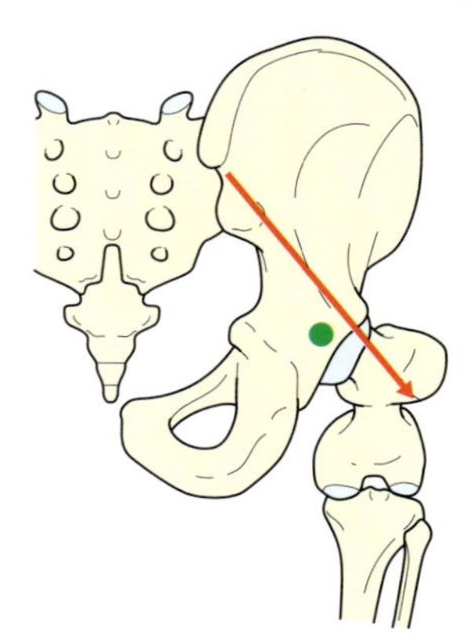

b. 股関節内旋・外旋中間位

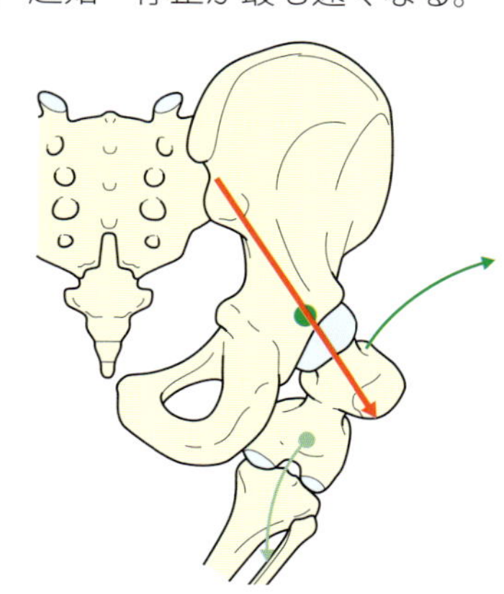

c. 股関節外旋位

図2-5　大殿筋の伸張操作手順(1)

①セラピストはまず左手で対象者の右骨盤を固定しながら，右股関節を屈曲する。セラピストの右大腿部(膝は対象者の左大腿部を固定中)の上に対象者の下腿部をのせ，リラックスさせる。

②セラピストは右手で対象者の膝を，前腕部で下腿を操作し，対象者の股関節を45°程度外旋位にする。

③セラピストは対象者の右股関節に軸圧(青矢印)をかけ，骨盤後傾の代償動作を防止する。軸圧により骨盤の腸骨稜あたりがベッドに押し付けられ，前傾＋左方回旋方向に固定される。

④セラピストは対象者の右大腿長軸に軸圧をかけたまま，屈曲・内転方向に操作し伸張する。

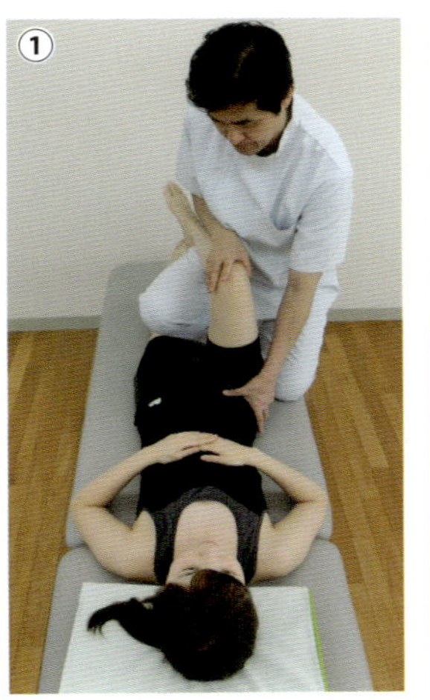
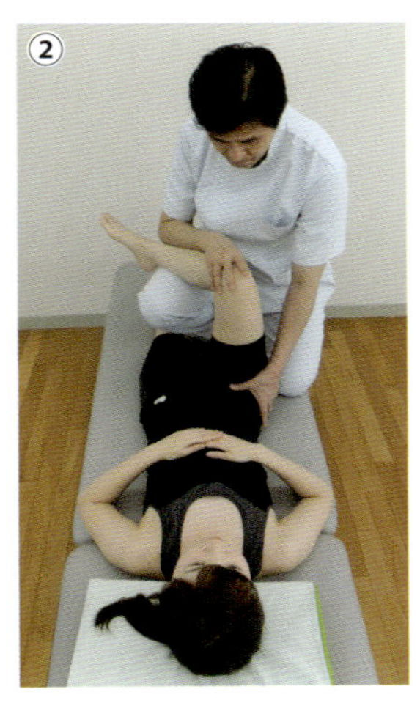
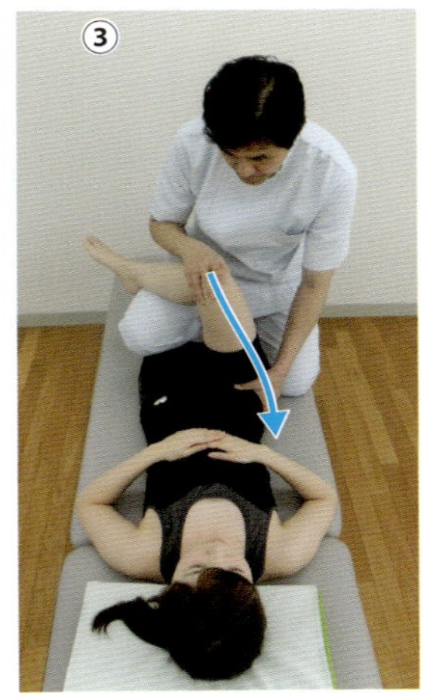
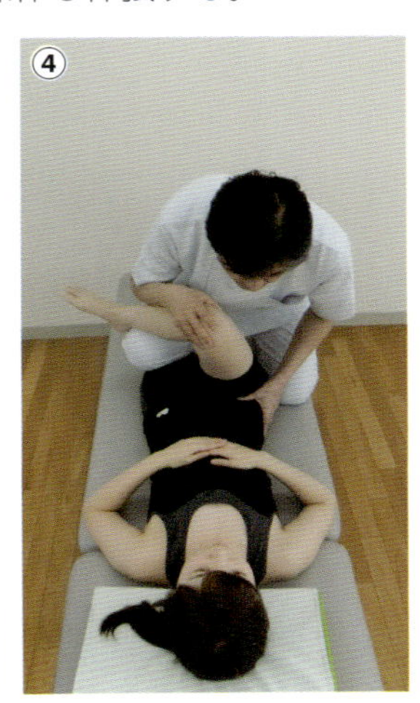

図2-6　大殿筋の伸張操作手順(2)：大腿部操作の注意点

①セラピストは右手で対象者の右膝に軸圧をかける。

②対象者の股関節を，セラピストの右手で外旋位とする。

③その股関節外旋位を保持するため，セラピストの右前腕を対象者の下腿外側にあてる。

④対象者の股関節が外旋位を維持したまま大腿が平行移動するように，股関節を屈曲・内転する。

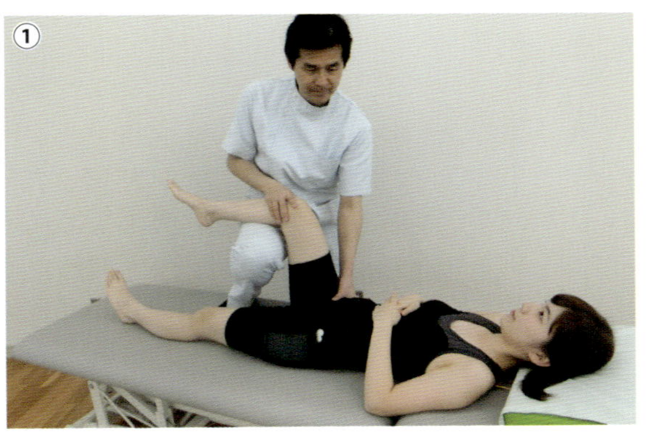
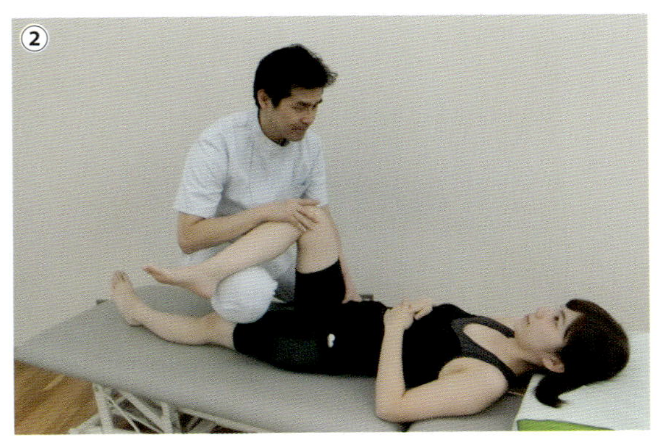
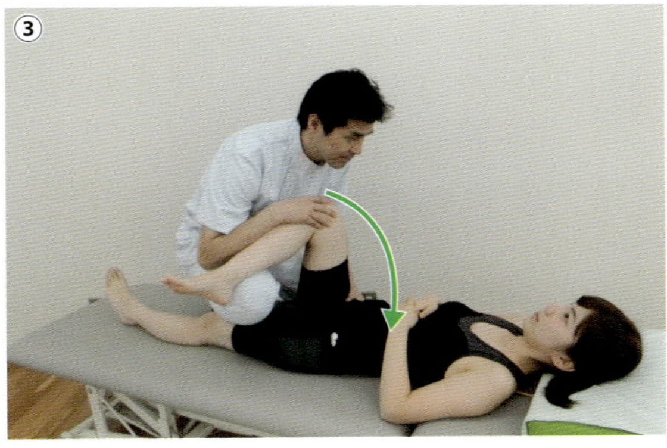
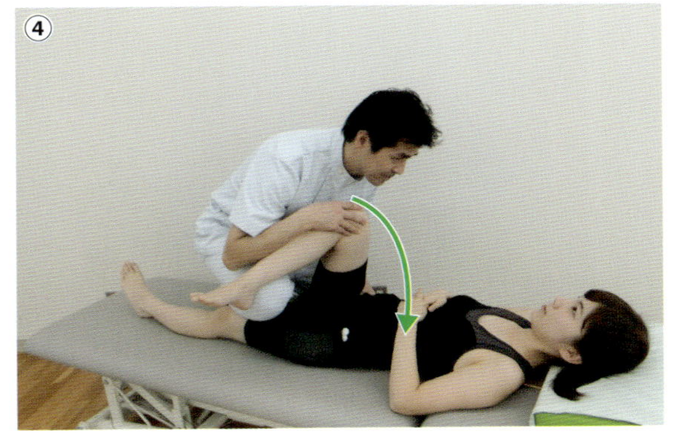

中殿筋（後方線維） gluteus medius muscle

起始	腸骨外面の前殿筋線と後殿筋線の間	支配神経	上殿神経
停止	大転子の外側面	髄節レベル	L4～S1

■テクニカルヒント

筋の走行・機能	■股関節の内転・外転軸の外方を通る	▶ 股関節外転作用をもつ
	（■前方線維は股関節の屈曲・伸展軸の前方を通る）	▶ 屈曲作用をもつ
	■後方線維は股関節の屈曲・伸展軸の後方を通る	▶ 伸展作用をもつ
	（■前方線維は股関節の内旋・外旋軸の前方を通る）	▶ 内旋作用をもつ
	■後方線維は股関節の内旋・外旋軸の後方を通る	▶ 外旋作用をもつ
固定操作ポイント	■股関節の屈曲・外旋・軽度内転操作で骨盤はどう動くか？	▶ 骨盤が後傾・同側下制・わずかな反対側回旋をする
伸張操作ポイント	■頚体角の影響で，解剖学的基本肢位での作用と股関節屈曲位での伸張操作は純粋に反対方向とはならない。股関節屈曲位では外旋位のほうが伸張される（図 3-4 参照）	
	■股関節を外旋・伸展・軽度内転操作で伸張する	
	■頚体角の影響により，股関節外旋・屈曲を十分に加え，内転は軽度とする	

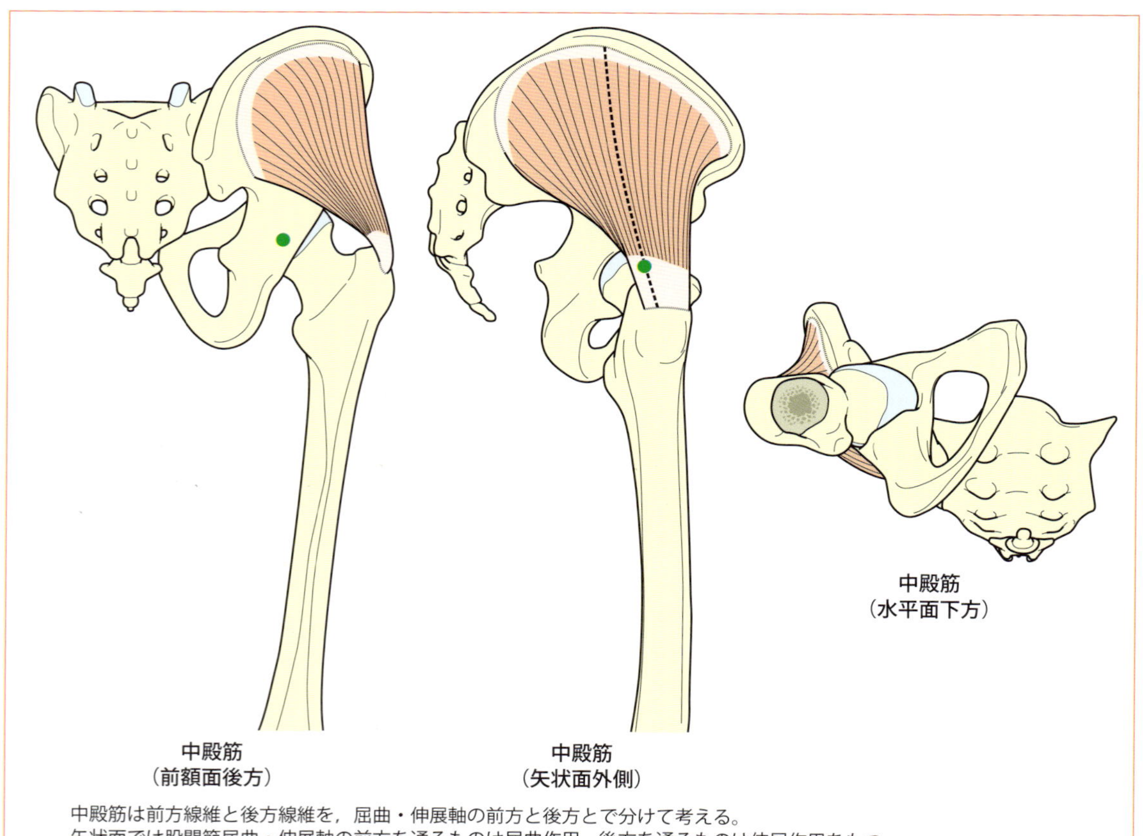

中殿筋は前方線維と後方線維を，屈曲・伸展軸の前方と後方とで分けて考える。
矢状面では股関節屈曲・伸展軸の前方を通るものは屈曲作用，後方を通るものは伸展作用をもつ。
前額面では股関節内転・外転軸の外方を通るため，外転作用をもつ。
水平面では股関節内旋・外旋軸の前方を通るものは内旋作用，後方を通るものは外旋作用をもつ。ここでは後方線維を取り扱う（中殿筋前方線維は小殿筋のところで取り扱う）。

図3-1　中殿筋後方線維のストレッチング - 全体像

対象者を背臥位とする。対象者の股関節をしっかり外旋位とし，わずかに内転方向へ屈曲操作をして伸張する。
対象者の骨盤は前傾方向へ固定操作する。

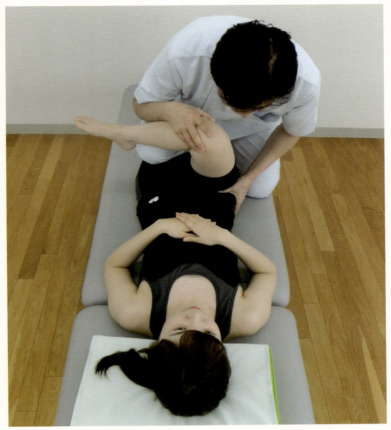

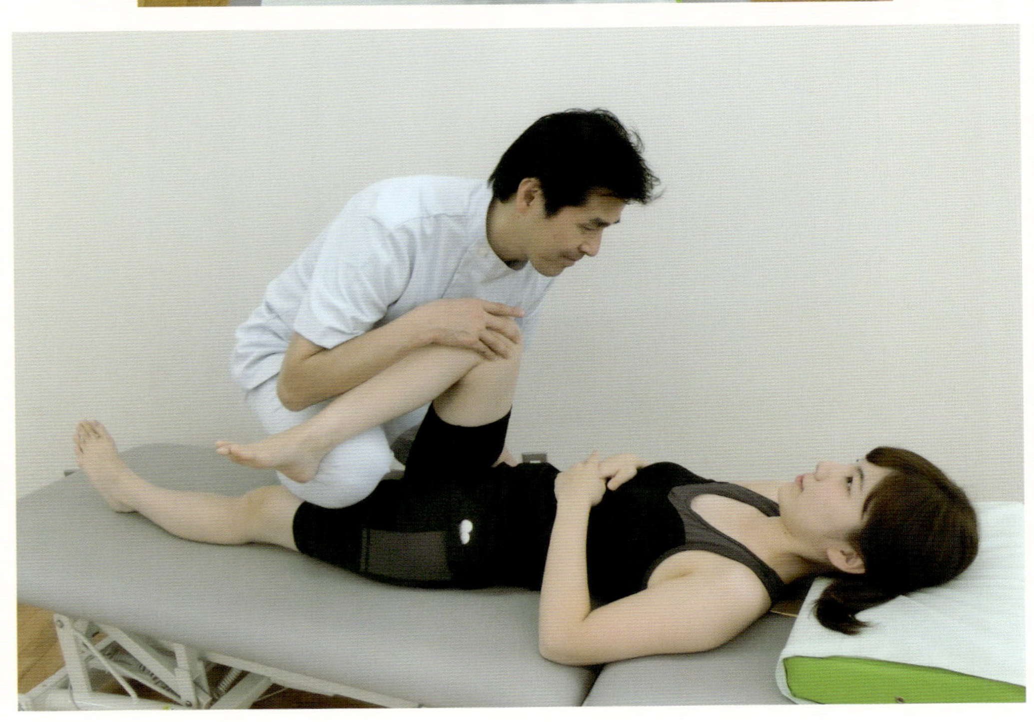

図3-2　中殿筋後方線維の固定

股関節の外旋・屈曲・内転操作で伸張するため，骨盤は右下制・後傾・左回旋（※註）に動く。その動きを制動するため，セラピストの右膝は対象者の左大腿部が挙上しないよう，前方からあてておく。
セラピストの左手は対象者の骨盤を右挙上・前傾・右回旋方向に固定する。特に骨盤前傾方向への固定は重要である。

※註：骨盤が左（反対側）を向くという意味。
骨盤に対する体幹の運動，という本来の運動学的な表現をすれば「体幹の右回旋」となるが，今回は骨盤の方が動くので「骨盤の左回旋」と表記した。

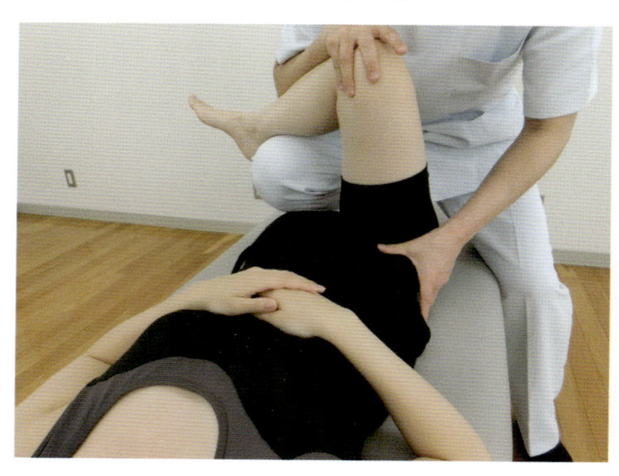

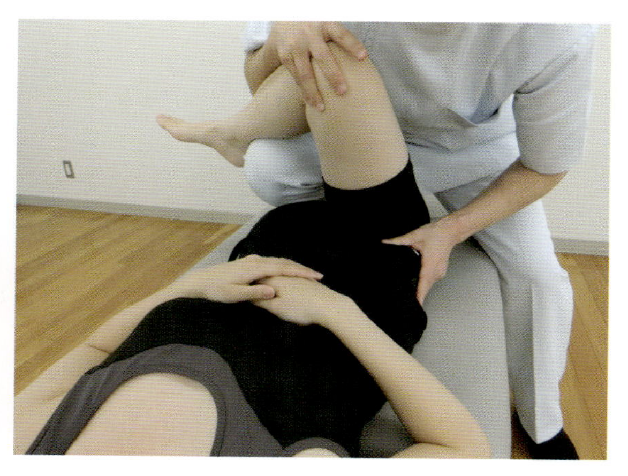

図3-3　中殿筋後方線維の固定：詳細

セラピストの左手での骨盤固定は技術的に少し難しい。適度な圧迫を面で加えながら母指を股関節前方（鼠径部）に置き，中指～小指は腸骨の殿筋面に置く。手の形状を変えないように注意しながら，骨盤を右挙上・前傾・右回旋に操作する。

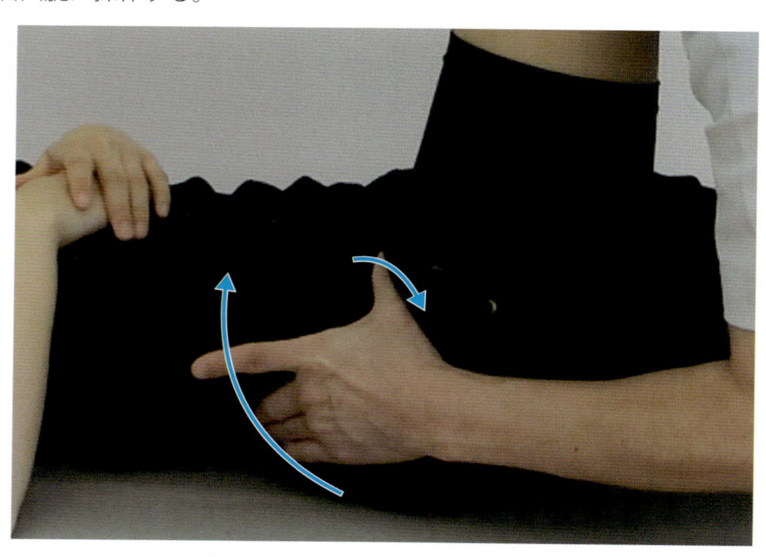

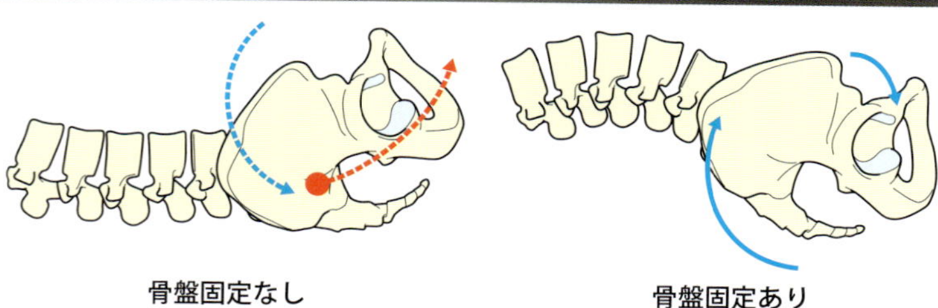

図3-4　股関節屈曲位における内旋・外旋操作での中殿筋後方線維の伸張変化

中殿筋後方線維は，股関節伸展位においては外旋作用があるため，内旋操作にて伸張すると思いがちである。ただし，屈曲位における走行変化や頸体角の影響などにより伸張方向は逆になる。

図cのように，股関節屈曲位における内旋・外旋軸の直上に中殿筋後部線維が走行する位置まで股関節を外旋位にしたときが，起始・停止が最も遠くなる。最終的な伸張操作は，股関節屈曲方向になるため，内旋位では伸張が不十分である。

股関節外転筋の代表ともいえる中殿筋ではあるが，股関節屈曲・外旋位での走行を考慮すると，内転の程度は軽度である。

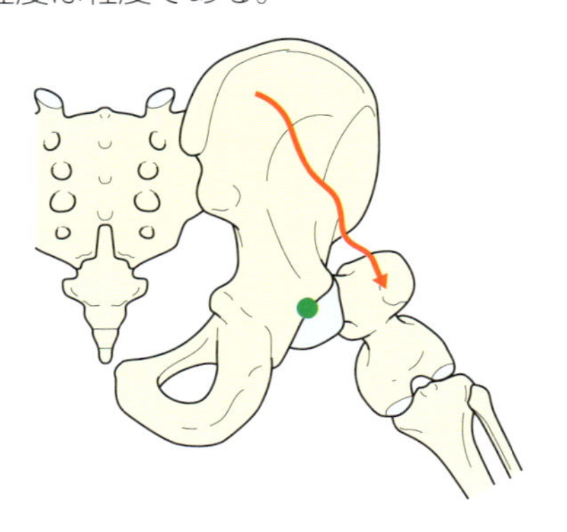

a. 股関節内旋位

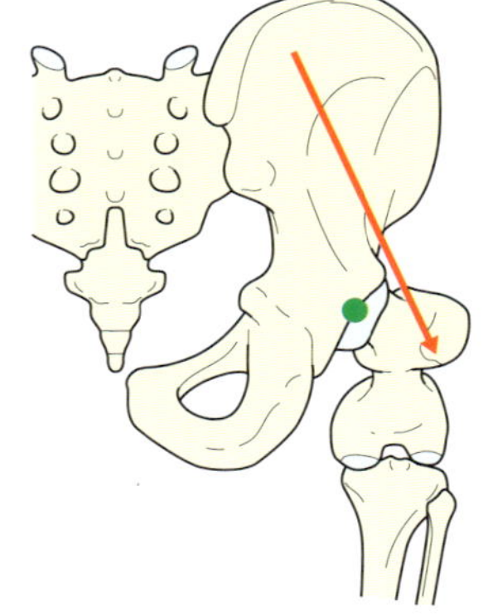

b. 股関節内旋・外旋中間位

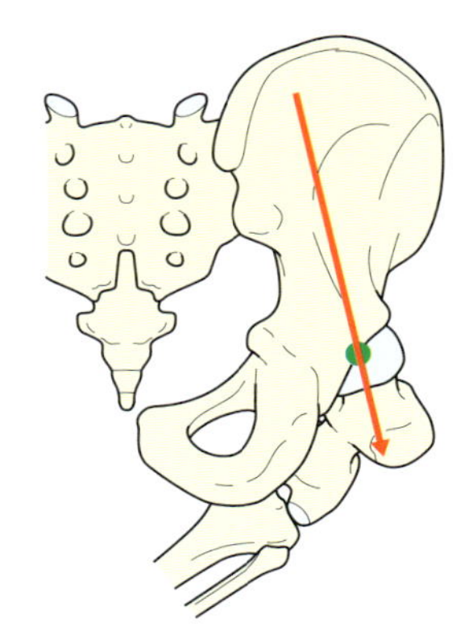

c. 股関節外旋位

図3-5　中殿筋後方線維の伸張操作

①股関節の外旋・屈曲・内転操作で伸張する。

②背臥位にした対象者の股関節・膝関節を90°屈曲位とし，セラピストは自分の右下肢（対象者の左大腿部を固定している）大腿部に，対象者の下腿をのせる。

③セラピストは右前腕と右大腿部で対象者の下腿を挟み，対象者の股関節を図3-4 cのような外旋位まで操作する。

④股関節外旋位を保ったまま，セラピストは対象者の膝を，頸部方向（④→）を目安に股関節の屈曲・内転操作をする。

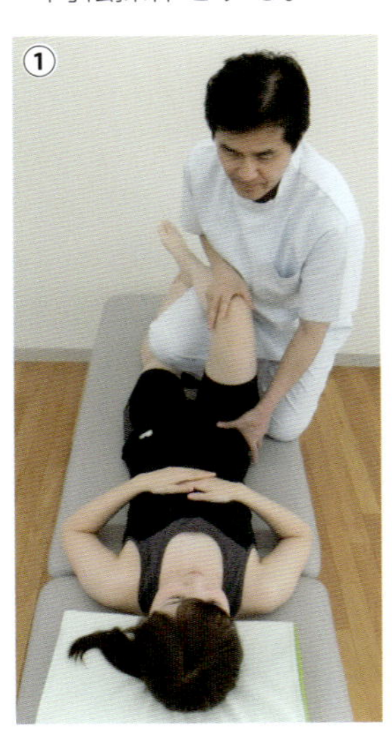

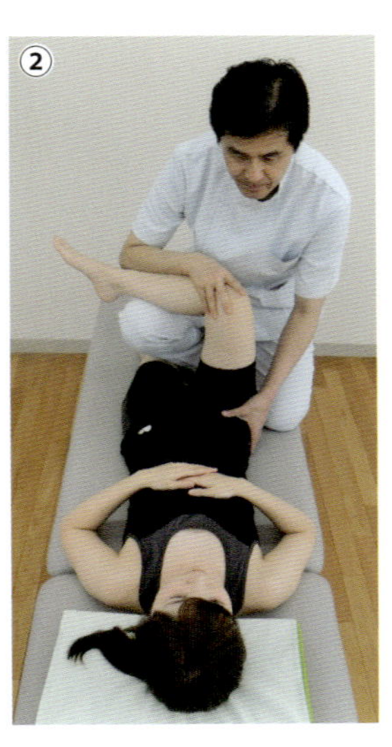

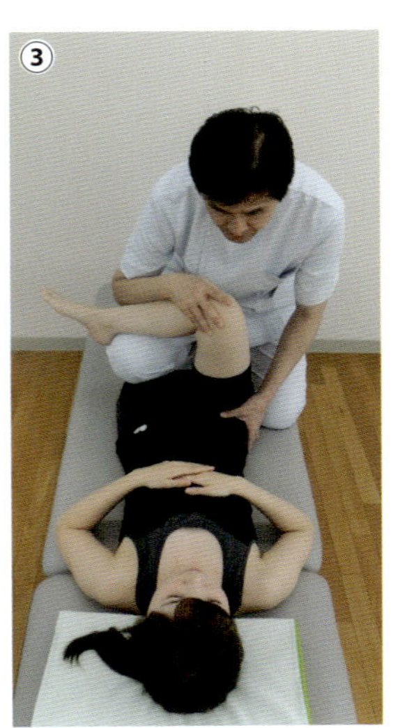

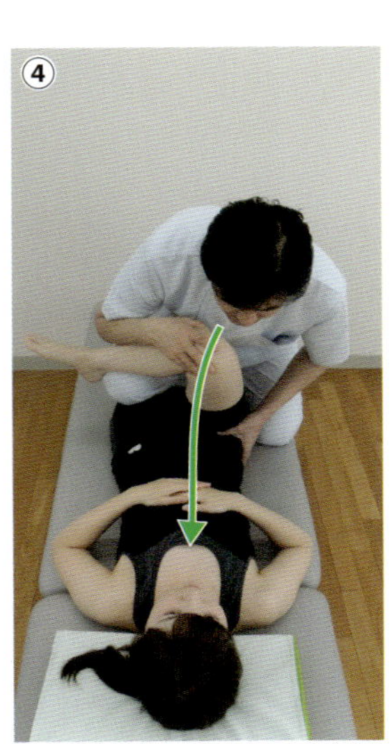

図3-6　中殿筋後方線維の伸張操作

セラピストは，対象者の股関節を外旋・屈曲・内転操作する際に，セラピストの右手で対象者の膝に軸圧をかけ続ける（②～④➡）。これは，骨盤後傾を防止するための固定操作の1つとなる。
ただし，手だけで軸圧をかけるのではなく，セラピストの体重をうまく利用するとよい。

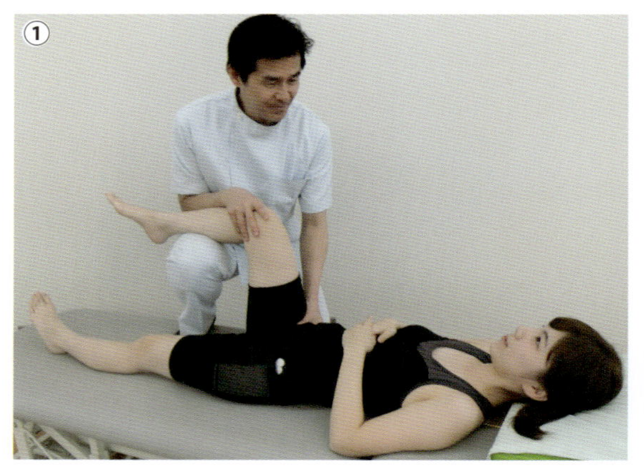

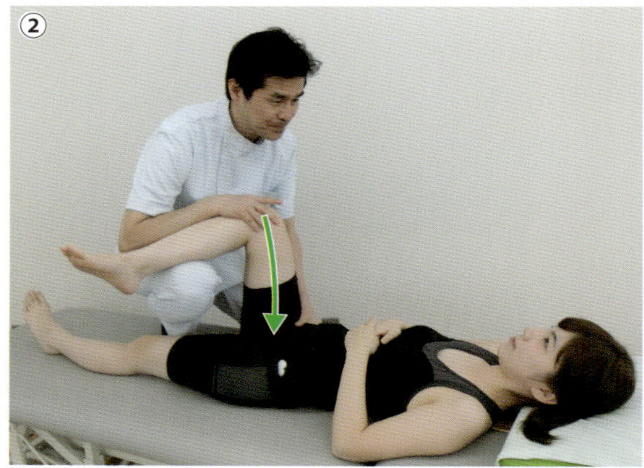

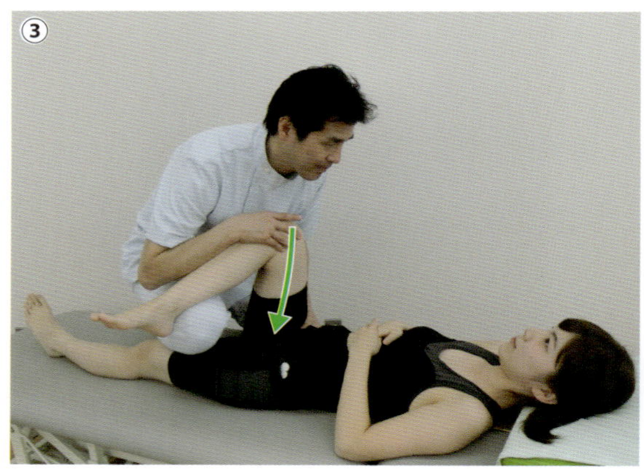

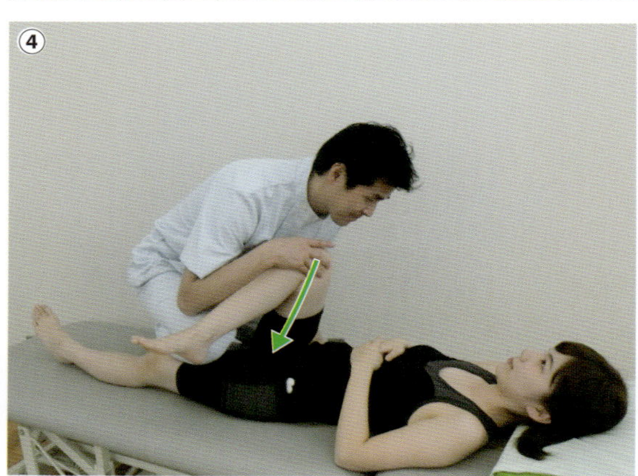

Column

仙腸関節の靭帯に対するセレクティブストレッチング

▶仙結節靭帯の伸張方法

仙結節靭帯の起始である仙骨外側下方と停止である坐骨結節を触診し，起始と停止より走行を確認する。

右手で起始部よりの仙結節靭帯を触診し，左手掌を停止部の坐骨結節にあてるようにする。左手で坐骨結節を起始から三次元的に遠ざけるように操作する。右手で触診している仙結節靭帯が伸張していることを確認する。

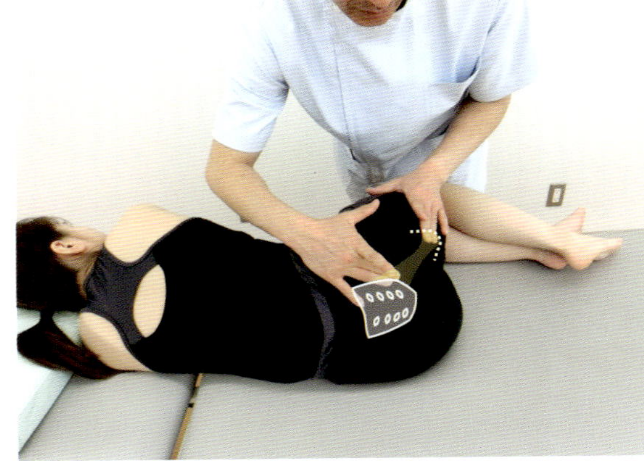

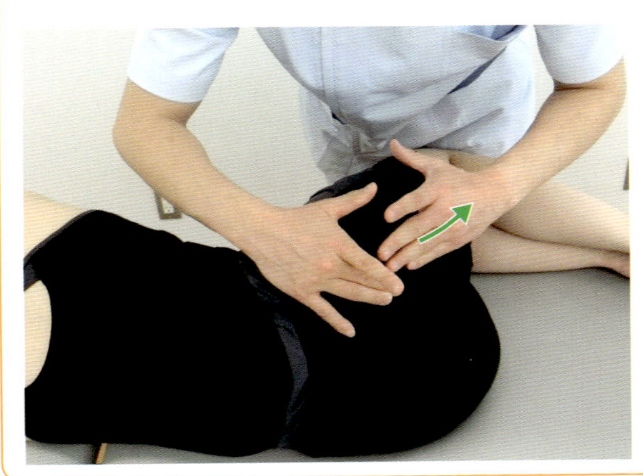

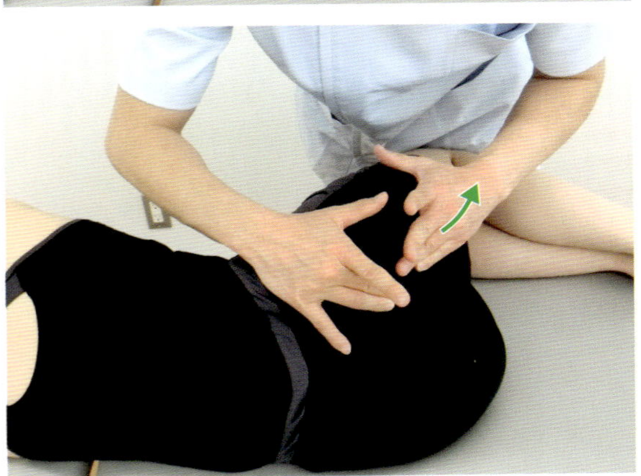

中殿筋（前方線維） gluteus medius muscle

起始停止等は中殿筋（後方線維）p.16を参照。

小殿筋 gluteus minimus muscle

起始	腸骨外面の前殿筋線の前方	支配神経	上殿神経
停止	大転子の前面	髄節レベル	L4～S1

■テクニカルヒント

筋の走行・機能	■股関節の内転・外転軸の外方を通る	▶ 股関節外転作用をもつ
	■股関節の屈曲・伸展軸の前方を通る	▶ 屈曲作用をもつ
	■股関節の内旋・外旋軸の前方を通る	▶ 内旋作用をもつ
固定操作ポイント	■股関節の伸張操作で骨盤はどう動くか？	▶ 骨盤が前傾・同側下制・反対側回旋をする
	■特に骨盤の前傾・同側下制の制動に気をつける	
伸張操作ポイント	■股関節を内転・伸展・外旋操作で伸張する	
	■股関節の内転・伸展・外旋操作を同時に行える持ち方・操作方法を考える	

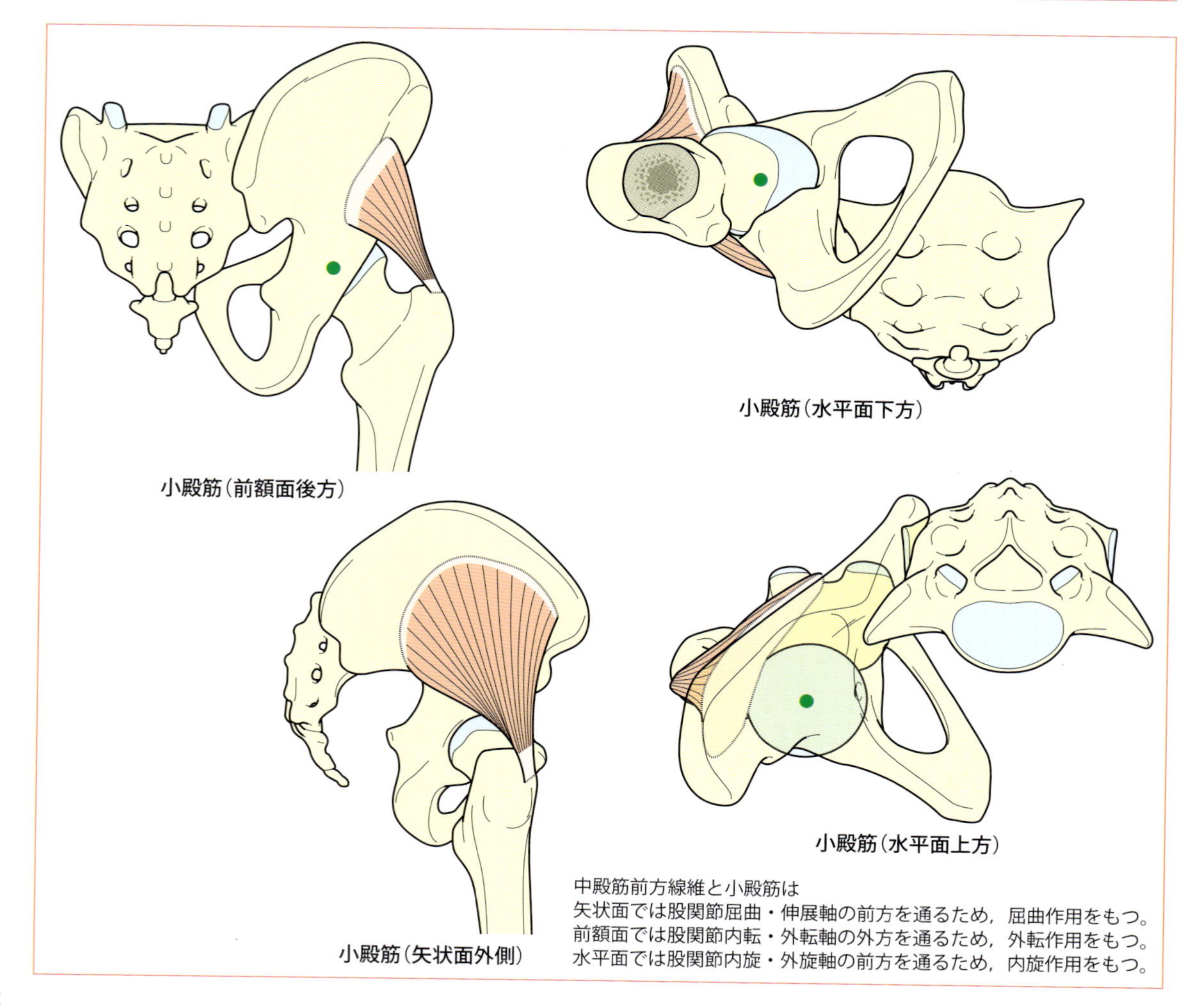

中殿筋前方線維と小殿筋は
矢状面では股関節屈曲・伸展軸の前方を通るため，屈曲作用をもつ。
前額面では股関節内転・外転軸の外方を通るため，外転作用をもつ。
水平面では股関節内旋・外旋軸の前方を通るため，内旋作用をもつ。

図4-1　中殿筋前方線維と小殿筋のストレッチング-全体像(1)

対象者は右側を下にした側臥位とする。左股関節・膝関節を屈曲位にして，対象者自身に抱え込んでもらう。対象者の左骨盤挙上を制動しながら，右股関節の内転・伸展・外旋方向に操作する。

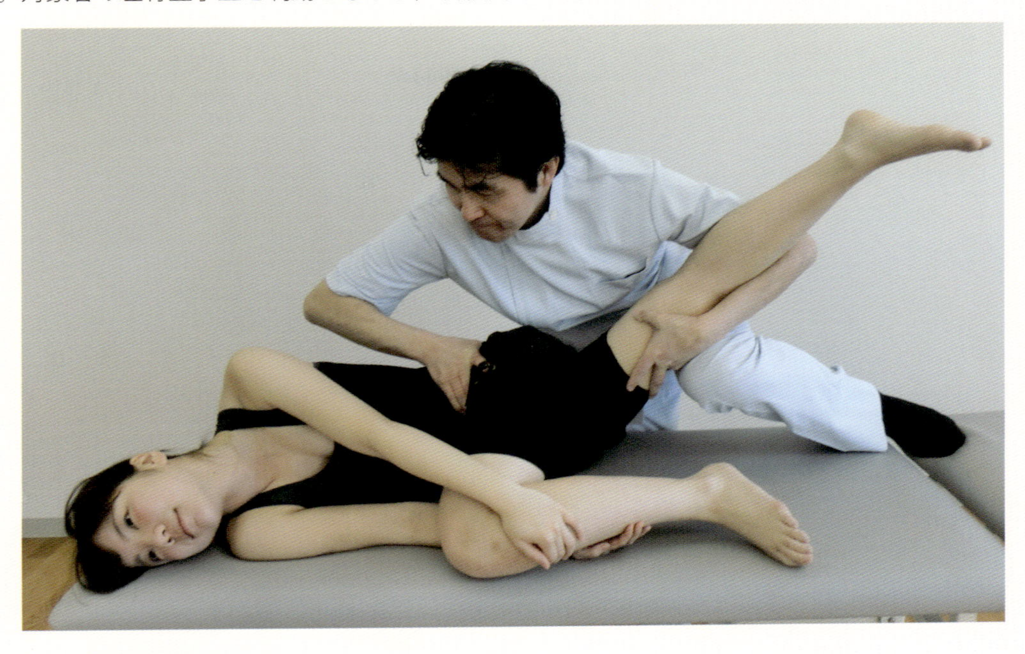

図4-2　中殿筋前方線維と小殿筋のストレッチング-全体像(2)

対象者の股関節伸展が保持されているか，外旋操作になっているかに気をつける。
セラピストの左上肢による，対象者下肢の保持の仕方(腕の通し方・把持の方向)に気をつける。

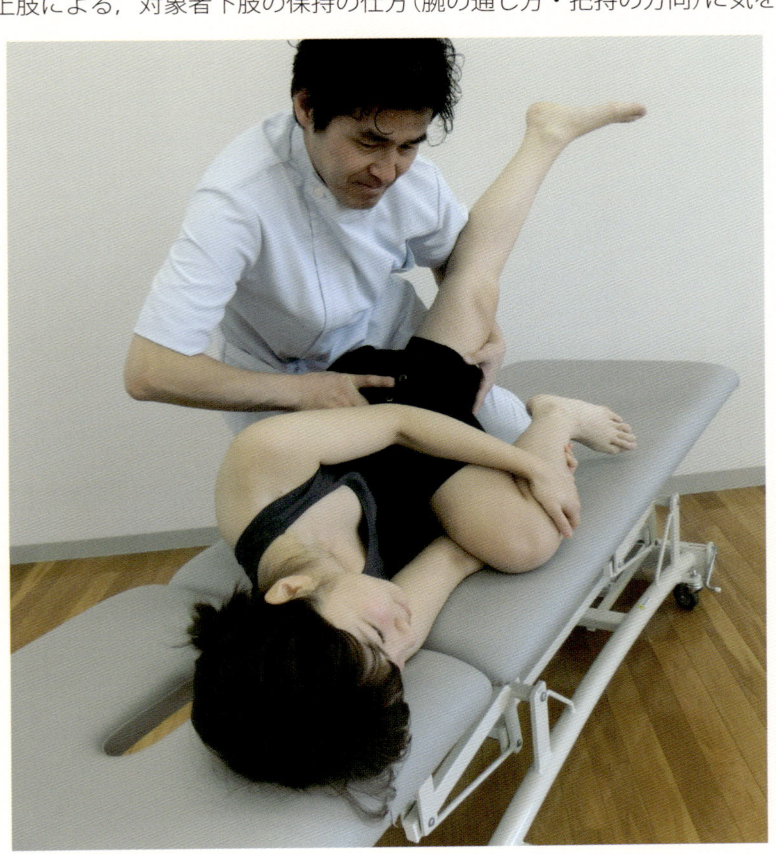

図4-3　中殿筋前方線維と小殿筋の固定準備

対象者は右側を下にした側臥位とし，左股関節・膝関節を屈曲位にして，対象者自身に抱え込んでもらう。この固定準備により，骨盤の後傾保持がしやすくなる。

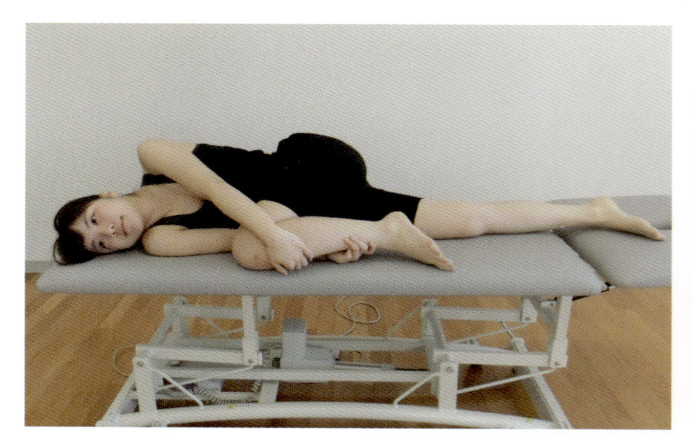

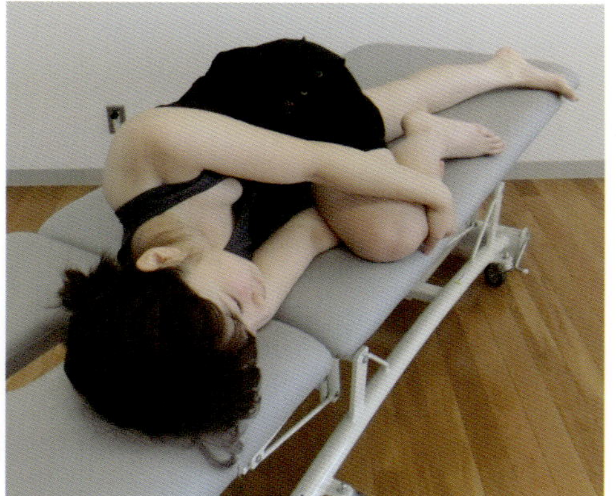

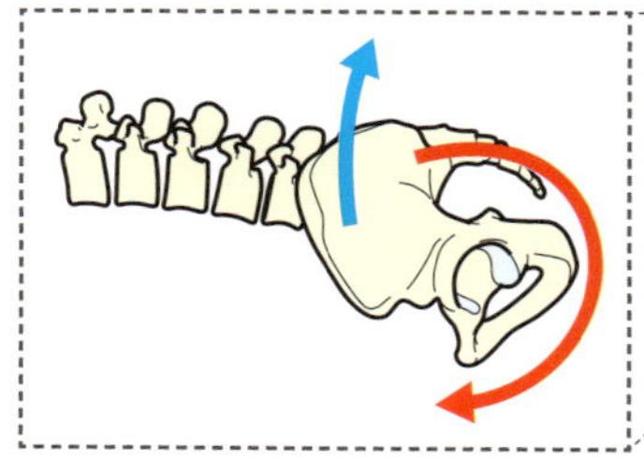

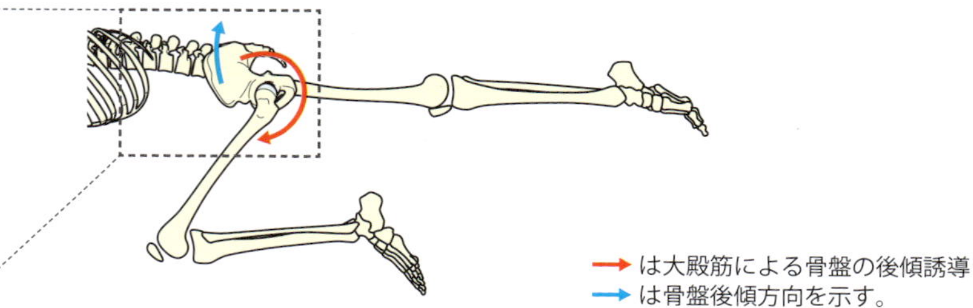

→は大殿筋による骨盤の後傾誘導
→は骨盤後傾方向を示す。

図4-4　中殿筋前方線維と小殿筋の固定方向

セラピストは右手で対象者の左骨盤を把持し，下制（＋後傾）方向へ，ベッドに軽く押し付けるように固定する。

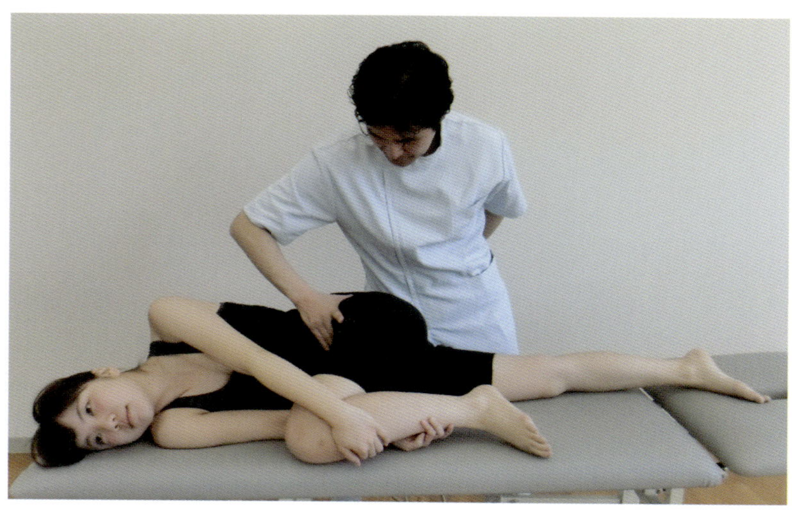

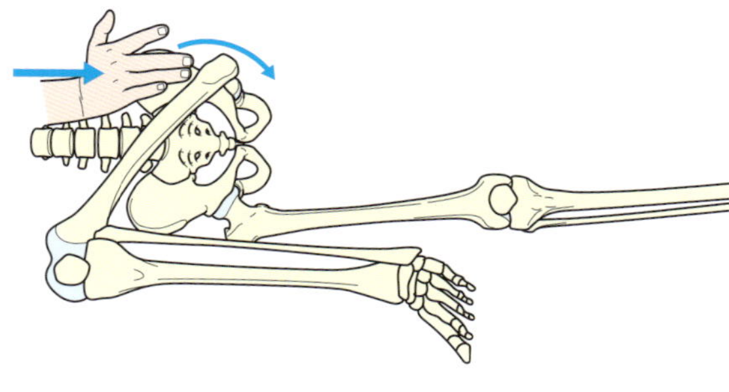

図 4-5　中殿筋前方線維と小殿筋の伸張操作

①セラピストは，対象者の右下腿を後下方から左前腕部で支えつつ，大腿遠位を前方から把持する。左手で対象者の股関節を内転・伸展し，外旋操作して固定する。

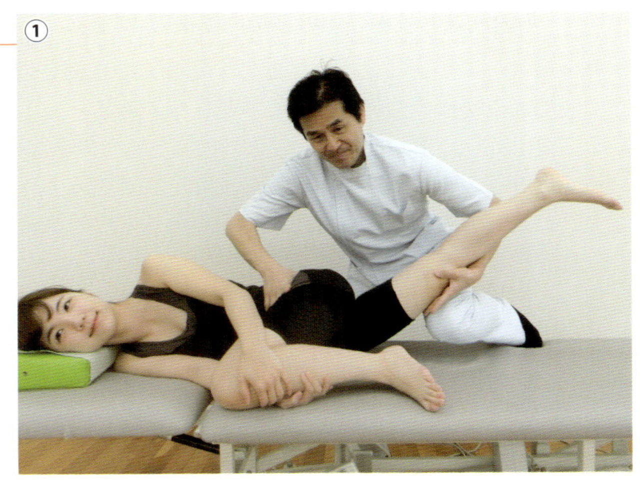

②セラピストは，対象者の右大腿を持ち上げるようにセラピストの左大腿にのせ，左膝を立てる。その際，対象者の右大腿は外旋位を保持する。この時点では，骨盤固定は多少甘くなっても構わない。対象者の右下肢は股関節で内転し，天井に向けて高く上げた状態になる。

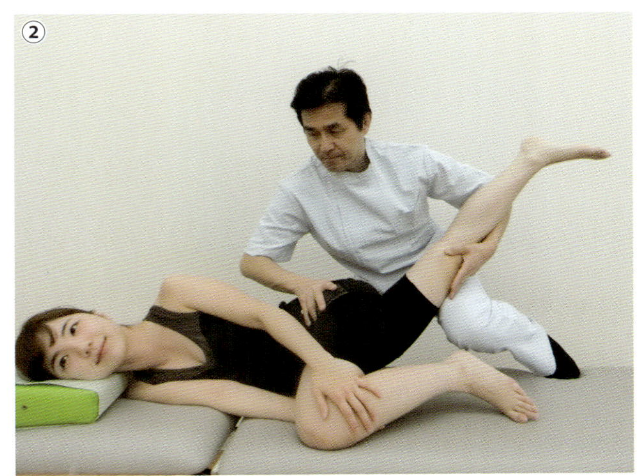

③セラピストは，右手で対象者の左骨盤を再度下制の方向に固定し直し，右股関節の内転位を保持する。

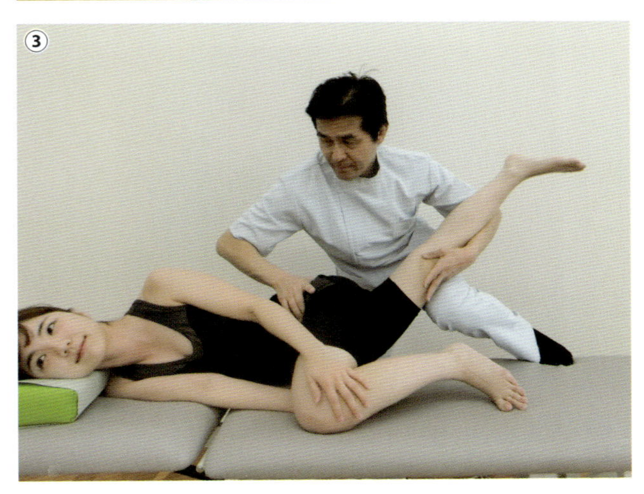

図4-6　中殿筋前方線維と小殿筋の伸張操作（詳細）

①セラピストの左上肢を，対象者の下腿後方から押し付けるのは（→ **a**），股関節内転操作の際，同時に股関節外旋操作も行いやすくするためである。
その後，セラピストは自身の左大腿部にのせた対象者の右大腿部を，外旋位を保ったまま持ち上げる。持ち上げるときは腕力ではなく，左膝を立てて行う（→ **b**）。

②セラピストの左上肢による正しい把持の仕方。対象者の右下腿を後方から支えているので，右股関節の外旋位が保てており，つま先が下方に向いている。

③誤った把持の仕方。対象者の右下腿を前方から支えてしまっているので，右股関節が内旋位になっており，つま先が上方を向いている。

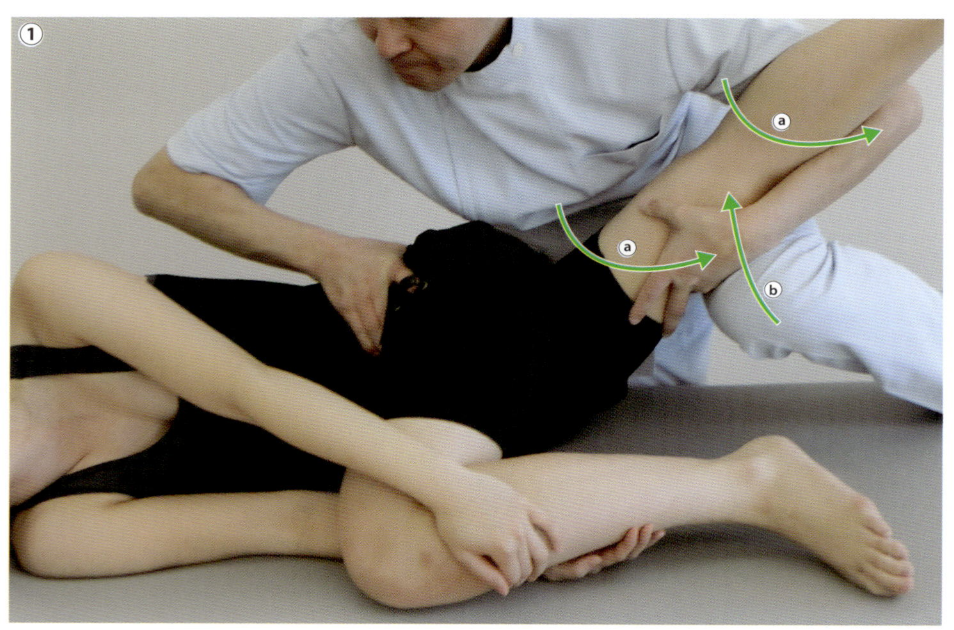

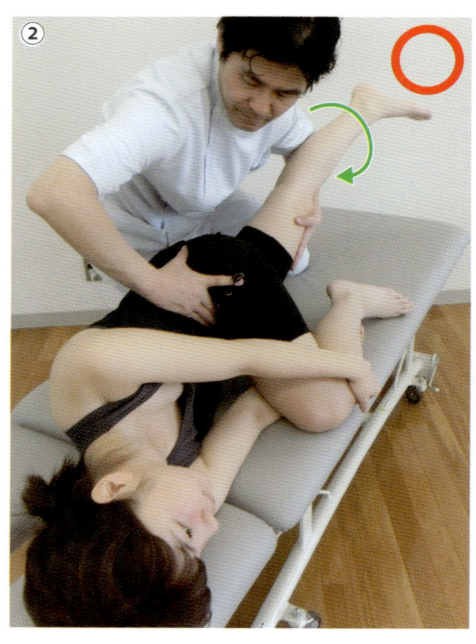

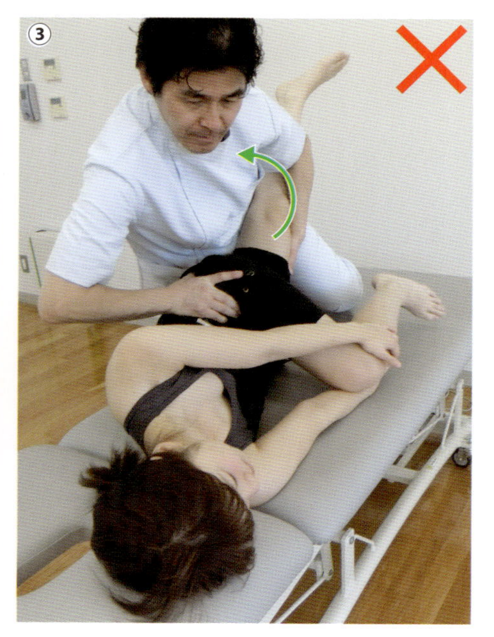

大腿筋膜張筋 tensor fasciae latae muscle

起始	上前腸骨棘	支配神経	上殿神経
停止	腸脛靱帯を介し，脛骨粗面の外側にあるGerdy結節	髄節レベル	L4〜S1

■テクニカルヒント

筋の走行・機能

- 股関節の内転・外転軸の外方を通る ▶ 股関節外転作用をもつ
- 股関節の屈曲・伸展軸の前方を通る ▶ 屈曲作用をもつ
- 股関節の内旋・外旋軸の前方を通る ▶ 内旋作用をもつ
- 腸脛靱帯は膝90°屈曲位までは屈曲・伸展軸の前方を，膝90°以上屈曲位では屈曲・伸展軸の後方を通る ▶ 膝軽度屈曲位では伸展作用をもち，90°以上屈曲位では屈曲作用をもつ

固定操作ポイント

- 股関節の伸張操作で骨盤はどう動くか？ ▶ 骨盤が前傾・同側下制・反対側回旋をする
- 特に骨盤の前傾・同側下制の制動に気をつける

伸張操作ポイント

- 股関節を内転・伸展・外旋操作で伸張する
- 上記の股関節操作のなかで，伸展の操作だけは（やむを得ず）少し控えめとする
- 股関節の内転・伸展・外旋操作・膝関節の90°屈曲位保持を同時に行える持ち方・操作方法を考える
- セラピストは手だけではなく，身体の複数部位を用いて伸張操作を行う

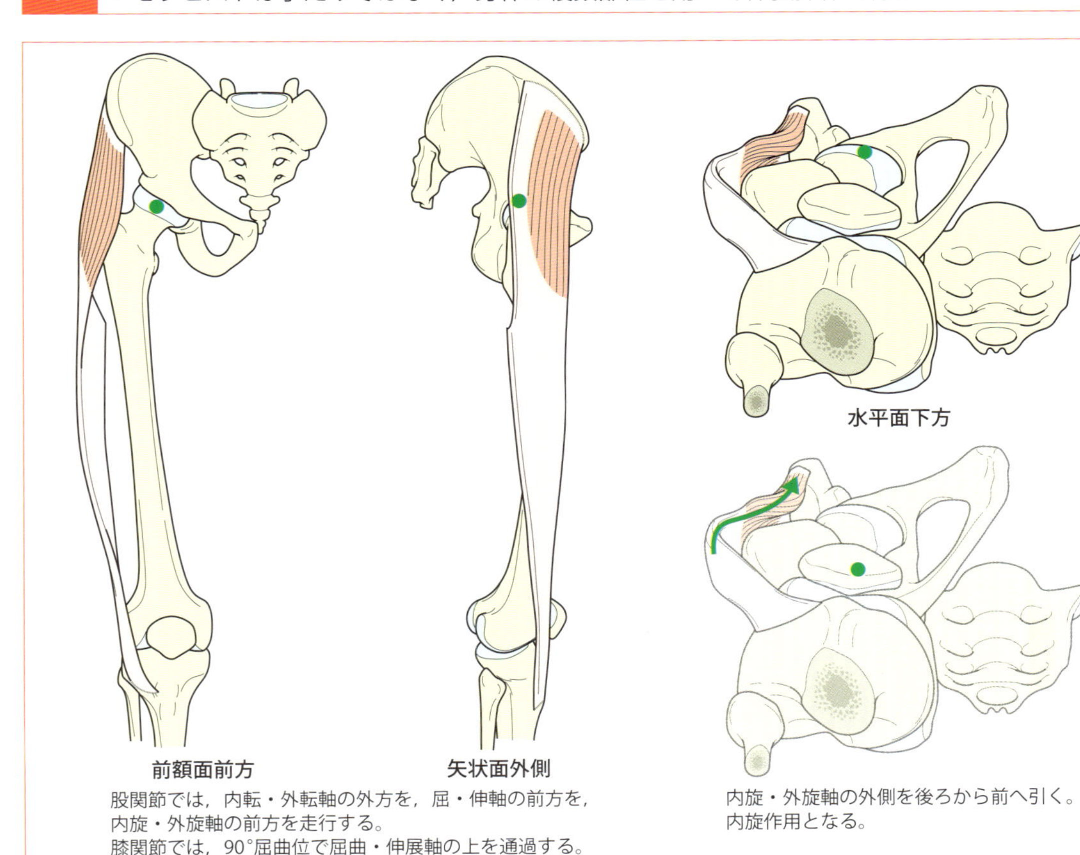

前額面前方　矢状面外側

股関節では，内転・外転軸の外方を，屈・伸軸の前方を，内旋・外旋軸の前方を走行する。
膝関節では，90°屈曲位で屈曲・伸展軸の上を通過する。

内旋・外旋軸の外側を後ろから前へ引く。
内旋作用となる。

図5-1　大腿筋膜張筋のストレッチング-全体像

対象者を背臥位とする。右膝関節を90°屈曲位とし，右股関節を軽度屈曲位から伸展方向へ，外旋・内転操作を行い伸張する。

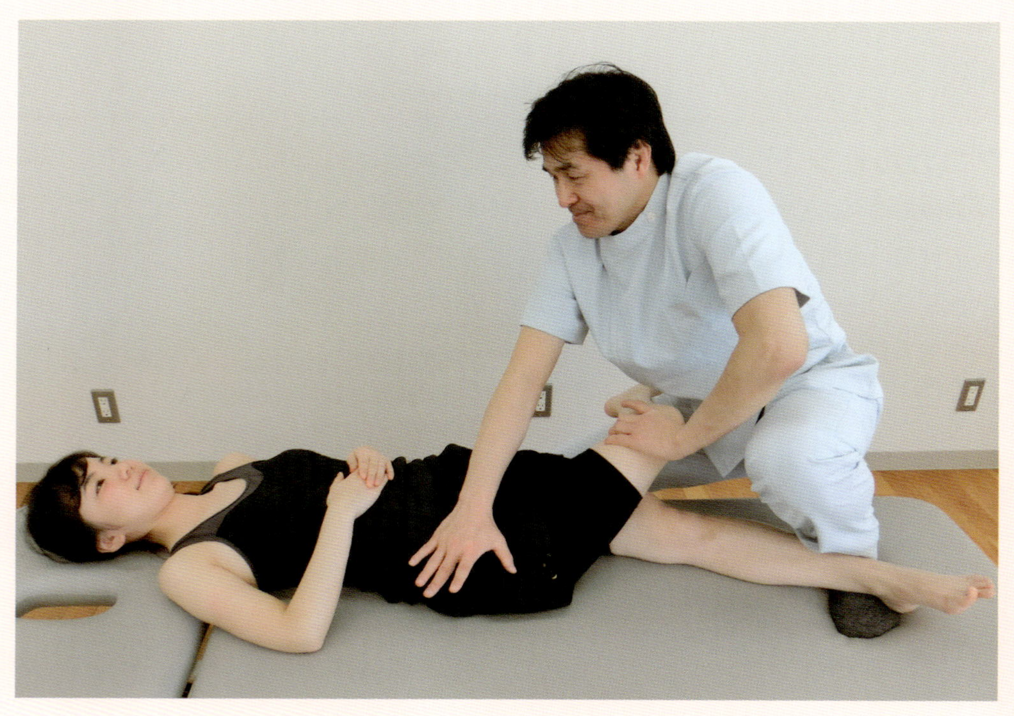

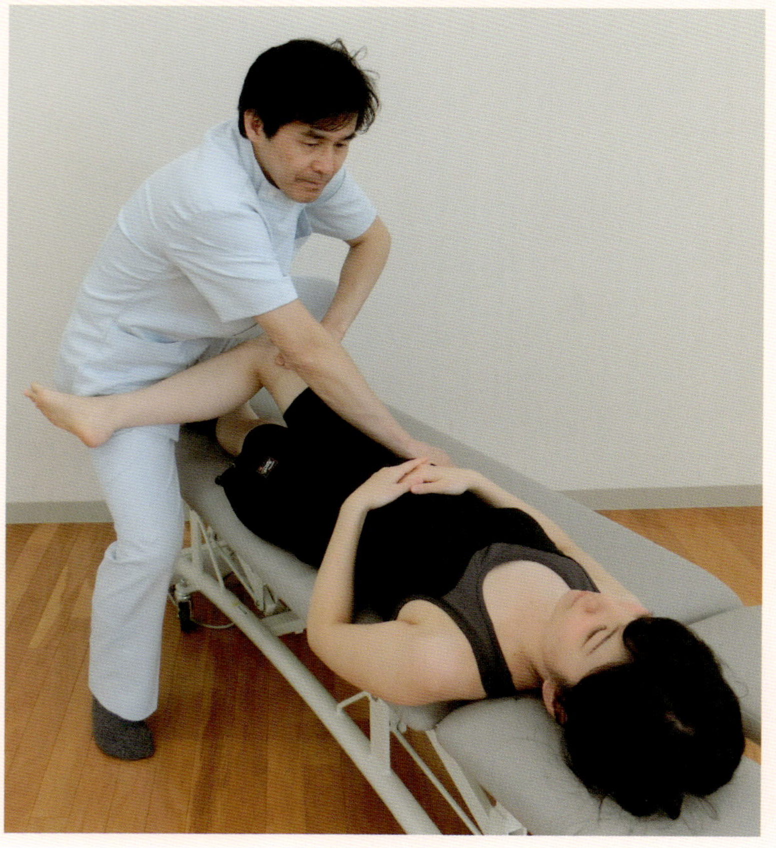

図 5-2　大腿筋膜張筋の伸張準備(1)：固定操作を含む

対象者を背臥位とし，ベッドの左端に寄ってもらう。対象者の左股関節を完全内転位とし，セラピストは左足で対象者の左下腿遠位を外側から固定する(①)。
次いで，対象者の右膝関節を90°屈曲位とし，右股関節を外旋・内転位にしてから，右下腿遠位をセラピストの右大腿部に置く(②)。

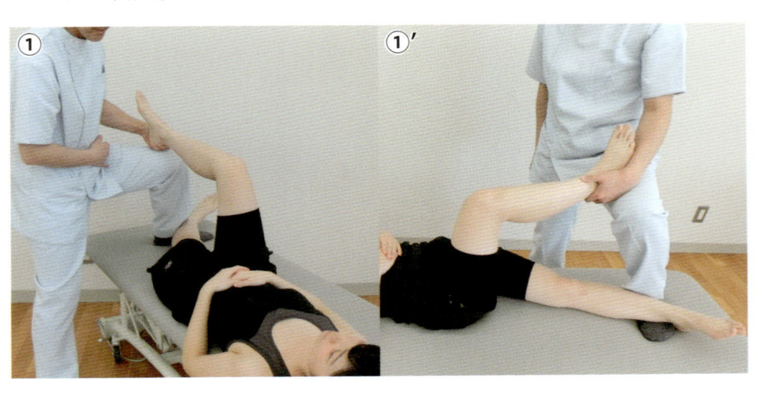

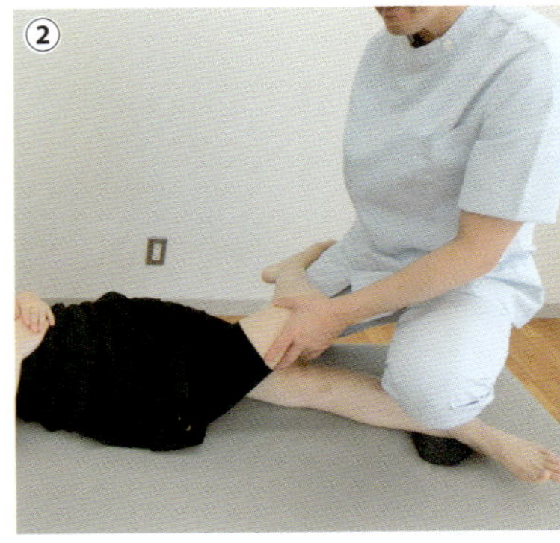

図 5-3　大腿筋膜張筋の伸張準備(2)：位置の詳細

足関節が底屈・内反強制されてしまうため，セラピストの右大腿部には，対象者の右足部外側を置かないようにする。対象者の外果は，セラピストの大腿部を越えるように置く。

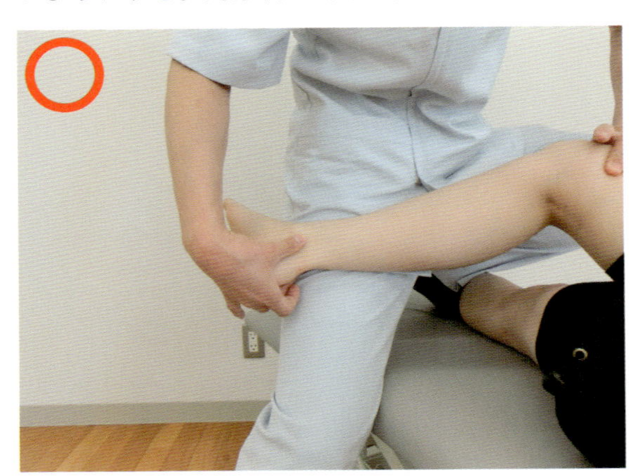

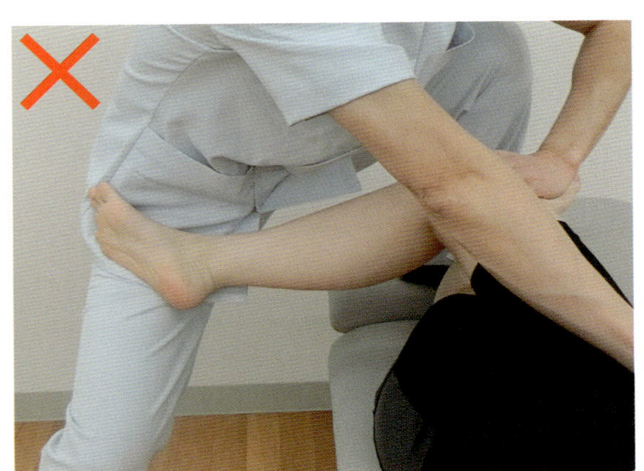

図 5-4　大腿筋膜張筋の伸張準備(3)：セラピスト左手の持ち変え

セラピストの右大腿部に，対象者の右足部外側を置き(①)，セラピストの左手を持ち変える(②)。

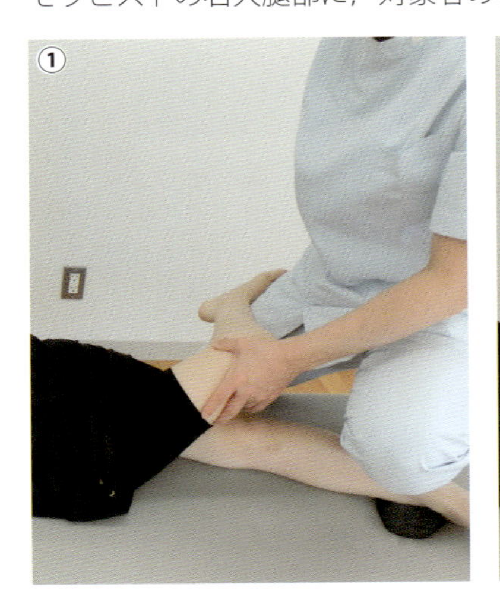

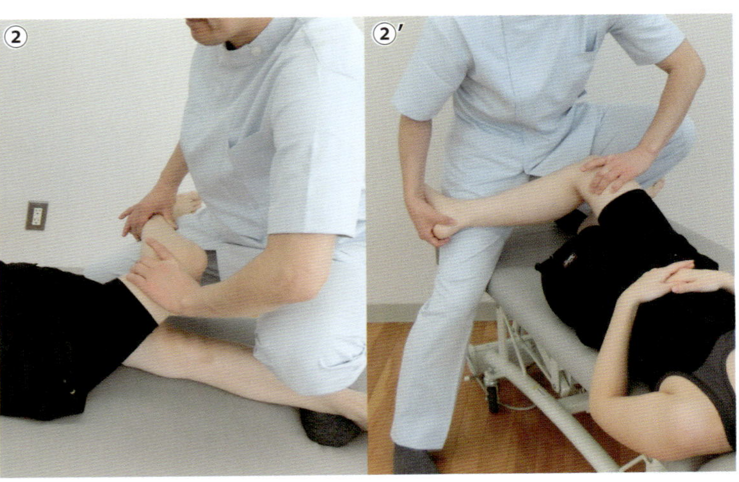

図5-5　大腿筋膜張筋の固定操作

股関節内転操作による右骨盤の下制を防ぐため，反対側の股関節を完全内転位とする。また，股関節伸展操作による骨盤前傾で右上前腸骨棘が上がってこないように，前方からセラピストの右手で固定する。右股関節外旋操作では対象者の骨盤は右へ回旋することになるが，股関節軽度屈曲位での内転操作により骨盤が左へ回旋することになるので相殺される。

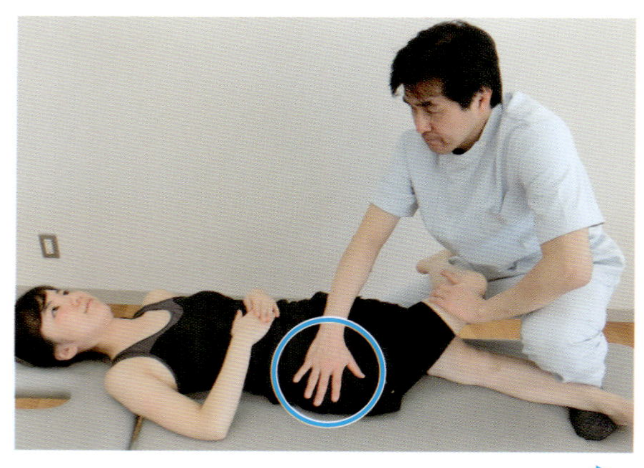
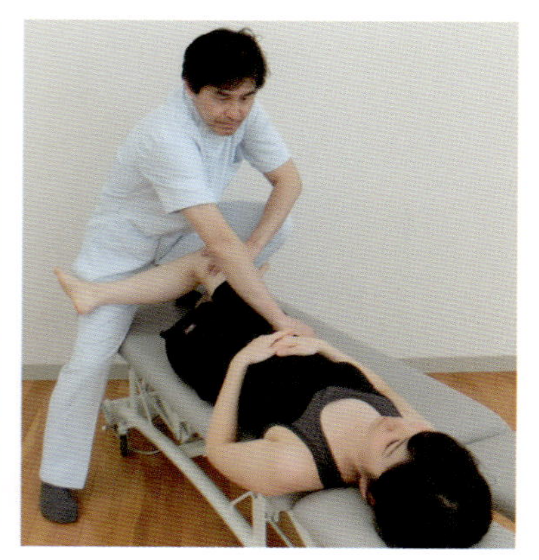
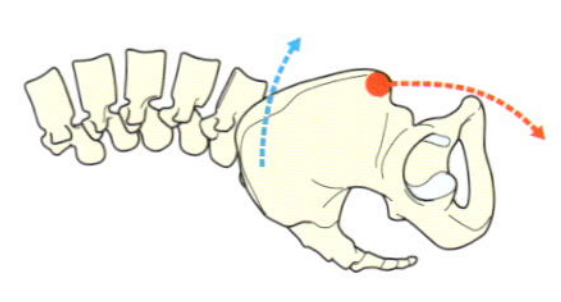
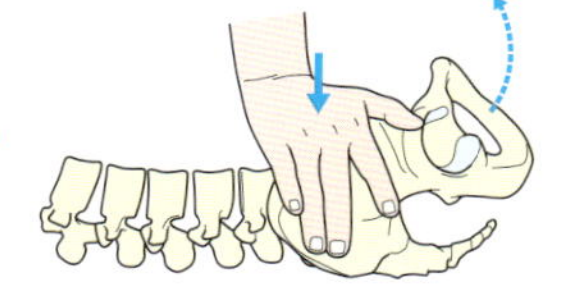

図5-6　大腿筋膜張筋の個別伸張操作

対象者の右股関節内転・外旋・軽度屈曲位から，内転操作を行って伸張する。股関節は軽度屈曲位になってしまうが，その分を内転や外旋域で補うため，十分に伸張感を得られる。
セラピストは対象者の股関節伸展・内転操作をする際に，自分の右大腿部にのせている対象者の右下腿遠位も同時に右へ移動できるよう重心移動する（①➡②）。

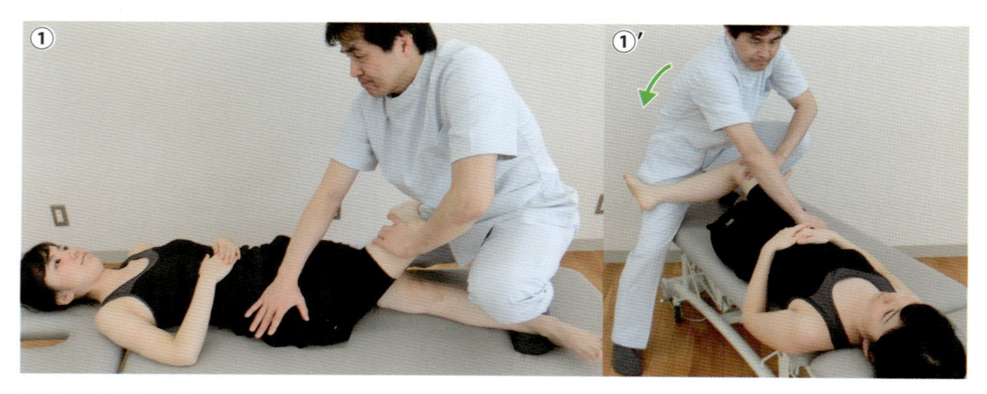

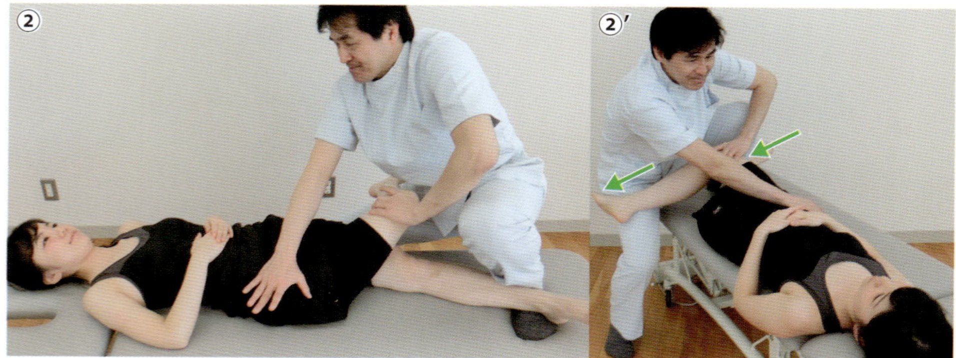

図5-7　大腿筋膜張筋の誤った伸張操作(1)：屈曲・内旋操作を加えてしまう

よく見かける間違いとして挙げられるのは，対象者の右股関節を内転操作する際に，「屈曲・内旋」操作を加えてしまうことである。対象者の股関節「外旋」操作を意識せずに内転操作をしてしまうと，内旋操作が加わってしまいやすい。それに伴い屈曲も加わってしまう。
対象者が右鼠径部に痛みを訴えるようであれば，この操作ミスを犯してしまっている可能性が高い。

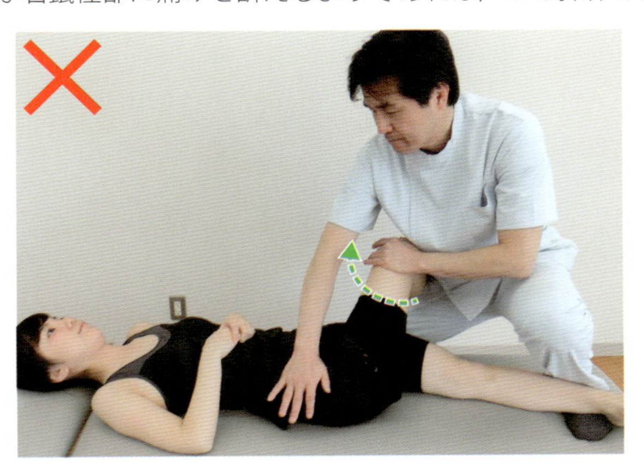

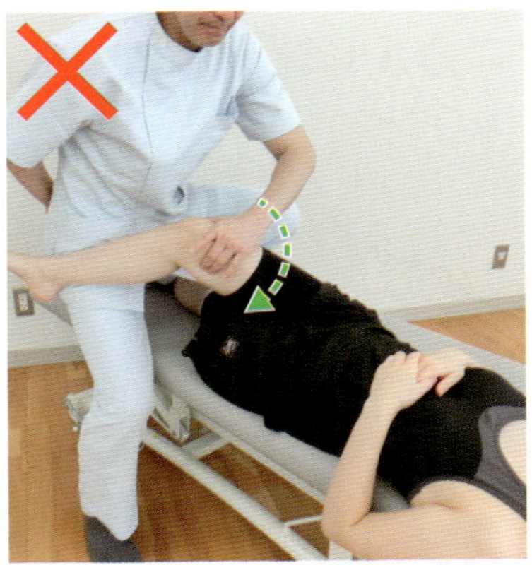

図5-8　大腿筋膜張筋の誤った伸張操作(2)：大腿遠位を下方に押してしまう

大腿遠位を下方に押してしまうと，股関節外旋・伸展はするものの，膝の内反ストレスがかかりすぎて膝関節の外側に痛みを生じることがある。ストレッチングで障害を発生させてしまわないよう，注意が必要である。そのためには，対象者の大腿遠位部でしっかり外旋操作をすることが重要である。

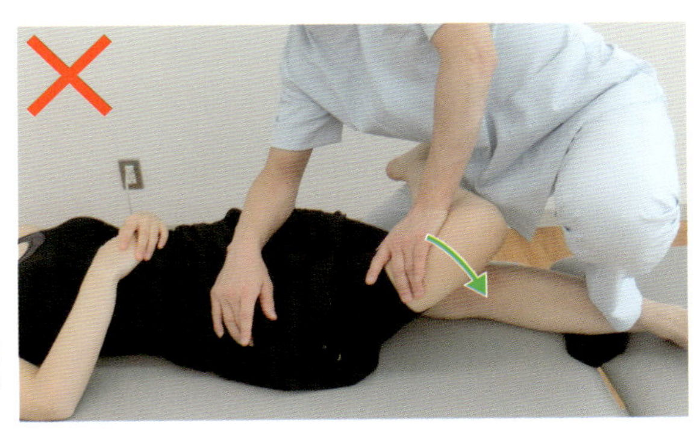

大腿遠位を下方に押してしまうと，膝の内反ストレスがかかりすぎて，膝外側に痛みを生じることがある。やってはいけない。

図5-9　大腿筋膜張筋の正しい伸張操作

図5-7・8のようなミスをしないためには，対象者の右大腿遠位部での股関節の外旋位操作を，セラピストの左手で確実に行うことが大切である。大腿骨長軸での回旋を意識して，対象者の大腿部遠位をしっかり把持して操作する。

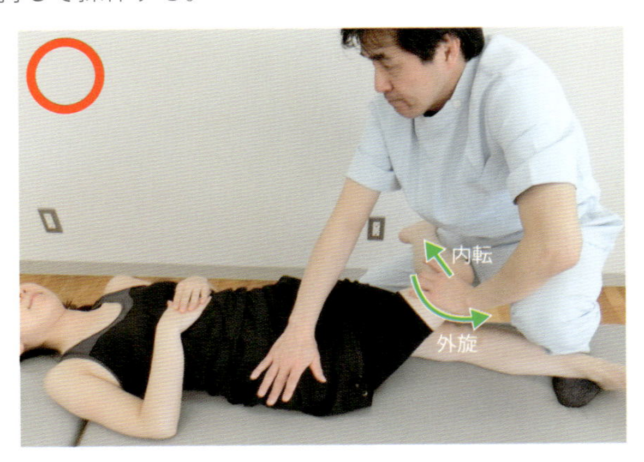

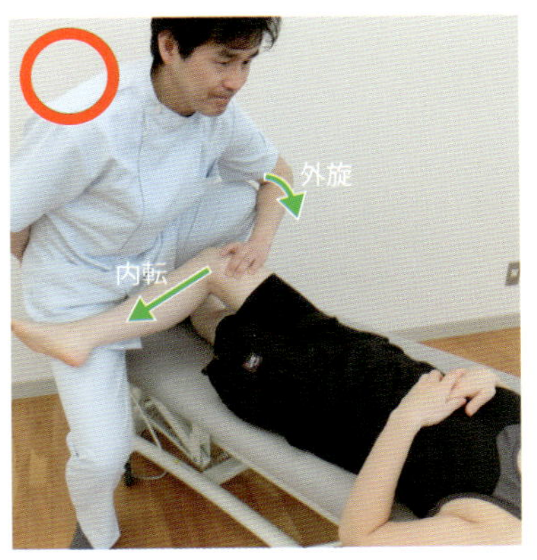

梨状筋 piriformis muscle

起始	仙骨前面	支配神経	仙骨神経叢
停止	大転子の尖端の後縁	髄節レベル	S1・S2

■テクニカルヒント

筋の走行・機能	■股関節の内転・外転軸の上方を通る	▶ 股関節外転作用をもつ
	■後方線維は股関節の屈曲・伸展軸の上方を後方から前方へ走行する	▶ 屈曲作用をもつ
	■後方線維は股関節の内旋・外旋軸の後方を通る	▶ 外旋作用をもつ
	■股関節伸展位では内旋・外旋軸の後方を通るが，屈曲位では内旋・外旋軸の前方を通る	▶ 外旋作用をもつ
固定操作ポイント	■股関節の屈曲・外旋・内転操作で骨盤はどう動くか？	▶ 骨盤が後傾・同側下制・反対側回旋をする
伸張操作ポイント	■股関節屈曲位では内旋・外旋軸の前方を通るため，外旋操作で伸張される	
	■股関節を外旋・屈曲・内転操作で伸張する	
	■股関節の内転操作は中殿筋後方線維などと比べて大きめに行う	

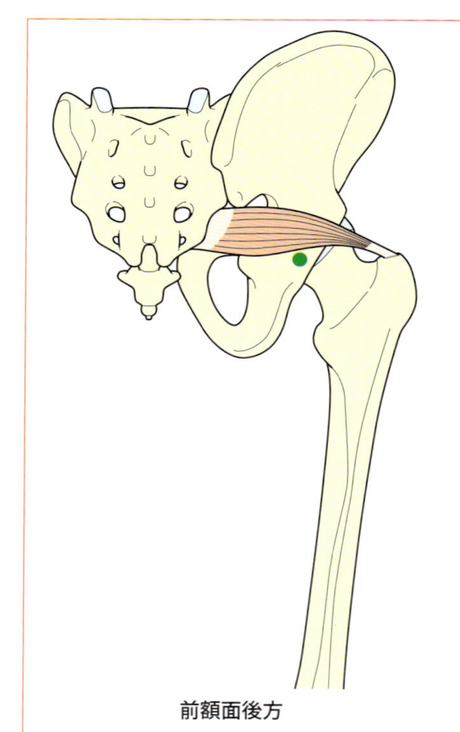

前額面後方

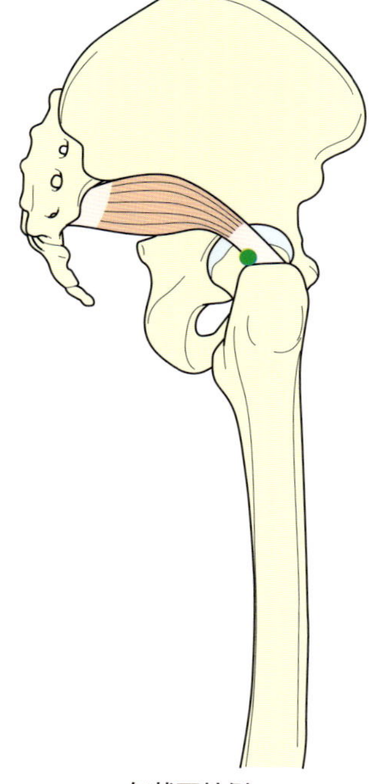

矢状面外側

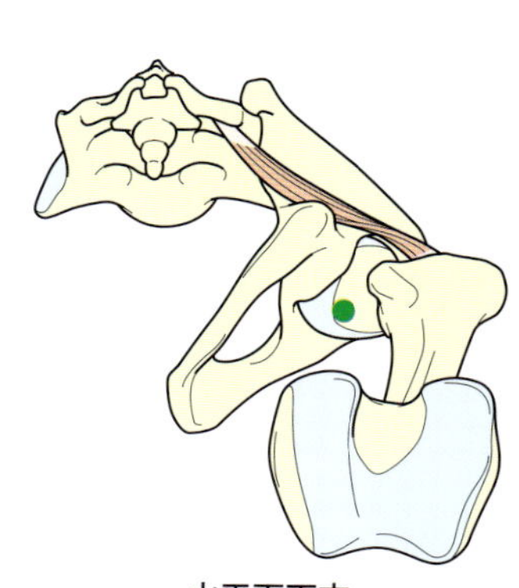

水平面下方

解剖学的基本肢位（股関節伸展位）での梨状筋は，
- 矢状面では股関節屈曲・伸展軸の上方を後方から前方へ走行するため屈曲作用をもつ。
- 前額面では股関節内転・外転軸の上方を通るため外転作用をもつ。
- 水平面では股関節内旋・外旋軸の後方を通るものは外旋作用をもつ。

股関節屈曲位での梨状筋は，
- 矢状面では股関節屈曲・伸展軸の上方を前方から後方へ走行するため伸展作用をもつ。
- 前額面では股関節内転・外転軸の上方を通るため外転作用をもつ。
- 水平面では股関節内旋・外旋軸の前方を通るものは内旋作用をもつ。

図6-1　梨状筋のストレッチング-全体像(1)

セラピストは対象者の骨盤を左手で前傾方向に固定する。次いで，対象者の股関節を外旋・屈曲・内転方向に伸張操作する。

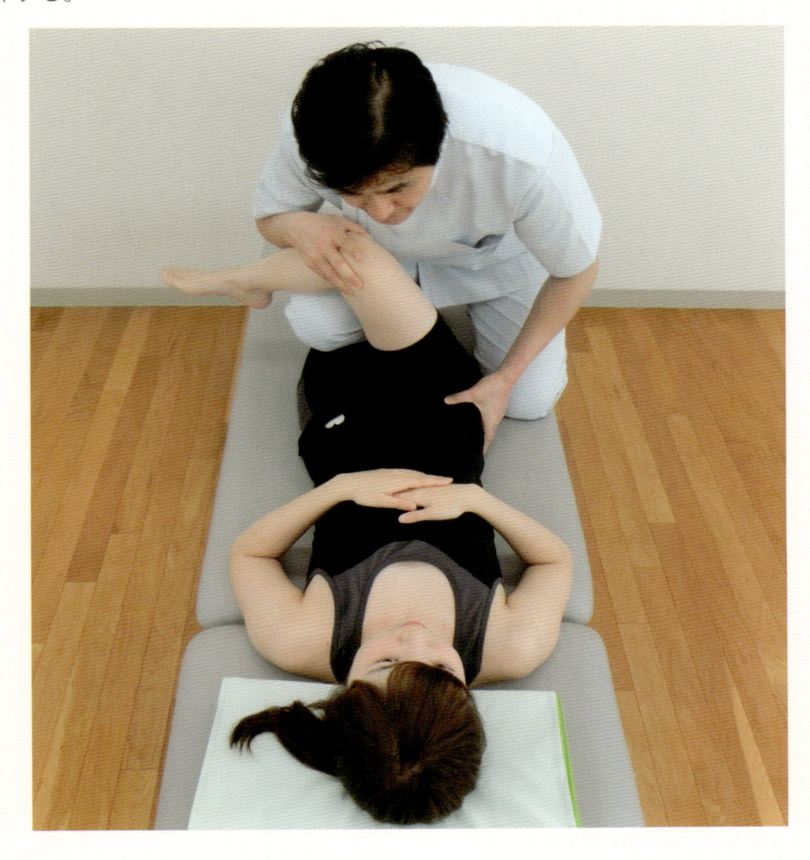

図6-2　梨状筋のストレッチング-全体像(2)

股関節屈曲位での伸張操作で，骨盤後傾に伴う左股関節の屈曲(左大腿部の浮き上がり)が起こってくる。これを，セラピストの右膝を対象者の左大腿部にあてて防止する。

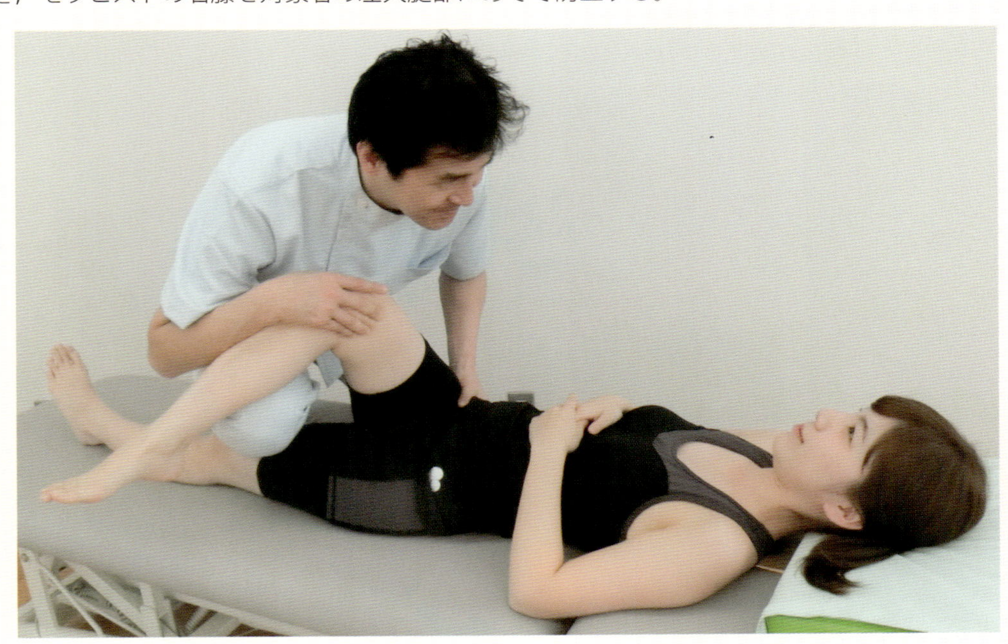

図6-3　梨状筋の固定操作

①股関節屈曲位における伸張操作により，対象者の骨盤は後傾し，それに伴い左股関節の屈曲（左大腿部の浮き上がり）が起こってくる。セラピストは右膝を対象者の左大腿部にあて，骨盤の後傾に伴う大腿部の浮き上がりを抑制する。このとき，絶対にセラピストの膝で対象者の大腿部に体重をかけてはいけない。浮き上がってくるのを止めるだけである。

②さらに，セラピストは左手で骨盤を前傾方向に操作する。左母指を鼠径部（上前腸骨棘の下方）に，左中指〜小指を腸骨殿筋面に，隙間のないように面であて，左手の形を崩さないように気をつけながら，骨盤を前傾方向に固定操作する。その他，右股関節の内転・外旋の伸張操作により，右骨盤は左下制・左回旋を起こすので，左手で左挙上・右回旋方向に固定する。

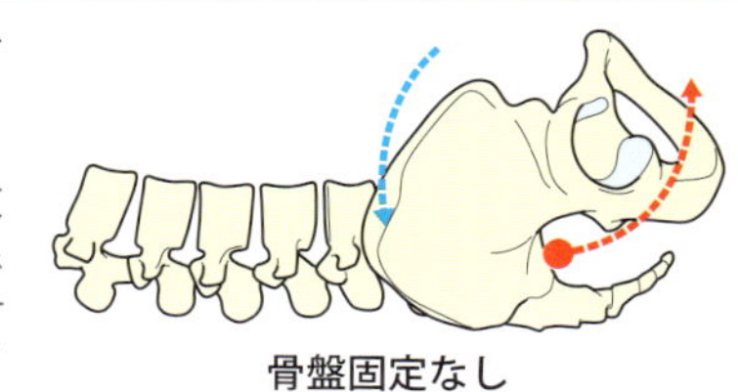
骨盤固定なし

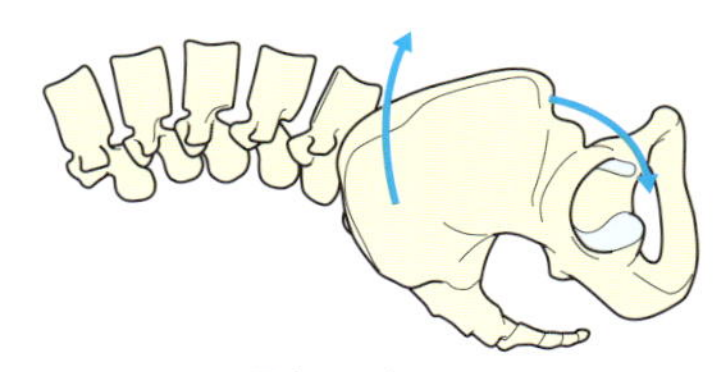
骨盤固定あり

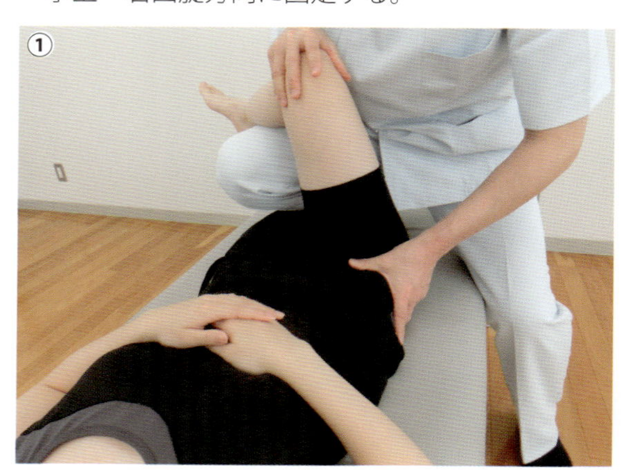

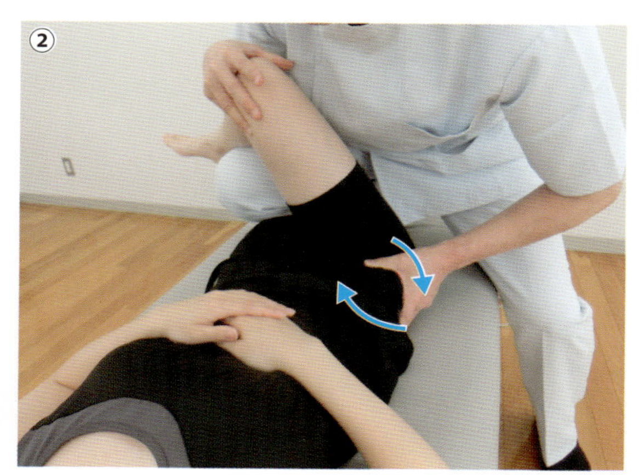

図6-4　梨状筋の伸張操作

セラピストは対象者の股関節・膝関節を屈曲位とする。自身の大腿部に対象者の右下腿をのせ，セラピストの右手は対象者の膝にあてる（①）。対象者の右下腿を左手の前腕部で押して，右股関節を外旋する（②）。セラピストの左手は骨盤の前傾方向に固定し，右手で膝に体重をかけ，軸圧をかける（③）。最後に股関節を屈曲・内転・外旋をしっかり入れて伸張する（④）。

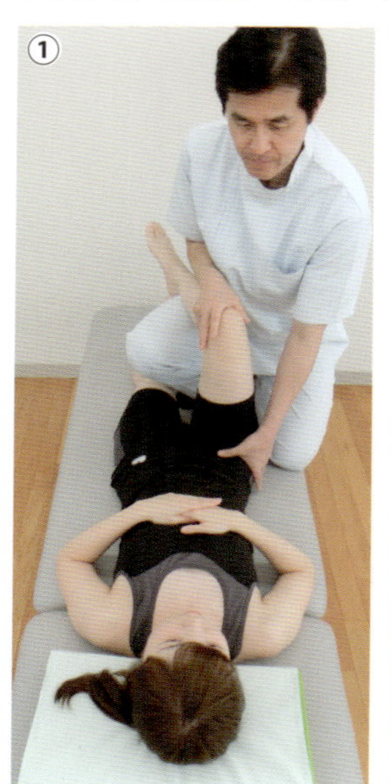

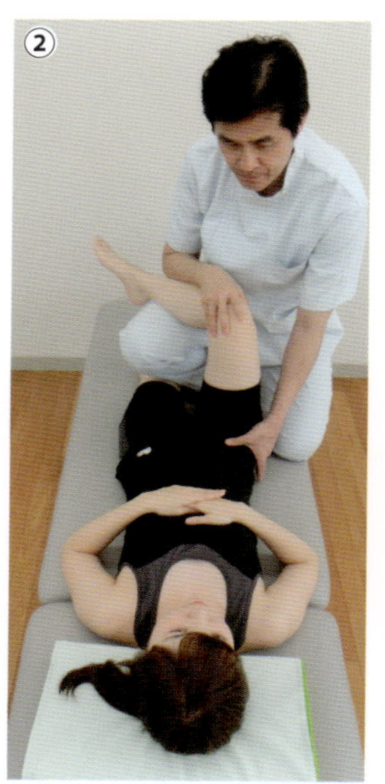

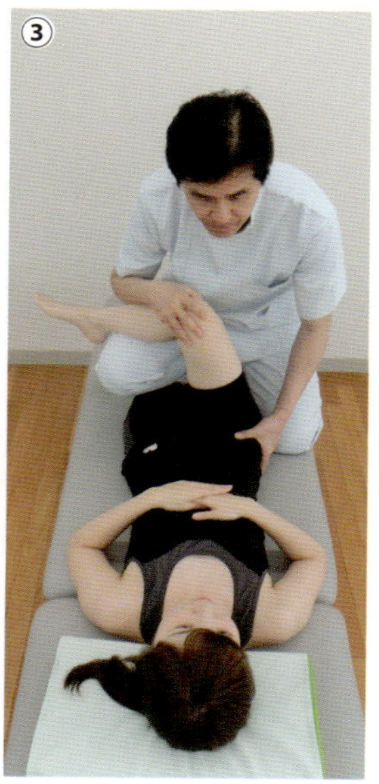

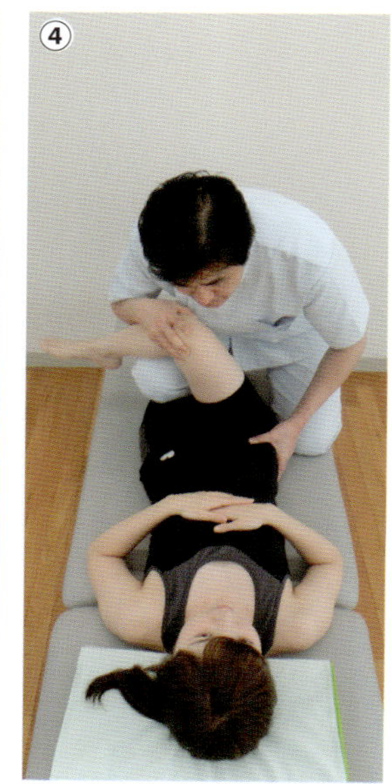

図6-5　梨状筋の伸張操作（外旋位にする理由）

梨状筋は股関節屈曲位では，作用の逆転が起こる。股関節内旋・外旋軸の前方を梨状筋が走行することになるので，作用は股関節の内旋となる（図6-6参照）。そのため，対象者の股関節は外旋してから屈曲・内転操作を加える。

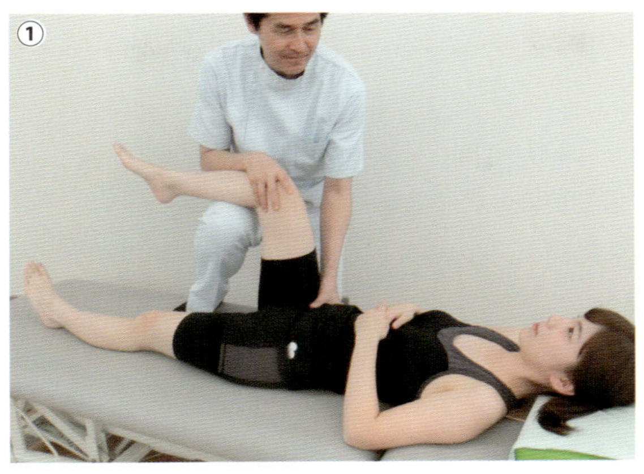

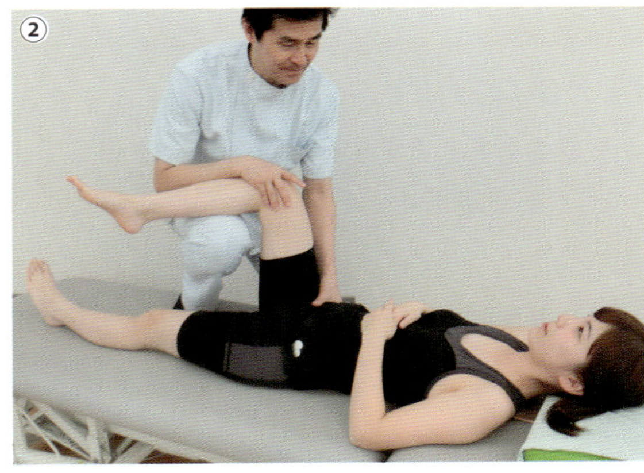

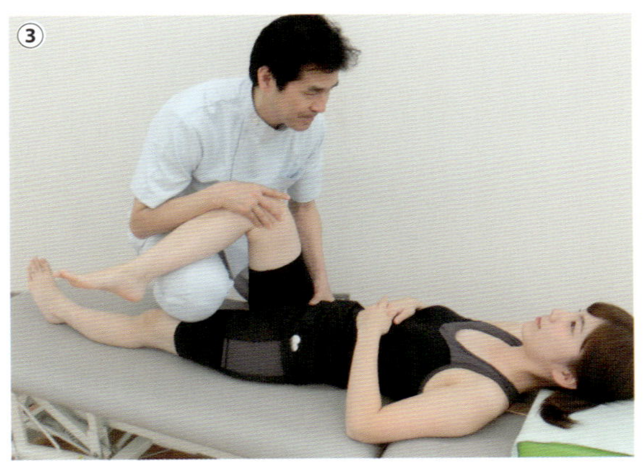

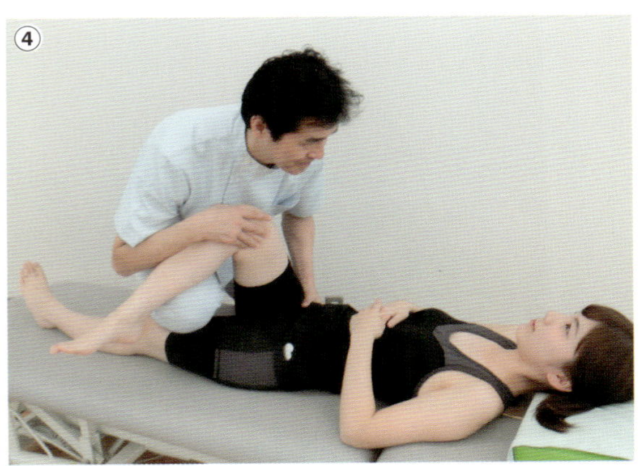

図6-6　梨状筋の伸張操作（外旋位にする理由）

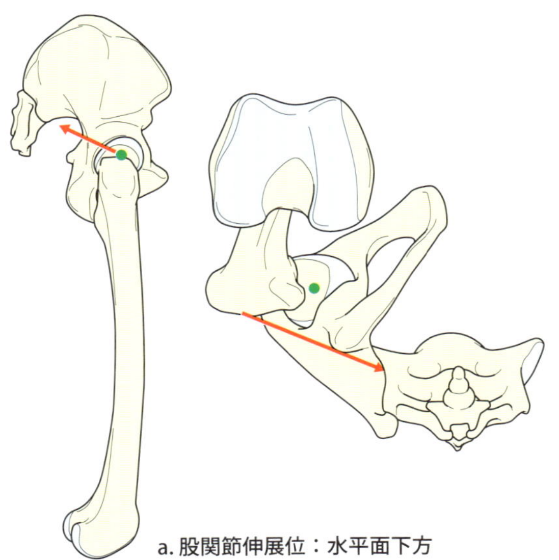

a. 股関節伸展位：水平面下方

股関節伸展位における梨状筋の走行は水平面において，股関節内旋・外旋軸の後方を通るので外旋作用をもつ。したがって股関節の内旋操作にて伸張する。

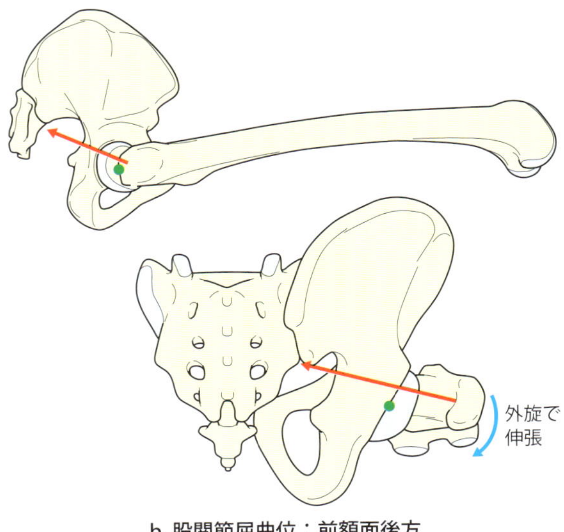

b. 股関節屈曲位：前額面後方

股関節屈曲位における梨状筋の走行は前額面において，股関節内旋・外旋軸の後方を通るので内旋作用をもつ。したがって股関節の外旋操作にて伸張する。今回は股関節を屈曲位にして梨状筋を伸張しているので，股関節を外旋位にしてから内転操作で伸張している。

大腿方形筋 quadratus femoris muscle

起始	坐骨結節の外面	支配神経	仙骨神経叢
停止	大転子後面下部の転子間稜	髄節レベル	L4～S2

■テクニカルヒント

機能・筋の走行	■股関節の内転・外転軸の下方を通る	▶ 股関節の**内転**作用をもつ
	■股関節の内旋・外旋軸の後方を通る	▶ 股関節の**外旋**作用をもつ
	■矢状面走行はほぼないと考えてよい	▶ 股関節の**屈伸**作用はもたないと考えてよい
固定操作ポイント	■股関節の外転・内旋操作で骨盤はどう動くか？	▶ 骨盤が同側挙上・反対側回旋をする
伸張操作ポイント	■股関節を外旋・内転操作で伸張する	

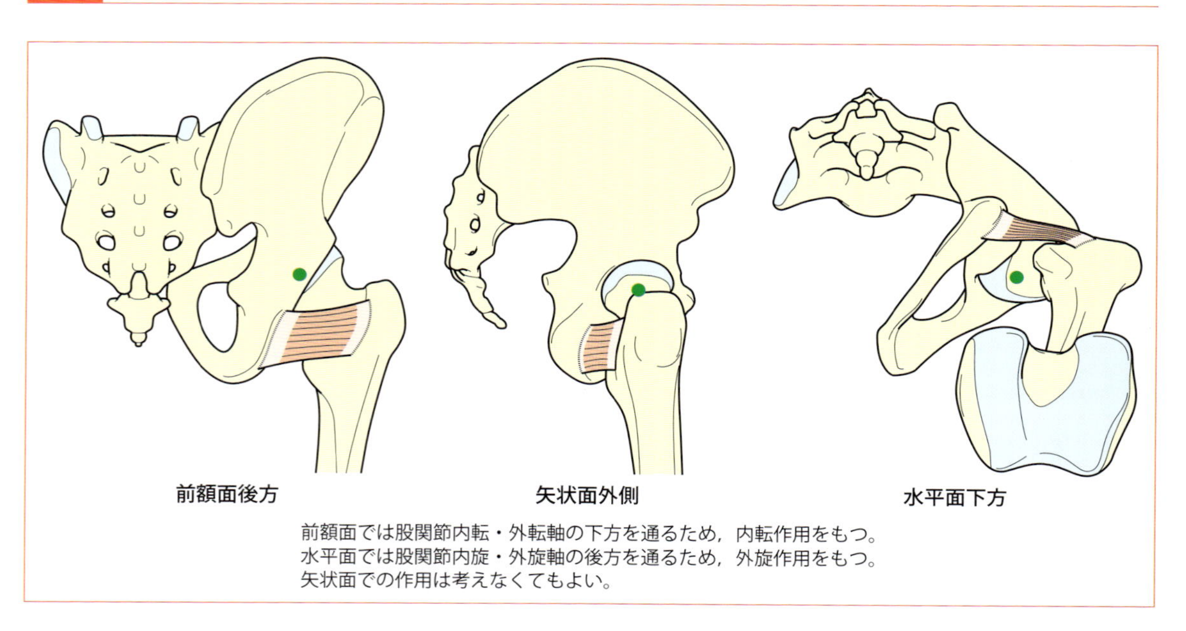

前額面では股関節内転・外転軸の下方を通るため，内転作用をもつ。
水平面では股関節内旋・外旋軸の後方を通るため，外旋作用をもつ。
矢状面での作用は考えなくてもよい。

図7-1　大腿方形筋のストレッチング-全体像

対象者を背臥位とする。セラピストは対象者の骨盤の左回旋を防止するため，上前腸骨棘を右手で固定する。対象者の股関節を外転位とし，股関節を内旋操作し伸張する。

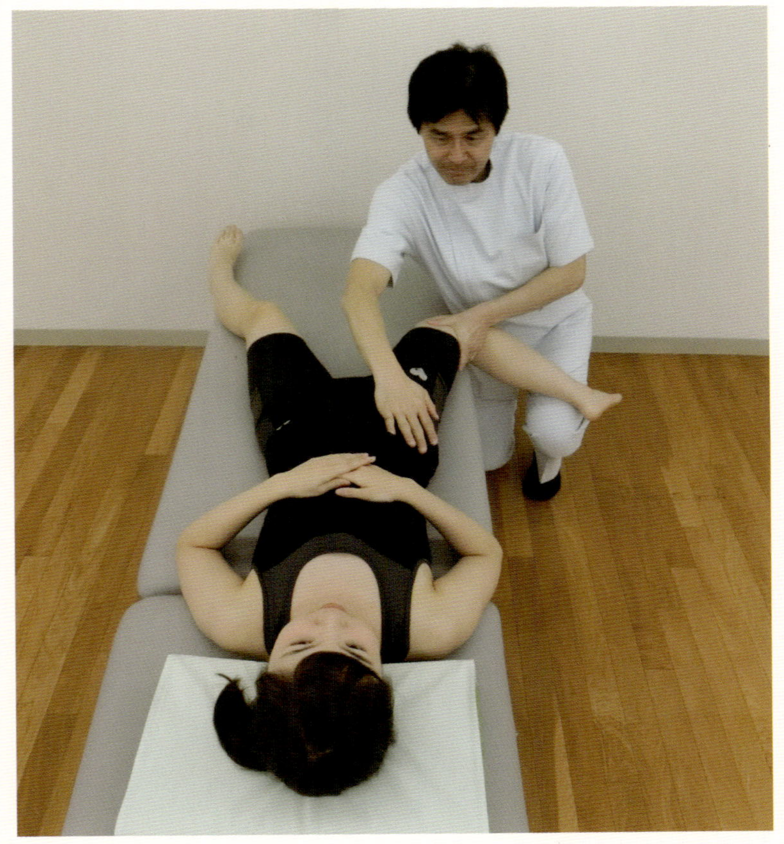

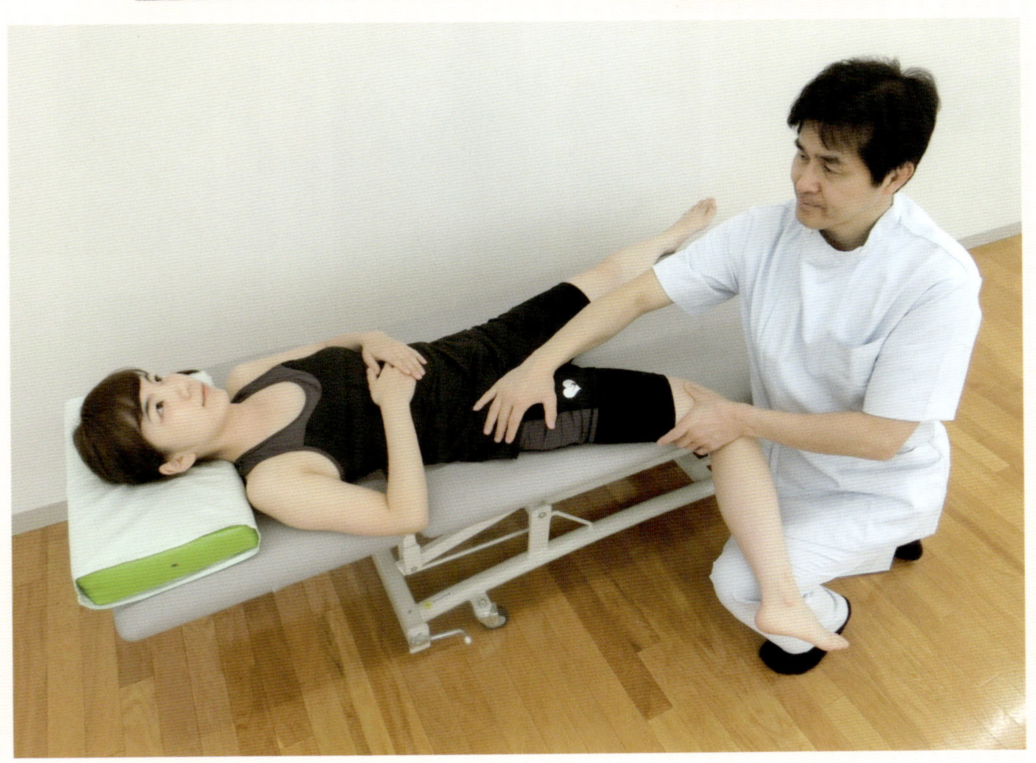

図7-2　大腿方形筋の固定操作

対象者を背臥位とし，左股関節を外転して反対側のベッド端に踵を固定する。右股関節も外転位とし，膝から下をベッドから垂らしておく。セラピストは対象者の骨盤の左回旋を防止するため，上前腸骨棘を右手で固定する。

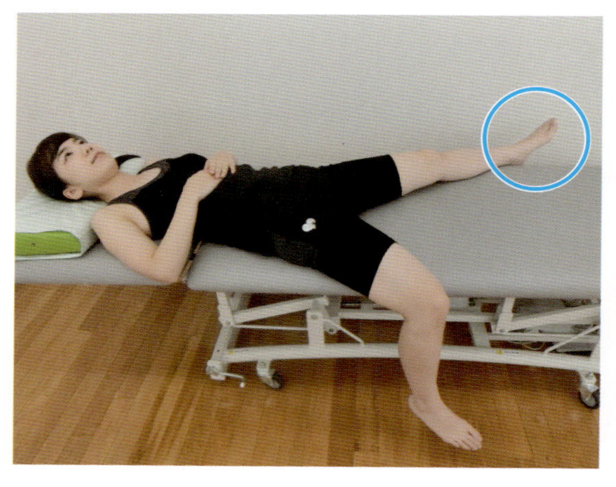

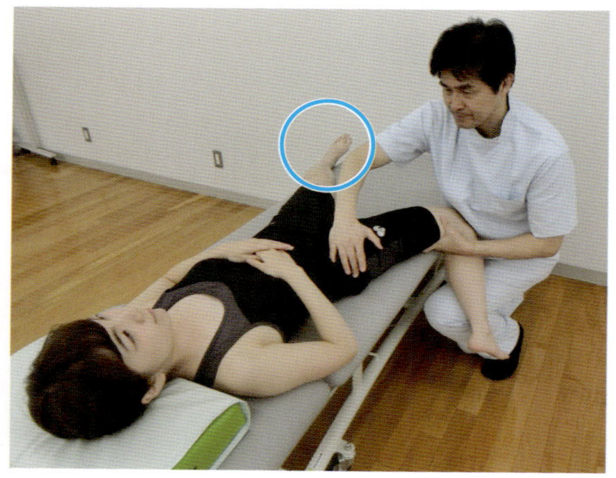

図7-3　大腿方形筋の伸張操作

セラピストは，ベッドから垂らした対象者の右下腿部を自身の左大腿部にのせ，対象者の大腿遠位部を左手で把持する(①)。骨盤を固定しながら，左手で対象者の大腿部を操作し，股関節を内旋する。セラピスト自身の左大腿部にのせた対象者の下腿を，膝で外に開きながら内旋する(②→③)。

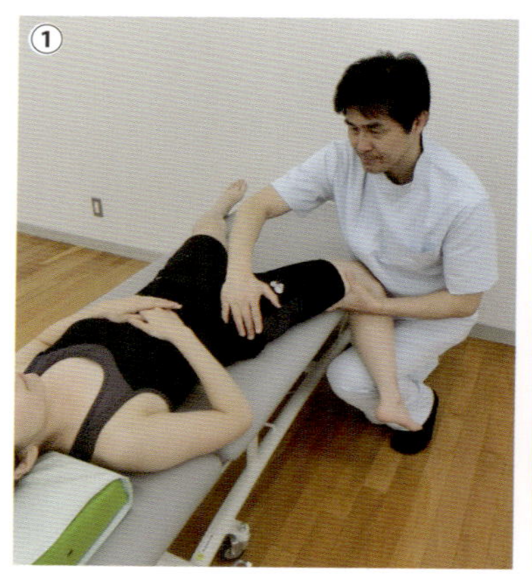

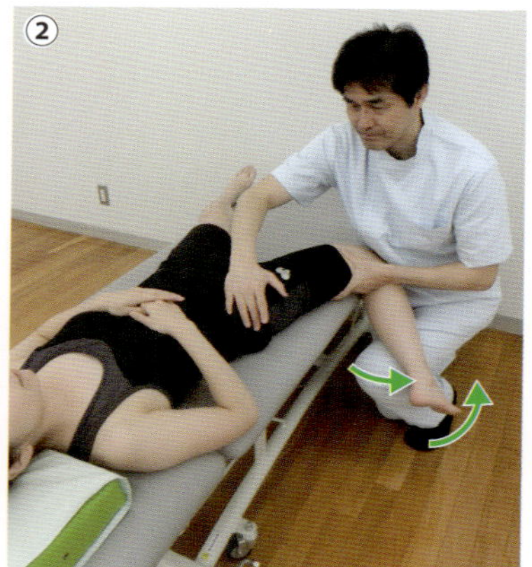

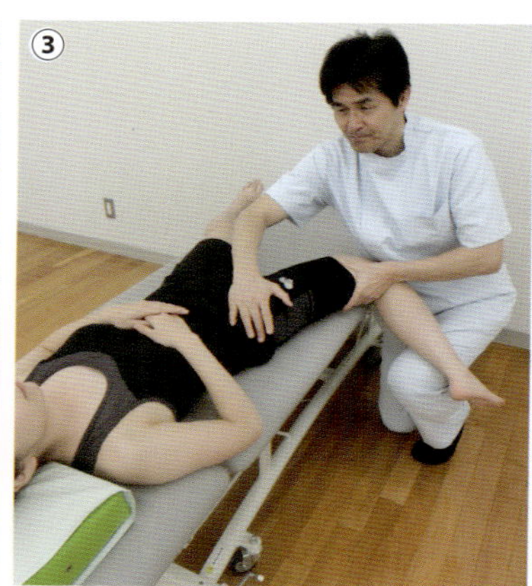

図7-4　大腿方形筋の誤った伸張操作：外転位の保持を意識していない

対象者の股関節を内旋する際に，外転位の保持を意識していないと，股関節を内転・内旋させてしまう。対象者の大腿部がベッドの上を転がるような(内転を伴う)内旋をしないように気をつける。

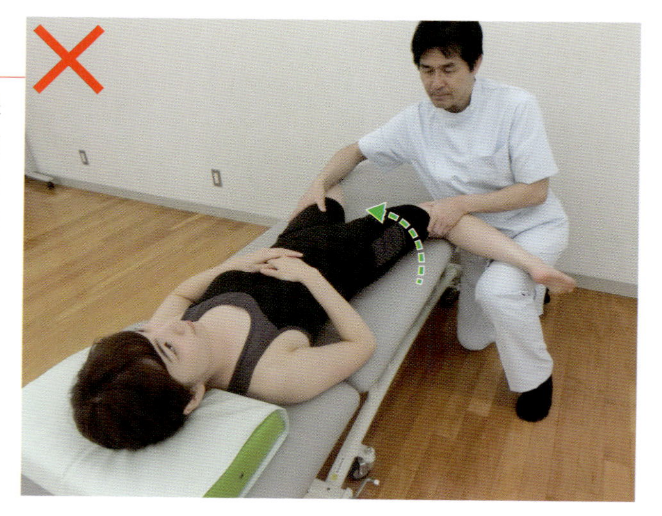

図7-5　大腿方形筋の伸張操作（詳細）

セラピストは左手で，対象者の股関節を大腿長軸で回旋するように，大腿遠位部を内旋する。その動きを助けるよう，セラピストは自分の左大腿部にのせた対象者の下腿を，膝で外に開きながら股関節を内旋する（②→③）。

図7-4にも記載したように，股関節内旋操作を行う際，股関節の内転を伴いやすいので注意が必要である。

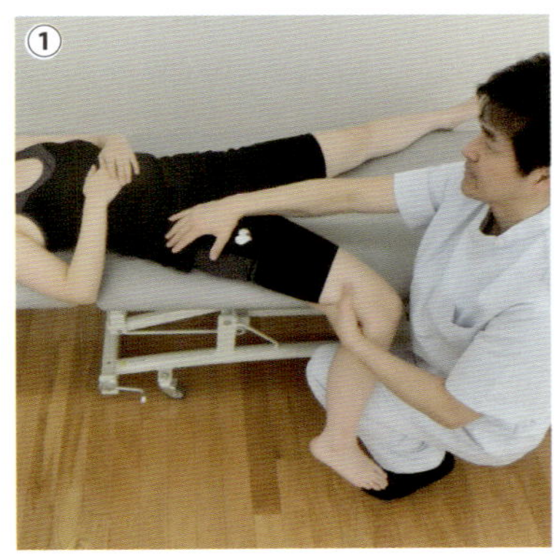

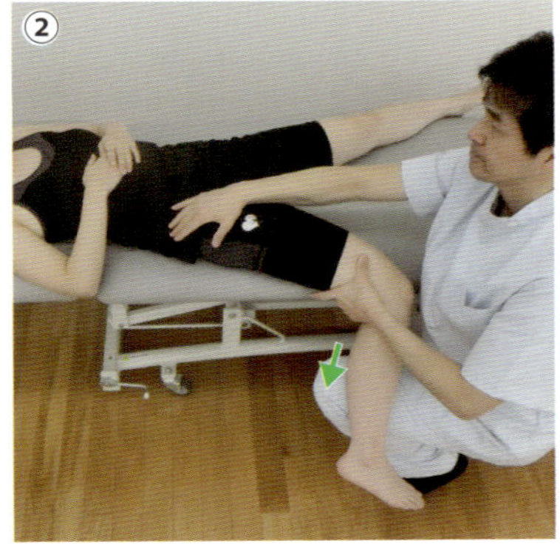

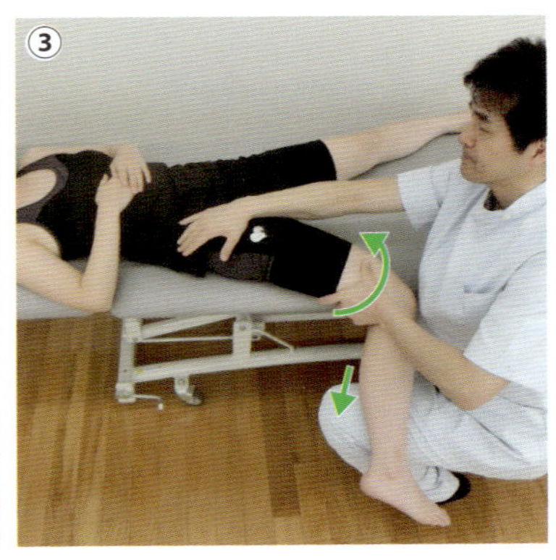

図7-6　大腿方形筋の誤った伸張操作：大腿部の内旋操作が不十分

セラピストは左手と左大腿部とを用いて対象者の股関節を内旋するが，左手による大腿部の内旋操作が不十分だと（②′-a），セラピストの大腿部で対象者の下腿を内旋する力（②′-b）が，膝の外反ストレスとして働いてしまうので注意が必要である。

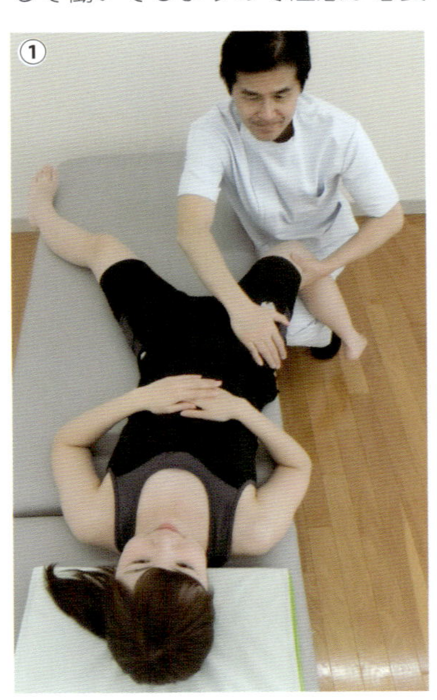

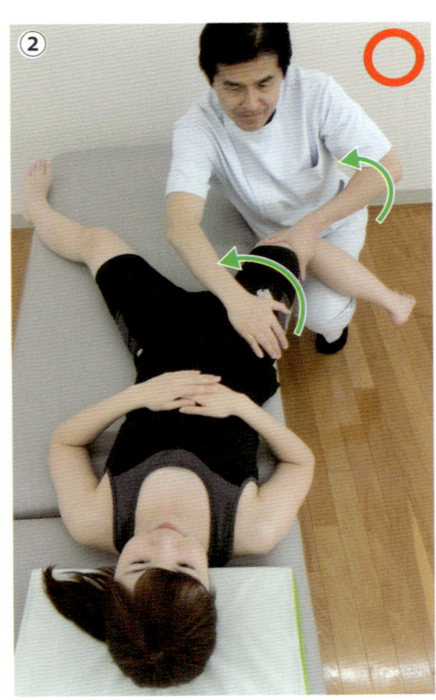

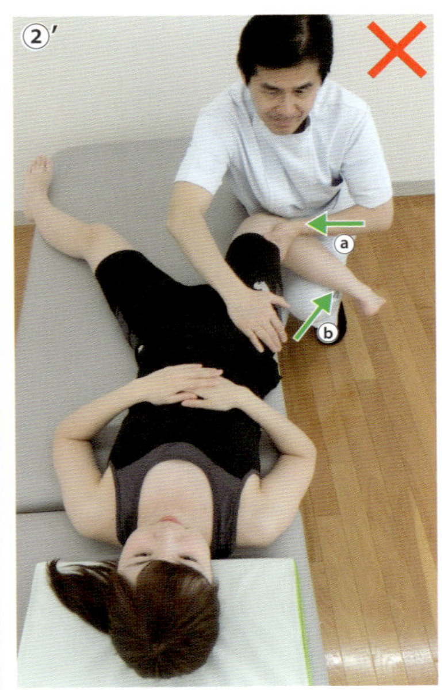

上双子筋 superior gemellus muscle

起始	坐骨棘	支配神経	仙骨神経叢
停止	大転子転子窩	髄節レベル	L4～S2

下双子筋 inferior gemellus muscle

起始	坐骨結節の上部	支配神経	仙骨神経叢
停止	大転子転子窩	髄節レベル	L4～S2

内閉鎖筋 obturator intermus muscle

起始	骨盤内面で閉鎖孔の周り	支配神経	仙骨神経叢
停止	大転子転子窩	髄節レベル	L4～S2

■テクニカルヒント

筋の走行・機能	■股関節の内転・外転軸のほぼ直上を通る	▶ 股関節内転・外転作用はもたないと考えてよい
	■股関節の内旋・外旋軸の後方を通る	▶ 外旋作用をもつ
	■股関節の屈曲・伸展軸のほぼ直上を通る	▶ 股関節の屈伸作用はもたないと考えてよい
固定操作ポイント	■股関節の外転・内旋操作で骨盤はどう動くか？	▶ 骨盤が同側挙上・反対側回旋をする
伸張操作ポイント	■股関節の外旋操作で伸張する	

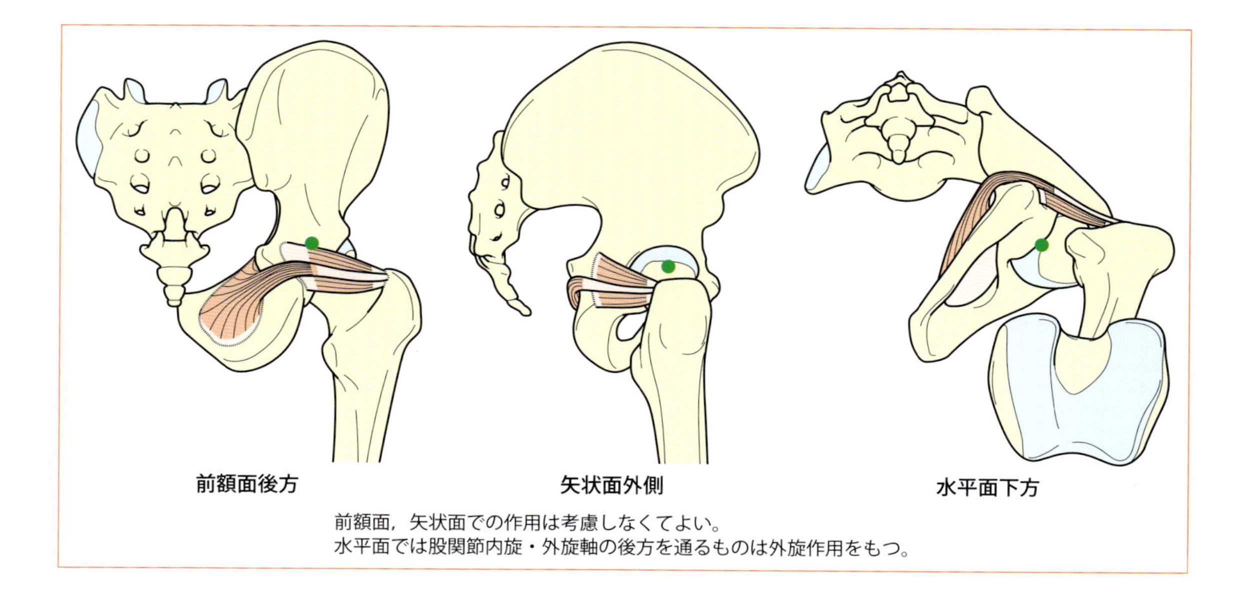

前額面，矢状面での作用は考慮しなくてよい。
水平面では股関節内旋・外旋軸の後方を通るものは外旋作用をもつ。

図8-1　上・下双子筋と内閉鎖筋のストレッチング-全体像

対象者を背臥位とし，右膝より遠位（下腿）をベッドの外に垂らす。セラピストは対象者の骨盤の左回旋を防止するため，上前腸骨棘を右手で固定する。対象者の股関節を内転・外転 中間位とし，内旋操作にて伸張する。

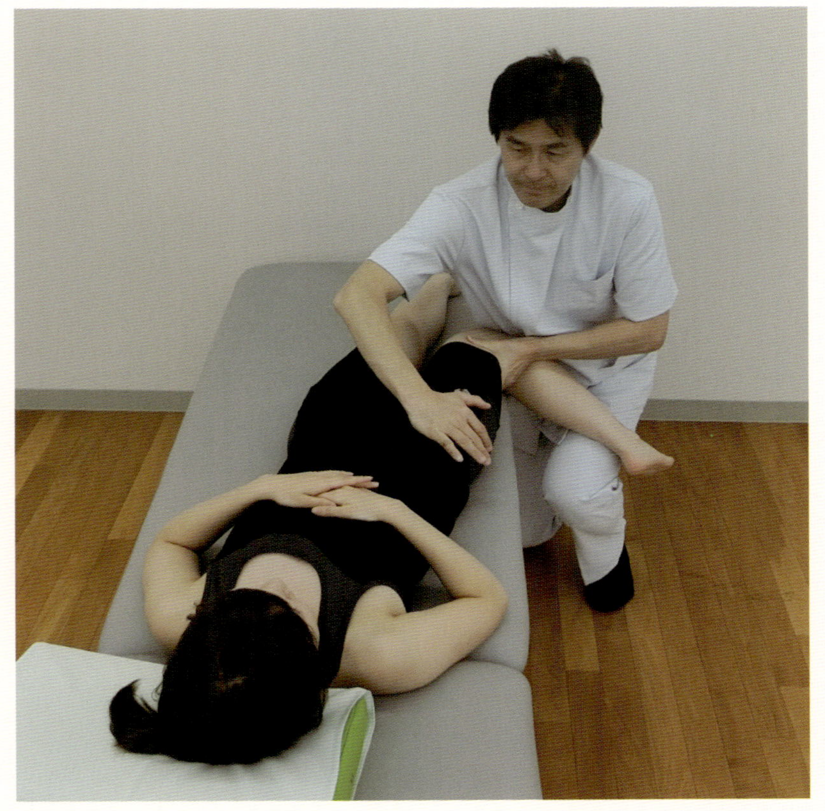

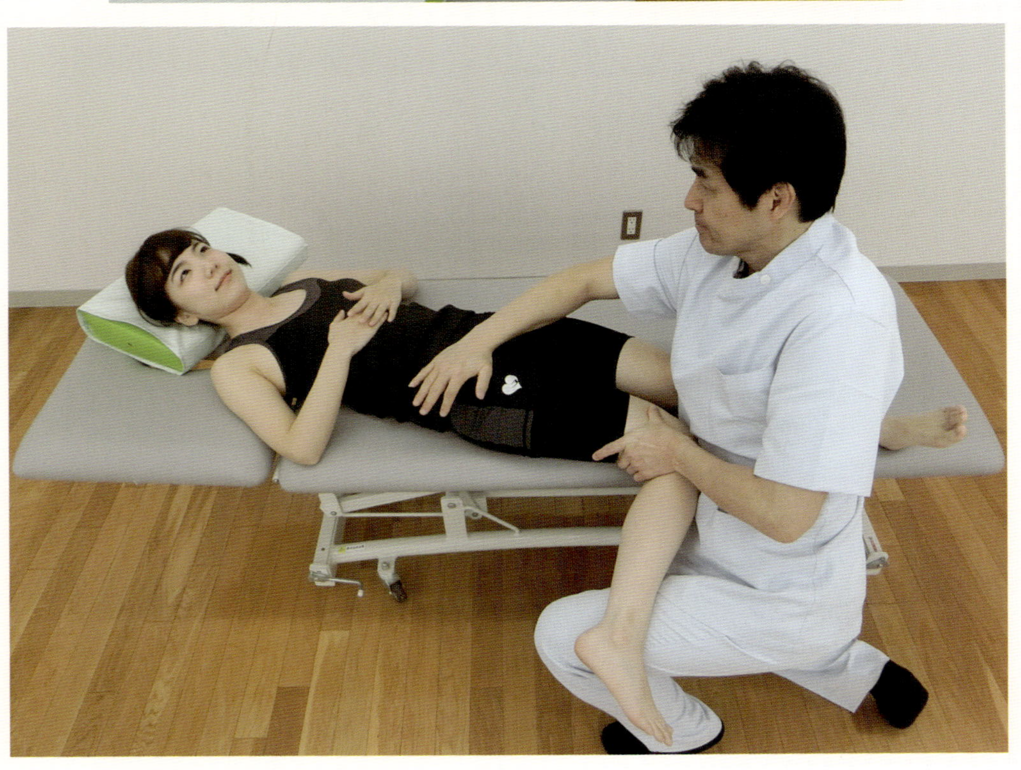

図8-2　上・下双子筋と内閉鎖筋の固定操作

対象者はベッドに対し斜めに背臥位とする。右股関節は内転・外転中間位とし，膝より遠位（下腿）をベッドから垂らしておく。
固定がない状態で，股関節の内旋操作を行うと，骨盤は左方向に回旋する。セラピストは骨盤の左回旋を防止するため，上前腸骨棘を右手で固定する。

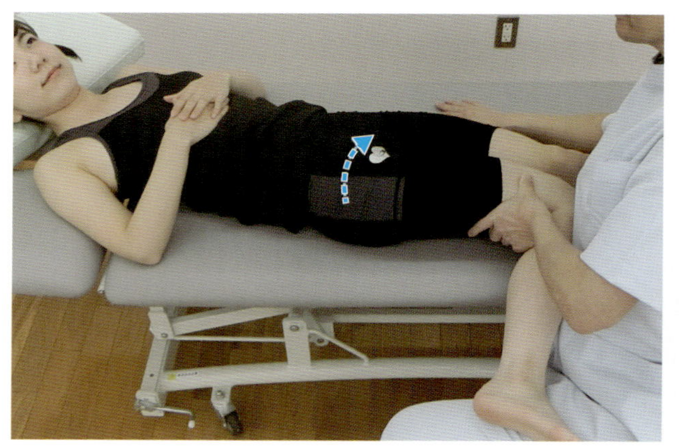

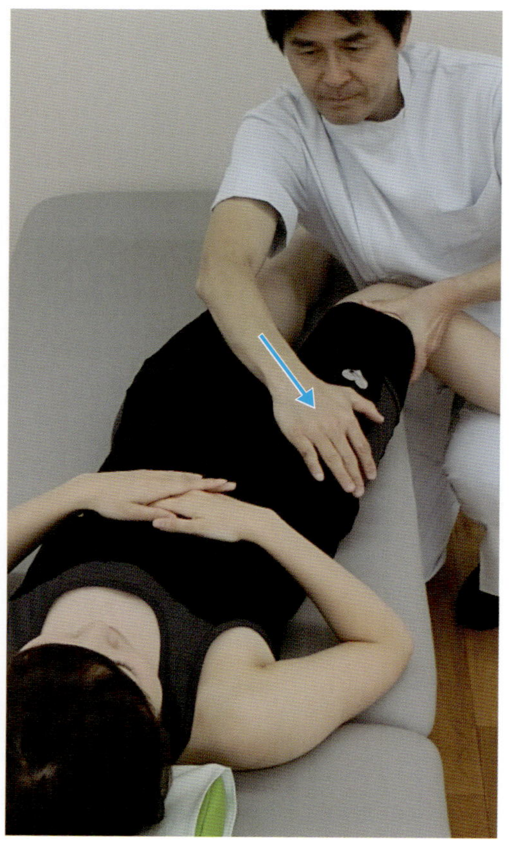

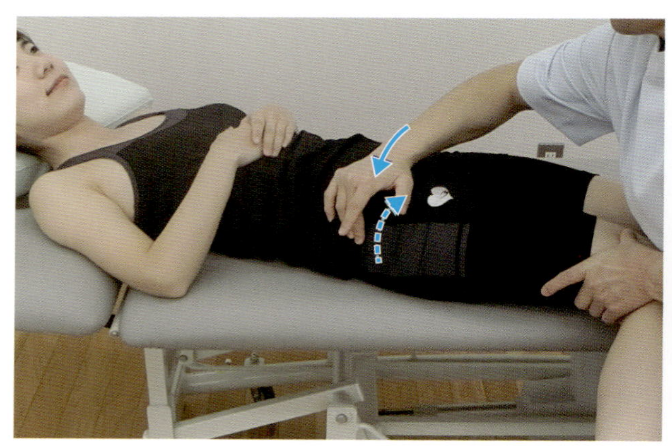

図8-3　上・下双子筋と内閉鎖筋の伸張操作

セラピストは，ベッドから垂らした対象者の右下腿部を自身の左大腿部にのせ，対象者の大腿遠位部を左手で把持する（①）。右手で骨盤を固定しながら左手で大腿部を操作し，股関節を内旋する。
セラピスト自身の左大腿部にのせた対象者の下腿を，膝で外に開きながら内旋する（②→③）。

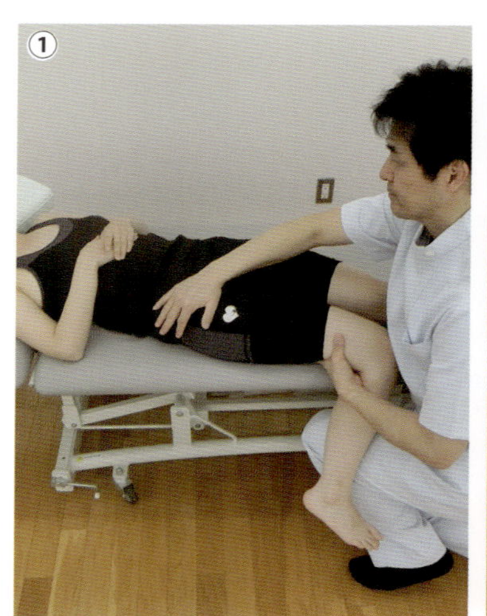

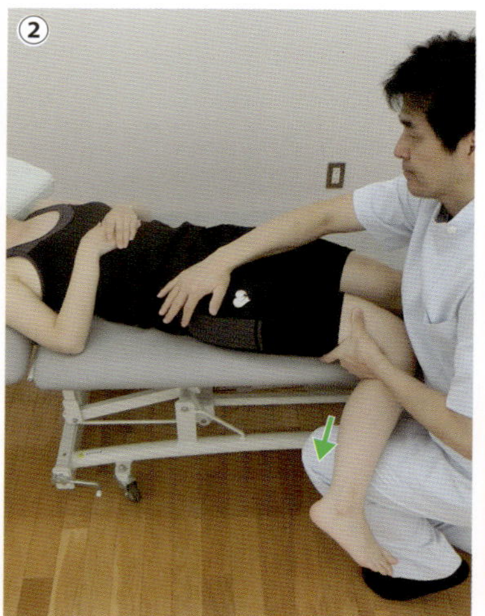

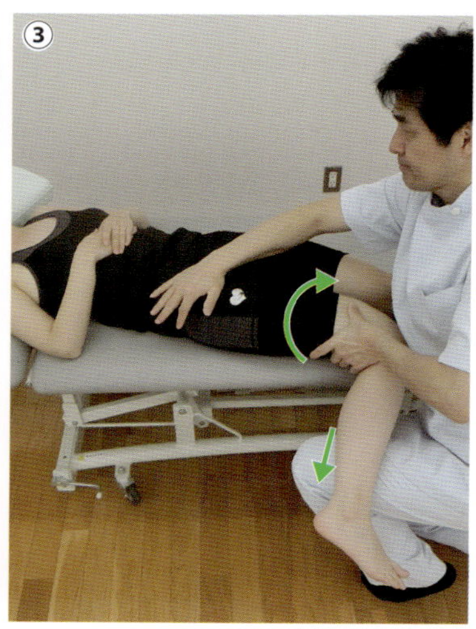

図8-4　上・下双子筋と内閉鎖筋の伸張操作（詳細）

セラピストは左手で，対象者の股関節が大腿長軸に対し回旋するように，大腿遠位部を内旋する。補助として，セラピストは自身の左大腿部にのせた対象者の下腿を，膝で外に開きながら内旋する（②→③）。前ページにも記載したように，股関節内旋操作を行う際，股関節の内転を伴いやすいので注意が必要である。

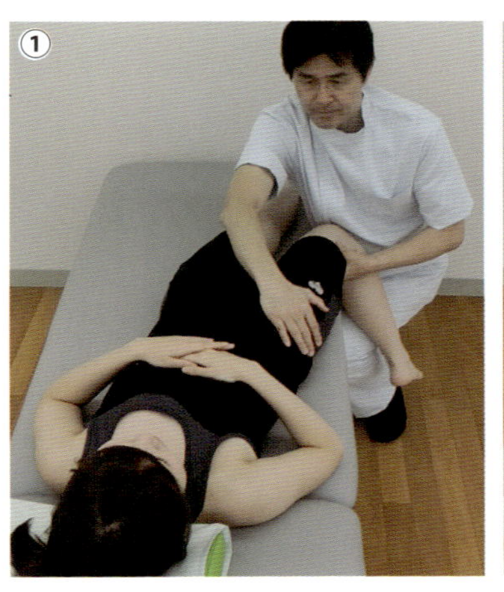

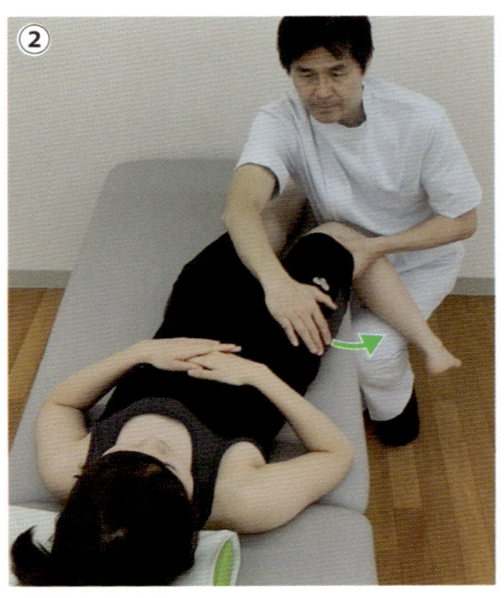

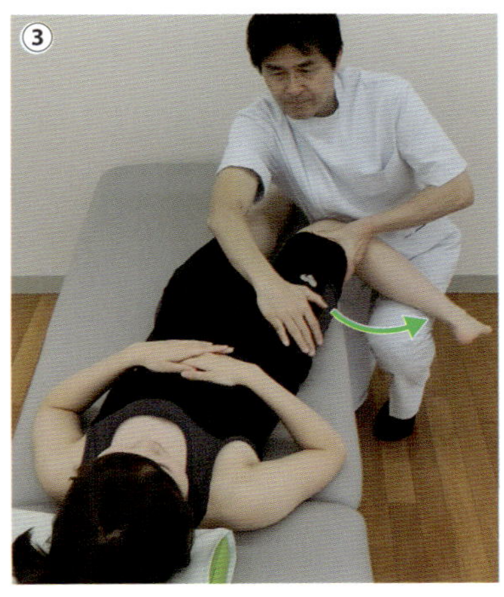

図8-5　上・下双子筋と内閉鎖筋の誤った伸張操作：大腿部の内旋操作が不十分

セラピストは左手と左大腿部とを用いて対象者の股関節を内旋するが，左手による大腿部の内旋操作が不十分だと（②'-a），セラピストの大腿部で対象者の下腿を内旋する力（②'-b）が，膝の外反ストレスとして働いてしまう。

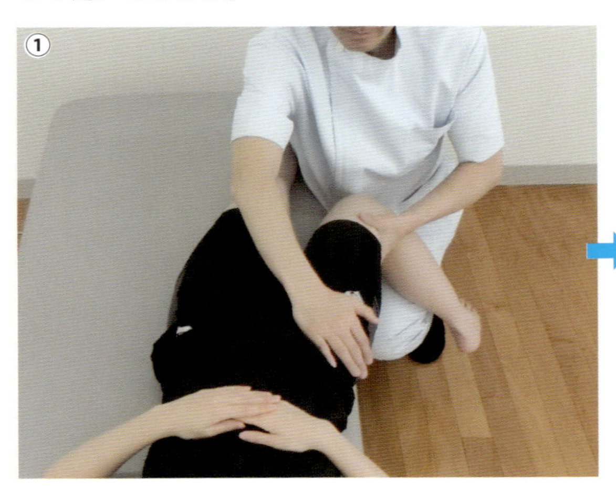

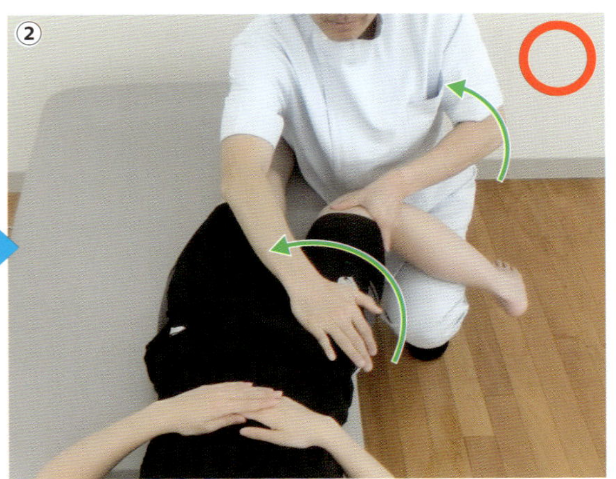

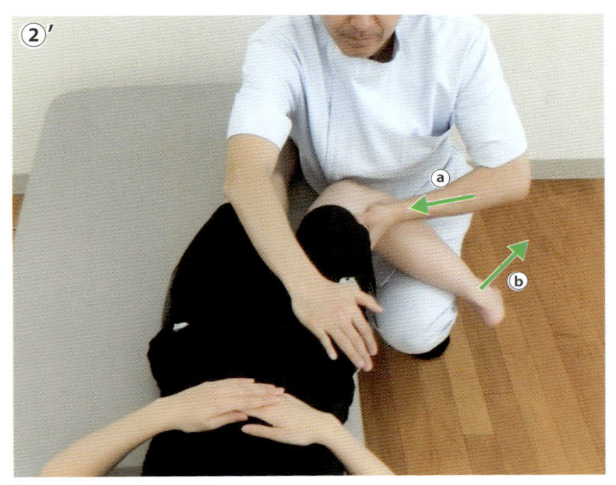

外閉鎖筋 obturator externus muscle

起始	閉鎖膜と閉鎖孔外周の外側面	支配神経	閉鎖神経
停止	大腿骨の転子窩	髄節レベル	L2〜L4

■テクニカルヒント

筋の走行・機能	■股関節の内転・外転軸の下方を通る	▶ 股関節の内転作用をもつ
	■股関節の屈曲・伸展軸の下方を前方から後方へ通る	▶ 股関節の屈曲作用をわずかにもつ
	■股関節の内旋・外旋軸の後方を通る	▶ 股関節の外旋作用をもつ
固定操作ポイント	■股関節の外転・伸展・内旋操作で骨盤はどう動くか？	▶ 骨盤の同側挙上・前傾・反対側回旋をする
伸張操作ポイント	■股関節を伸展・外転・内旋操作で伸張する	

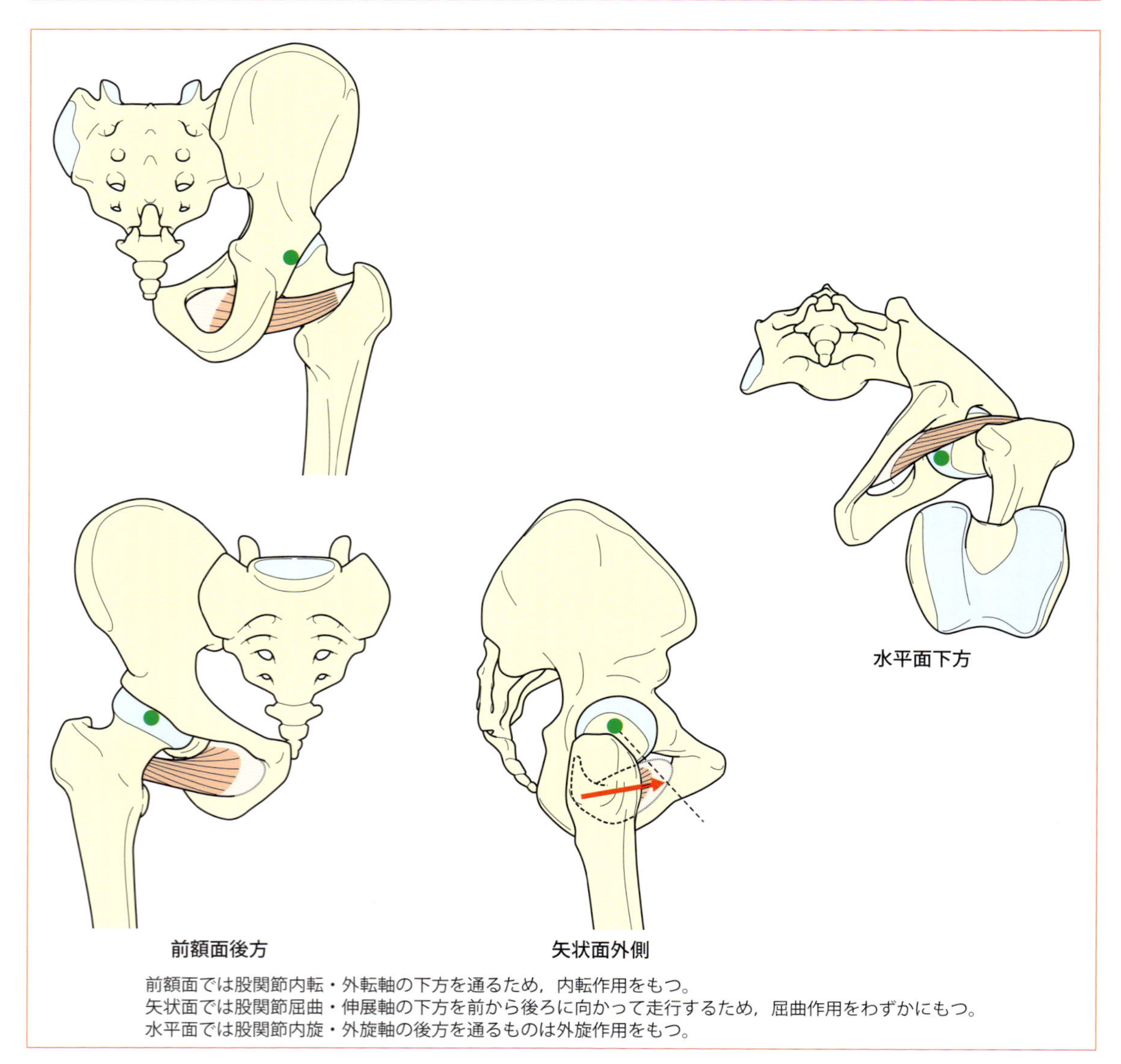

前額面では股関節内転・外転軸の下方を通るため，内転作用をもつ。
矢状面では股関節屈曲・伸展軸の下方を前から後ろに向かって走行するため，屈曲作用をわずかにもつ。
水平面では股関節内旋・外旋軸の後方を通るものは外旋作用をもつ。

図9-1　外閉鎖筋のストレッチング-全体像

対象者を背臥位とする。股関節を外転・屈曲位とし，反対側の足部をベッドの端に引っ掛けて固定する。セラピストは対象者の骨盤の左回旋を防止するため，上前腸骨棘を右手で固定する。対象者の股関節を外転位および伸展位に保持し，内旋操作にて伸張する。

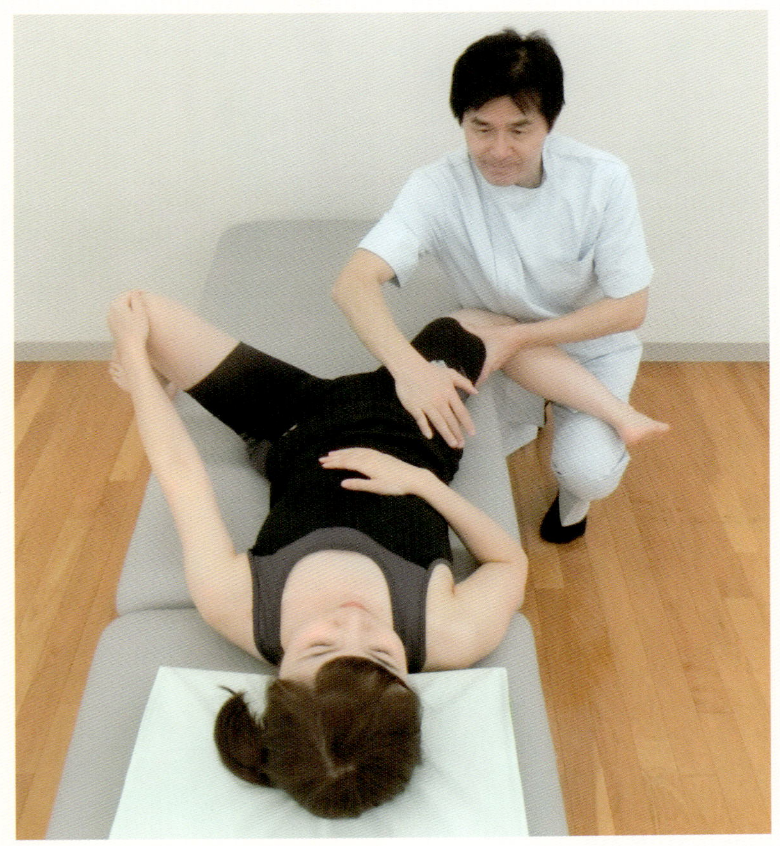

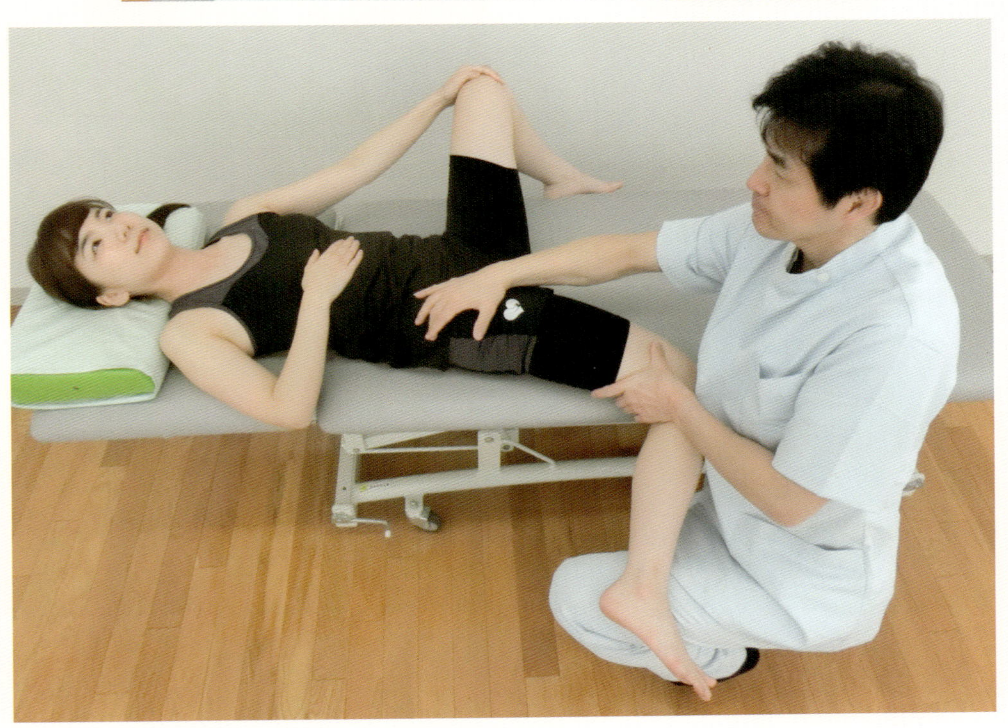

図9-2　外閉鎖筋の固定操作

対象者を背臥位とし，反対側の左股関節を屈曲・外転してベッド端に踵を固定し，骨盤の前傾・右挙上を防止する。右股関節を外転位とし，膝から下をベッドから垂らしておく。セラピストは対象者の骨盤の左回旋を防止するため，上前腸骨棘を右手で固定する。

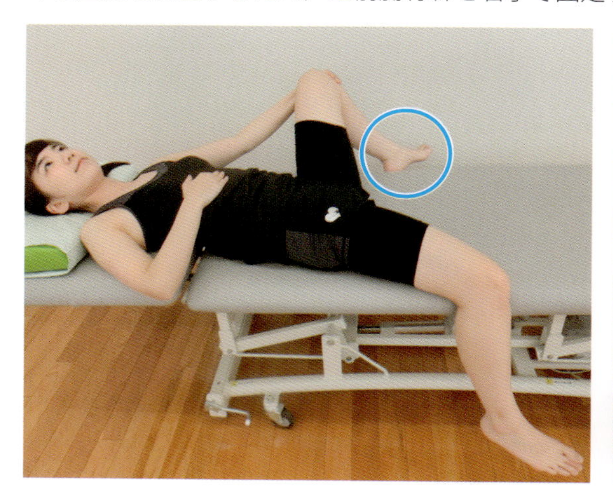

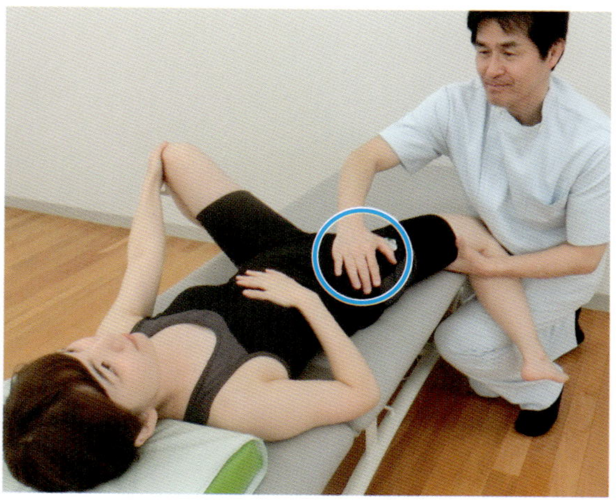

図9-3　外閉鎖筋の伸張操作

セラピストは，ベッドから垂らした対象者の右下腿部を自身の左大腿部にのせ，対象者の大腿遠位部を左手で把持する（①）。骨盤を固定しながら，左手で対象者の大腿部を操作し，股関節の外転位を保持したまま内旋する。セラピスト自身の左大腿部にのせた対象者の下腿を，膝で外に開きながら内旋する（②→③）。

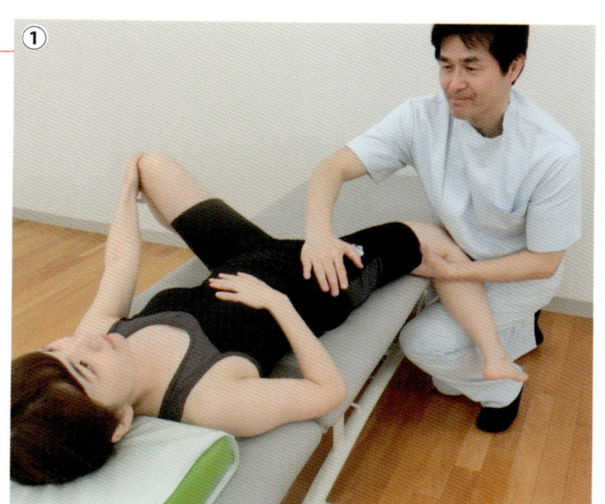
①

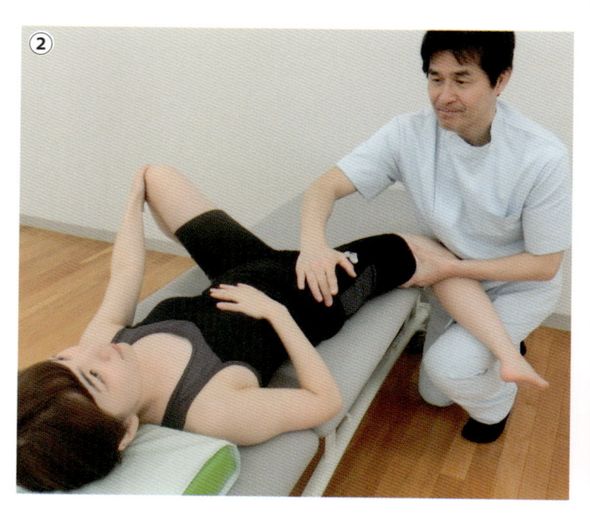
②

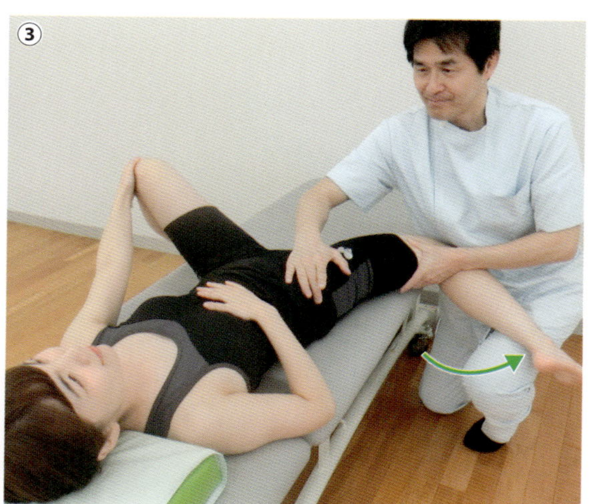
③

図9-4　外閉鎖筋の誤った伸張操作：股関節を内転・内旋させてしまう

対象者の股関節を内旋する際に，外転位の保持を意識していないと，股関節を内転・内旋させてしまう。対象者の大腿部がベッドの上を転がるような（内転を伴う）内旋をしないように気をつける。

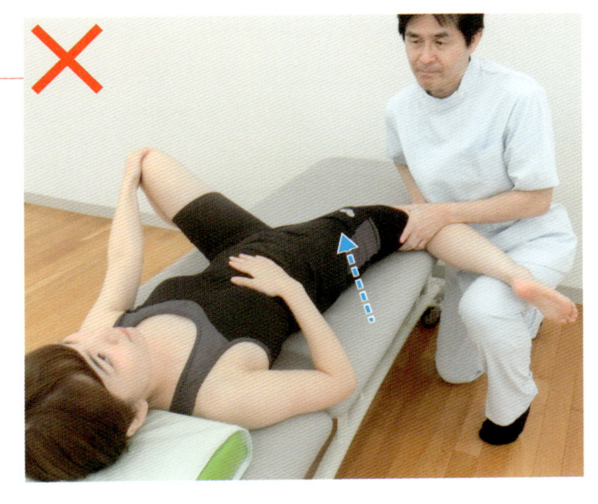

図9-5　外閉鎖筋の伸張操作（詳細）

セラピストは左手で，対象者の股関節が大腿長軸で回旋するように，大腿遠位部を内旋する。補助として，セラピストは自身の左大腿部にのせた対象者の下腿を，膝で外に開きながら内旋する（②→③）。

図9-4にも記載したように，股関節内旋操作を行う際，股関節の内転を伴いやすいので注意が必要である。

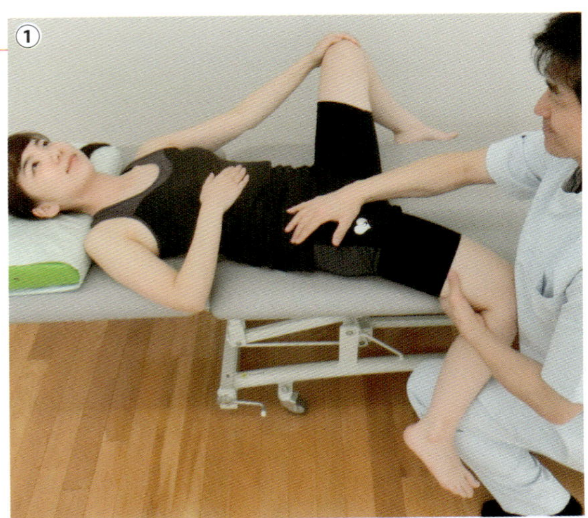

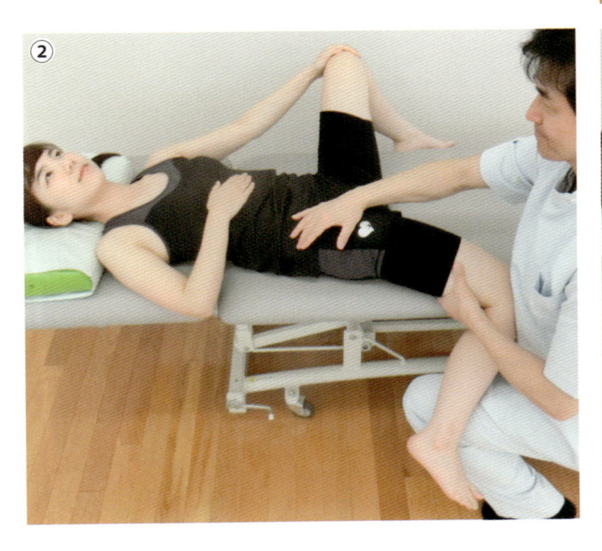

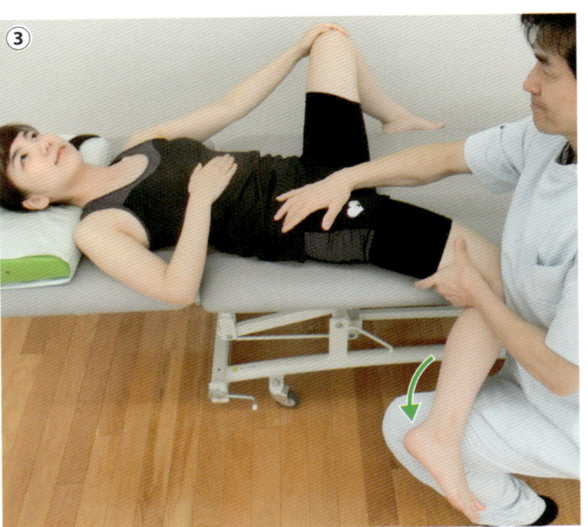

図9-6　外閉鎖筋の誤った伸張操作：対象者大腿部の内旋操作が不十分

セラピストは左手と左大腿部とを用いて対象者の股関節を内旋するが，左手による大腿部の内旋操作が不十分だと（②′-a），セラピストの大腿部で対象者の下腿を内旋する力（②′-b）が，膝の外反ストレスとして働いてしまう。

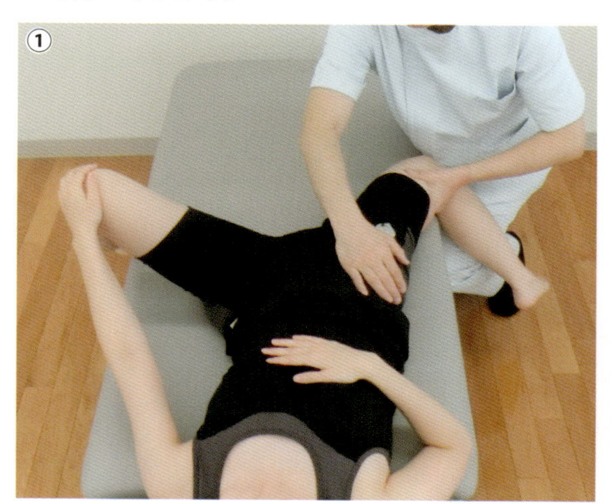

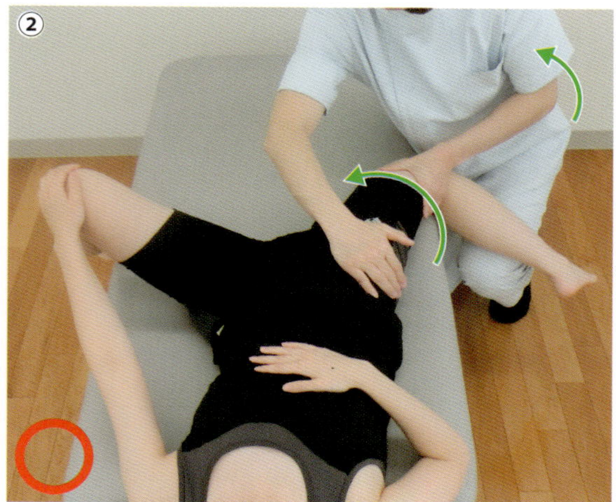

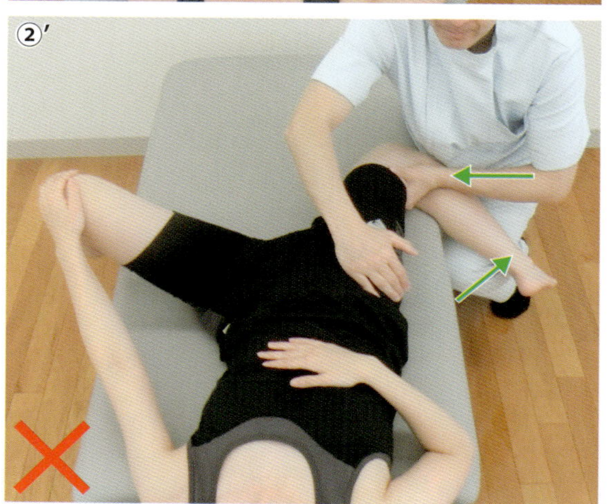

オーバーテスト変法（大腿筋膜張筋短縮テスト）

通常，大腿筋膜張筋の短縮をみるテストはオーバーテスト（Ober test）がよく知られている（右図）。検査側（右）を上にした側臥位で，左下肢は軽度屈曲位，右下肢は股関節伸展位・膝関節90°屈曲位にしてから，股関節を内転する。その際にベッドに膝が付かなければ大腿筋膜張筋に短縮がある（ベッドに膝が付けば大腿筋膜張筋の短縮はない），とするものである。

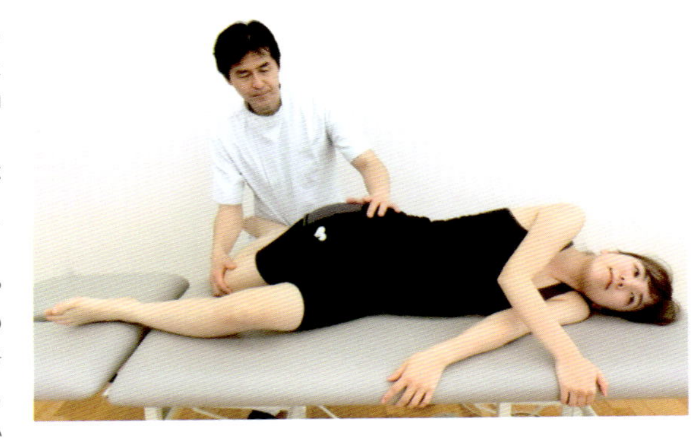

ただし検査側の股関節を伸展位にすると骨盤が前傾しやすくなり，十分な伸展位を維持できない。そこで著者らのよく用いるオーバーテスト変法は，非検査側の膝を対象者自身に抱え込んでもらって，骨盤後傾位を十分に維持する（②）。次いで，検者の左手で対象者の右骨盤が下制しないよう防止する。最後に右股関節が内旋しないように気をつけながら内転操作を行い，ベッドに膝が付かなければ大腿筋膜張筋に短縮がある（ベッドに膝が付けば大腿筋膜張筋の短縮はない），とする。骨盤の前傾や下制による代償を防止するだけで，大腿筋膜張筋の短縮程度がより明確になる。

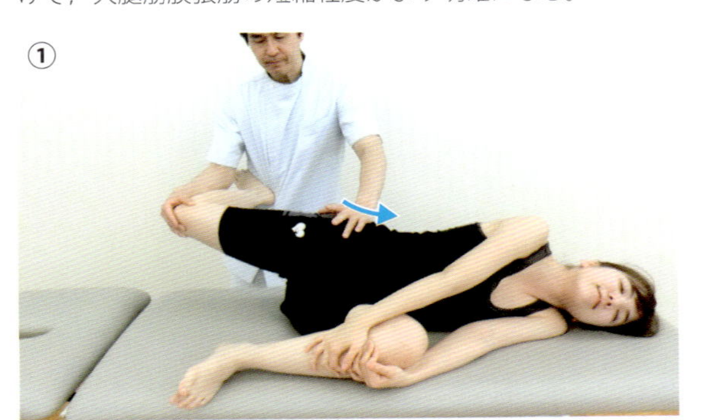

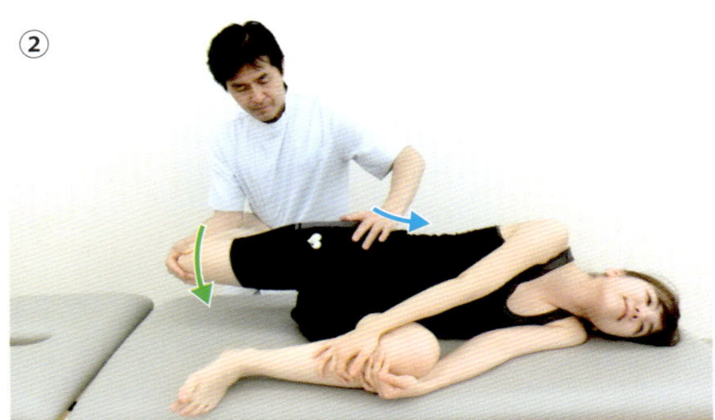

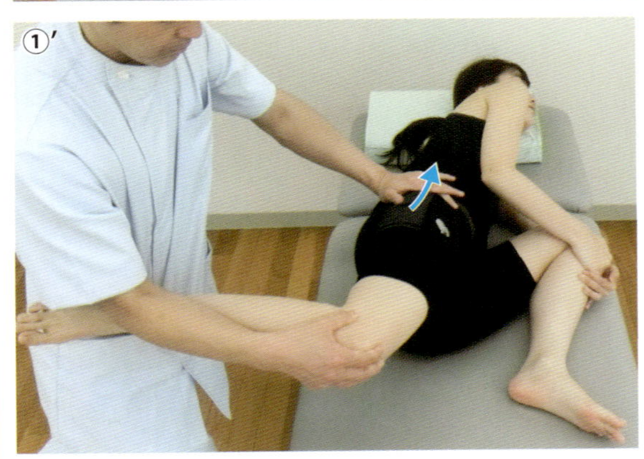

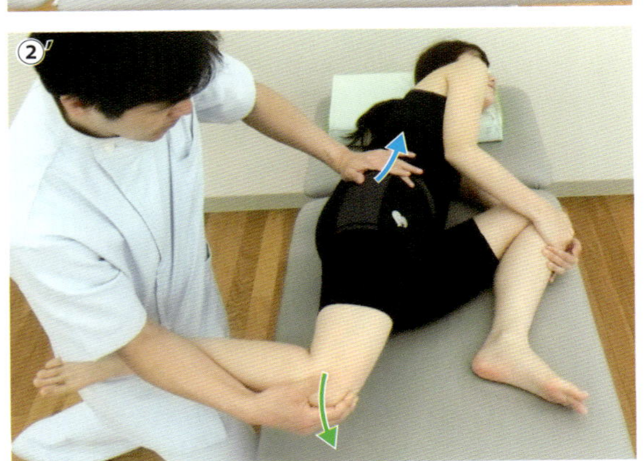

その他に気をつけなければいけない代償

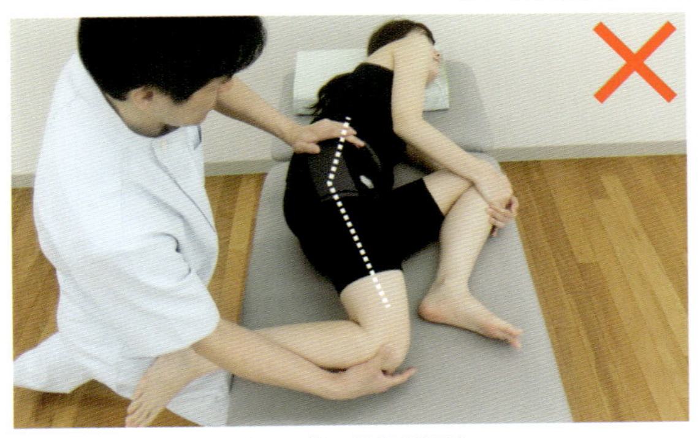
右股関節の伸展が不足

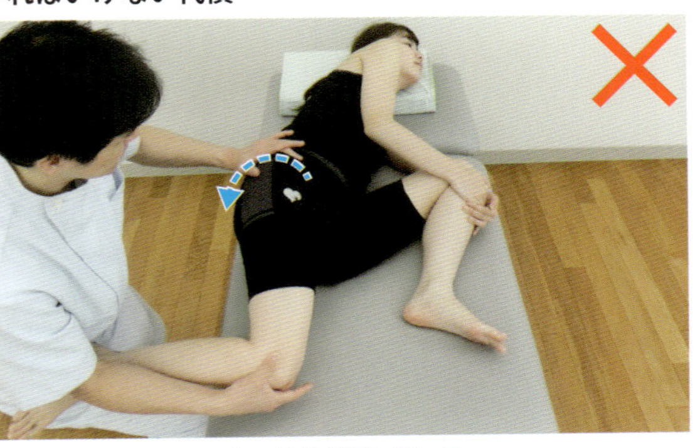
右の骨盤が開いている

長内転筋 adductor longus muscle

起始	恥骨結節の下方	支配神経	閉鎖神経
停止	大腿骨粗線内側唇の中1/3	髄節レベル	L2・L3

■テクニカルヒント

筋の走行・機能	■股関節の内転・外転軸の内下方を通る	▶ 股関節の内転作用をもつ
	■股関節の屈曲・伸展軸の前方を通る	▶ 股関節の屈曲作用をもつ
	■股関節の内旋・外旋軸の前方を通る	▶ 股関節の内旋作用をもつ
固定操作ポイント	■股関節の外転・外旋操作で骨盤はどう動くか？	▶ 骨盤が同側挙上・反対側回旋する
伸張操作ポイント	■股関節を外転・外旋・伸展操作で伸張する	

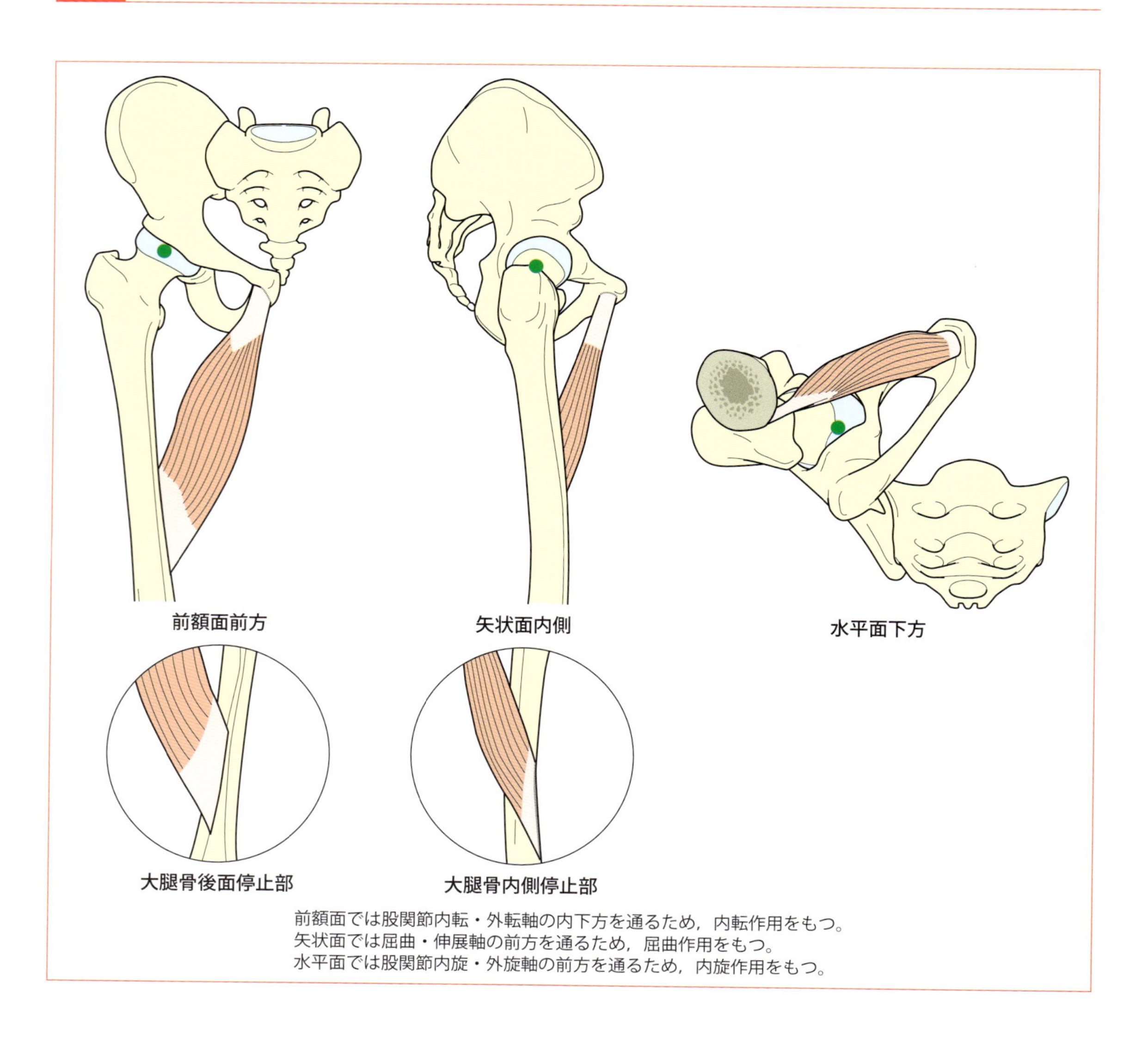

前額面では股関節内転・外転軸の内下方を通るため，内転作用をもつ。
矢状面では屈曲・伸展軸の前方を通るため，屈曲作用をもつ。
水平面では股関節内旋・外旋軸の前方を通るため，内旋作用をもつ。

図10-1　長内転筋のストレッチング-全体像

対象者を背臥位とする。対象者の左股関節を外転位とし，踵をベッド端に引っ掛けておく。セラピストは対象者の骨盤の左回旋を防止するため，上前腸骨棘を右手で固定する。右股関節を屈曲位から開排するように外転・外旋・伸展操作して伸張する。

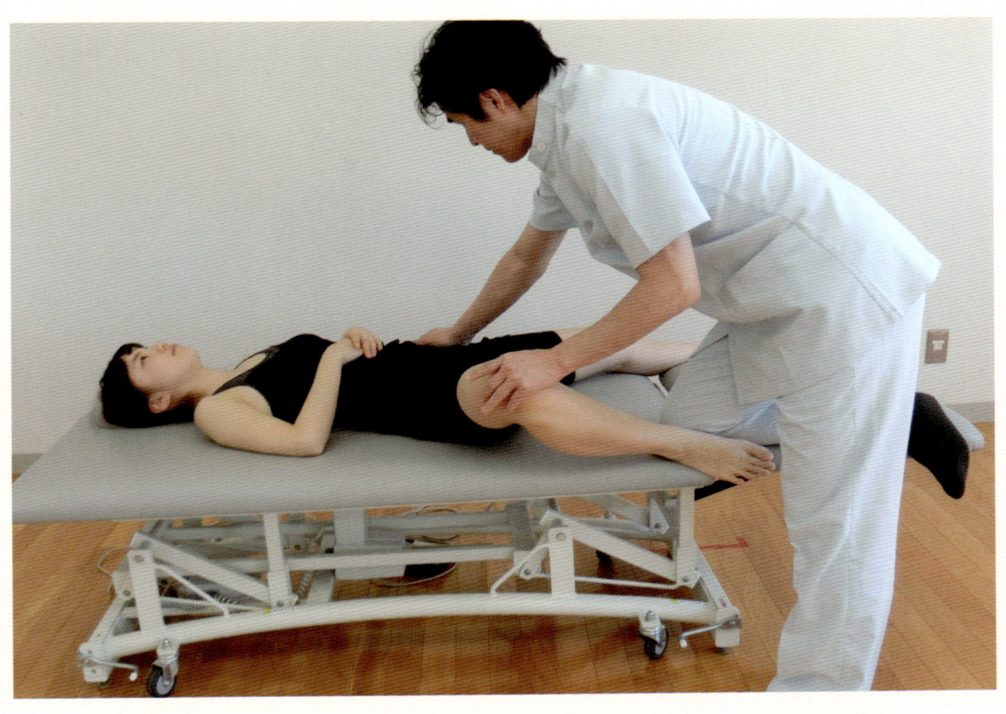

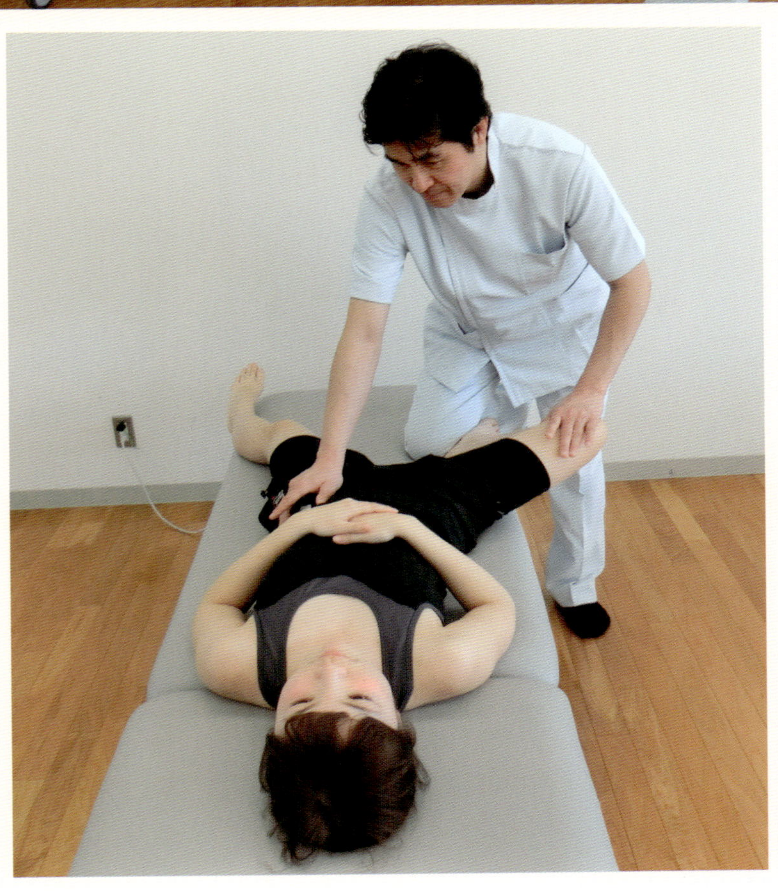

図10-2　長内転筋の固定

対象者を背臥位とし，左股関節を外転してベッド端に踵を固定する。右膝を立て股関節は屈曲位とするが，やや外転位にする。セラピストは対象者の骨盤が左回旋するのを防止するため，左上前腸骨棘を右手で前方から後方に押すように固定する。

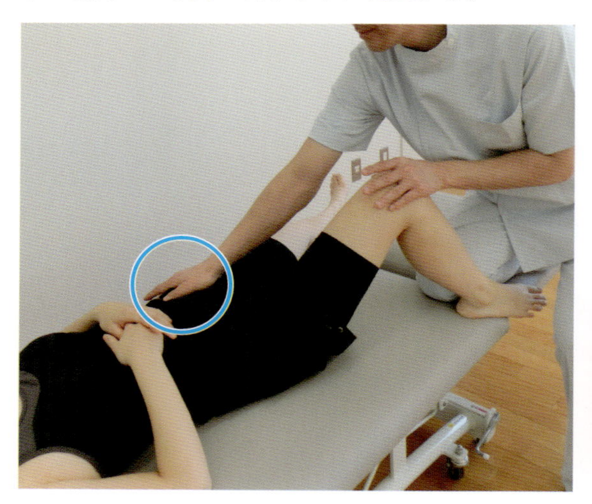
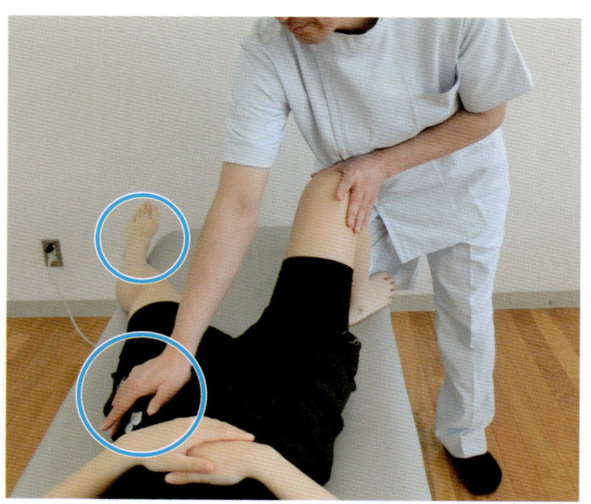

図10-3　長内転筋の伸張準備

長内転筋は結果的に股関節の開排操作で伸張されるが，具体的に「何度の屈曲位で」「何度の外旋位で」「何度の伸展位か」は明確でなく，個体差もあると考えられる。そのため，触診で最も緊張（伸張）する角度・肢位を確認する。
その際は，対象者の右足部にセラピストの右膝内側をあてて安定化する。最も伸張される角度を確認したら，さらなる開排操作でストレッチングする。

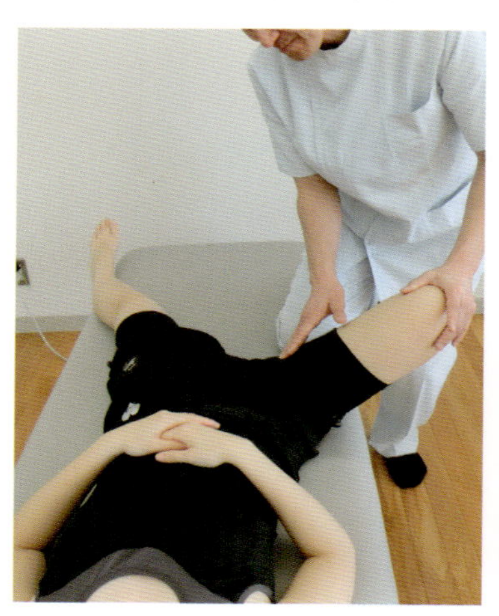
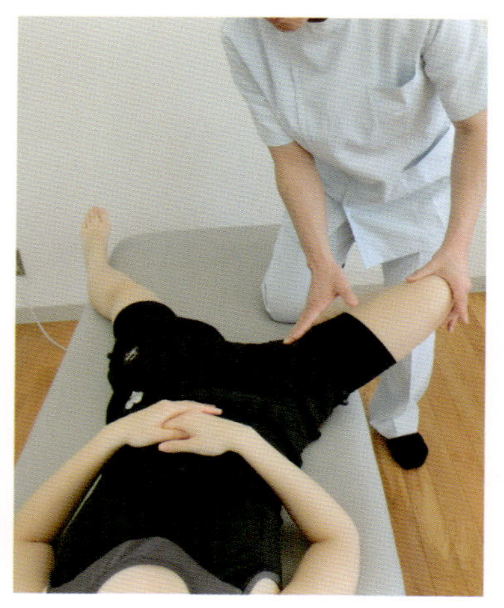
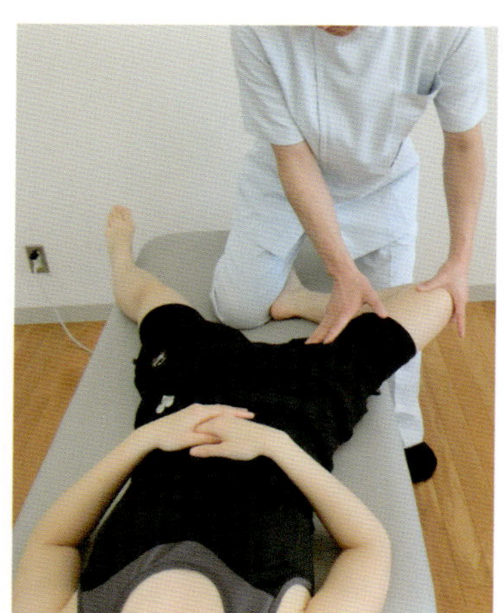

図10-4　長内転筋の伸張操作

まず，伸張側の足の位置がずれないよう対象者の右足部をセラピストの右膝内側部で固定する（○）。次いで対象者の左上前腸骨棘をセラピストの右手で固定する。
対象者の右股関節を，開排（股関節屈曲位からの外転・外旋・伸展）操作にて伸張する（→）。

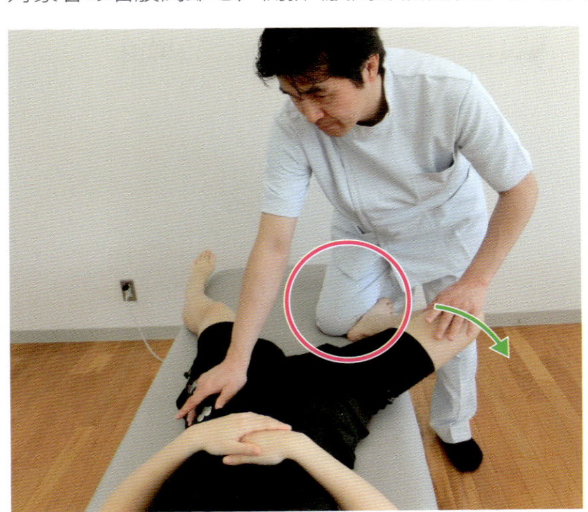

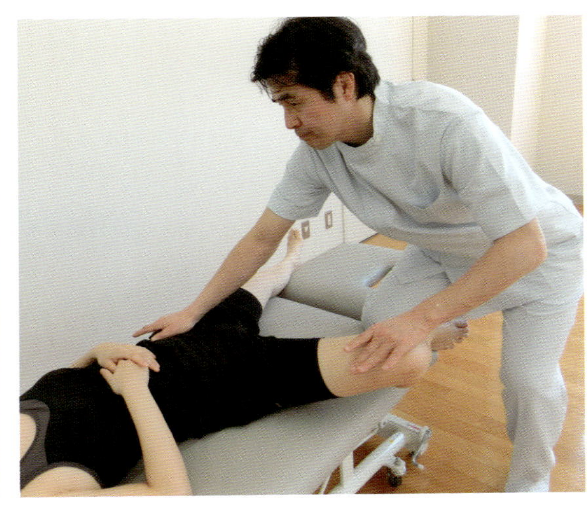

Column

後仙腸靱帯に対するセレクティブストレッチング

▶後仙腸靱帯の伸張方法

仙腸関節後方にセラピストの右中指をあてて仙腸靱帯を触診する。左手は腸骨翼にあてて骨を操作できるよう深く置く。腸骨外面の向き（**a**）と仙腸関節の向き（**b**）はほとんど同じなので，腸骨外面にあてている左手で腸骨上方を前傾方向へ操作する。触診している右手で，仙腸関節が開大し後仙腸靱帯が伸張してくることを確認する。

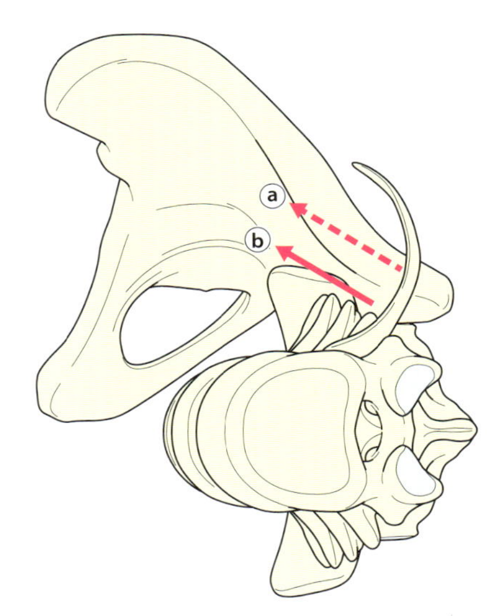

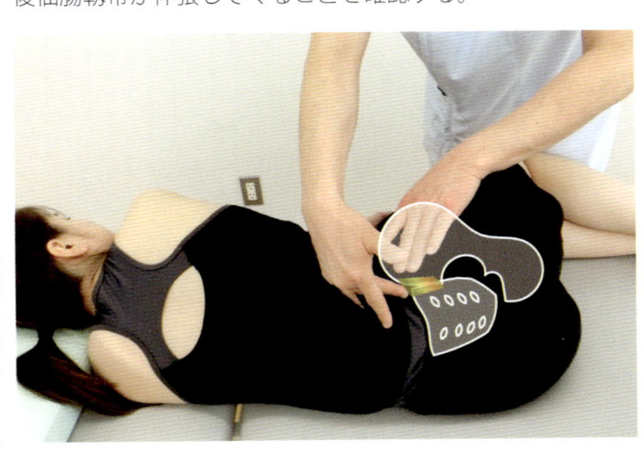

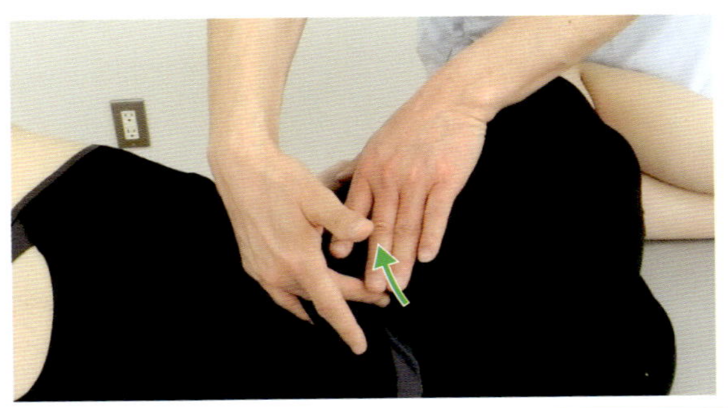

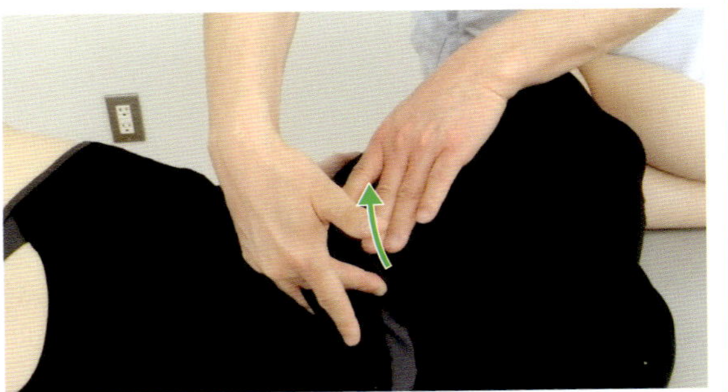

恥骨筋 pectineus muscle

起始	恥骨櫛	支配神経	大腿神経
停止	大腿骨上部の恥骨筋線	髄節レベル	L2・L3

■テクニカルヒント

筋の走行・機能	■股関節の内転・外転軸の内下方を通る	▶ 股関節の内転作用をもつ
	■股関節の屈曲・伸展軸の前方を通る	▶ 股関節の屈曲作用をもつ
	■股関節の内旋・外旋軸のやや前方を通る	▶ 股関節の内旋作用をわずかにもつ
固定操作ポイント	■股関節の外転・伸展操作で骨盤はどう動くか？	▶ 骨盤が同側挙上・前傾をする
伸張操作ポイント	■股関節を外転・伸展・軽度外旋操作で伸張する	

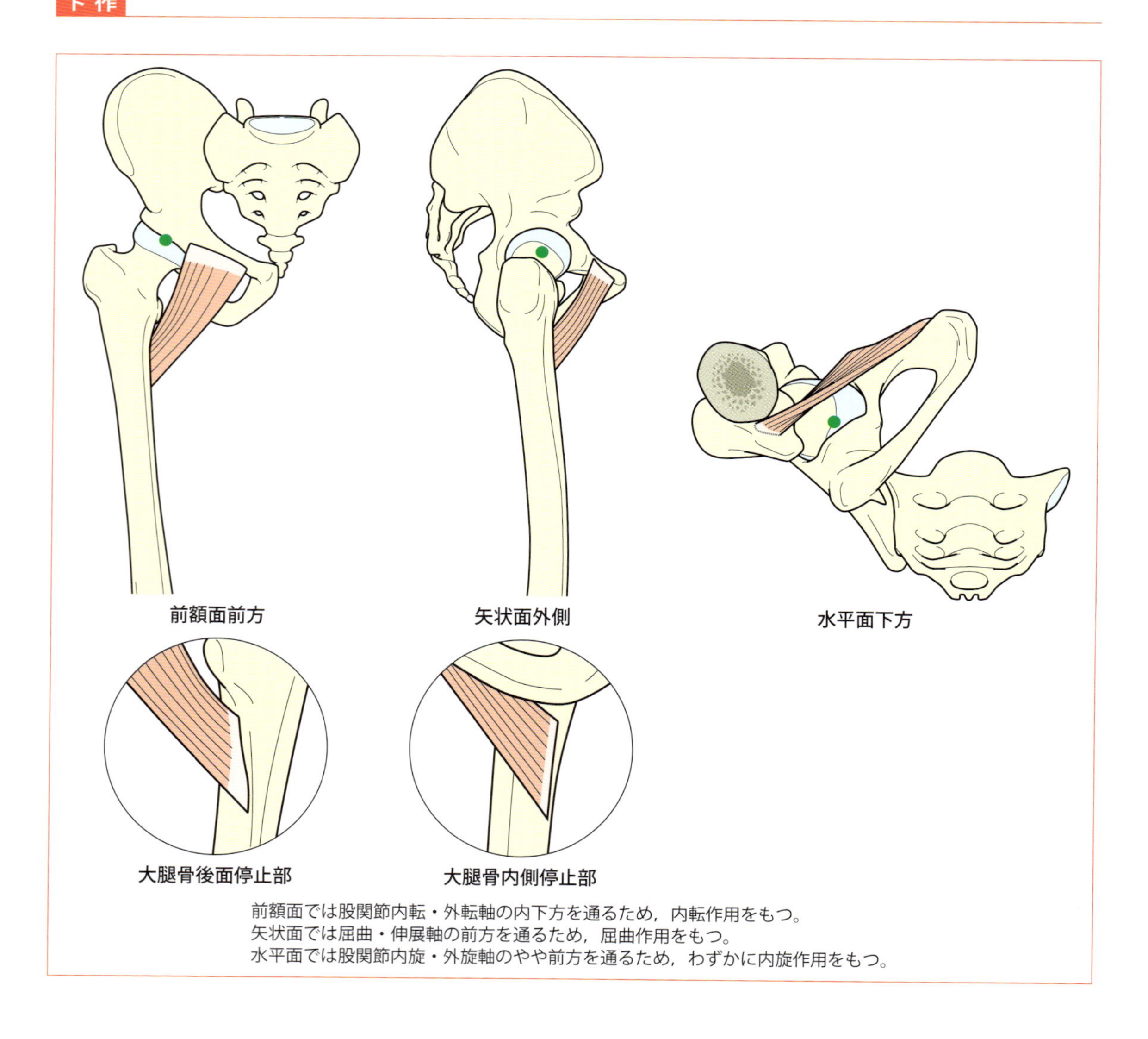

前額面では股関節内転・外転軸の内下方を通るため，内転作用をもつ。
矢状面では屈曲・伸展軸の前方を通るため，屈曲作用をもつ。
水平面では股関節内旋・外旋軸のやや前方を通るため，わずかに内旋作用をもつ。

図11-1　恥骨筋のストレッチング-全体像

対象者を背臥位とする。対象者の左股関節を外転・屈曲位とし，左の足部をベッド端に引っ掛けて固定する。右股関節を外転・伸展し，わずかに外旋の操作をして伸張する。

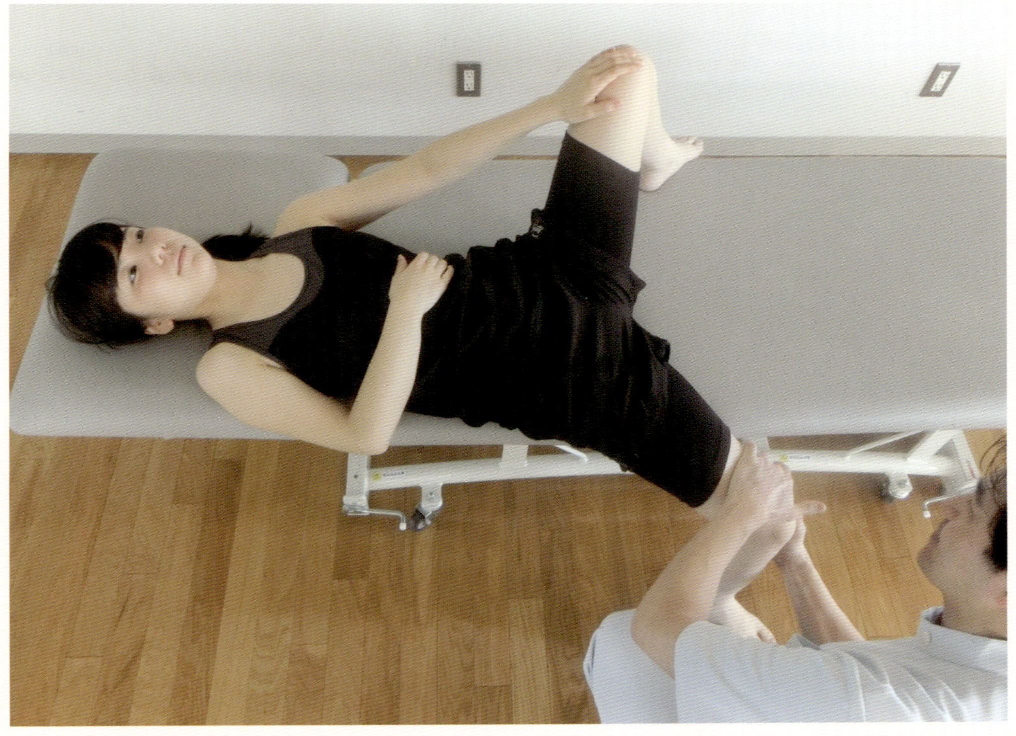

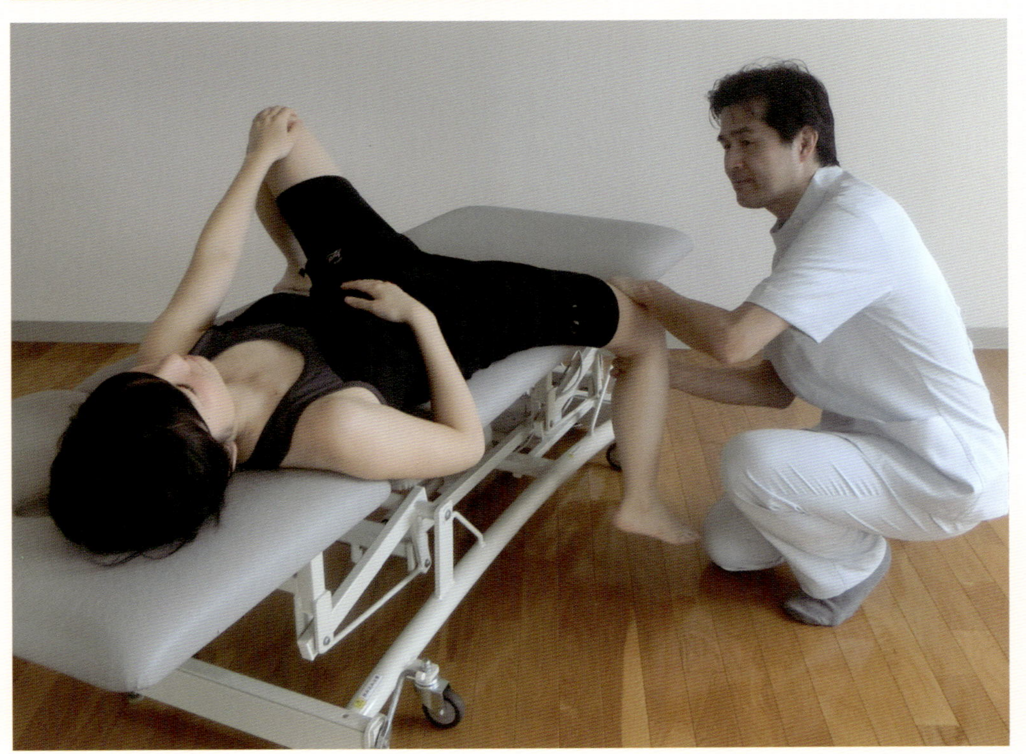

図11-2　恥骨筋の固定操作

対象者の左股関節を外転・屈曲位とし，足部をベッド端に引っ掛ける。固定として，対象者に左手で自身の左膝を保持してもらう。骨盤後傾位かつ左骨盤挙上位で固定することが目的のため，この開始肢位では相対的に，対象者の右股関節が軽度伸展・外転位となっている。
セラピストは伸張操作を両手で行うので，固定操作には手を用いない。

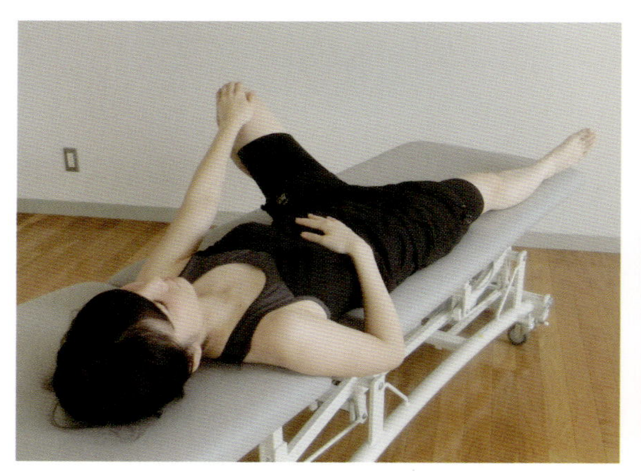
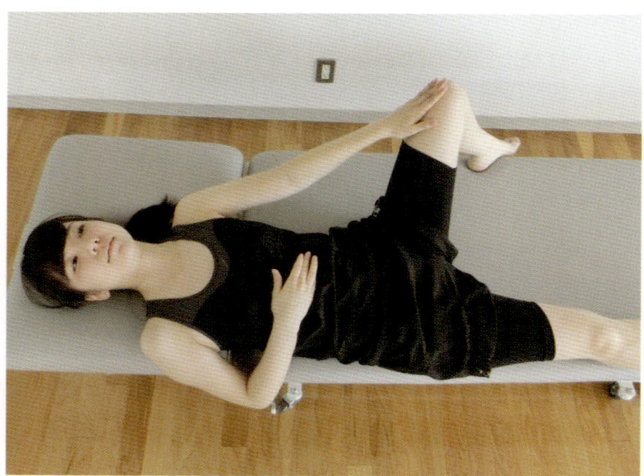

図11-3　恥骨筋の伸張手順

まず，右股関節を外転・屈曲位とする（①）。骨盤後傾位かつ左骨盤挙上位で固定されているため，すでに実質，右股関節は伸展・外転されていることになる。次いで，セラピストは対象者の股関節をさらに伸展させ，伸張する（②）。
対象者自身が固定している左膝の位置が変化せず，十分な固定下のもとに行われているかを確認しながら行う。

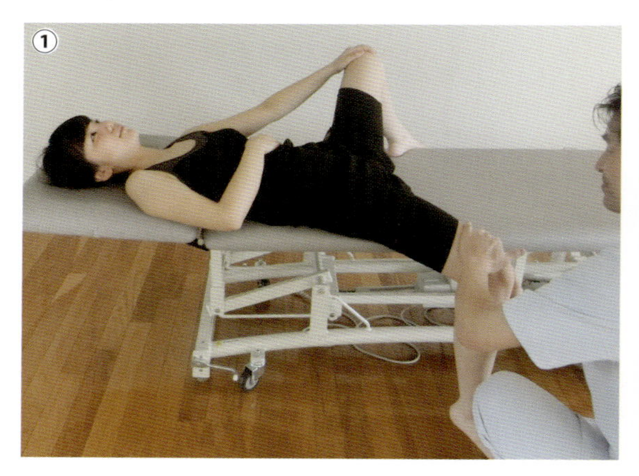

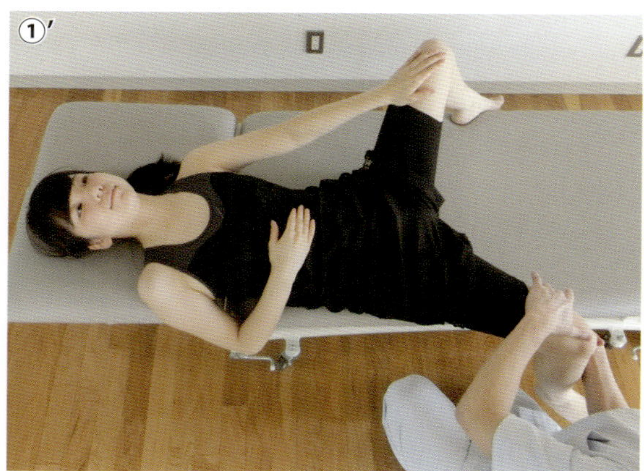

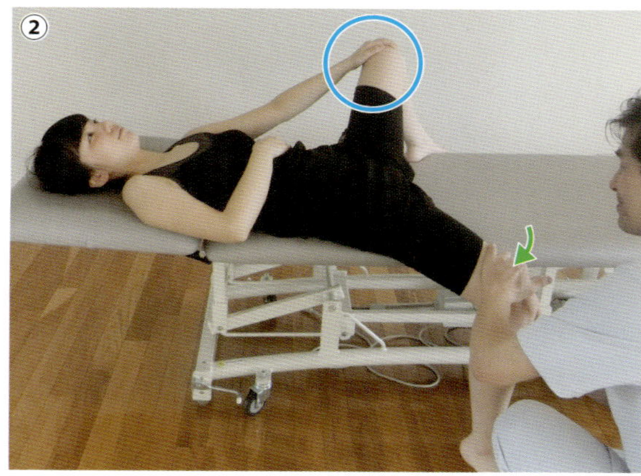

図11-4　恥骨筋の伸張操作

伸展操作のわずかな差で伸張程度が大きく変わる。①と②の変化はわずかだが，対象者の右股関節にセラピストが伸展操作を行うことにより，①に比べて②はより膝の位置が下がっている。
前ページにも述べているように，対象者自身の固定により，骨盤は後傾位にある。また右大腿部はベッドの外だが，骨盤はすべてベッド上にあるため，骨盤の右回旋は起こりにくい。
なお，対象者の右股関節を外転する際は自然に内旋位になりやすいため，セラピストは左手でわずかに外旋方向へも誘導しておく。伸展操作の際も，外旋誘導を意識して行う。

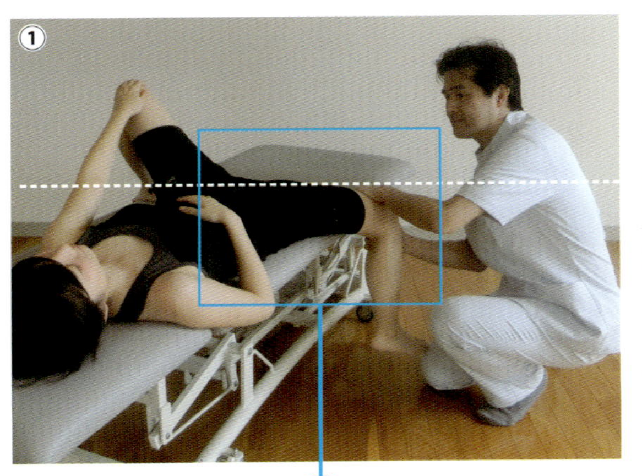

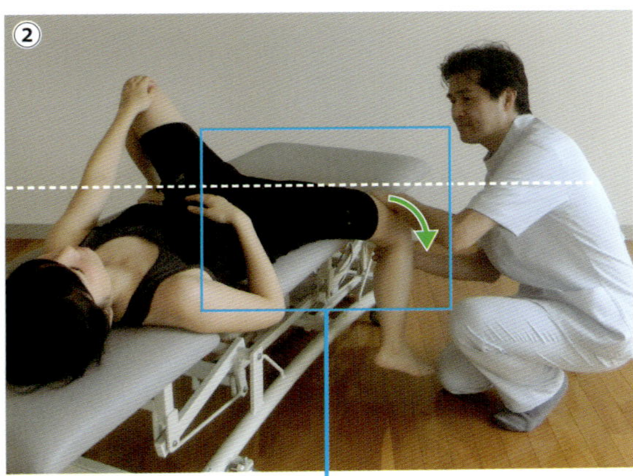

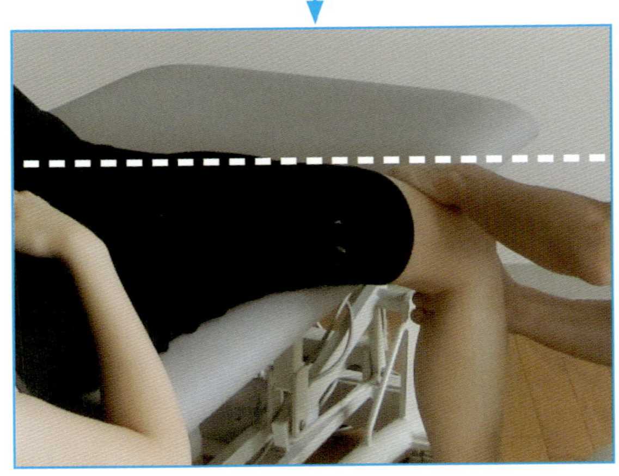

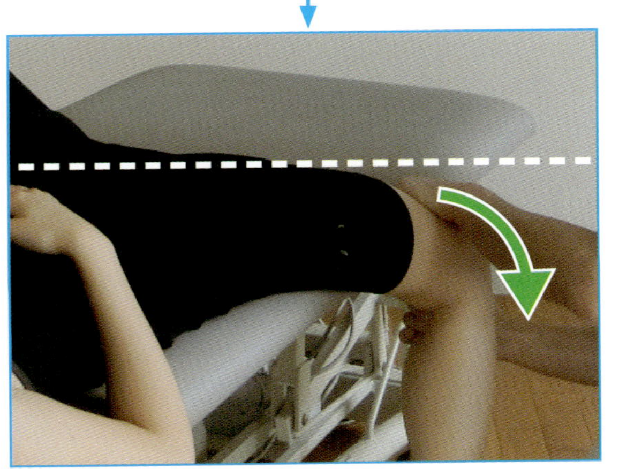

大内転筋 adductor magnus muscle

腱性部

起始	坐骨枝・坐骨結節	支配神経	坐骨神経脛骨神経部
停止	内側上顆の上方の内転筋結節	髄節レベル	L4・L5

筋性部

起始	恥骨下枝	支配神経	坐骨神経脛骨神経部
停止	大腿骨粗線内側唇	髄節レベル	L4・L5

■テクニカルヒント

筋の走行・機能	■股関節の内転・外転軸の内下方を通る	▶ 股関節の内転作用をもつ
	(■筋性部は股関節の屈曲・伸展軸の前方を通る)	▶ 股関節の屈曲作用をもつ
	■腱性部は股関節の屈曲・伸展軸の後方を通る	▶ 股関節の伸展作用をもつ
	(■筋性部は股関節の内旋・外旋軸のやや後方を通る)	▶ 股関節の軽い外旋作用をもつ
	■腱性部は股関節の内旋・外旋軸の後方を通る	▶ 股関節の外旋作用をもつ
固定操作ポイント	■股関節の外転・屈曲操作で骨盤はどう動くか？	▶ 骨盤が同側挙上・後傾・同側回旋をする
伸張操作ポイント	■解剖学的基本肢位から考えると股関節を外転・伸展・内旋操作で伸張することになるが，股関節の屈曲位では内旋ではなく，外旋操作で伸張する	

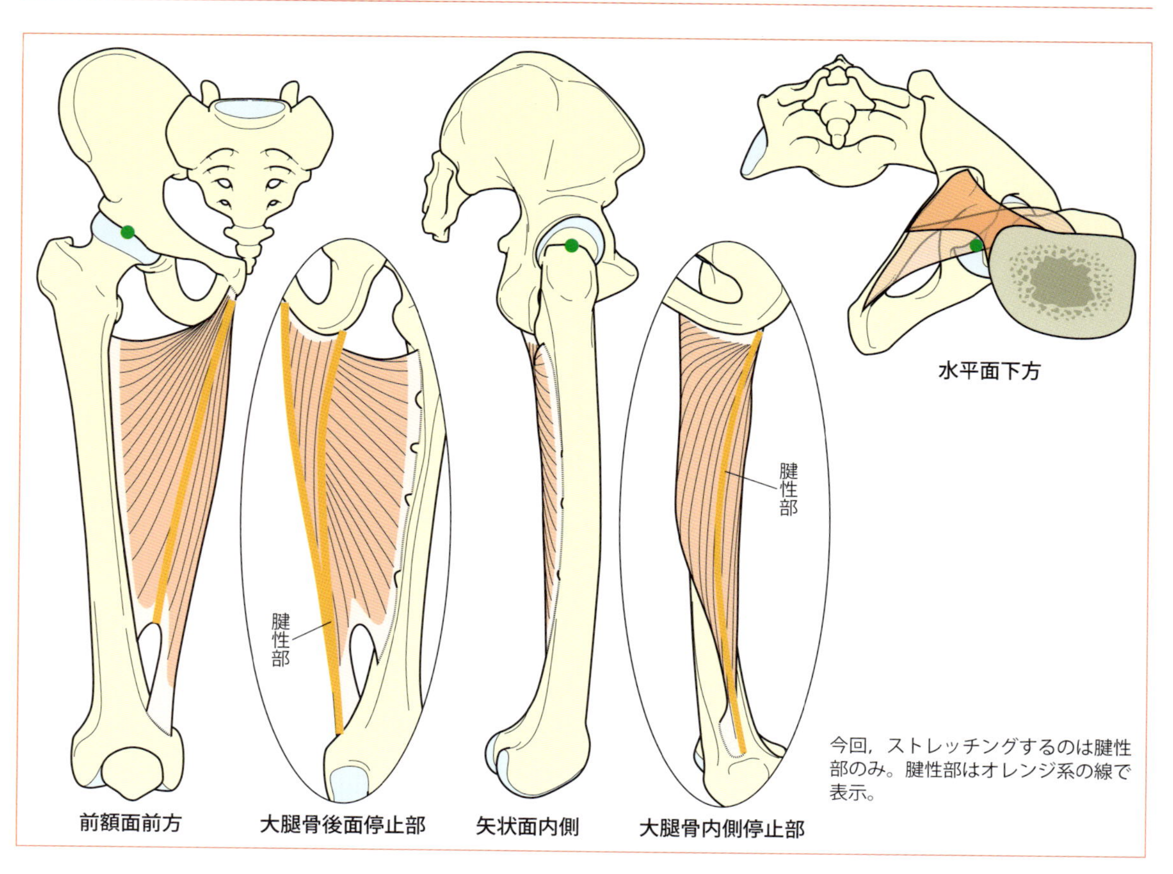

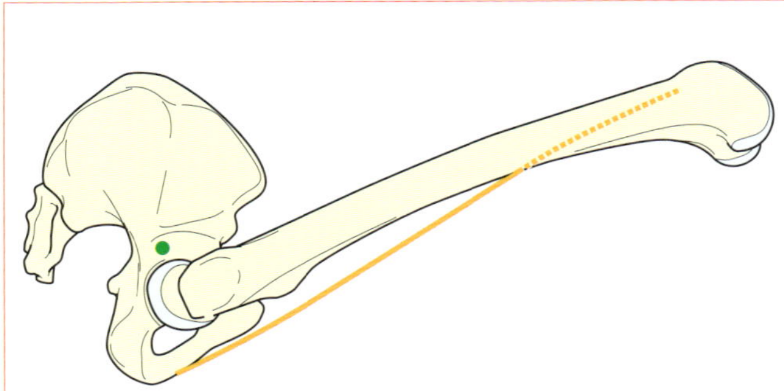

解剖学的基本肢位（股関節伸展位）での大内転筋腱性部は，
- 前額面では股関節内転・外転軸の内下方を通るため，内転作用をもつ。
- 矢状面では股関節屈曲・伸展軸の後方を通るため，伸展作用をもつ。
- 水平面では股関節内旋・外旋軸の後方を通るものは外旋作用をもつ。

股関節屈曲位での大内転筋腱性部は，
- 前額面では股関節内転・外転軸の内方を通るため，内転作用をもつ。
- 矢状面では股関節屈曲・伸展軸の後方を通るため，伸展作用をもつ。
- 水平面では股関節内旋・外旋軸の内側を，後方から前方へ通るため内旋作用をもつ。

図12-1　大内転筋（腱性部）のストレッチング-全体像

対象者を背臥位とする。対象者の左股関節を外転位とし，膝から下はベッド端から垂らす。セラピストは右手・前腕で，対象者の骨盤が右回旋するのを防止し固定する。セラピストは右股関節に外転・屈曲・外旋の操作をして伸張する。

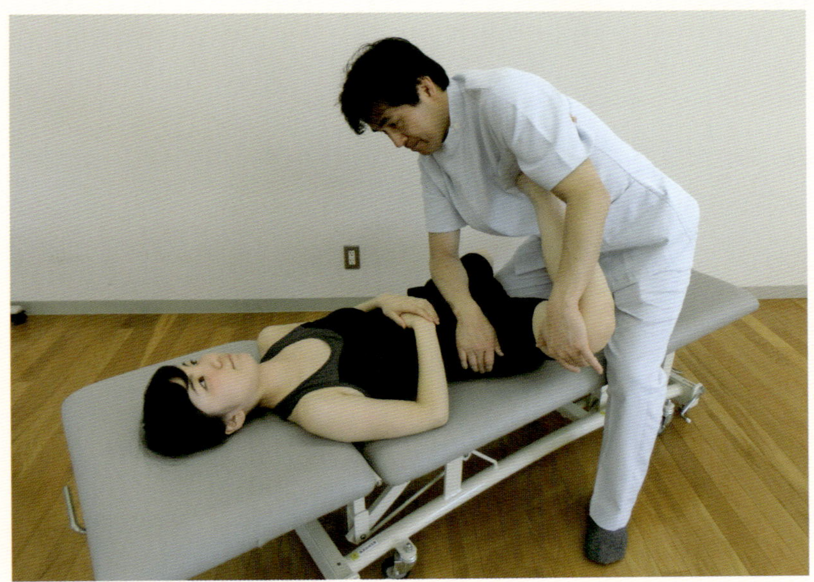

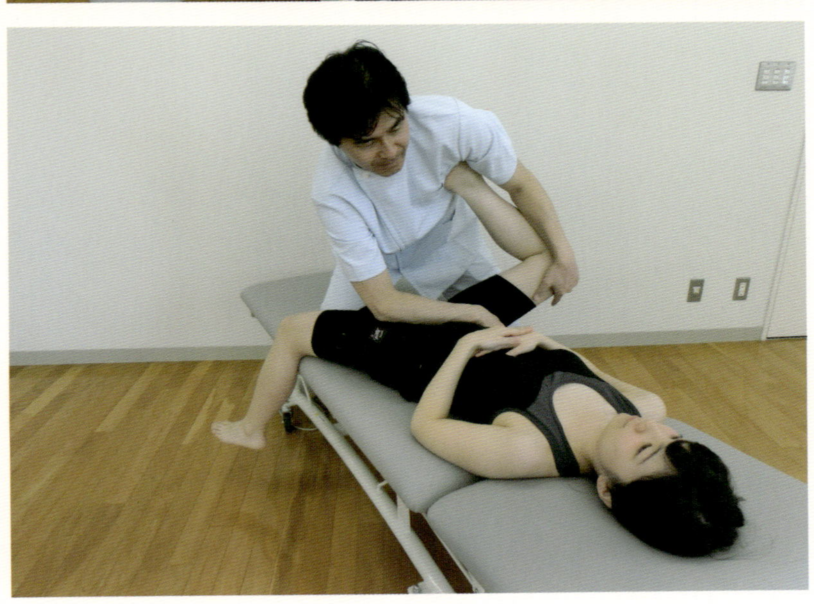

図 12-2　大内転筋（腱性部）の固定準備（開始肢位）

対象者の左股関節を外転位とし，膝から下はベッド端から垂らすことで股関節は伸展位をとる。この操作は，骨盤前傾位かつ左骨盤挙上位とすることが目的である。したがってこの開始肢位では，相対的に対象者の右股関節は，軽度屈曲・外転位となっている。
腰椎は前彎位となるため，対象者が伸展型腰痛を有する際には注意が必要である。

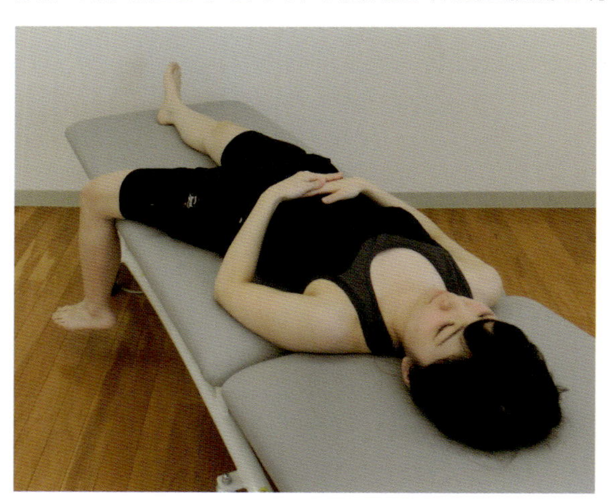

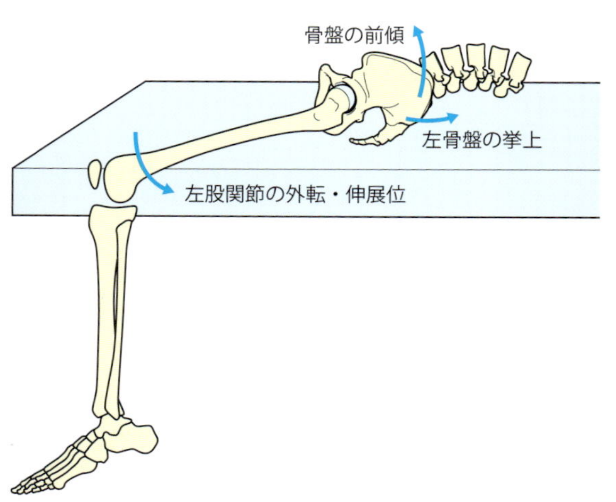

図 12-3　大内転筋（腱性部）の固定操作

図のように，右股関節の屈曲・外転・外旋の伸張操作で，骨盤は後傾・右回旋・右骨盤の挙上が起こる。これを防ぐため，セラピストは骨盤の前傾・左回旋，右骨盤の下制方向への固定が必要になる。
ただし，図 12-2 で示した固定準備で，骨盤の後傾防止はほとんど行えている。また右骨盤の下制もある程度はできている。そこでセラピストは特に骨盤の右回旋防止（左回旋方向への固定操作）を中心に実施する。
セラピストの右手の示指〜環視を，対象者の右上前腸骨棘の外側（腸骨翼の前方）に引っ掛けるように把持し，右前腕近位を対象者の左上前腸骨棘にあてて，骨盤を左回旋へ固定する。この操作は同時に右骨盤の前傾保持と挙上防止も多少兼ねている。

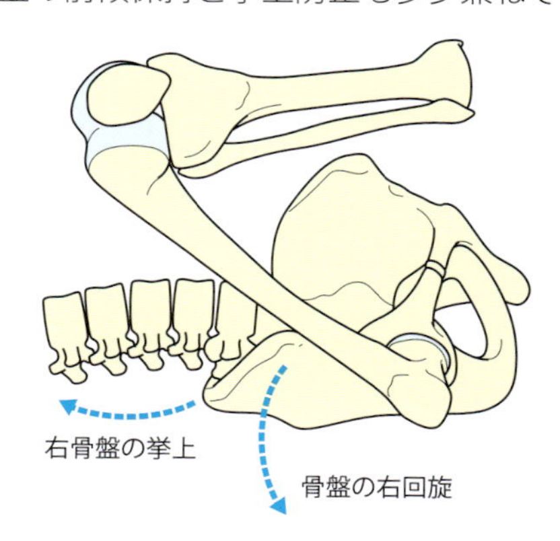

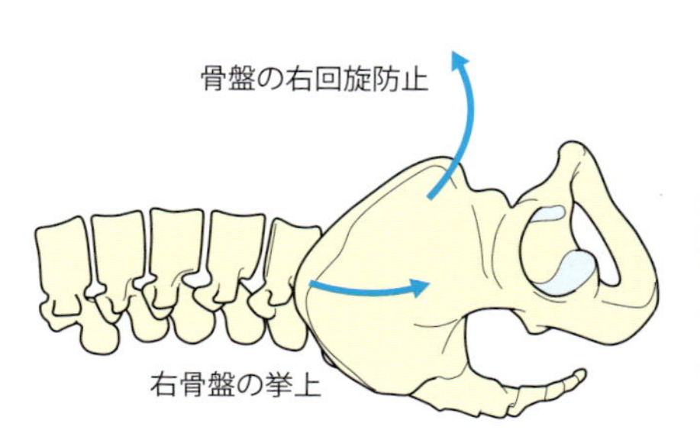

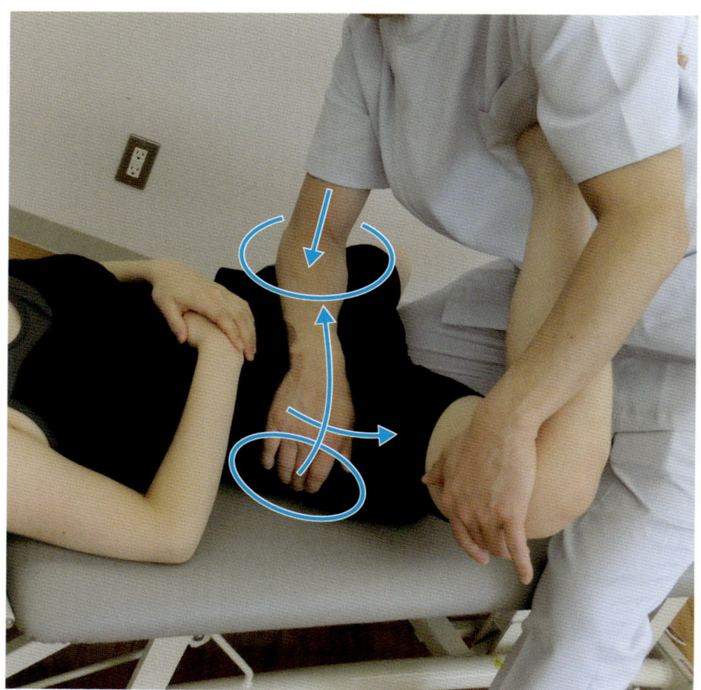

図12-4　大内転筋（腱性部）の伸張操作（1）

骨盤固定操作の前に，伸張操作の準備をする。
セラピストは対象者の右股関節を屈曲・外転位に操作しつつ，右膝関節も屈曲位にする（②）。対象者の右足部をセラピストの左脇に挟むかのようにあてるが，この際，セラピストの左手は対象者の右大腿遠位部の前面からあてる（②′）。
セラピストは左脇と左手とで対象者の右下腿部をしっかりホールドし，ずれないように把持する（③）。対象者の右下腿が強制外旋位にならないように注意が必要である。

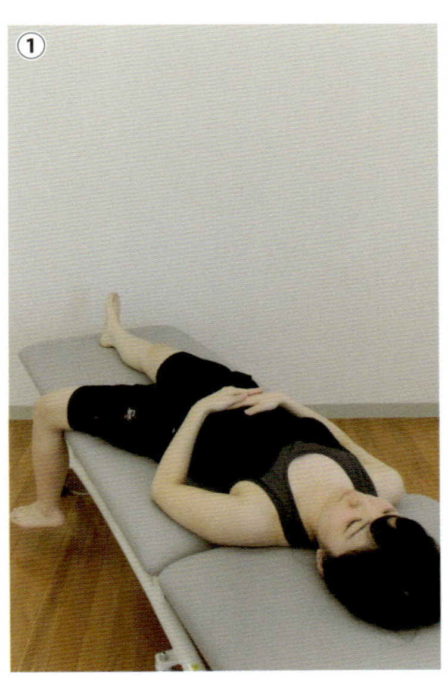

①

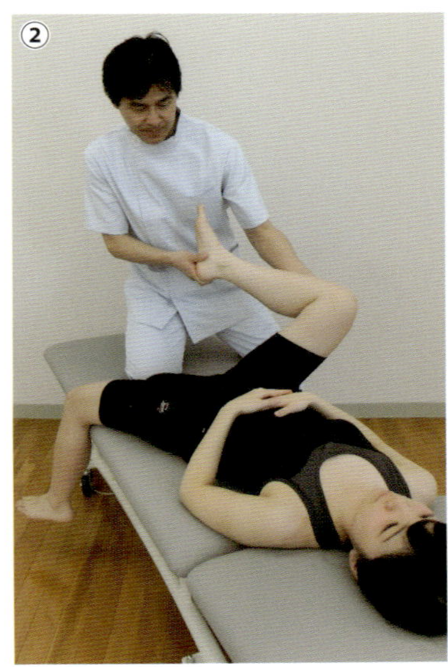

②

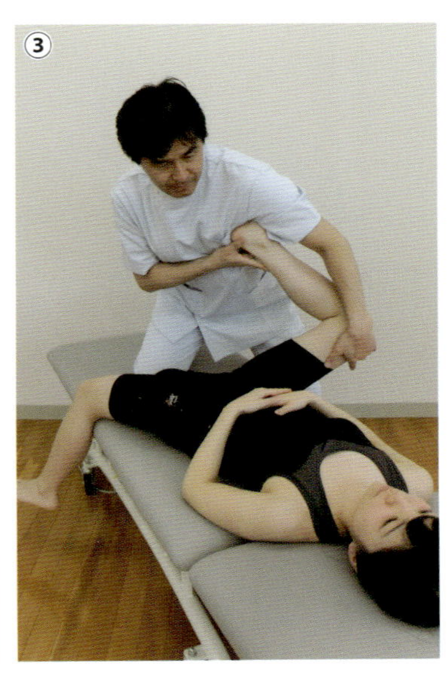

③

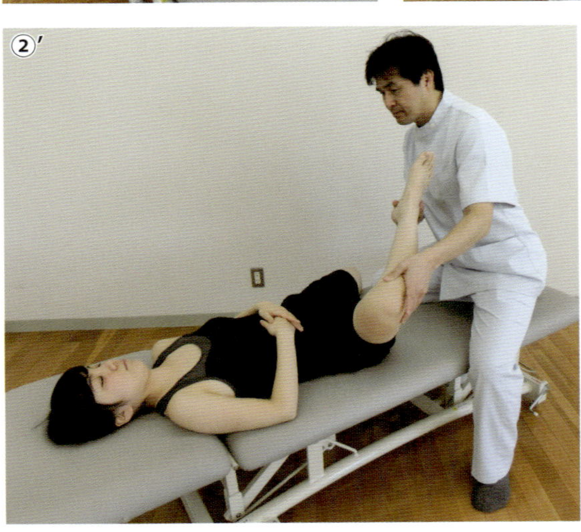

②′

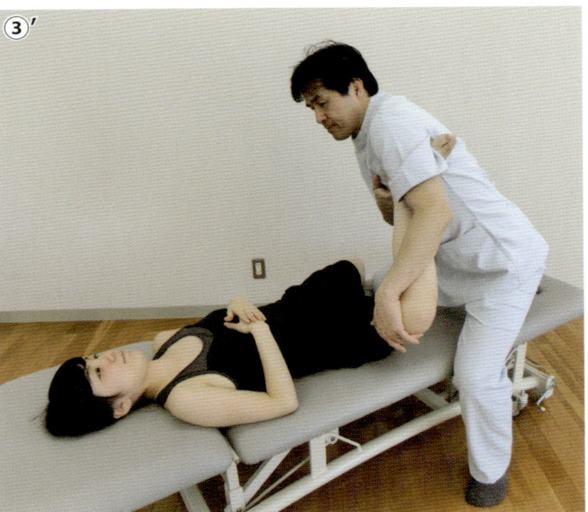

③′

図12-5　大内転筋（腱性部）の伸張操作（2）

セラピストは左手で対象者の骨盤を固定した後，右股関節のさらなる屈曲・外転および外旋操作を加え，伸張する。ただし緑破線（×）の方向ではなく，大内転筋腱性部の起始と停止を遠ざけるイメージで，緑線（○）の方向にトラクションを掛けながら伸張する。

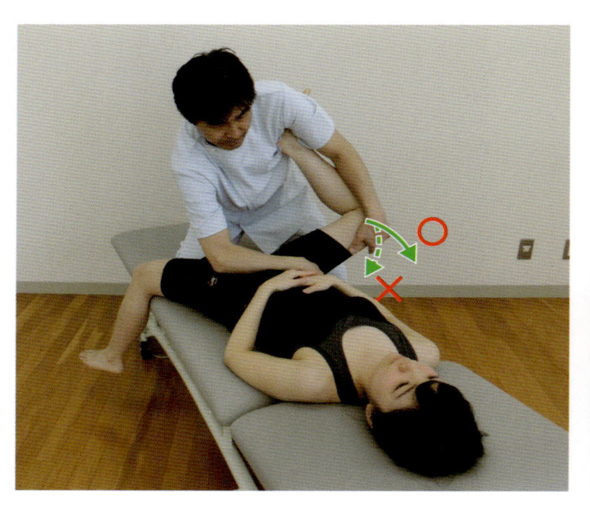

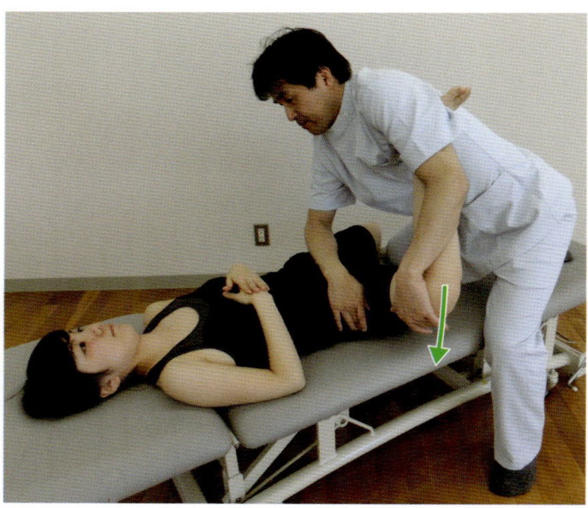

図12-6　大内転筋（腱性部）の伸張操作別法

セラピストが対象者より小さい場合や上肢の長さが十分ではない場合に用いる。
セラピストの左脇で対象者の足部を把持するのではなく，左鎖骨部へと対象者の下腿遠位をのせる。ホールド感が軽減し，牽引はかけづらくなるが，外旋操作はしやすい。
ただし，軟部組織の少ないセラピストの左鎖骨部と対象者の右下腿外側遠位とがあたるので，双方痛みを感じやすい。お互いの痛みを軽減するため，また対象者の足の位置をずれにくくするためにタオルを用いるとよい。

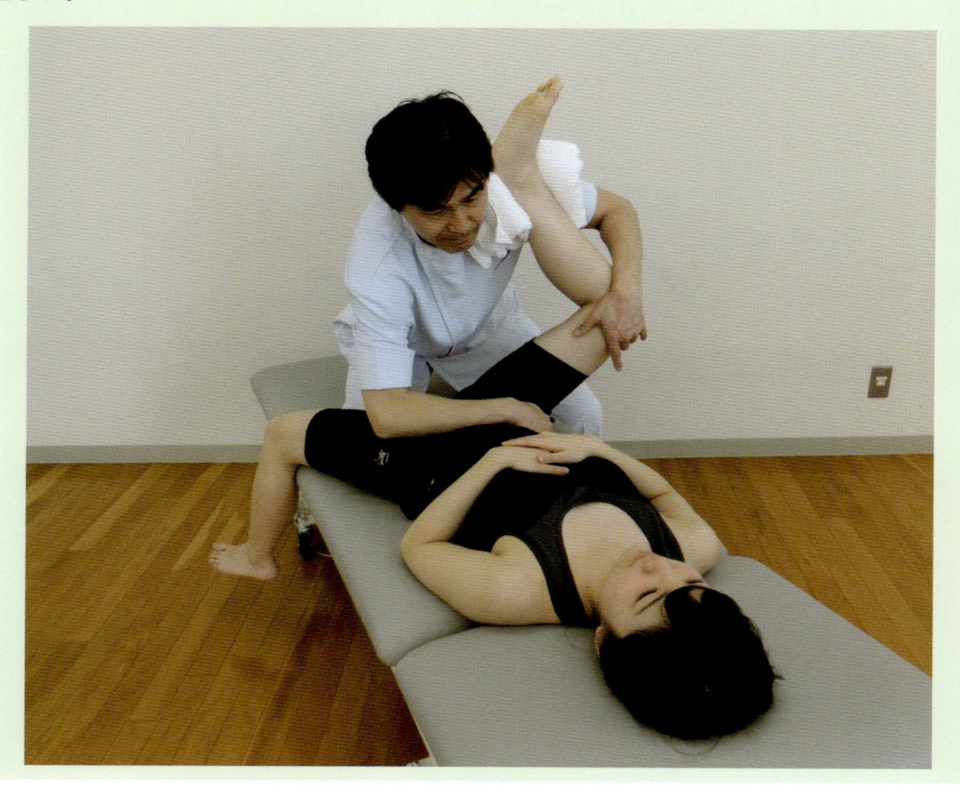

薄筋 gracilis muscle

起始	恥骨結合の外側	支配神経	閉鎖神経
停止	脛骨粗面の内側	髄節レベル	L2・L3

■テクニカルヒント

筋の走行・機能	■股関節と膝関節をまたぐ二関節筋である	▶ 股関節と膝関節への同時操作となる
	■股関節の内転・外転軸の内側を通る	▶ 股関節の内転作用をもつ
	■股関節の屈曲・伸展軸の前方を通る	▶ 股関節の屈曲作用をもつ
	■股関節の内旋・外旋軸の下内側を前方から後方に向かう	▶ 股関節の外旋作用をもつ
	■膝関節の屈曲・伸展軸の後方を通る	▶ 膝関節の屈曲作用をもつ
	■膝関節（下腿）の内旋・外旋軸の内側を後方に向かう	▶ 下腿の内旋作用をもつ
固定操作ポイント	■股関節の外転操作で同側骨盤が挙上する	▶ 反対側の股関節を外転位にし，同側骨盤を下制位に固定しておく
伸張操作ポイント	■膝関節は伸展位で保持するため，下腿の外旋操作はできなくなる	
	■股関節は外転・伸展・内旋で伸張する。外転操作をしっかり行うと伸張しやすい	

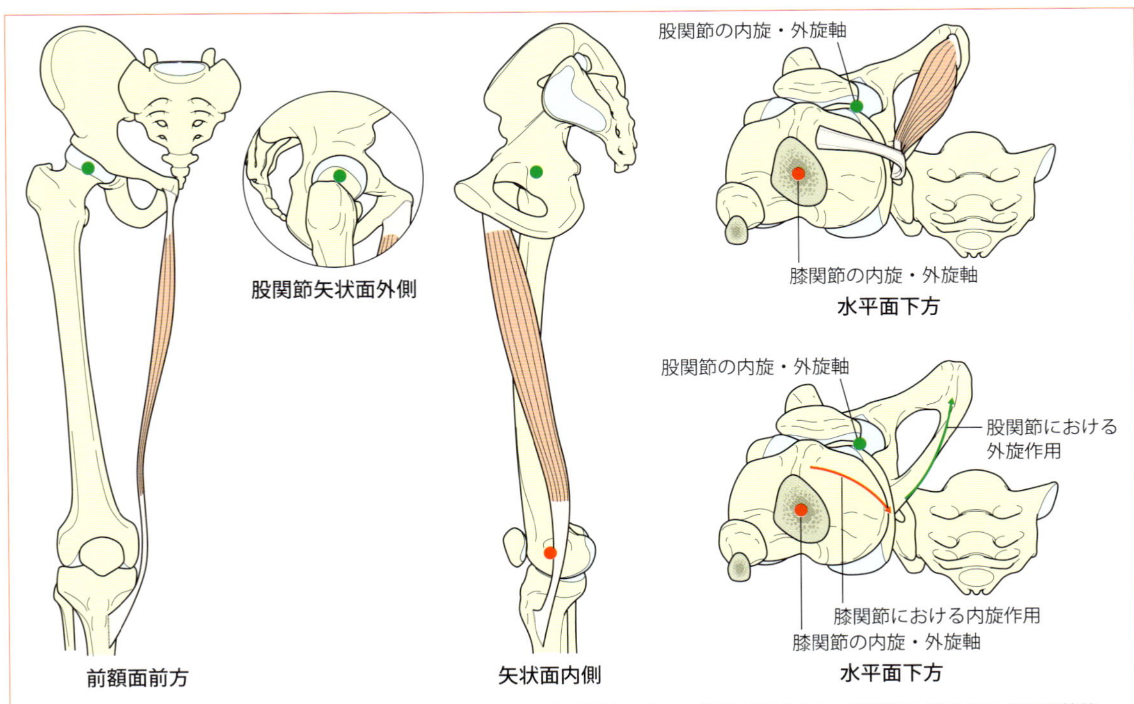

前額面前方　股関節矢状面外側　矢状面内側　水平面下方　水平面下方

薄筋は上前腸骨棘から脛骨粗面の内側に走行し，縫工筋，半腱様筋とともに鵞足を形成する。股関節と膝をまたぐ二関節筋であるため，両関節の操作でストレッチングを行う。

股関節では，

- 前額面からみて内転・外転軸の内側，
- 矢状面からみて前方，
- 水平面からみて下内側，

を（停止から起始へ向かって）後方へ走行しているため，内転・屈曲・内旋作用をもつ。

膝関節では，矢状面からみて屈曲・伸展軸の後方，水平面からみて前方を内側に走行しているため，屈曲・内旋作用をもつ。

図1-1　薄筋のストレッチング-全体像

対象者を背臥位にし，左股関節を外転位として踵をベッド端に引っ掛けておく。セラピストは対象者の右股関節を伸展位のまま外転し，内旋操作を行う。

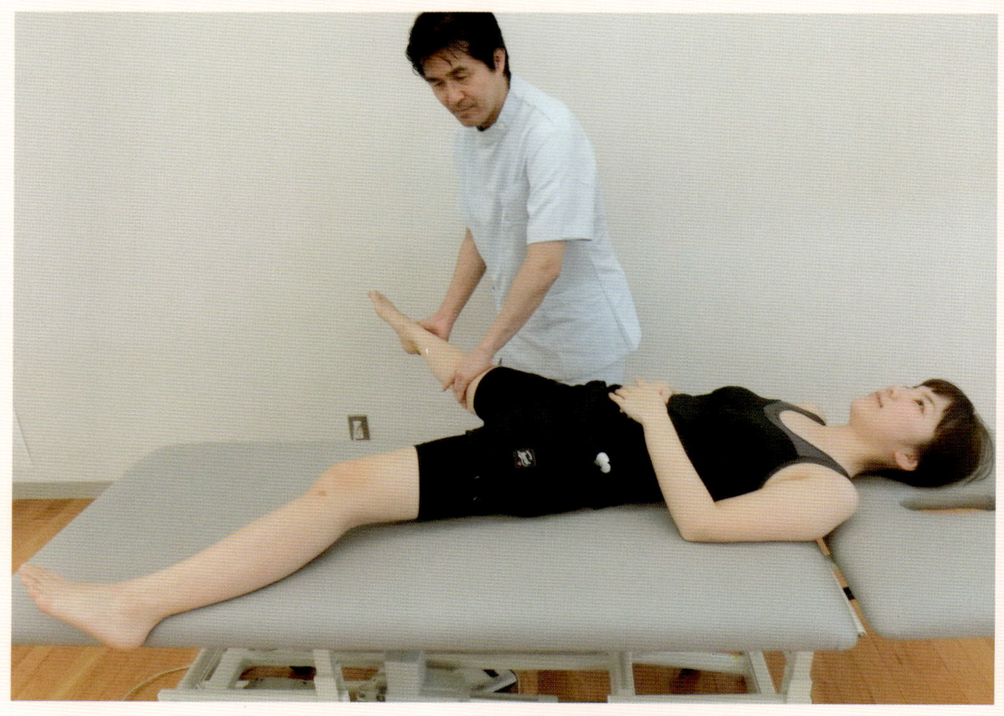

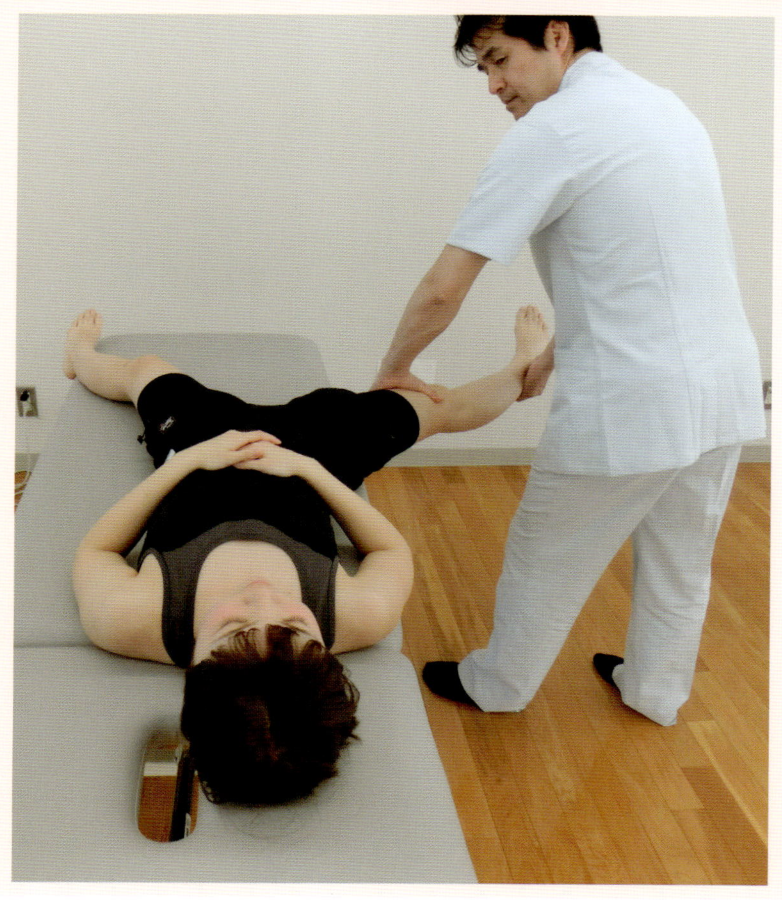

図1-2　薄筋の固定準備

対象者の左股関節を外転位とし，踵をベッドから出して，踵部内側をベッドの縁に引っ掛けて固定する。この操作により，骨盤は左挙上（右下制）位となる。固定準備はこれのみである。

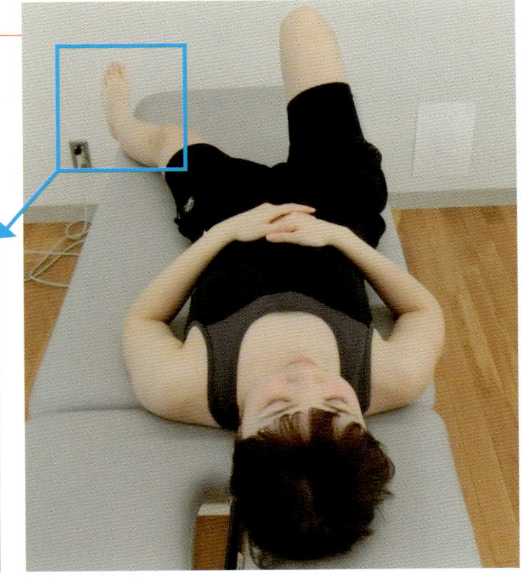

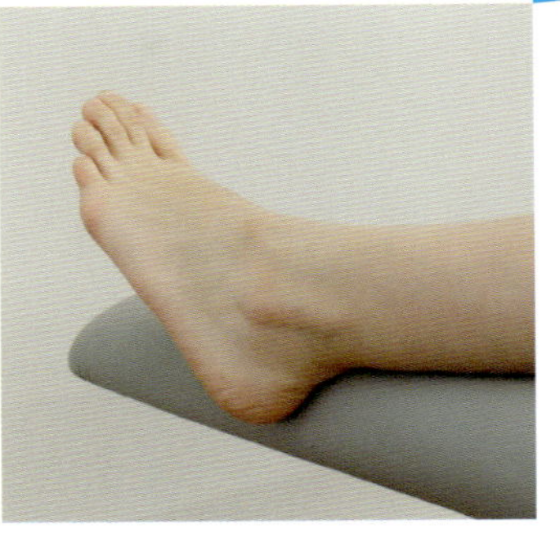

図1-3　薄筋の誤った固定操作（1）-股関節を外転しない

左股関節の外転による固定がないと，伸張操作により右骨盤の挙上（左骨盤の下制）が起きてしまい，十分な伸張が得られない（**ab**）。
左股関節を外転位とすることで，他の内転筋群により左骨盤が挙上し（右骨盤の下制），右骨盤の挙上を防止できる（**c**）。

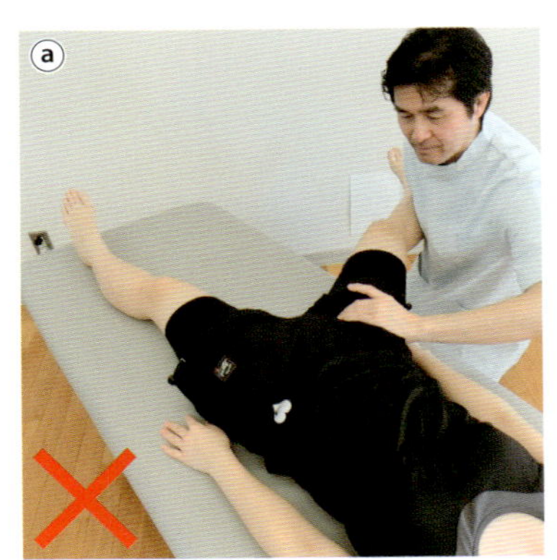

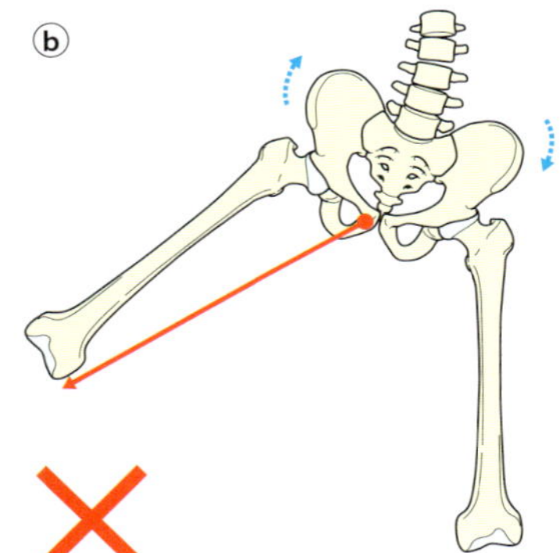

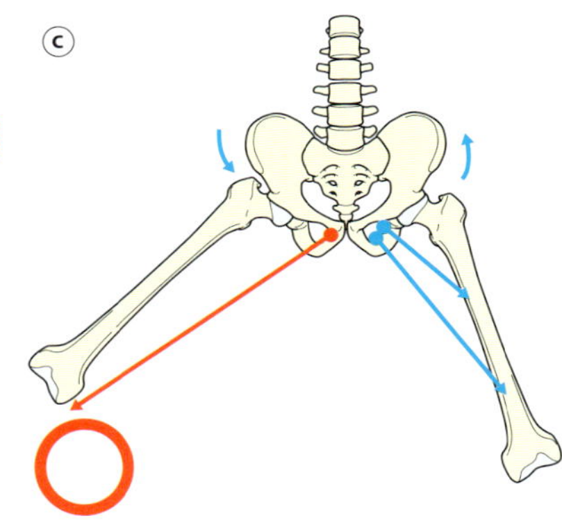

図1-4　薄筋の誤った固定操作（2）-股関節を外転しすぎる

左股関節を外転しすぎると，下腿がベッド端から外れて下垂し，左股関節の伸展に伴い骨盤前傾が生じてしまう。その場合，右股関節は屈曲位となり，股関節の屈・伸軸前方を通る薄筋は弛緩してしまう。左股関節外転位は，下腿を下垂せずに済む範囲に留めるようにする。

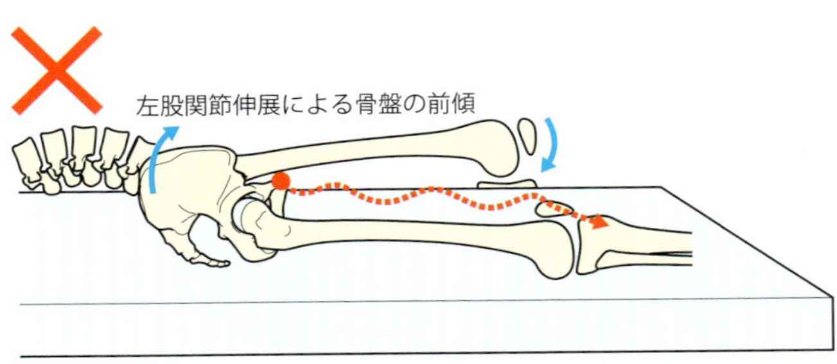

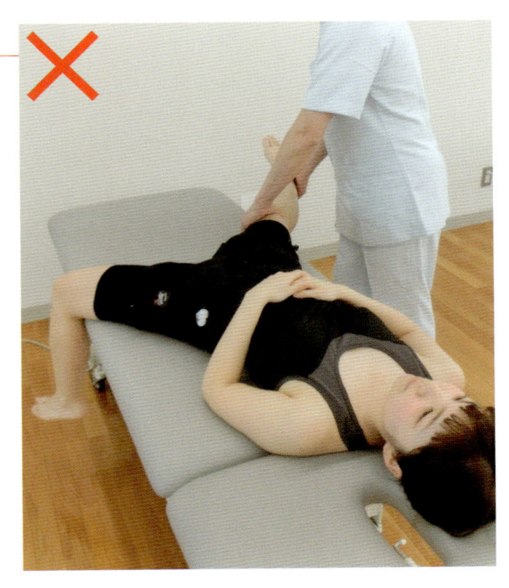

図1-5　薄筋の伸張操作(1)

セラピストは対象者の右下腿遠位を後面から右手で把持し，左手で右大腿部遠位を前面から把持して，膝を伸展位とする。右股関節を伸展位のまま外転し，内旋操作も加えて伸張する。

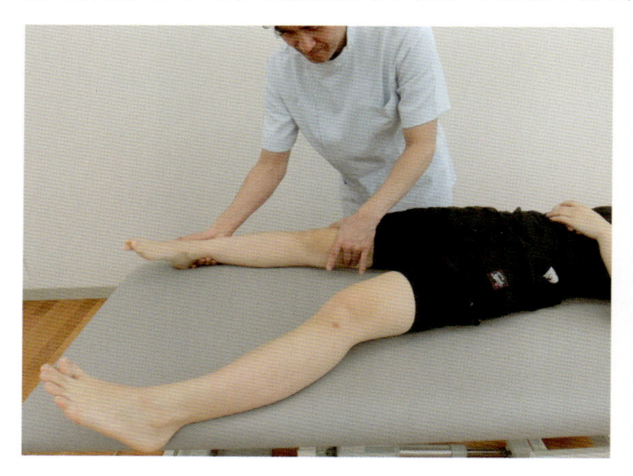

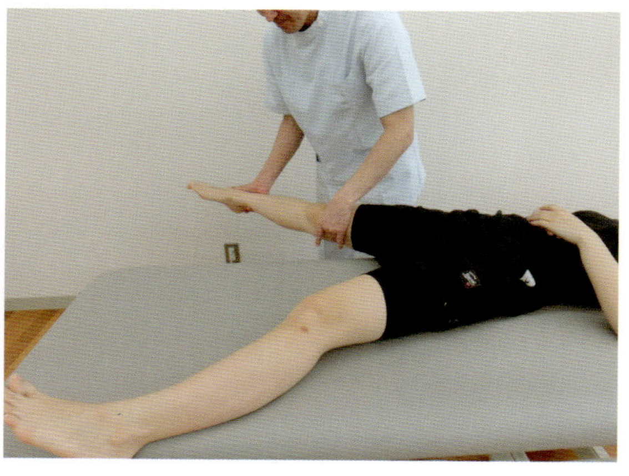

図1-6　薄筋の伸張操作(2)

薄筋は股関節内側を前方から後方へと走行しているため，伸張操作は股関節内旋となる。セラピストは左手で薄筋を触診し，伸張感の変化を確認しながら，右手で対象者の左踵部を操作する。

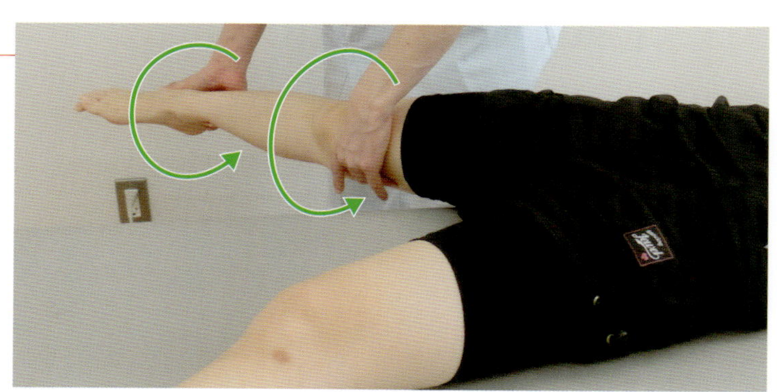

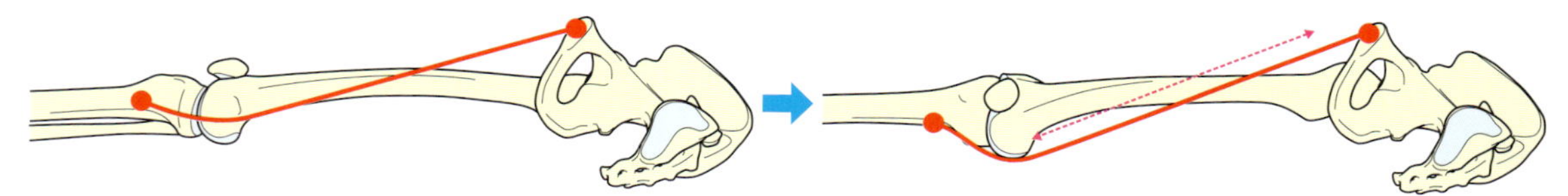

図1-7　薄筋の伸張操作(個別)

対象者の右股関節をわずかに伸展位とした状態で，伸張操作を行う。ただし伸展しすぎると骨盤の前傾を引き起こしてしまうので注意が必要である。

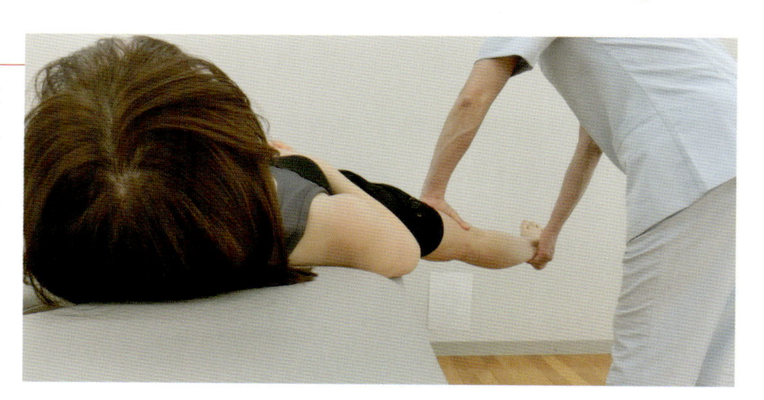

図1-8　薄筋の固定準備（別法）

対象者の左股関節を屈曲・外転位とし，踵付近をベッド端に引っ掛ける。対象者は左手で自身の左膝を内側から把持し，左下肢の固定位を安定させる。
左股関節の屈曲・外転位によって，骨盤後傾かつ左挙上位（右下制位）をより維持しやすくなり，骨盤は左への回旋位となる。
そのため，右股関節の伸展操作がほぼ不要であり，外転操作が少ない段階でも伸張されやすい，より効果的な固定となる。

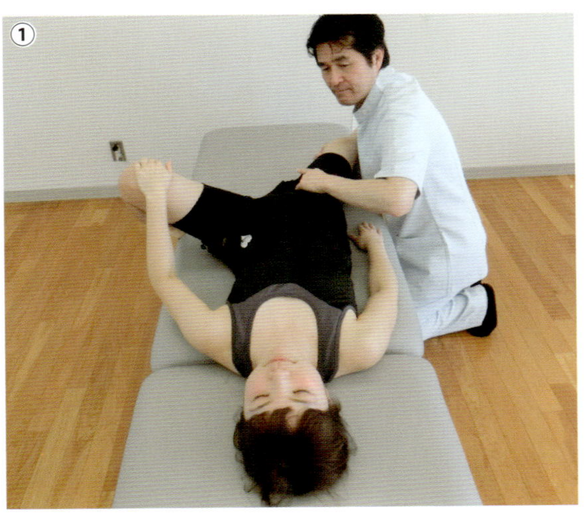

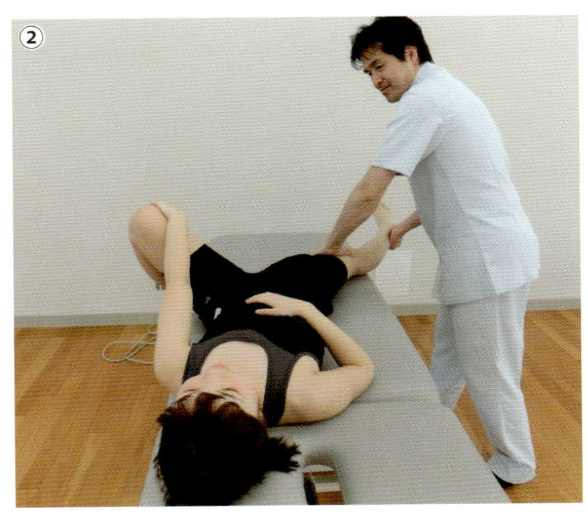

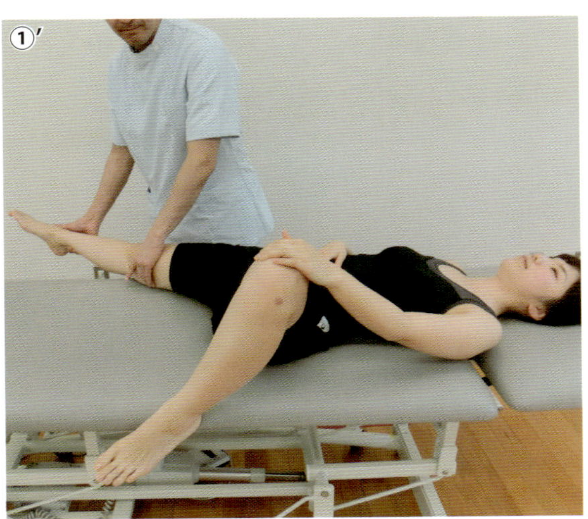

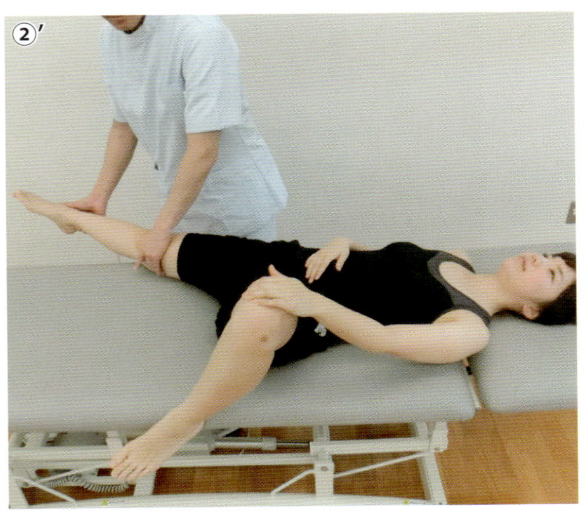

Column

ストレッチングを使った鵞足筋症状鑑別テスト(1)

▶鵞足筋症状鑑別テスト

鵞足炎症状の改善のために，疼痛原因となっている筋の鑑別は重要である。原因が特定できたところでその筋に対しストレッチングを行い，症状を改善する。鑑別テストでは患部である膝周囲に伸張ストレスをかけるように行い，治療や予防で用いるストレッチングでは患部である膝周囲にストレスをかけないように配慮して，伸張刺激を与える。p.89も参照のこと。

薄筋…………鵞足炎症状と最も関係が深い。下記参照。
縫工筋………薄筋の次に鵞足炎症状の原因となる。p.75参照。
半腱様筋……鵞足炎症状の原因となることは少ない。p.83参照。

▶薄筋のストレッチングによるテスト

股関節を外転・伸展・内旋位にするが，膝関節は屈曲位になっているので，まだ薄筋は伸張肢位にはなっていない（①）。セラピストは股関節が屈曲してこないように気をつけながら，右手で対象者の膝を伸展位にしていく（②）。セラピストの左手は外転・伸展・内旋位を保持しつつ薄筋を触診し，膝伸展に伴って伸張されてくる様子を確認する。最後に膝を伸ばすのは，伸張ストレスと鵞足部での摩擦のストレスを加えるためである。

薄筋が鵞足炎症状の原因であれば，膝が完全伸展位となるまでの間に，症状と類似した疼痛が誘発される。エンドフィールも確認しながら行う。

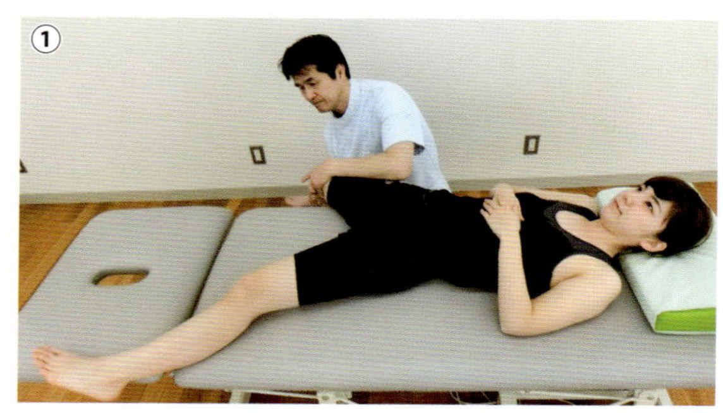

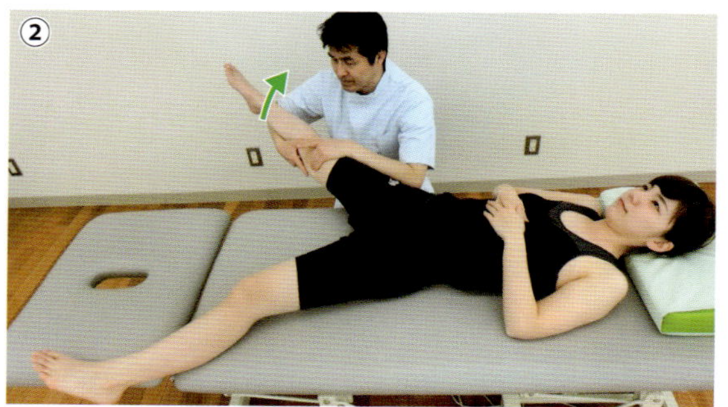

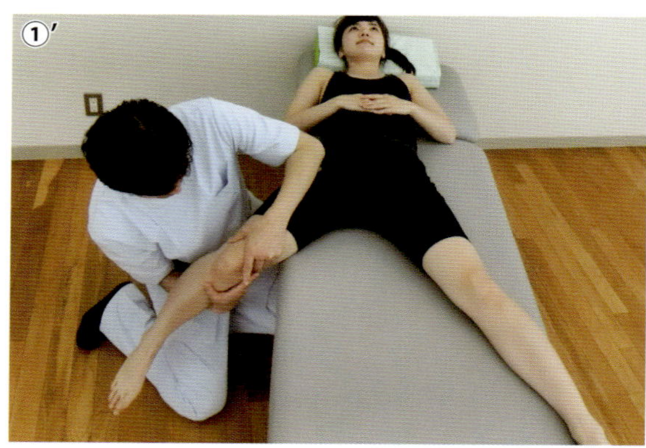

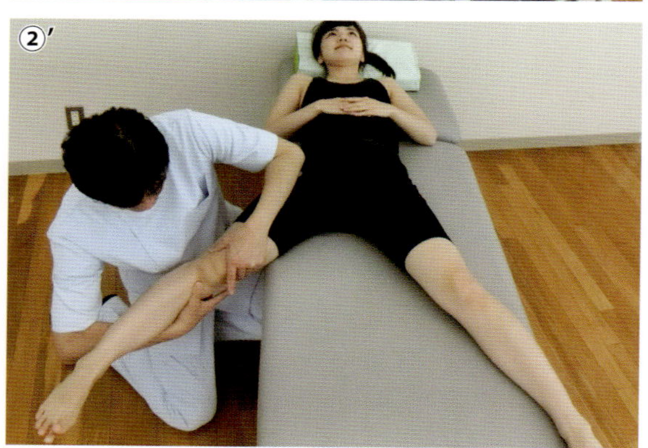

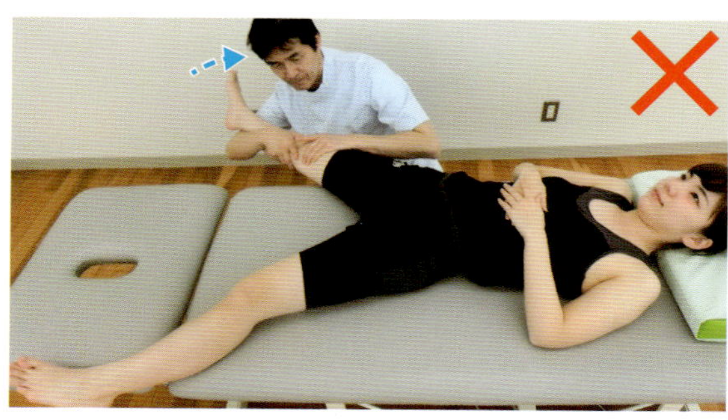

対象者のつま先が外を向いてしまっている。これは股関節が外旋しているからである。これでは十分な伸張感を加えることができない。

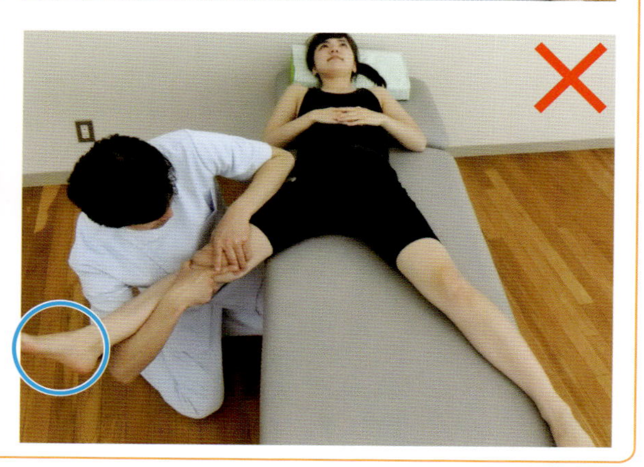

縫工筋 sartorius muscle

起始	上前腸骨棘	支配神経	大腿神経
停止	脛骨粗面の内側	髄節レベル	L2・L3

■テクニカルヒント

筋の走行・機能	■股関節と膝関節をまたぐ二関節筋である	▶ 股関節と膝関節への同時操作となる
	■股関節の内転・外転軸の外側を通る	▶ 股関節の外転作用をもつ
	■股関節の屈曲・伸展軸の前方を通る	▶ 股関節の屈曲作用をもつ
	■股関節の内旋・外旋軸の前方を上外側に向かう	▶ 股関節の外旋作用をもつ
	■膝関節の屈曲・伸展軸の後方を通る	▶ 膝関節の屈曲作用をもつ
	■膝関節（下腿）の内旋・外旋軸の前方を下内側に向かう	▶ 下腿の内旋作用をもつ
固定操作ポイント	■股関節の伸展操作で骨盤が前傾する	▶ 反対側の股関節を屈曲位とし，骨盤を後傾位に固定しておく
伸張操作ポイント	■膝関節は伸展位で保持するため，下腿の外旋操作はできなくなる	
	■股関節は伸展・内転・内旋で伸張する。内旋操作をしっかり行うと伸張しやすい	

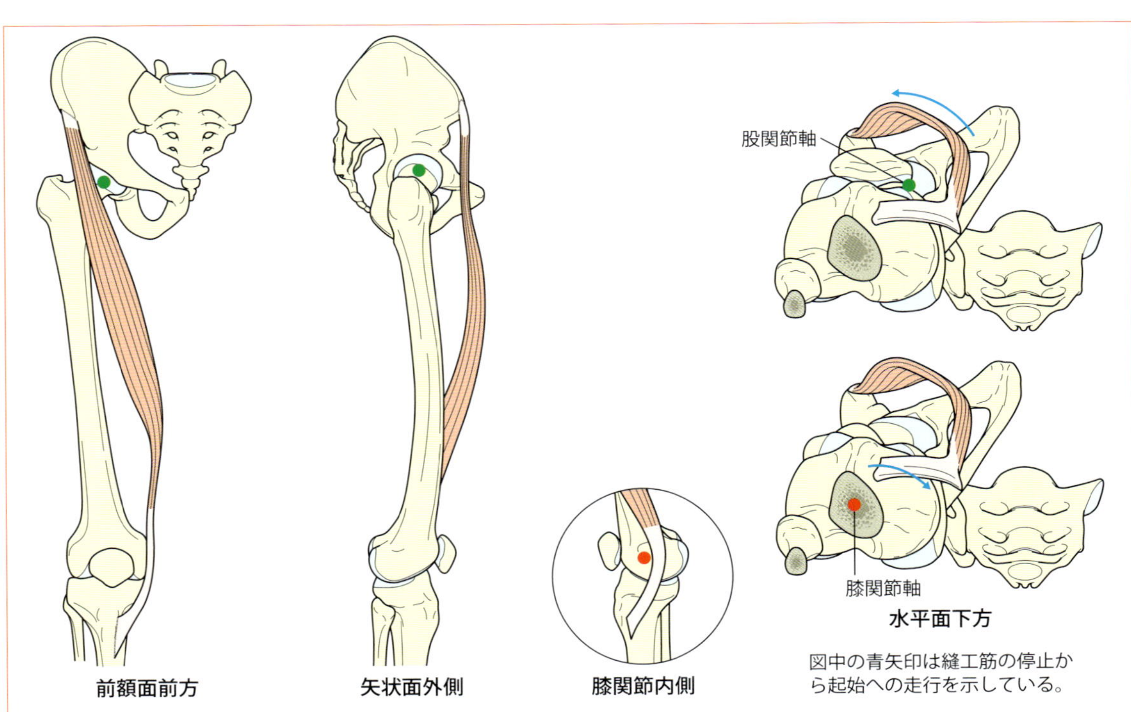

縫工筋は上前腸骨棘から脛骨粗面の内側に走行し，薄筋，半腱様筋とともに鵞足を形成する。
股関節と膝関節をまたぐ二関節筋であるため，両関節の操作でストレッチングを行う。
股関節では，

- 前額面からみて内転・外転軸の外側，
- 矢状面からみて後方，
- 水平面でみて前方を下内側，

に走行しているため，外転・屈曲・外旋作用をもつ。
膝関節では，矢状面からみて屈曲・伸展軸の後方，水平面からみて前方を内側に走行しているため，屈曲・内旋作用をもつ。

図2-1　縫工筋のストレッチング-全体像(1)

対象者を側臥位とし，左股関節を深屈曲位にして自ら膝を抱え込んでもらう。セラピストは股関節を内転・伸展・内旋操作し，伸張する。

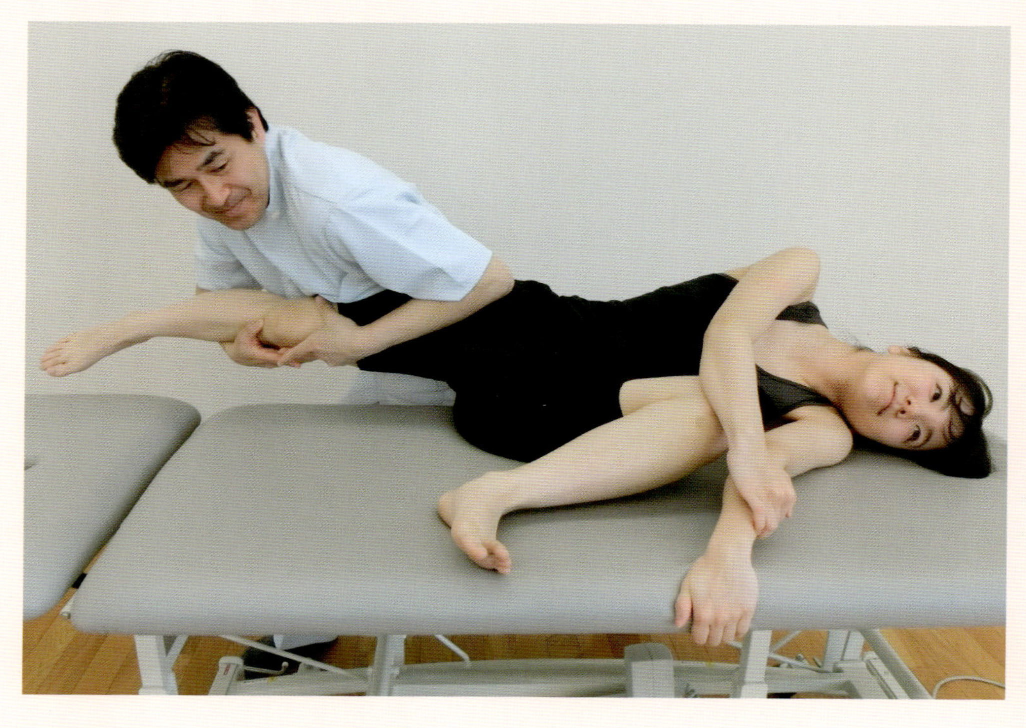

図2-2　縫工筋のストレッチング-全体像(2)

股関節の内転・伸展・内旋操作は，なかでも内旋操作を意識して行うと特に伸張感が得られやすい。セラピストは自身の上肢と胸郭とで対象者の下肢をしっかり保持し，また対象者は伸張操作の際にベッド上で体が動かないように，ベッドを確実に把持して固定しておく必要がある。

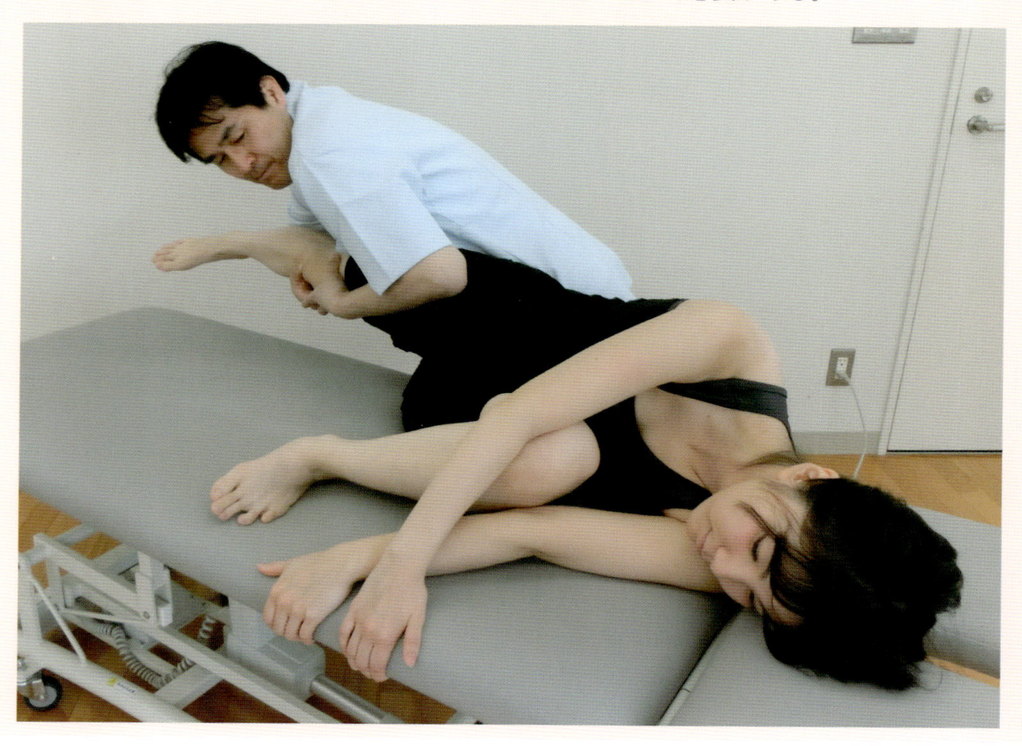

図2-3　縫工筋の固定準備

対象者は左股関節を深屈曲位とし，自らの手で抱え込む。さらにベッドを把持し，伸張操作を受けた際に体の位置がベッド上でずれないようにする。
ただしこのとき，対象者が必要以上に力んでしまわないように配慮し，力んでしまっているようであれば，なるべくリラックスするよう指示する。

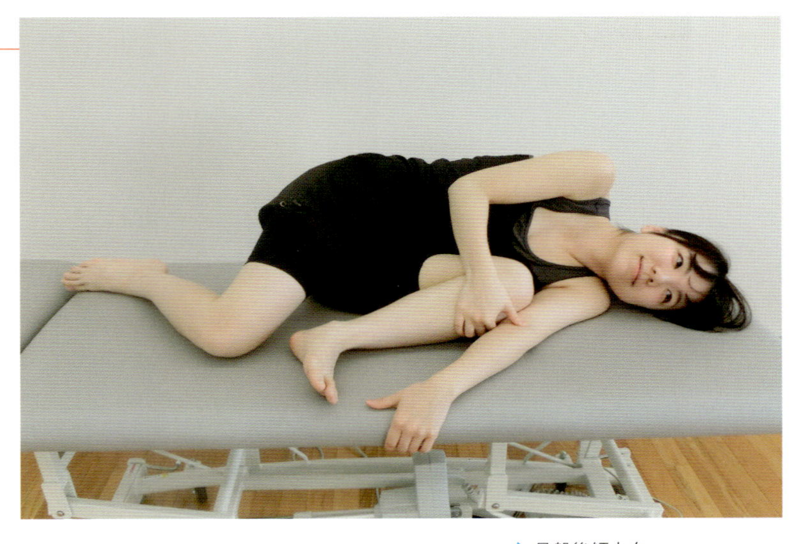

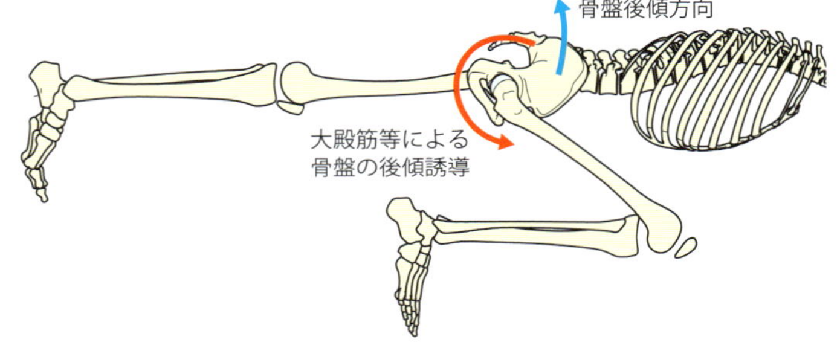

図2-4　縫工筋の固定操作

セラピストの伸張操作時にも，対象者は左股関節の深屈曲位およびベッド上での安定状態を保ち続けるようにする。
伸張操作の際，セラピストは自身の骨盤左側で，対象者の骨盤（殿部の下方）を固定し（○の囲み），対象者が骨盤後傾位を保持できるようサポートする。

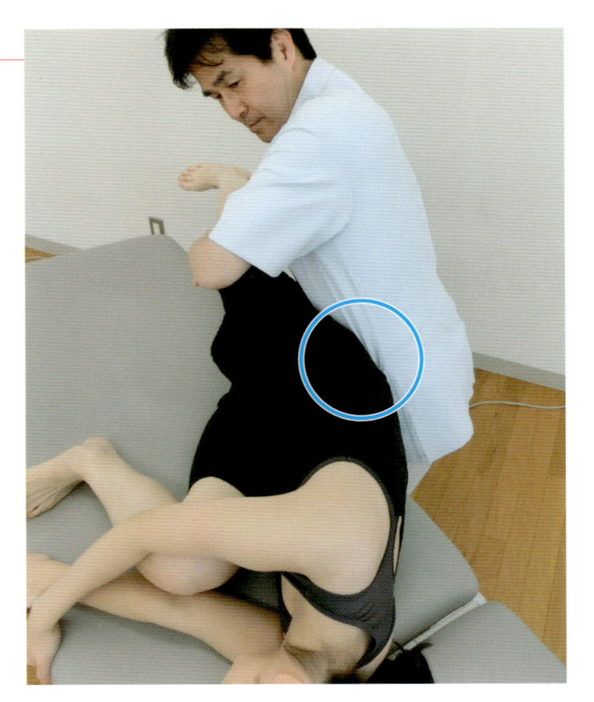

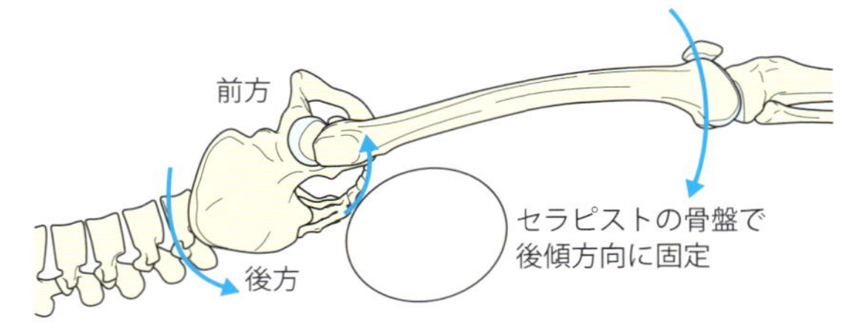

図2-5　縫工筋の伸張操作（手順）

①①’対象者の股関節を伸展位にする。

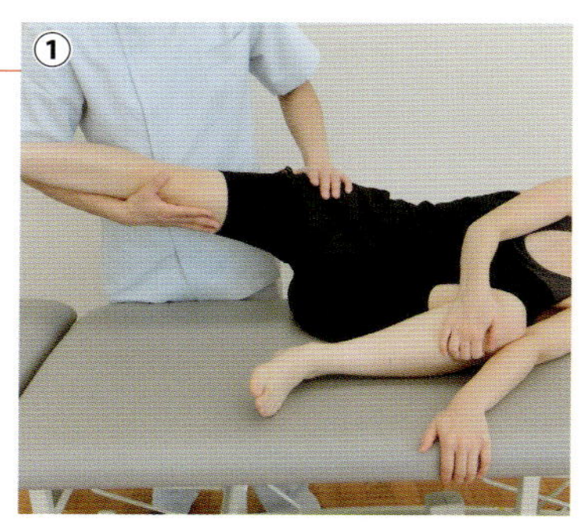

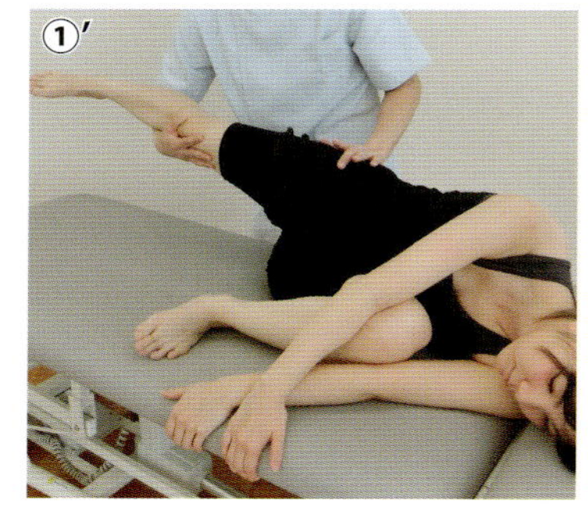

図2-6の縫工筋の伸張準備を実施する

②②’セラピストの左前腕および右手を合わせて，縫工筋の起始停止に置く。縫工筋の走行にセラピストの両腕を沿わせるように，セラピストの左肘は対象者の上前腸骨棘あたりに，右手関節は対象者の鵞足部あたりに置く。

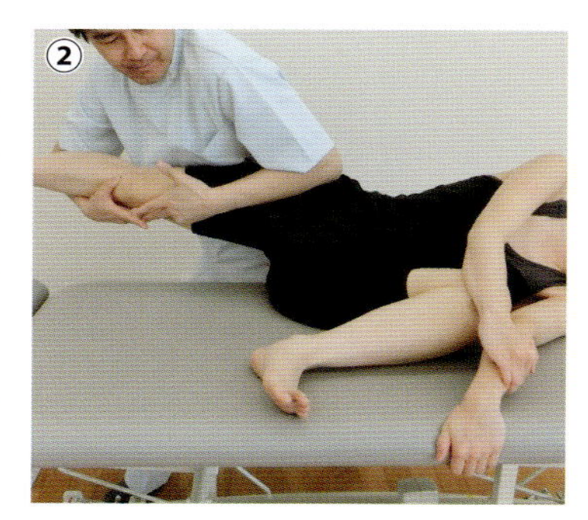

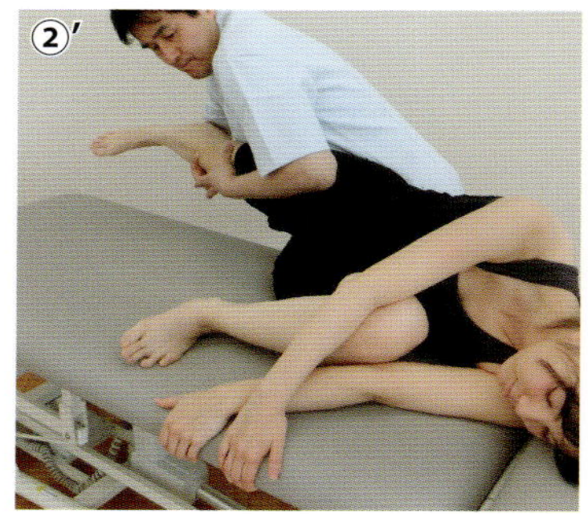

③③’セラピストは両手と胸郭とで対象者の右下肢を保持したら，股関節を伸展・内転・内旋方向に操作し伸張する。

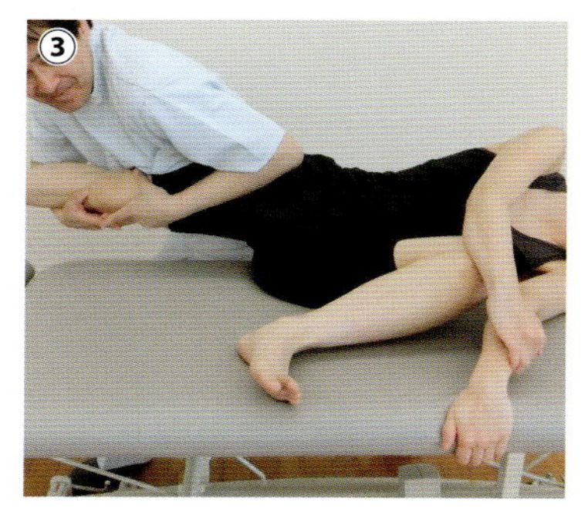

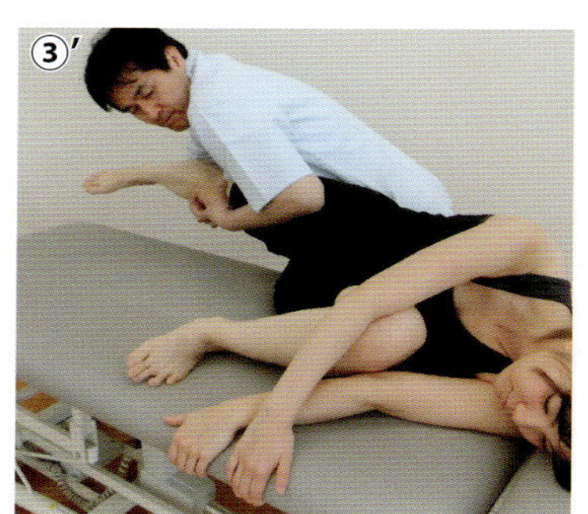

図2-6　縫工筋の伸張準備

前図2-5①の後に，以下の準備を行う。

対象者は完全な側臥位をとる必要があり，骨盤が右に開いてやや天井を向く状態は避ける。

セラピストは自身の左前腕（尺骨遠位より）を対象者の右大転子に置き（①），骨盤が完全な側臥位となるよう，前方に押すような感じで操作する（②）。若干，腹臥位よりになるくらいでも構わない。

その後，前図2-5②の状態へと移行する。

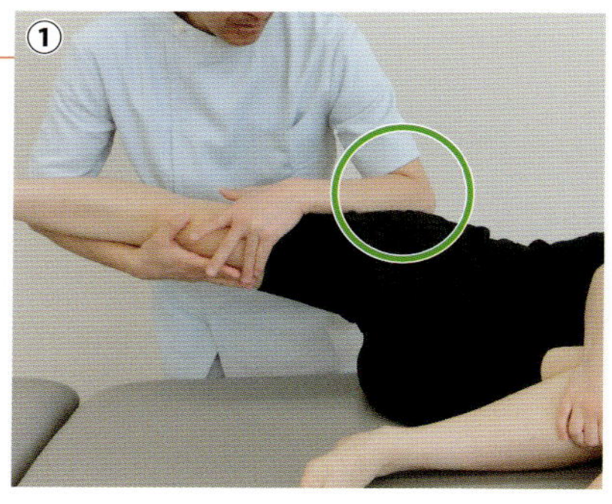

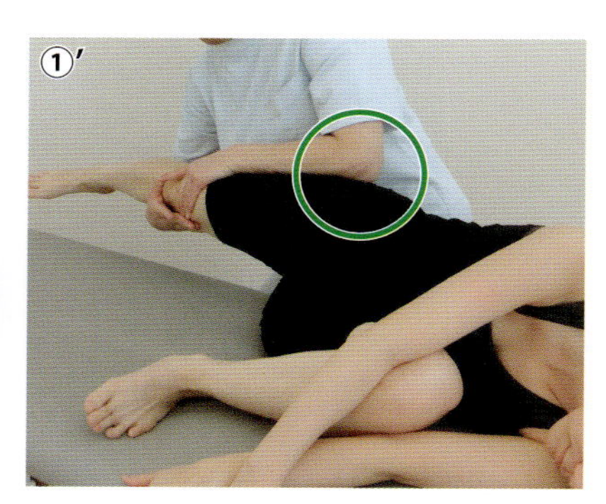

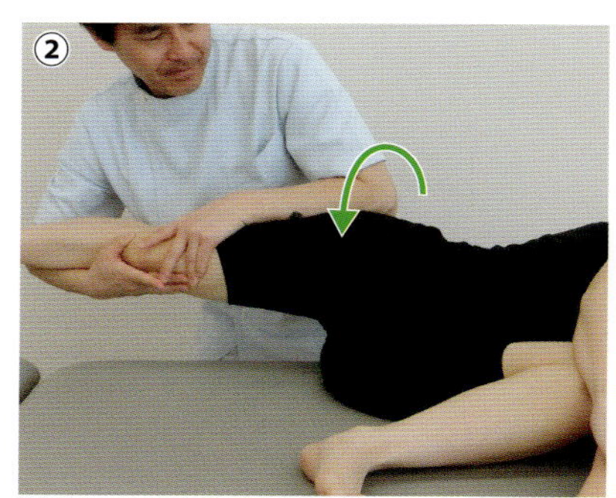

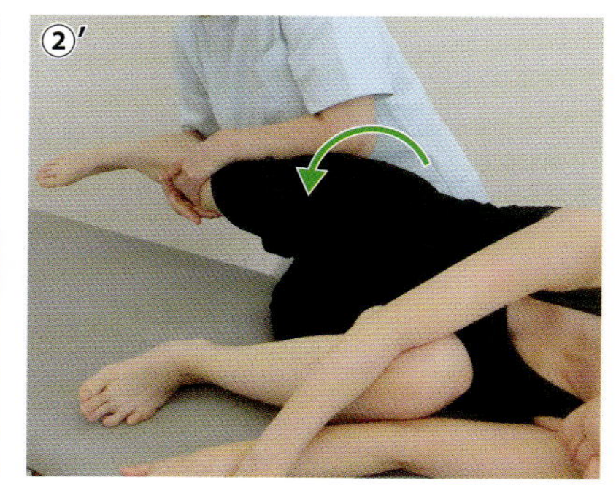

図2-7　縫工筋の把持方法-詳細（1）

①上前腸骨棘（縫工筋の起始）を確認する。
②セラピストの右小指球を鵞足部（縫工筋の停止）に合わせる。
③セラピストの左肘を上前腸骨棘に合わせ，走行に沿って左前腕から手部を置き，両手で走行イメージを作る。

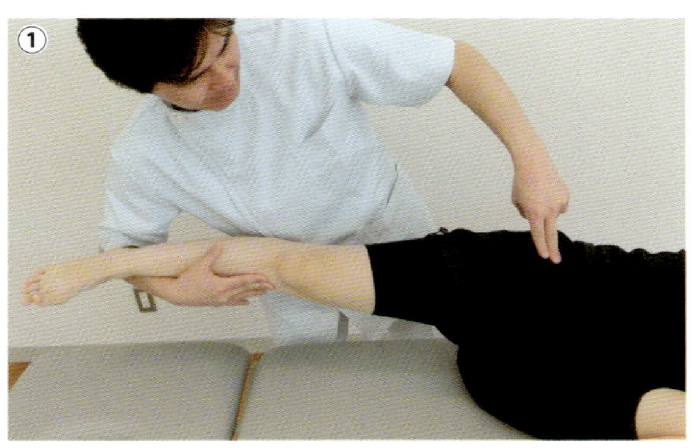

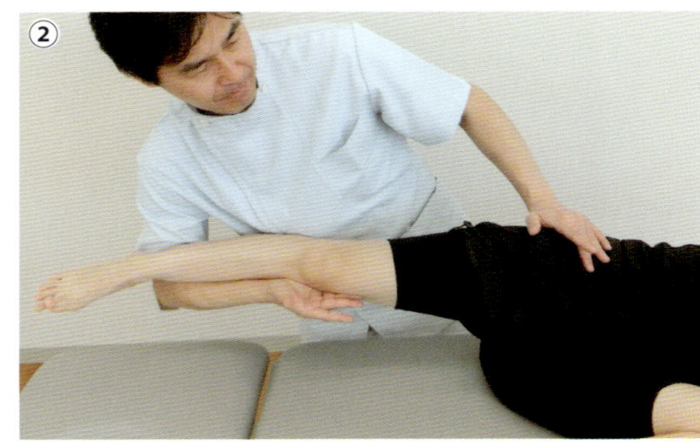

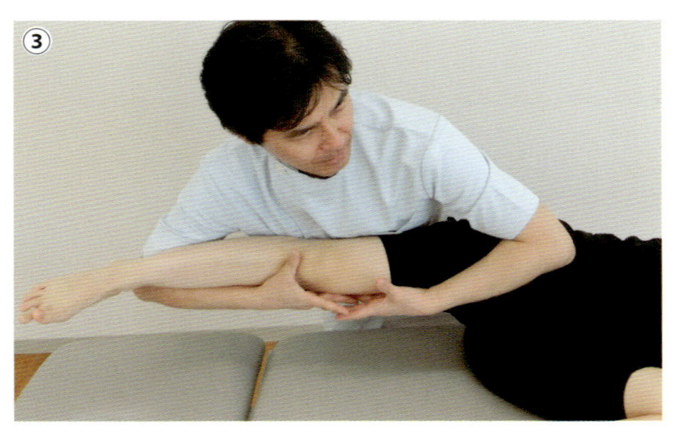

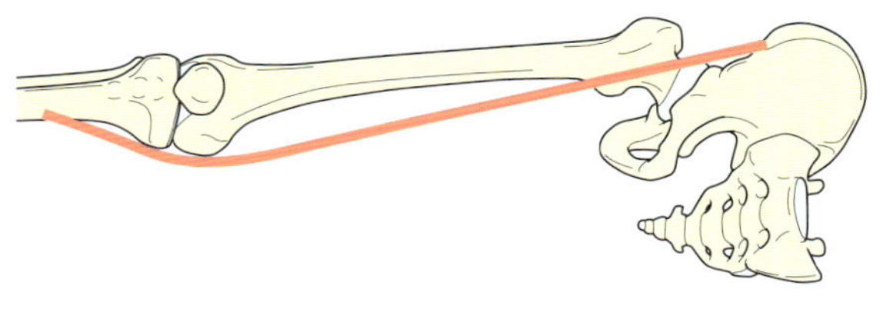

図2-8　縫工筋の把持方法-詳細（2）

前図2-7のようにセラピストの上肢位置を定めたら，対象者の大腿部外側にセラピストの左胸郭下部をしっかりあてる（①）。この時点で，股関節を内旋位へ確実に操作しておき，ある程度の伸張感を得られるようにしておく必要がある。
セラピストの上肢と胸郭とで対象者の右大腿部をしっかり保持したら，その位置がずれないように伸張操作を行う（②）。

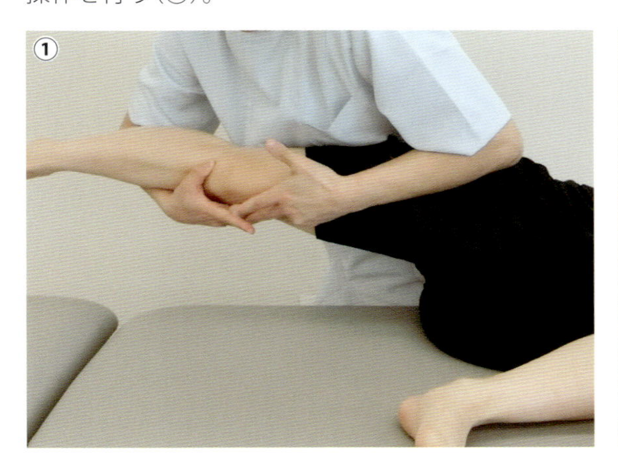

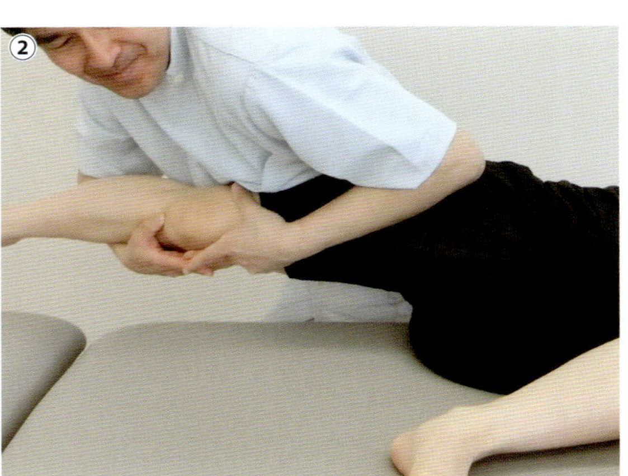

図2-9　縫工筋の伸張操作 - 詳細

あくまでも感覚的なイメージであるが，伸張操作の方向は筋の走行に合わせ，対象者の股関節を伸展・内転・内旋方向へ，下肢を遠位に引き抜くように牽引をかけて行うと伸張感が得られやすい。
対象者の右下肢をしっかり保持したまま，セラピストは自分の右下肢への重心位置と体幹の右回旋を利用して，全身で伸張操作を行うようにする。この筋のストレッチングでは，セラピストには技術と体力の両方が必要である。

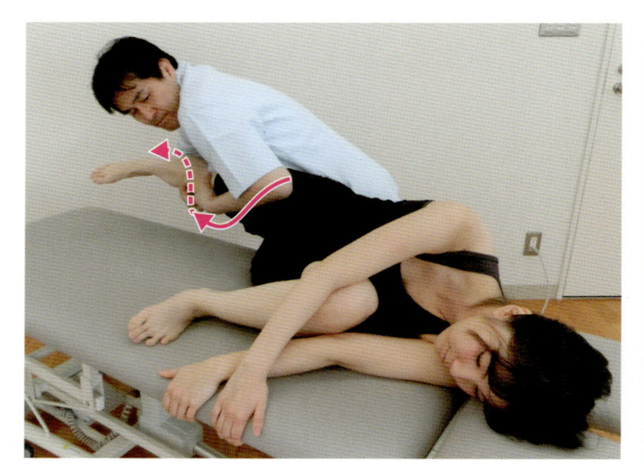

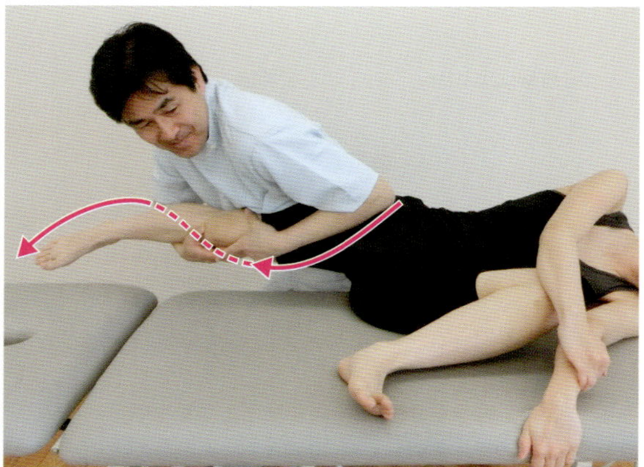

Column

ストレッチングを使った鵞足筋症状鑑別テスト（2）

▶縫工筋のストレッチングによるテスト

対象者を側臥位（テスト側を上）とする。反対側（左）の膝を抱え込んでもらい（①），骨盤後傾位を保った状態で，セラピストは両手で対象者の股関節を伸展・内転・内旋位に操作する（②）。このとき，股関節伸展操作で右骨盤が後方に開き，同側回旋しやすいので注意する（×）。前腕を用いて右骨盤を閉じる方向に操作し，同側回旋を防ぐ（③）。

最後に膝関節を伸展し，縫工筋に伸張ストレスと摩擦ストレスをかける。このときに筋が伸張されるエンドフィールを感じなければ，伸張操作が不十分である可能性がある。

対象者自身による固定：右手で左股関節屈曲位とし，左手でベッドを把持する
セラピストによる固定：左骨盤～大腿外側で対象者の殿部を固定する
伸張操作　：股関節を伸展・内転・内旋位に置き，最後に膝関節を伸展操作しストレスをかける

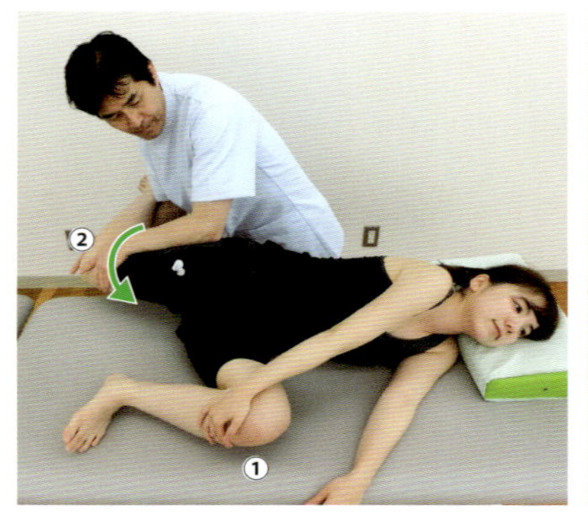

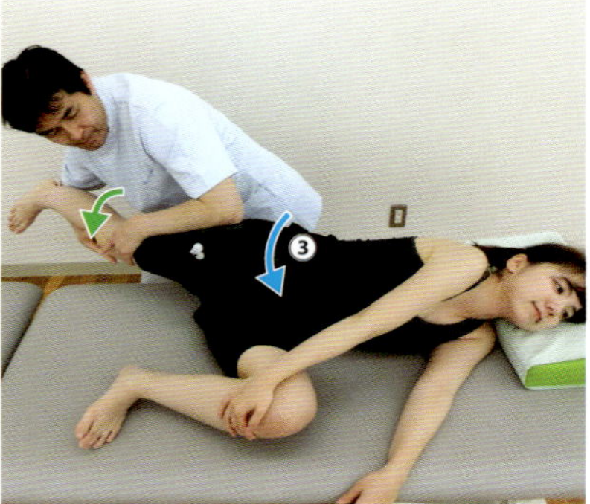

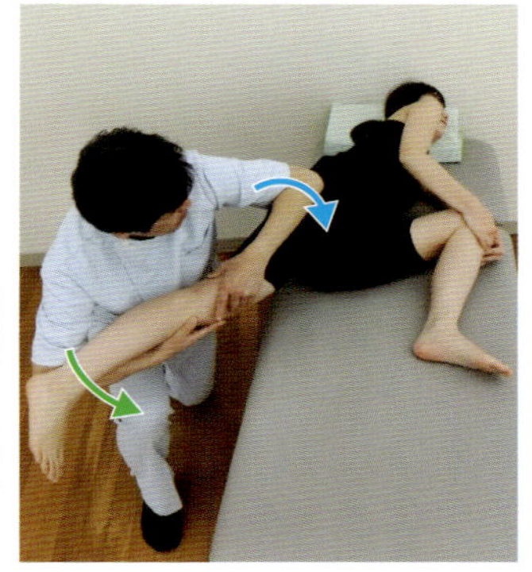

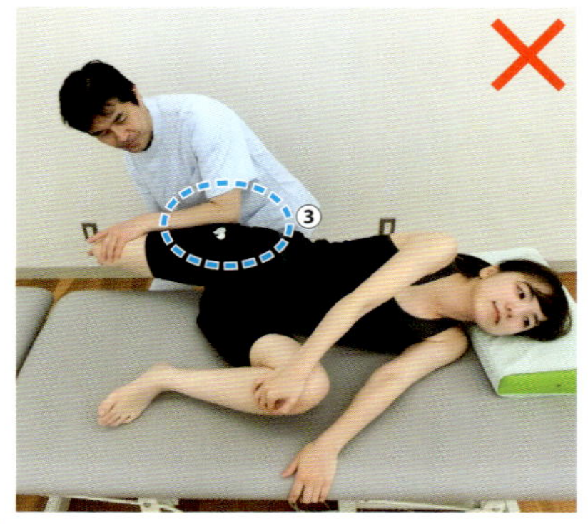

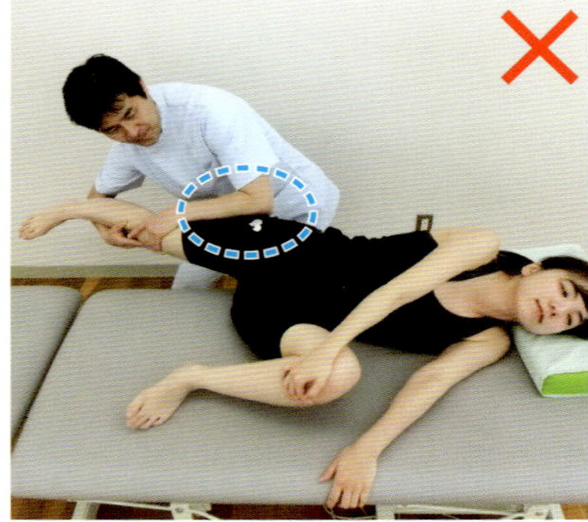

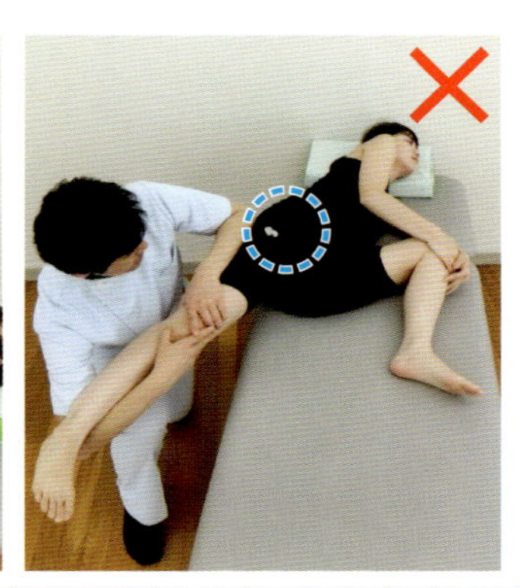

内側ハムストリングス

半腱様筋 semitendinosus muscle

起始	坐骨結節	支配神経	坐骨神経の脛骨神経部
停止	脛骨粗面の内側	髄節レベル	L4〜S2

半膜様筋 semimembranosus muscle

起始	坐骨結節	支配神経	坐骨神経の脛骨神経部
停止	脛骨内側顆内側部から後部，斜膝窩靱帯，膝窩筋筋膜，膝後方関節包，後斜靱帯，内側半月板	髄節レベル	L4〜S2

外側ハムストリングス

大腿二頭筋長頭 long head of biceps femoris muscle

起始	坐骨結節	支配神経	坐骨神経脛骨神経部
停止	腓骨頭	髄節レベル	L5〜S2

■テクニカルヒント

筋の走行・機能	■股関節と膝関節をまたぐ二関節筋である	▶ 股関節と膝関節への同時操作となる
	■股関節の内転・外転軸の内側を通る	▶ 股関節の内転作用をもつ
	■股関節の屈曲・伸展軸の後方を通る	▶ 股関節の伸展作用をもつ
	■内側ハムストリングスは股関節の内旋・外旋軸の後方を外側に向かう	▶ 股関節の外旋作用をもつ
	■外側ハムストリングスは股関節の内旋・外旋軸の後方を内側に向かう	▶ 股関節の外旋作用をもつ
	■膝関節の屈曲・伸展軸の後方を通る	▶ 膝関節の屈曲作用をもつ
	■内側ハムストリングスは膝関節（下腿）の内旋・外旋軸の内側を後方に向かう	▶ 下腿の内旋作用をもつ
	■外側ハムストリングスは膝関節（下腿）の内旋・外旋軸の外側を後方に向かう	▶ 下腿の外旋作用をもつ
固定操作ポイント	■股関節の屈曲操作で骨盤が後傾する	▶ 反対側の股関節を伸展位に保持して，骨盤を前傾位に固定しておく
伸張操作ポイント	■膝関節は伸展位で保持する	
	■股関節は屈曲・軽度外転で伸張する。屈曲操作をしっかり行うと伸張しやすい	
	■内側・外側のハムストリングスで分ける時は股関節の内旋・外旋を行う	
	■膝関節伸展位からの股関節屈曲操作で伸張する場合と，股関節屈曲位からの膝関節伸展操作で伸張する場合の2つの方法がある	

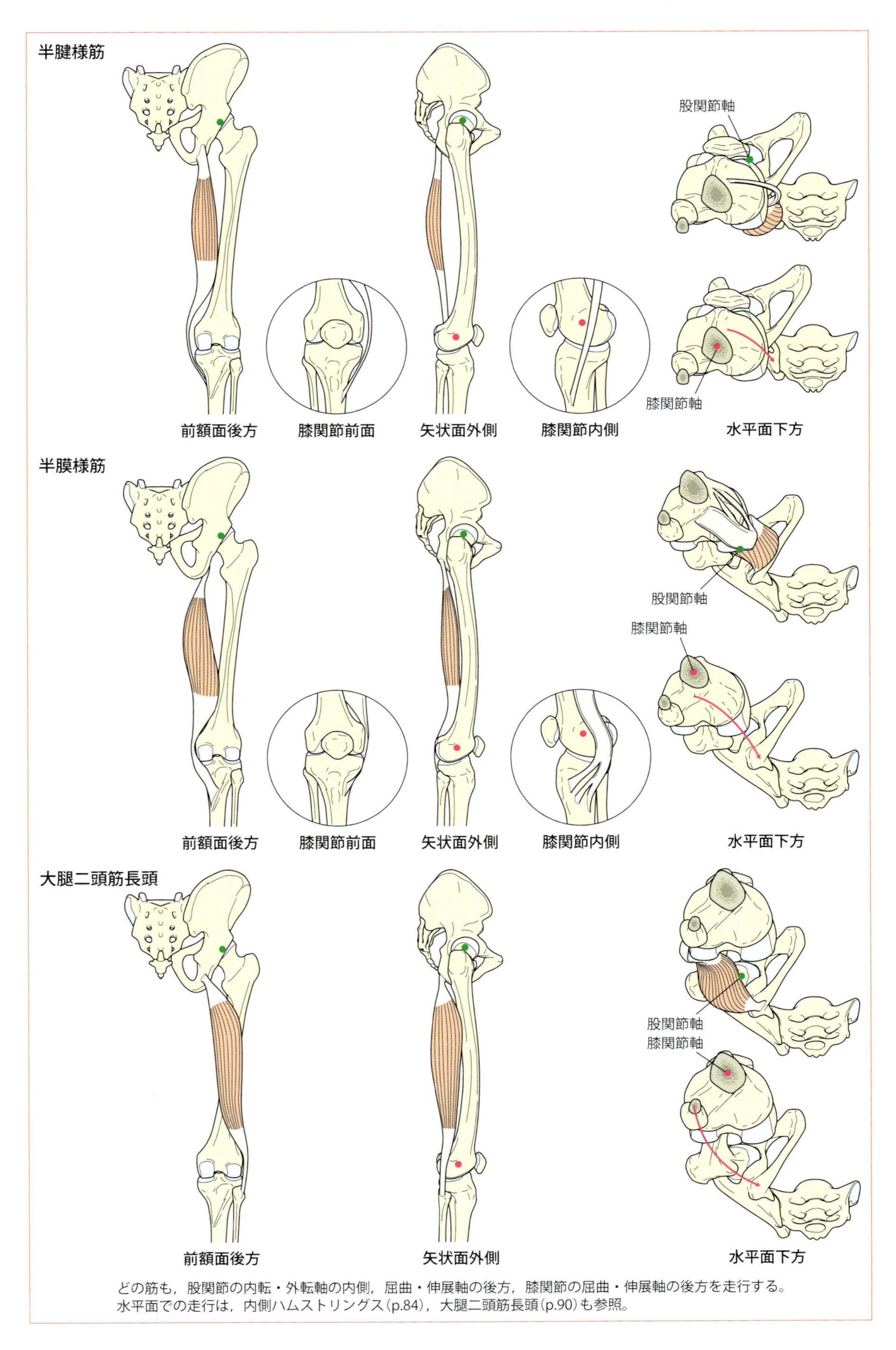

どの筋も，股関節の内転・外転軸の内側，屈曲・伸展軸の後方，膝関節の屈曲・伸展軸の後方を走行する。
水平面での走行は，内側ハムストリングス（p.84），大腿二頭筋長頭（p.90）も参照。

ハムストリングスとは？
ハム：Hamとは「豚のもも肉」。大腿部の筋をさす。
ストリングス：Stringsとは「ひも」や「弦」をさす。
つまりハムストリングスとはももにある弦のような筋をさす。定義としては「坐骨結節より起始し，下腿骨に停止する筋」である。定義からも名前の由来からも，大腿二頭筋短頭は含まれない。

図3-1　ハムストリングスのストレッチング-全体像(1)

対象者を背臥位とする。右下肢遠位をセラピストの左肩にのせ，右膝関節伸展位・左股関節軽度外転位にしてから，右股関節を屈曲して伸張する。

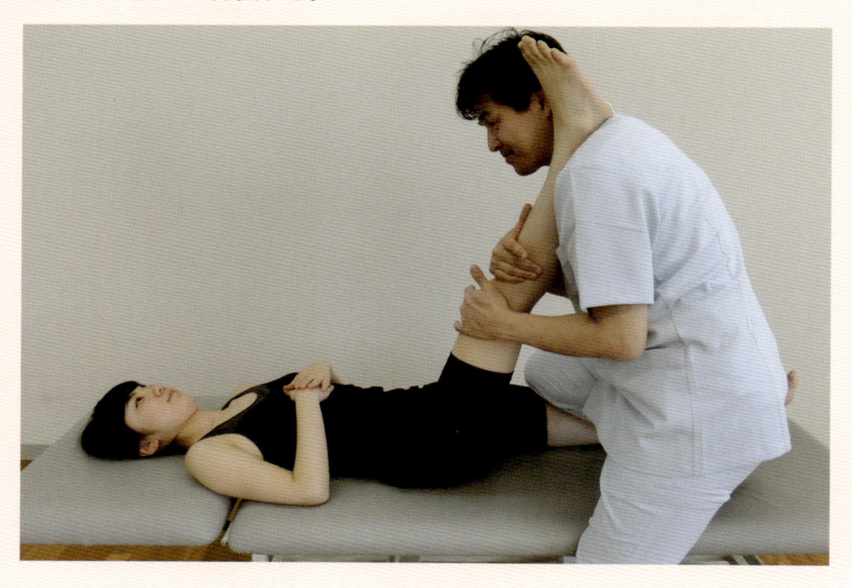

図3-2　ハムストリングスのストレッチング-全体像(2)

対象者の左股関節を軽度外転・伸展位として，大腿部を固定することで骨盤の後傾を軽減している（写真では左踵をベッドの縁に引っ掛けて固定）。

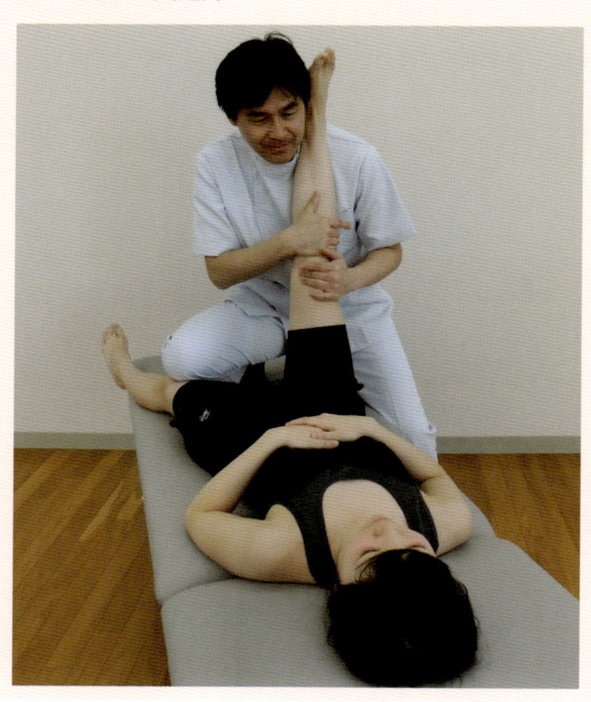

図3-3　ハムストリングスの固定操作(1)

右ハムストリングスの伸張操作を行うと，対象者の骨盤は後傾し，それに伴い左股関節が屈曲してくる(**a**)。これを防ぐよう，対象者の左股関節を伸展位に保持し，骨盤の後傾を軽減する必要がある。
セラピストは自身の右下腿近位を対象者の左大腿遠位部にあて，左股関節の屈曲に伴う膝の挙上を防止する(**b**)。

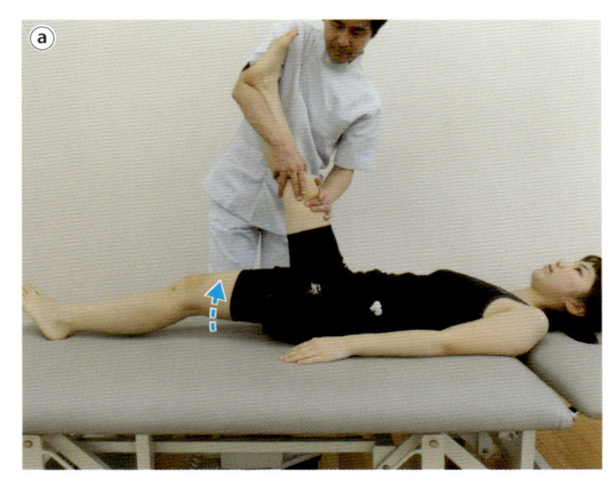

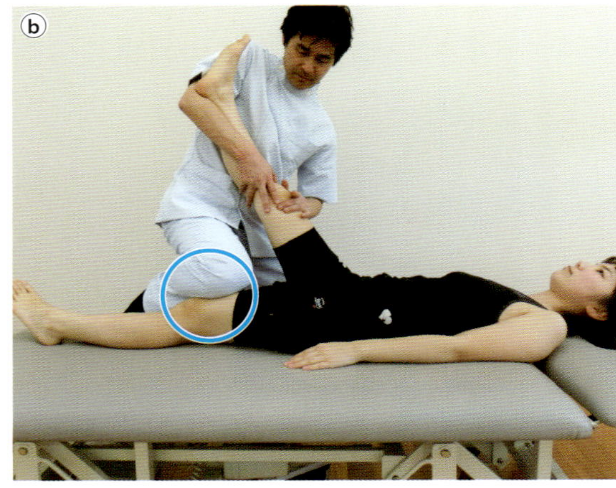

図3-4　ハムストリングスの固定操作(2)

aは，セラピストの膝を対象者の左大腿遠位部にあてているだけで，体重はかけていない。伸張操作に伴い，対象者の左大腿部が上がってくるのを防止しているだけである。
bは，セラピストの膝で対象者の左大腿遠位部に体重をかけて押しつぶしてしまっている。不要な痛みを伴うため，行ってはいけない。

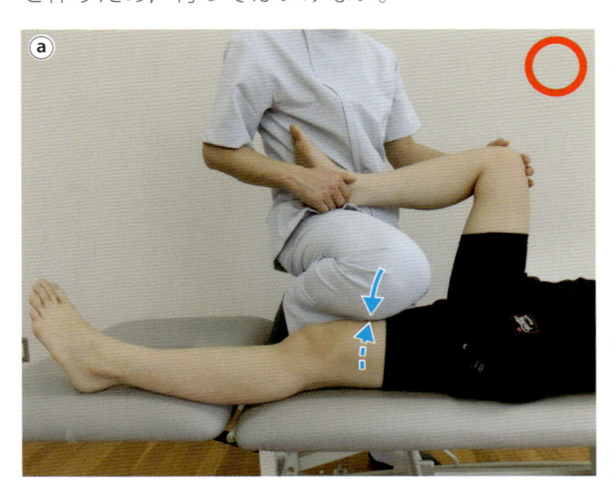

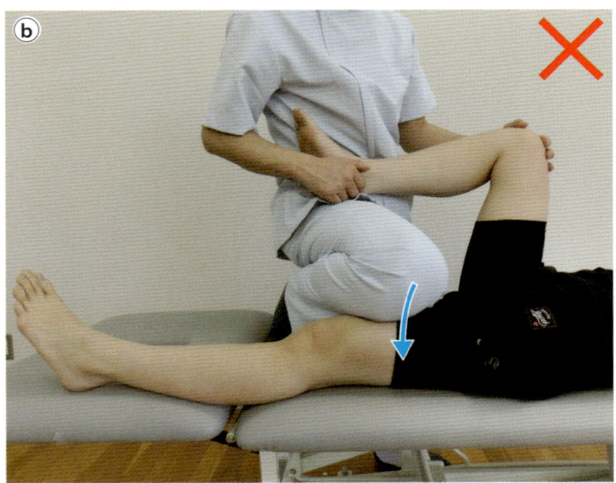

図3-5　ハムストリングスの固定操作(別法)

左下肢をベッドから横に出し，左股関節外転・伸展位，膝屈曲位にすることで，骨盤前傾位を作る方法もある。

ただし，この肢位をとることにより，左股関節屈筋の伸張感を強く感じたり，大腿神経の過剰な伸張をきたすことがある。場合によっては一過性の大腿神経麻痺が生じ，起き上がったときに大腿四頭筋などが働かず，転倒する場合もある(本人は足がしびれているのに気がついていない場合も多い)。

この肢位を取るときは，下垂位にした左足の下に台を置くなどの配慮が必要である。

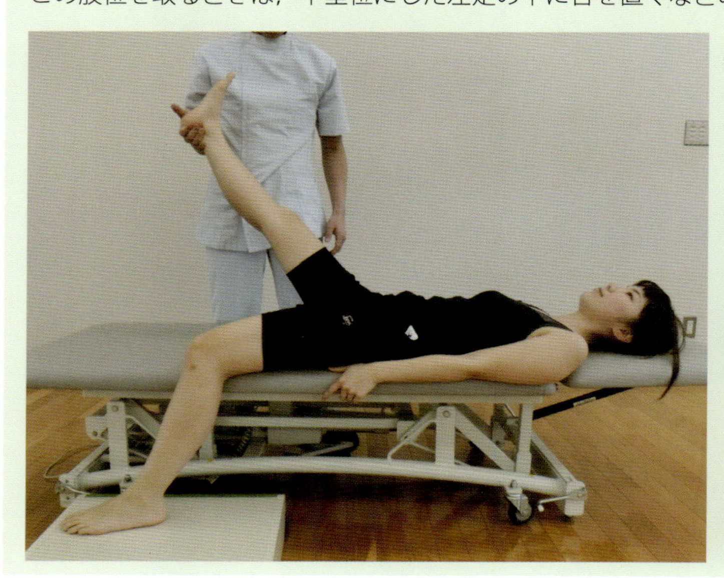

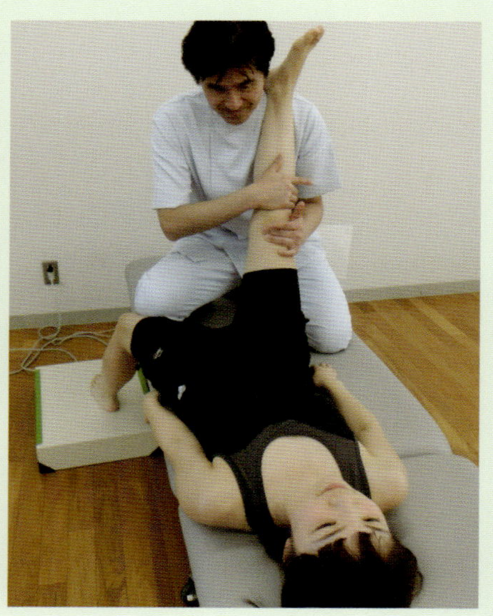

図3-6　ハムストリングス全体の伸張操作

臨床場面で一般的にみられるストレッチング方法である。膝を伸展位とし，股関節を屈曲し伸張する。股関節は軽度外転するほうが伸張感を得やすいので，左股関節は軽度外転位で固定し，右下肢はセラピストの左肩にのせて軽度外転位を作る(**a**)。

ハムストリングスの伸張性が低い場合は肩に担がず，**b**のような把持の仕方になってもよい。ただし，対象者の右股関節が内転位にならないように気をつける。

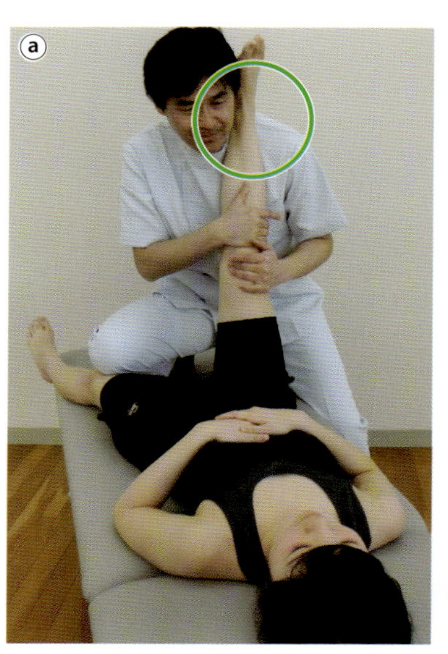

ⓐ

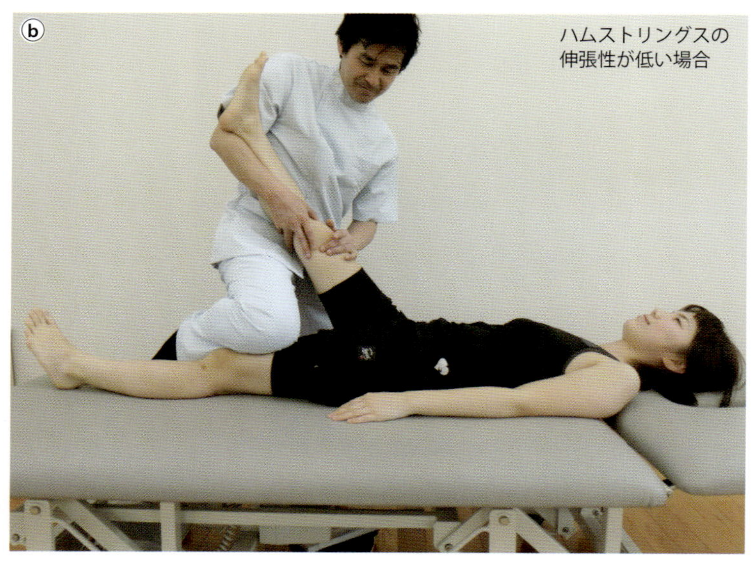

ⓑ

ハムストリングスの
伸張性が低い場合

図3-7　ハムストリングスの伸張操作における膝伸展保持の方法

正しくハムストリングスを伸張するためには，膝関節が軽度屈曲位にならないよう，完全伸展位に保持しておく必要がある。
ただし膝蓋大腿関節に何らかの異常がある場合，**a**のように膝蓋骨を大腿骨顆部へ押しつけてしまうと，痛みや脱力感などの違和感を訴えることが多い。スポーツ選手では特に顕著である。
そのため，膝蓋骨での圧迫を避け，その上下に手をあて，膝関節を伸展位に保持したほうがよい(**b**)。

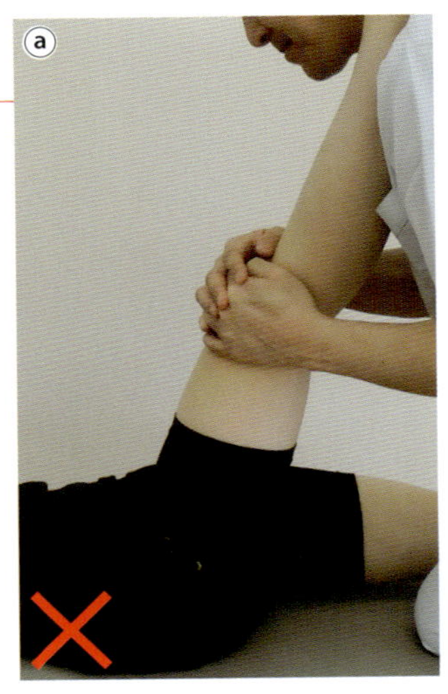

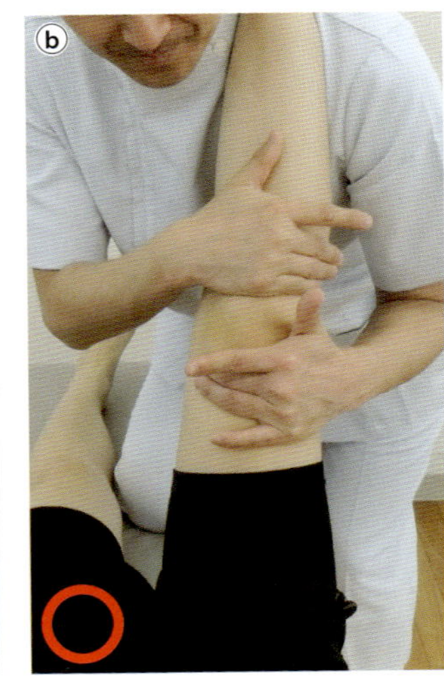

図3-8　ハムストリングスの伸張操作における軸圧のかけ方

股関節の屈曲による伸張操作で骨盤が後傾するのを左股関節伸展固定で防止するが，骨盤を直接固定していないので，完全には止められない。
そのため，セラピストは右下肢の伸張操作を行う際に軸圧をかけることで，骨盤の後傾を防止できる。つまり固定操作と伸張操作を同時に行うことを可能としている。

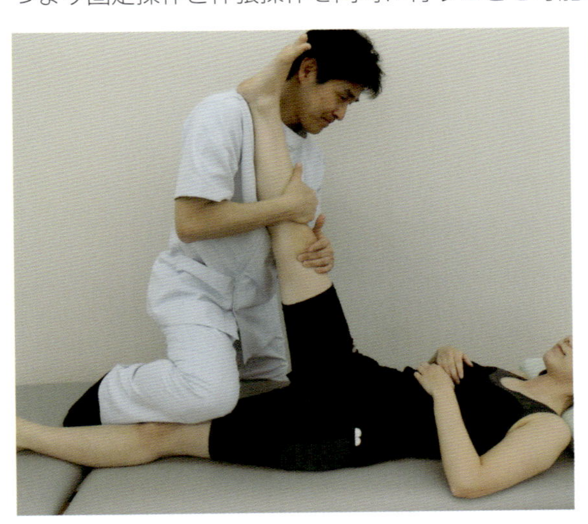

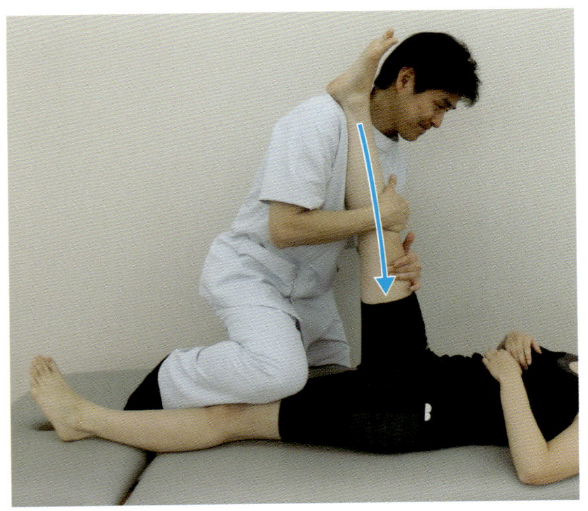

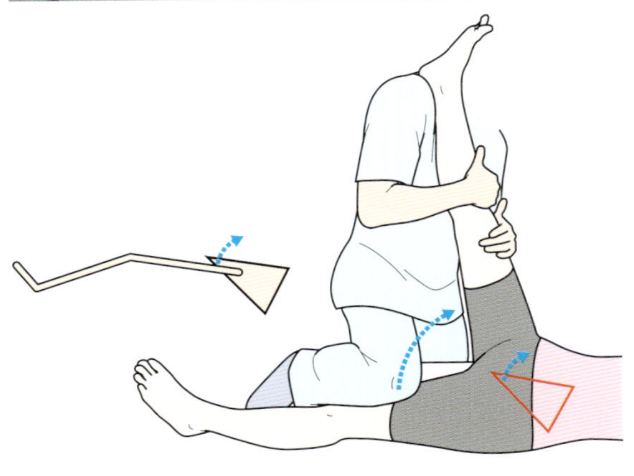

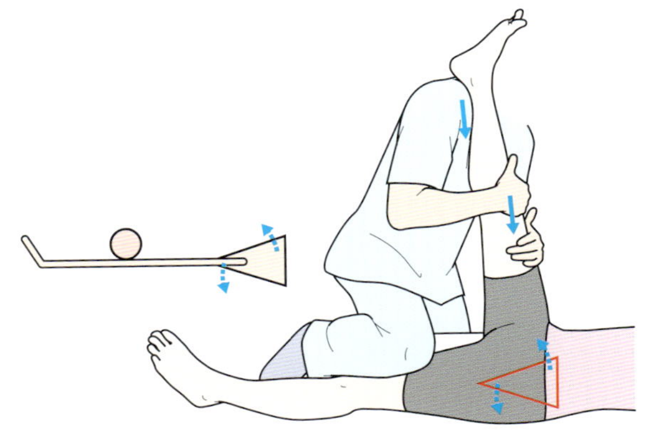

図3-9　ハムストリングスのストレッチング（別法）- 全体像

膝窩部周辺で痛みを生じる場合や，坐骨神経症状がでてしまう場合には，この別法を試してみるとよい。

膝関節を屈曲位にし，あらかじめ股関節を可能な範囲で屈曲へ伸張操作しておいてから，最後に膝関節を伸展して伸張する。対象者の柔軟性が低い場合に特に有効である。

ただし，セラピストの肩にのせた対象者の下腿遠位部に痛みを生じることが多いので，肩との間にタオルなどのクッションを入れる配慮が必要である。

対象者の柔軟性が高い場合には，セラピストが対象者に覆いかぶさるような位置関係となり，心理的な圧迫感を生じてしまうため，あまり好ましくない。

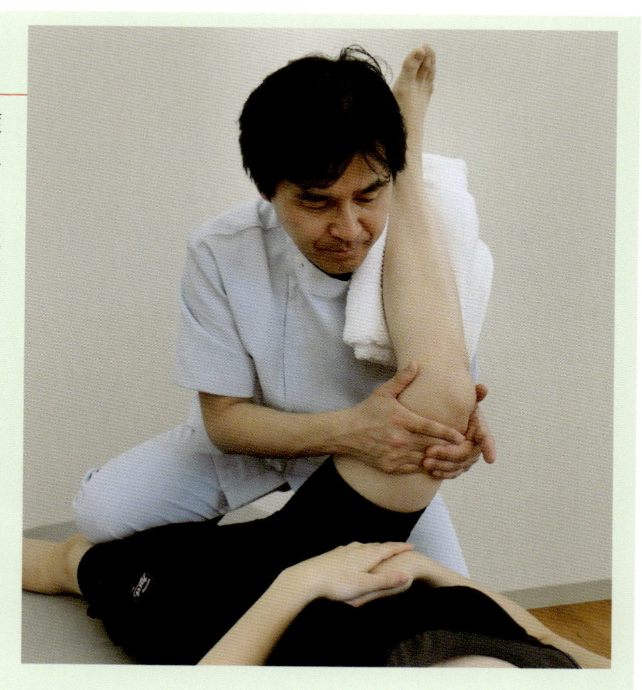

図3-10　ハムストリングス全体の伸張操作（別法）手順

対象者の左股関節は外転位として踵をベッド端に引っ掛けておき，左大腿部をセラピストの右膝で固定する。対象者の右膝関節を屈曲位のまま，下腿遠位をセラピストの左肩にのせる。無理のない範囲で，対象者の右股関節を深屈曲位にする（①）。

セラピストの両手は対象者の右膝近位（大腿遠位部）にあてておく。対象者の右膝の位置が動かないように注意しながら，対象者の右膝を伸展することで伸張操作を行う（②）。

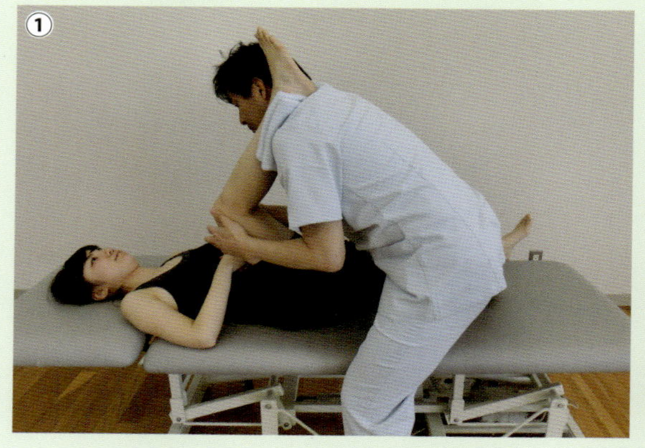

①

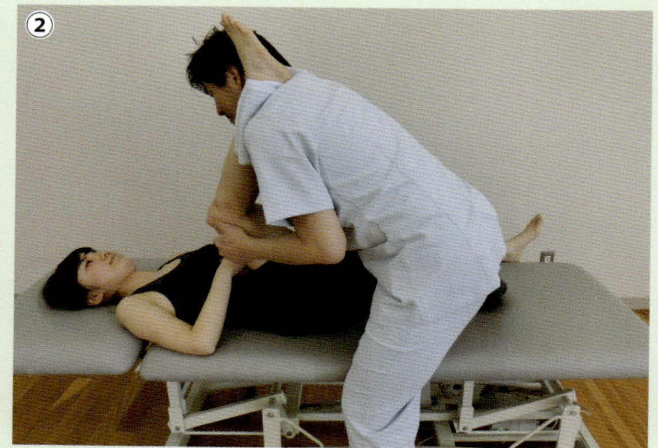

②

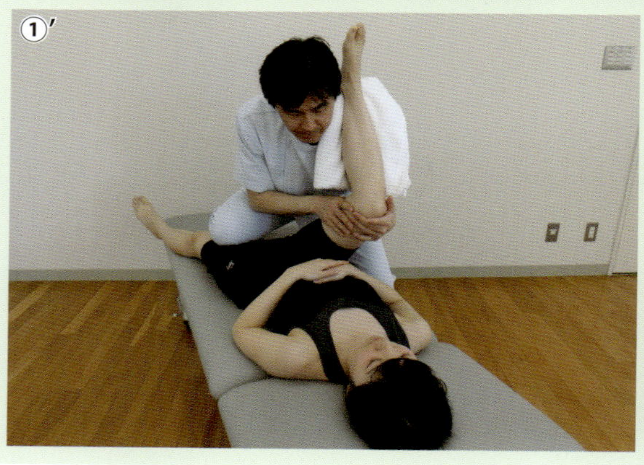

①′

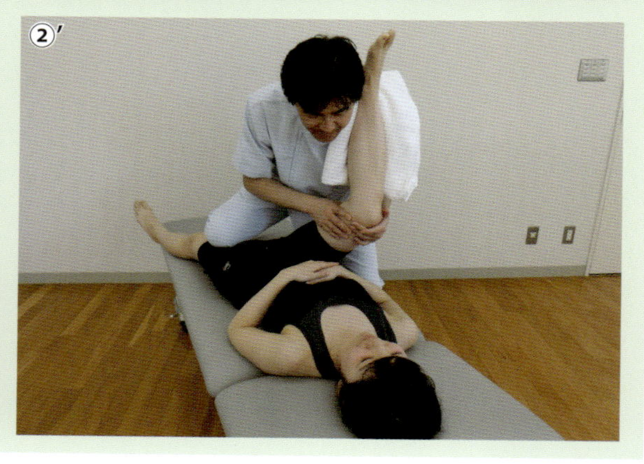

②′

Column

ストレッチングを使った鵞足筋症状鑑別テスト（3）

▶半腱様筋のストレッチングによるテスト

対象者を背臥位とする。セラピストはまず対象者の股関節を外旋・軽度外転位とし，股関節屈曲（膝伸展位）を行う。このときに骨盤が後傾するタイミングを股関節屈曲角度として確認しておく（①）。

次にセラピストはいったん対象者の膝を屈曲位とし，股関節を屈曲・軽度外転・外旋位とする（②）。ここでは屈曲角度を，先程の骨盤が後傾する股関節屈曲角度にしておく。大腿部には左手で軸圧をかけ，骨盤をベッドに押し付けるようにして骨盤後傾を防止する。

最後にセラピストは対象者の膝関節を伸展して，半腱様筋に伸張ストレスと摩擦ストレスをかける（③）。このときに筋が伸張されるエンドフィールを感じなければ，伸張操作が不十分である可能性がある。

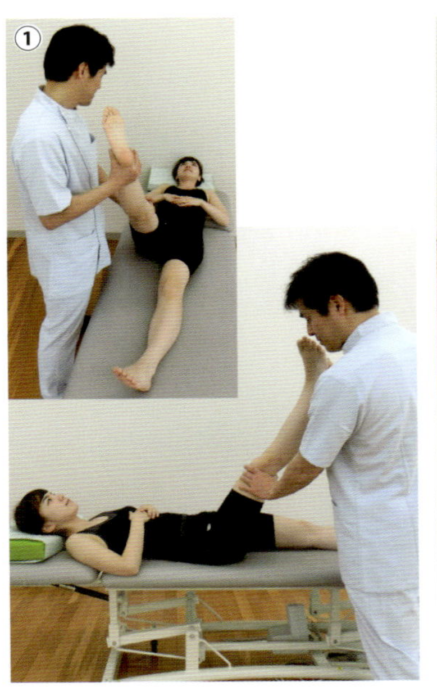

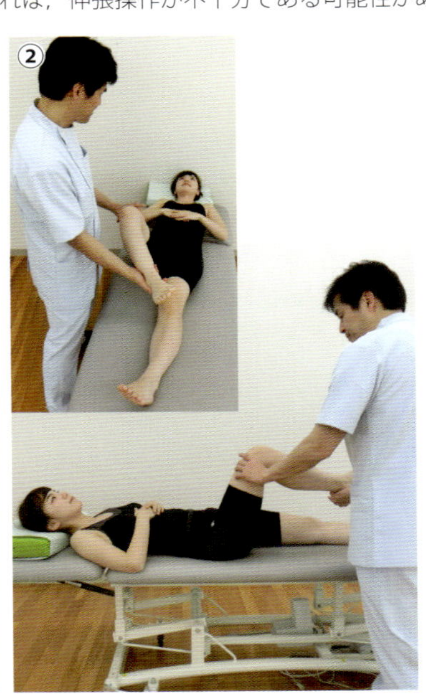

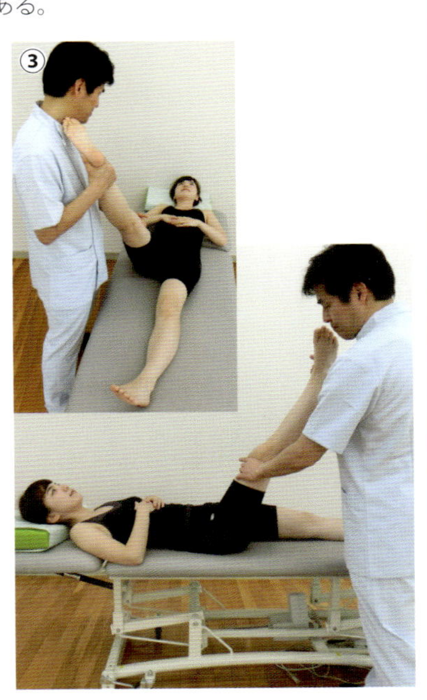

セラピストによる固定：左手で対象者の右大腿部長軸方向に軸圧をかけ，骨盤をベッドに押し付け骨盤後傾を防止する
伸張操作：股関節を屈曲・軽度外転・外旋位に置き，最後に膝関節を伸展操作しストレスをかける

今回推奨している半腱様筋のテストは，上記のように股関節を軽度外転位としているが，従来の方法[1)]は股関節を軽度内転位としている。これは，薄筋の伸張による影響を警戒してのことと思われるが，薄筋は股関節屈曲位では弛緩するので，さほど心配してなくてよい。

股関節を外転位にしたほうが半腱様筋は伸張されるので，軽度外転位で行ったほうがよいと思われる。また内転位で行うと坐骨神経の伸張肢位でもあるので，坐骨神経症状が誘発されてしまう可能性があり，鑑別に注意が必要である。

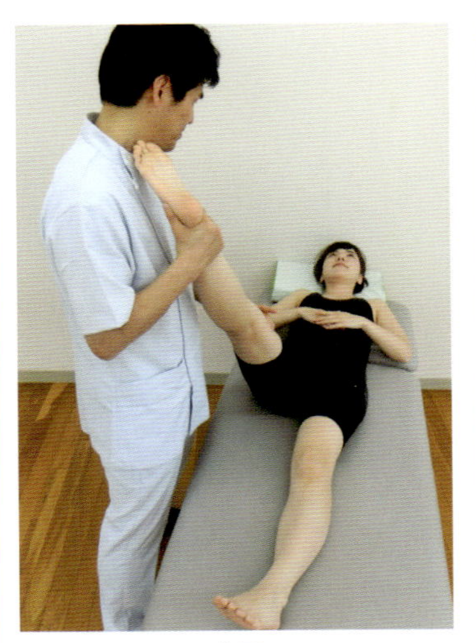
今回

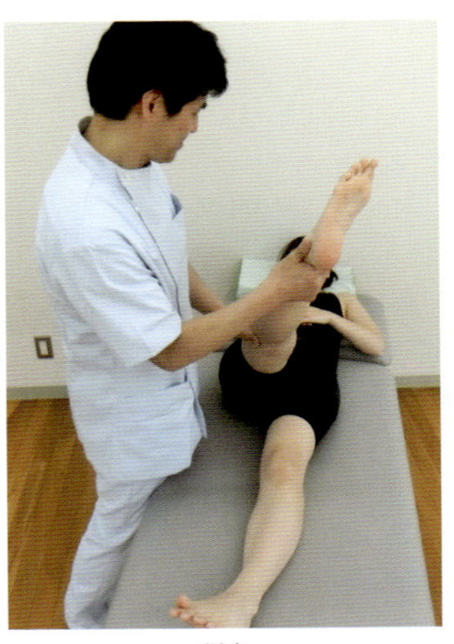
従来

1）整形外科リハビリテーション学会 編：図6 薄筋のストレッチング．改訂第2版 整形外科運動療法ナビゲーション 下肢，159，メジカルビュー社，2014.

半腱様筋 semitendinosus muscle
半膜様筋 semimembranosus muscle

起始・停止・支配神経・髄節レベルはハムストリングス全体(p.76)を参照。

■テクニカルヒント

筋の走行・機能	■股関節の内転・外転軸の内側を通る	▶ 股関節の内転作用をもつ
	■股関節の屈曲・伸展軸の後方を通る	▶ 股関節の伸展作用をもつ
	■股関節の内旋・外旋軸の後方を外側へ向かう	▶ 股関節の外旋作用をもつ
	■膝関節の屈曲・伸展軸の後方を通る	▶ 膝関節の屈曲作用をもつ
	■膝関節(下腿)の内旋・外旋軸の内側を後方へ向かう	▶ 下腿の内旋作用をもつ
固定操作ポイント	■股関節の屈曲操作で骨盤が後傾する	▶ 反対側の股関節を伸展位に保持して,骨盤を前傾位に固定しておく

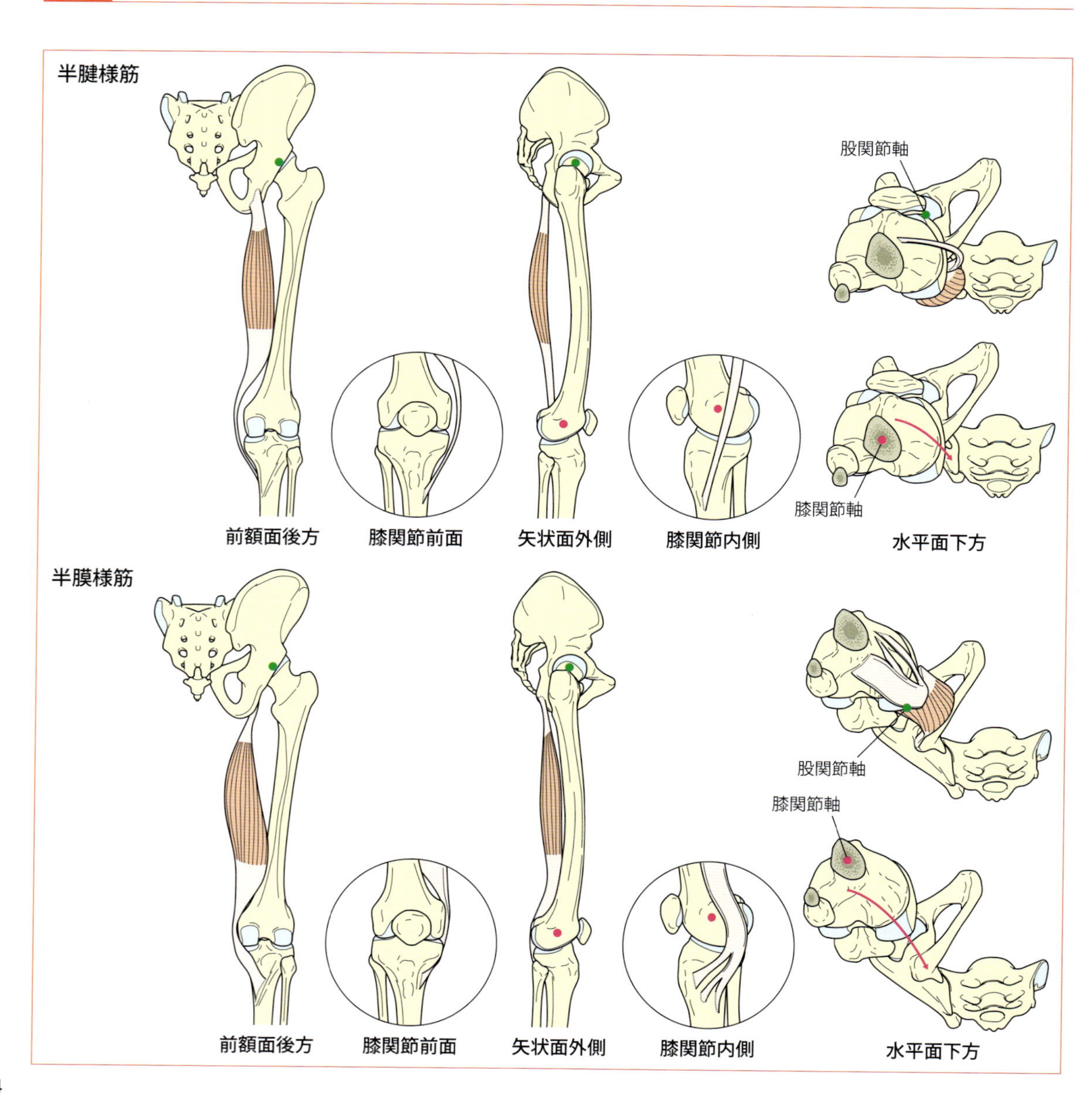

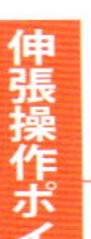
伸張操作ポイント
（ハムストリングス全体との違い）

■股関節は屈曲・軽度外転で伸張する。屈曲操作をしっかり行うと伸張しやすい

■股関節の外旋による伸張操作が加わる

図4-1　内側ハムストリングスのストレッチング-全体像

膝関節伸展位からの股関節屈曲で伸張する方法である。ハムストリングス全体を伸ばす方法に加え，股関節を外旋しながら屈曲することで，内側ハムストリングスを優位に伸張する。
外側ハムストリングスよりもさらに外転位にしたほうが，伸張感が得られやすい。

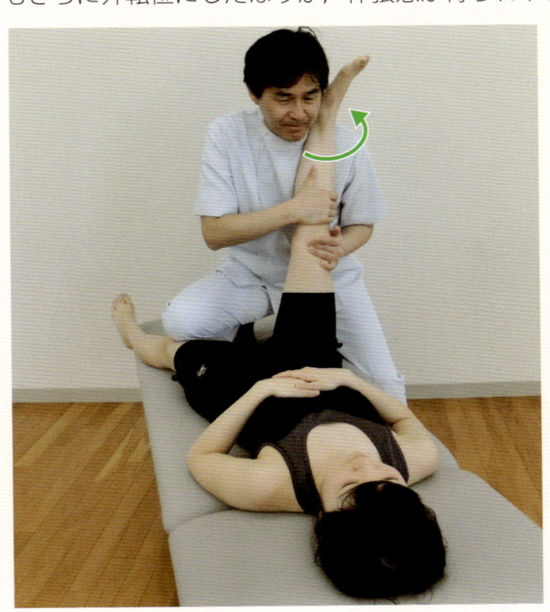

図4-2　内側ハムストリングスのストレッチング（別法）-全体像

股関節屈曲位からの膝伸展で伸張する方法である。ハムストリングス全体を伸ばす方法に加え，股関節を外旋位にしてから膝関節を伸展することで，内側ハムストリングスを優位に伸張する。
膝が屈曲位のため下腿の回旋も可能であるが，技術的に煩雑になってしまうので，ここでは実施していない。

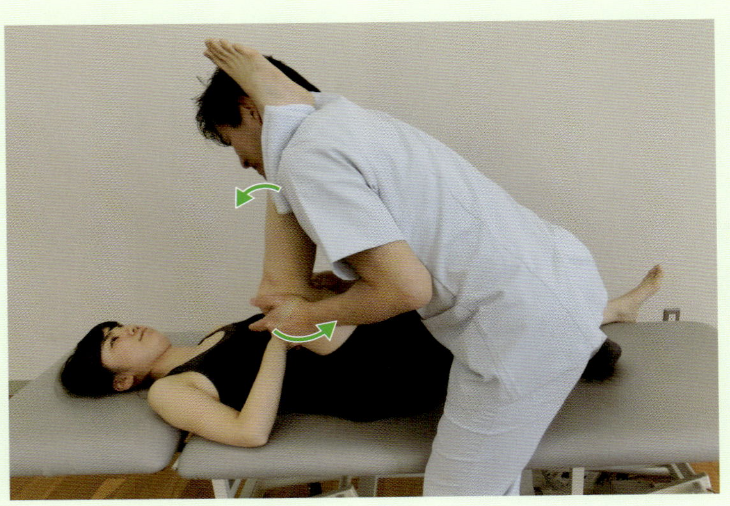

図4-3　内側ハムストリングスの伸張操作(1)

固定操作および軸圧のかけ方については，「ハムストリングス全体のストレッチング」と同様なので，p.79を参照のこと。

ハムストリングス全体のストレッチング同様に，セラピストは自身の右下腿近位を対象者の左大腿遠位部にあて，左股関節を伸展位に保持する。

対象者の右膝関節を完全伸展位にし，下腿遠位(足関節部)をセラピストの左肩にのせる。股関節軽度外転位での屈曲操作に外旋操作を加え，内側ハムストリングスを選択的に伸張する。

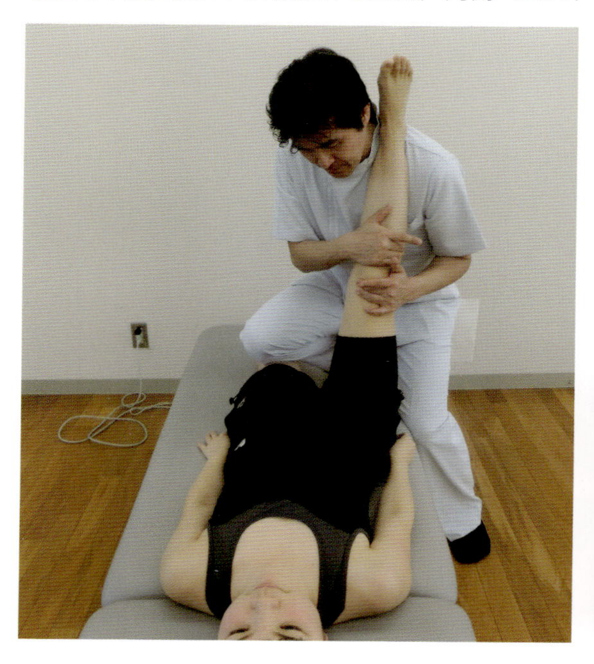

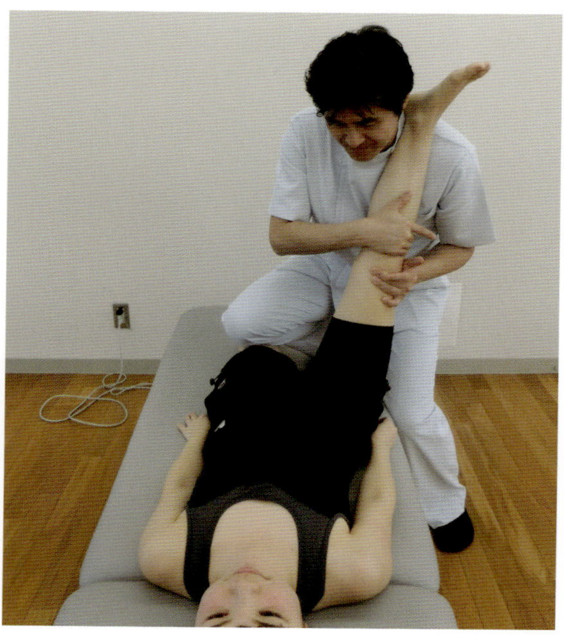

図4-4　内側ハムストリングスの伸張操作(2)

対象者の右下肢を，セラピストは両手と左肩〜胸郭とで保持したまま，股関節の外旋操作を行う。

セラピストは左側へ重心移動しつつ，体幹を左に軽度回旋する。その際，セラピストの右膝による対象者の左大腿遠位の固定が緩まないよう，注意が必要である。

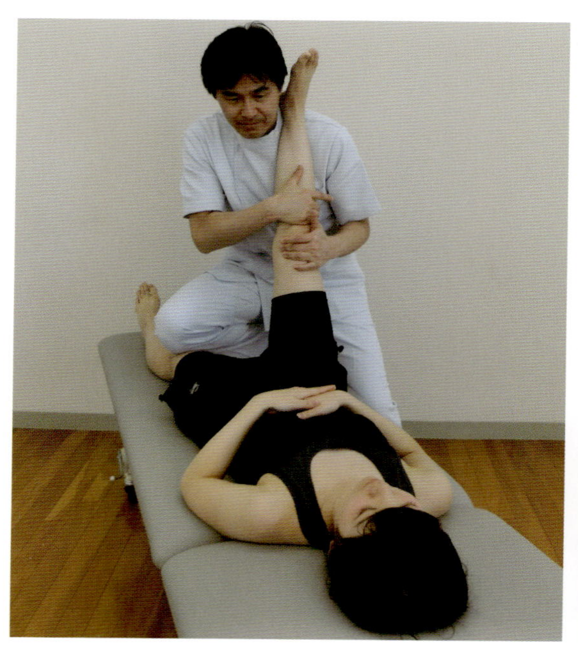

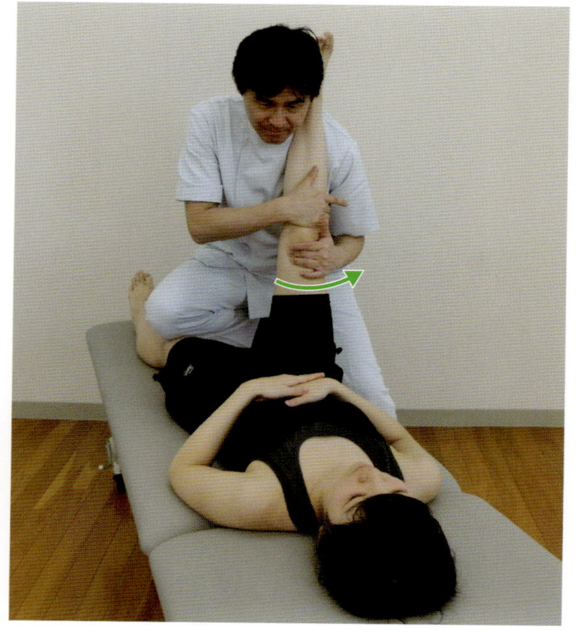

図4-5　内側ハムストリングスの伸張操作（別法）

対象者の膝関節を屈曲位に保持したまま，まずは股関節を最大屈曲位に操作する（①）。
次に股関節を外旋位に操作し，膝関節を伸展していく（②）。伸展していく際は，股関節の屈曲位を緩めないよう注意する。
セラピストは左肩で対象者の右下腿遠位（足部）を押して，膝関節の伸展を行うが，右膝で固定している対象者の左大腿遠位が緩まないよう注意が必要である。

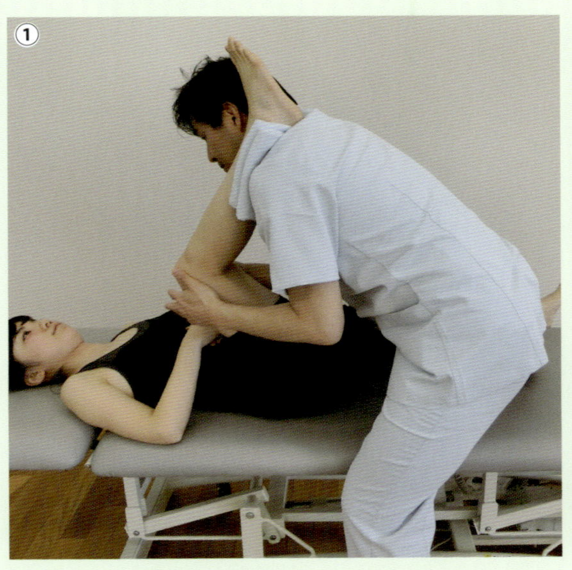

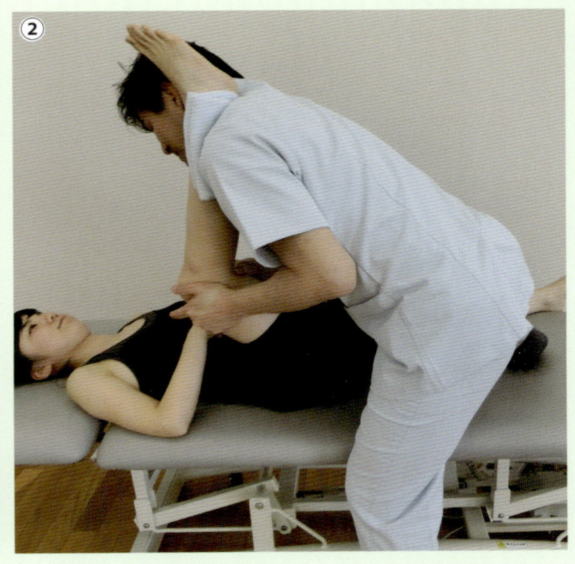

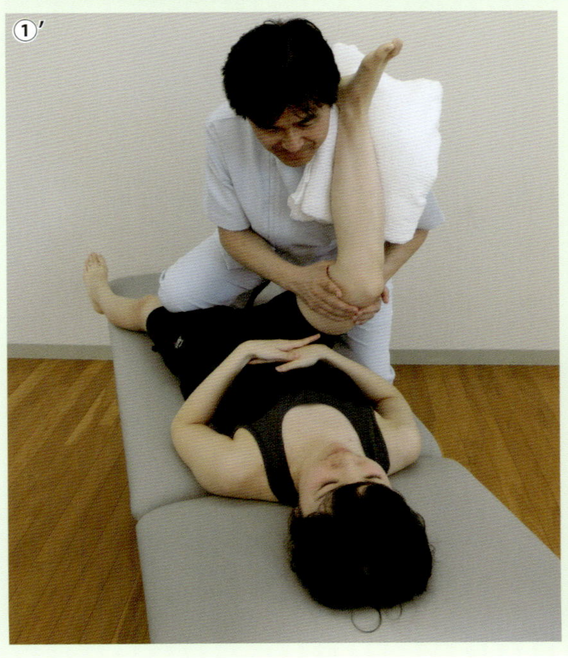

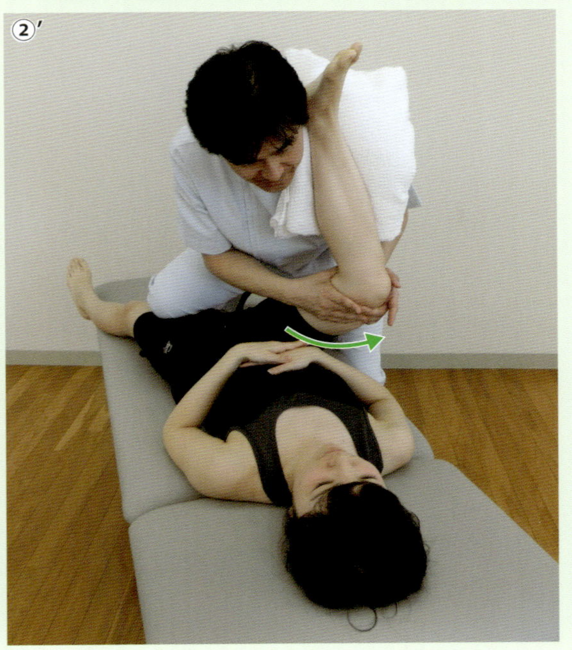

図4-6　内側ハムストリングスの伸張操作(別法)：股関節外旋操作の詳細

対象者の大腿遠位内側部に，セラピストの両手指先端を合わせるようにして，大腿部をしっかり両手で把持する。次いで対象者の大腿内側が対象者の頭方を向くように，セラピストが両手で股関節の外旋を行う。

このとき，対象者の膝は外側へ移動し，足部は内側に移動するため，セラピストの頸部・頭部がその動きを邪魔しないようにする。

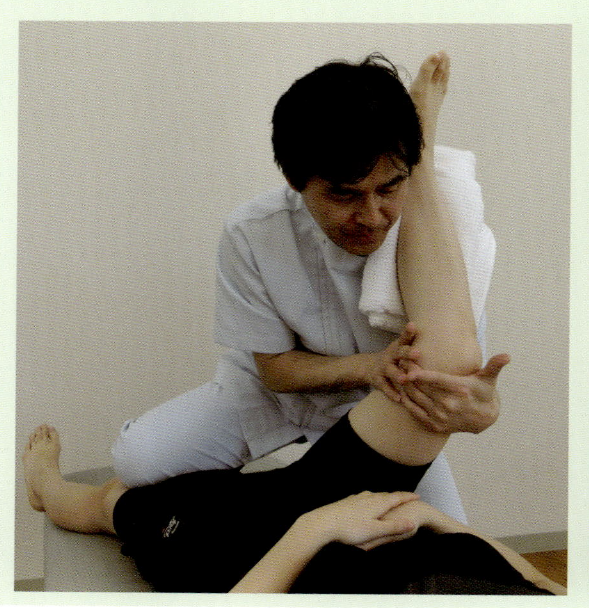

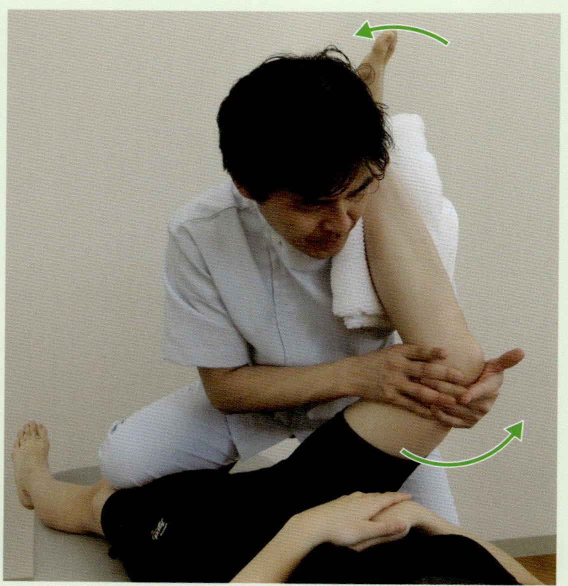

Column

ストレッチングを使った鵞足筋症状鑑別テスト(4)

▶鑑別テストまとめ

各テストとも該当筋以外は必ず弛緩させる股関節操作が加わるため，同時に伸張ストレス（＋＋＋）が加わるポジションはない。

薄筋テスト

股関節肢位	伸展	外転	内旋
薄筋	＋	＋	＋
縫工筋	＋	－	＋
半腱様筋	－	＋	－

縫工筋テスト

股関節肢位	伸展	内転	内旋
薄筋	＋	－	＋
縫工筋	＋	＋	＋
半腱様筋	－	－	－

半腱様筋テスト

股関節肢位	屈曲	外転	外旋
薄筋	－	＋	－
縫工筋	－	－	－
半腱様筋	＋	＋	＋

伸張するポジションを＋，弛緩するポジションを－で表記。
各テストとも膝関節は必ず最後に伸展操作を行い，伸張ストレスだけでなく，摩擦ストレスを加える。

薄筋の鑑別テスト：股関節の伸展・外転・内旋，膝関節の伸展（p.68参照）

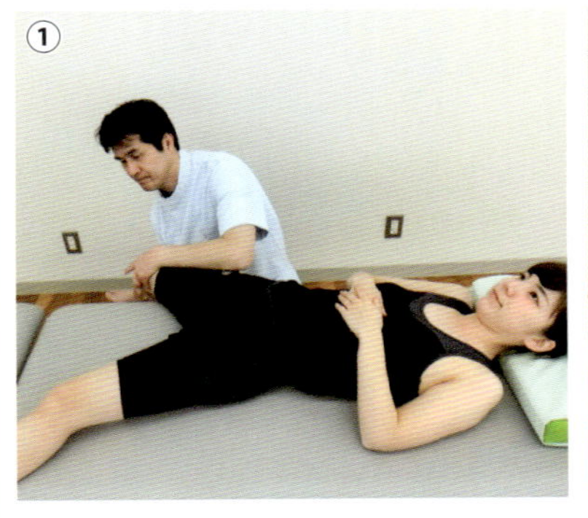

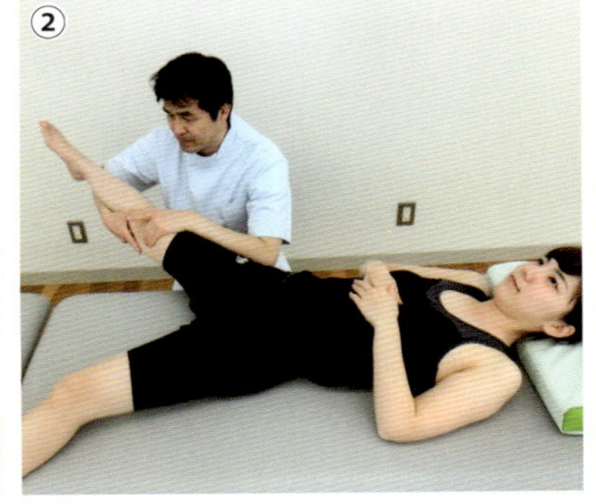

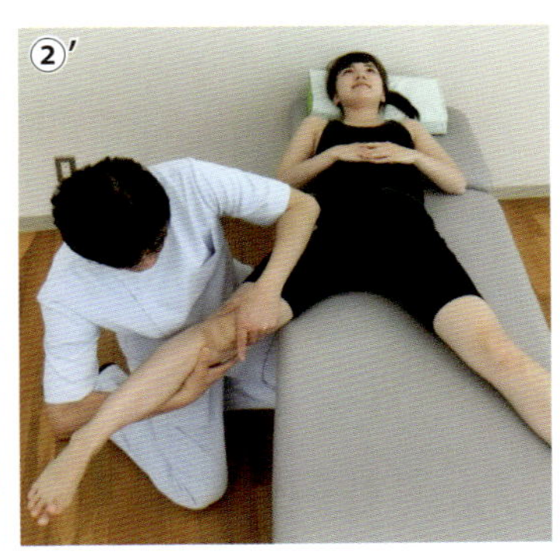

縫工筋の鑑別テスト：股関節の伸展・内転・内旋，膝関節の伸展（p.75参照）

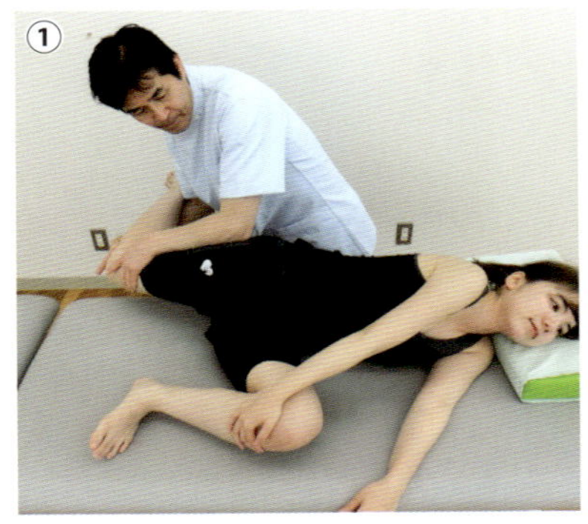

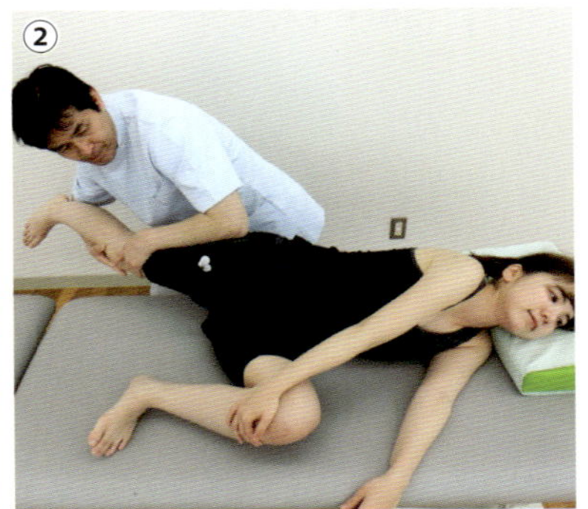

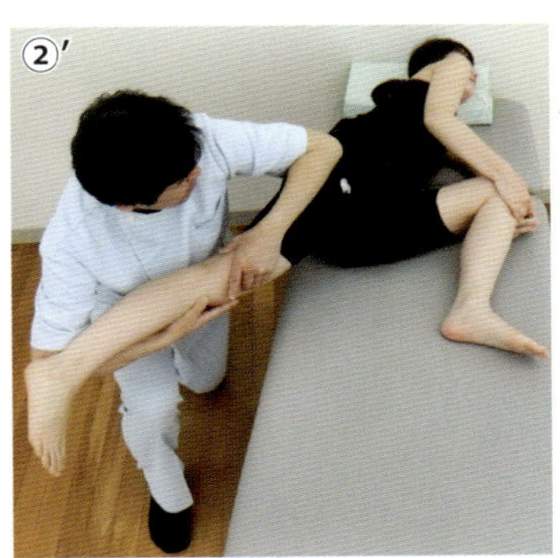

半腱様筋の鑑別テスト：股関節の屈曲・軽度外転・外旋，膝関節の伸展（p.83参照）

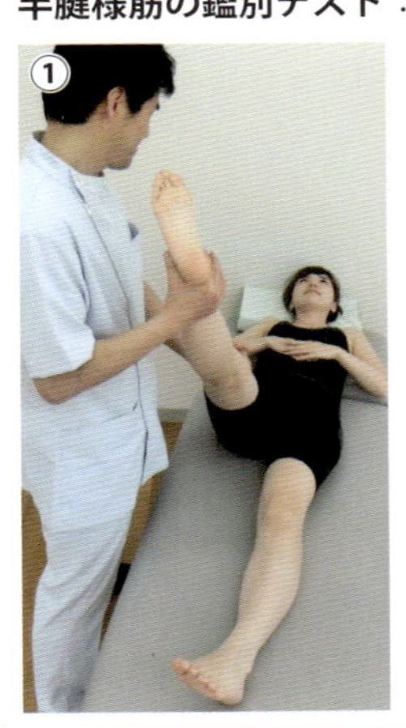

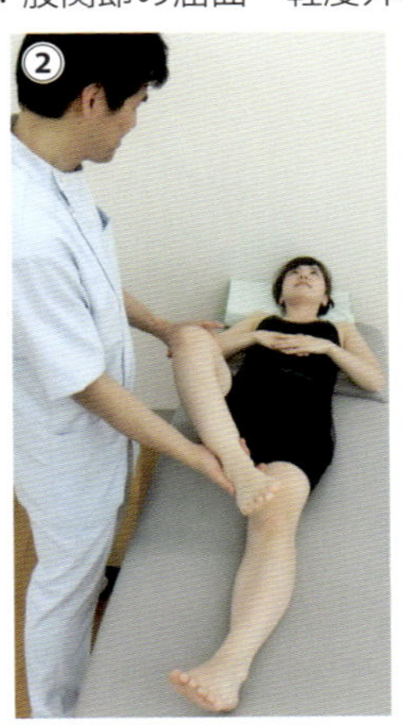

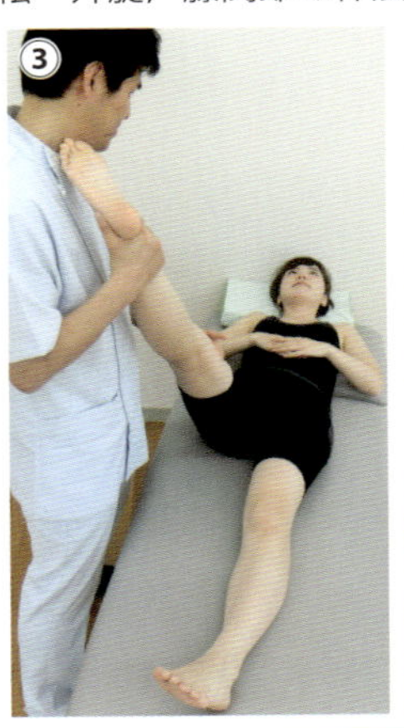

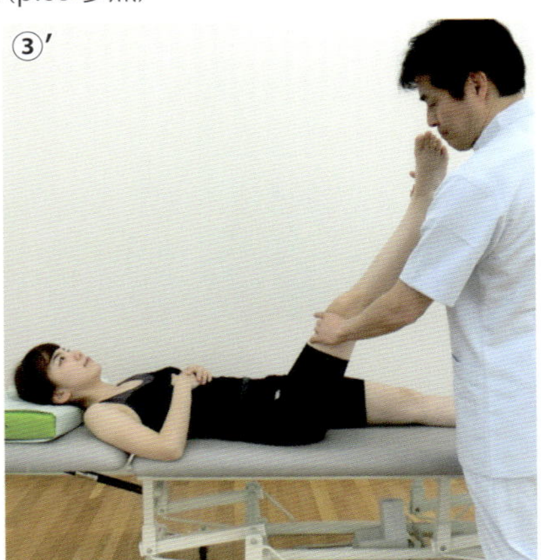

大腿二頭筋長頭 long head of biceps femoris muscle

起　始	坐骨結節	支配神経	坐骨神経脛骨神経部
停　止	腓骨頭	髄節レベル	L5〜S2

■テクニカルヒント

筋の走行・機能	■股関節と膝関節をまたぐ二関節筋である	▶ 股関節と膝関節への同時操作となる
	■股関節の内転・外転軸の内側を通る	▶ 股関節の内転作用をもつ
	■股関節の屈曲・伸展軸の後方を通る	▶ 股関節の伸展作用をもつ
	■股関節の内旋・外旋軸の後方を内側に向かう	▶ 股関節の外旋作用をもつ
	■膝関節の屈曲・伸展軸の後方を通る	▶ 膝関節の屈曲作用をもつ
	■膝関節（下腿）の内旋・外旋軸の外側を後方に向かう	▶ 下腿の外旋作用をもつ
固定操作ポイント	■股関節の屈曲操作で骨盤が後傾する	▶ 反対側の股関節を伸展位に保持して，骨盤を前傾位に固定しておく
伸張操作ポイント	ハムストリングス全体との違い	
	■股関節は屈曲・軽度外転で伸張する。屈曲操作をしっかり行うと伸張しやすい	
	■股関節の内旋による伸張操作が加わる	

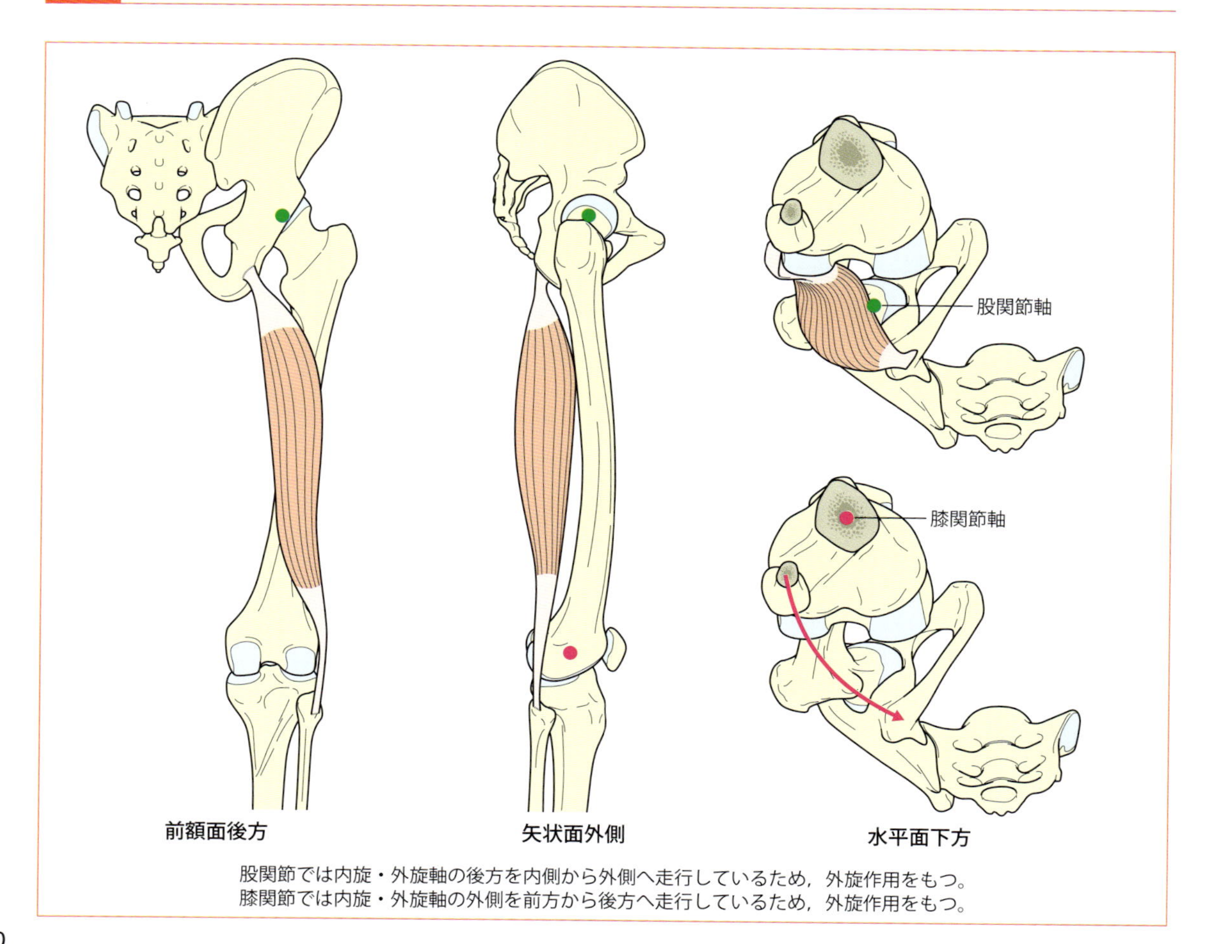

股関節では内旋・外旋軸の後方を内側から外側へ走行しているため，外旋作用をもつ。
膝関節では内旋・外旋軸の外側を前方から後方へ走行しているため，外旋作用をもつ。

図 5-1　大腿二頭筋長頭のストレッチング - 全体像

膝関節伸展位からの股関節屈曲で伸張する方法である。ハムストリングス全体を伸ばす方法に加え，股関節を内旋しながら屈曲することで，大腿二頭筋長頭（外側ハムストリングス）を優位に伸張する。

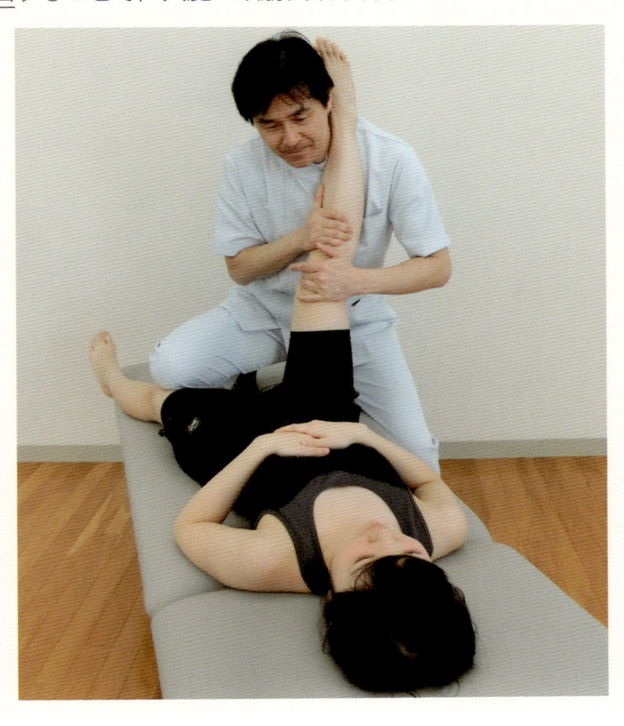

図 5-2　大腿二頭筋長頭のストレッチング（別法）- 全体像

股関節屈曲位からの膝伸展で伸張する方法である。ハムストリングス全体を伸ばす方法に加え，股関節を内旋位にしてから膝関節を伸展することで，大腿二頭筋長頭を優位に伸張する。
膝が屈曲位のため下腿の回旋も可能であるが，技術的に煩雑となってしまうので，ここでは実施していない。

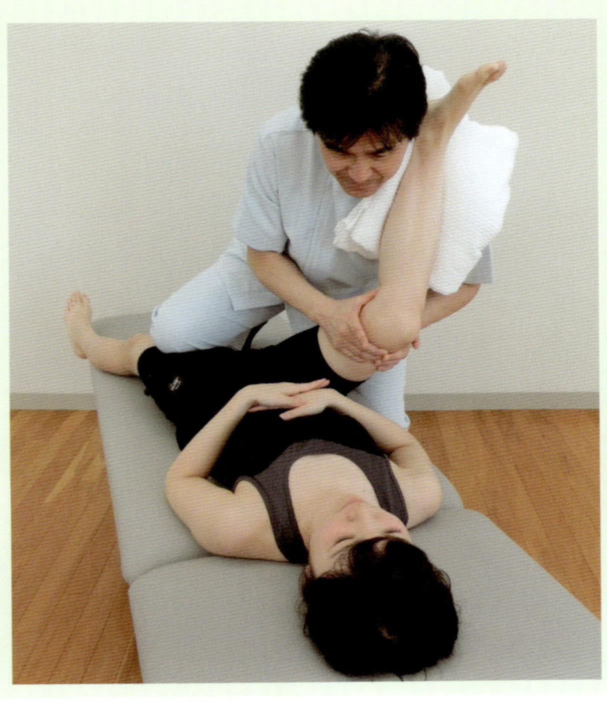

図 5-3　大腿二頭筋長頭の伸張操作(1)

固定操作および軸圧のかけ方については，「ハムストリングス全体のストレッチング」と同様なので，p.79を参照のこと。

ハムストリングス全体のストレッチング同様に，セラピストは自身の右下腿近位を対象者の左大腿遠位部にあて，左股関節を伸展位に保持する。股関節の軽度外転位での屈曲操作に内旋操作を加え，外側ハムストリングスを選択的に伸張する。

股関節内旋操作では，対象者の右下肢をセラピストの両手と左肩〜胸郭で保持したまま行う。セラピストは自分の左側に重心移動しつつ，体幹を右に回旋する。

股関節の内旋・屈曲操作では，対象者の右骨盤が挙上しやすいので，よりしっかり軸圧をかける必要がある。

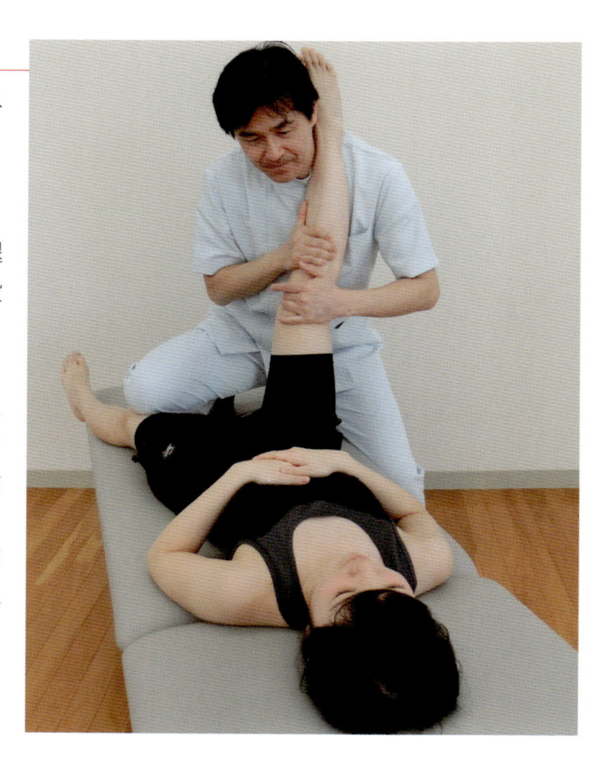

図 5-4　大腿二頭筋長頭の伸張操作(2)

対象者の膝関節を完全伸展位にして，下腿遠位（足関節部）をセラピストの左肩にのせる（①）。次に股関節を内旋位に操作する（②）。この際に股関節が内転位にならないよう注意する。

内旋SLRでは，ハムストリングス全体でのストレッチング時よりもラセーグ徴候や梨状筋症候群様の症状がでやすいので，膝周辺を明らかに越えた下腿での痛みや，腓骨頭部周辺での灼熱感・痛みには十分気をつける。特に筋肉によるエンドフィールを感じない場合の痛みは，神経の牽引症状による可能性が高い。

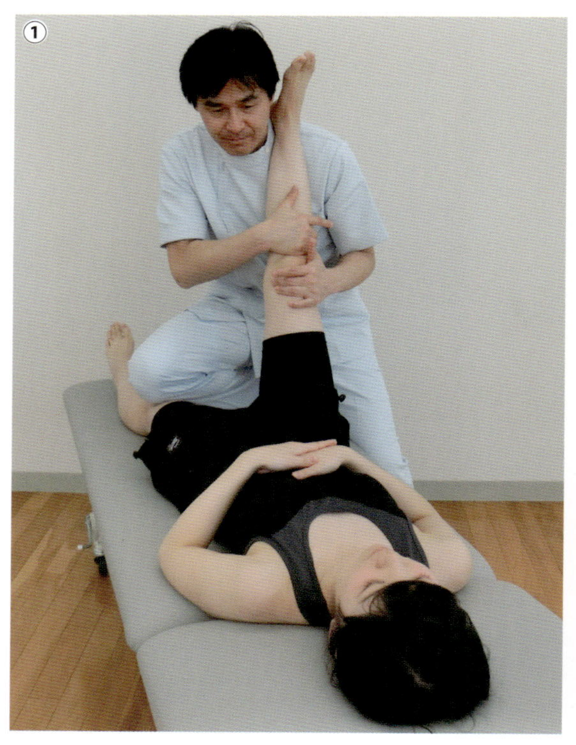
①

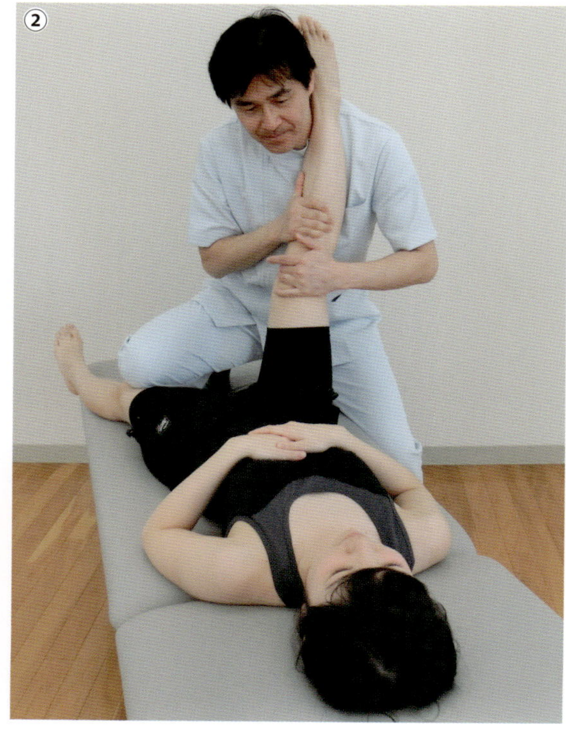
②

図 5-5　大腿二頭筋長頭の伸張操作（別法）

対象者の膝関節は屈曲位のまま，まずは股関節を最大屈曲位に操作する（①）。
次に股関節を内旋位に操作し，膝関節を伸展していく（②）。その際は股関節の屈曲位を緩めないよう注意する。
セラピストは左肩で対象者の右下腿遠位（足部）を押して膝関節の伸展を行うが，自身の右膝で固定している対象者の左大腿遠位が緩まないよう注意が必要である。

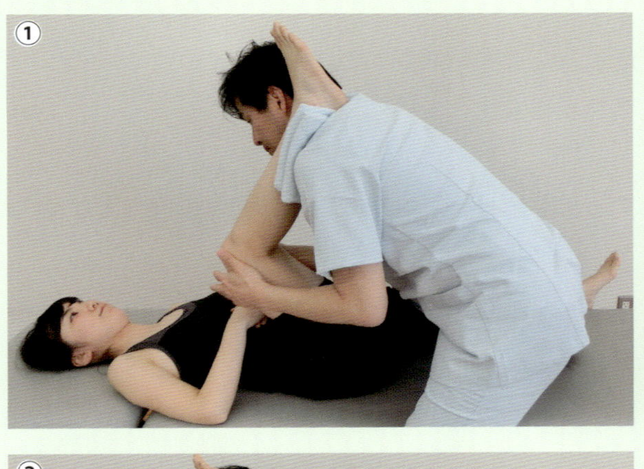

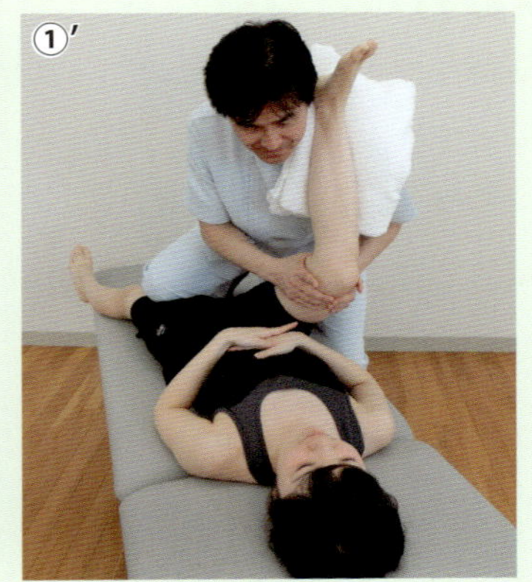

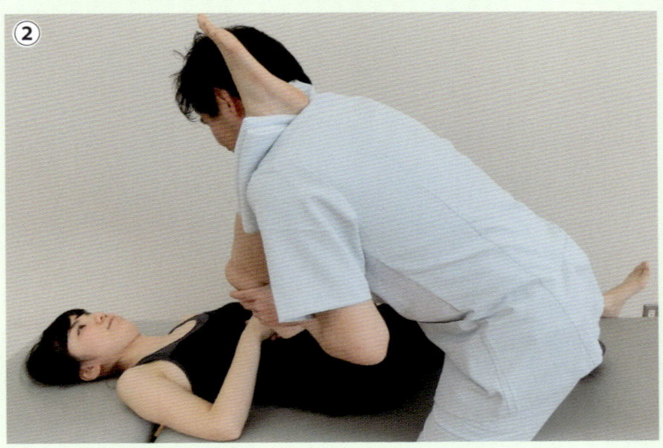

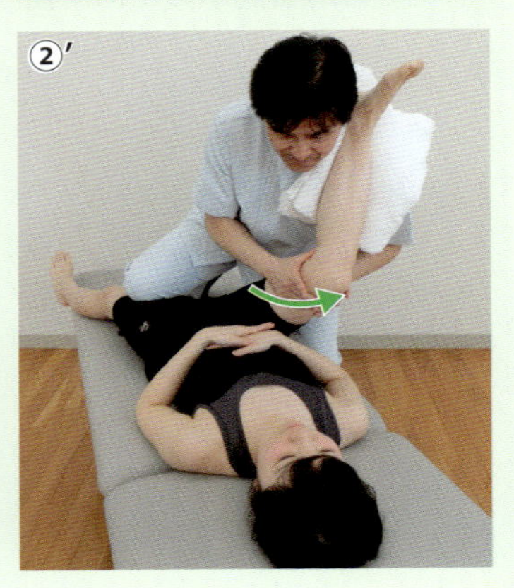

図 5-6　大腿二頭筋長頭の伸張操作（別法）：股関節内旋操作の詳細

大腿部をしっかり両手で把持してから股関節に内旋を加える。その際に対象者の膝は内側を向き，足部は外側へ移動する。セラピストの頸部・頭部はその動きに合わせて左下肢へ重心移動する。
対象者の大腿遠位の外側部に，セラピストの両手指の先端が位置するように把持する。次いで，対象者の大腿外側が頭方を向くように，セラピストは両手で股関節の内旋を行う。

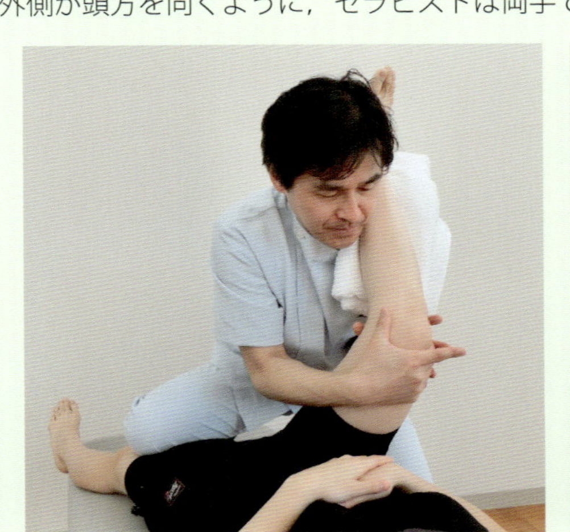

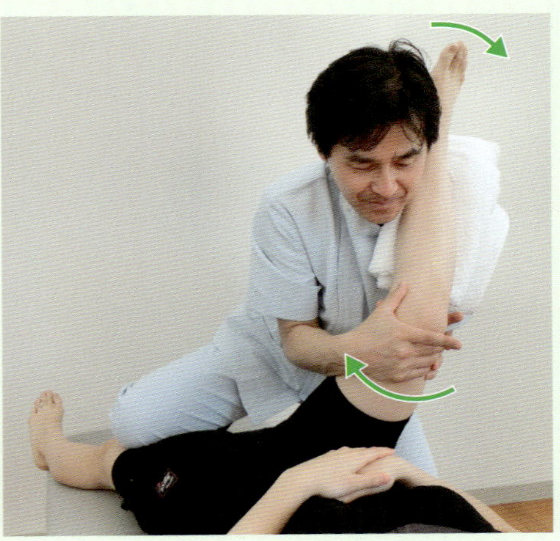

大腿二頭筋短頭 short head of biceps femoris muscle

起始	大腿骨粗線外側唇	支配神経	坐骨神経腓骨神経部
停止	長頭腱を介し腓骨頭	髄節レベル	S1・S2

■テクニカルヒント

筋の走行・機能	■膝関節の屈曲・伸展軸の後方を通る	▶ 膝関節の屈曲作用をもつ
	■膝関節（下腿）の内旋・外旋軸の外側を後方に向かう	▶ 下腿の外旋作用をもつ
固定操作ポイント	■膝関節だけをまたぐ単関節筋なので伸張感が得られにくい。骨だけの固定でなく，起始部の筋腹を把持し，伸張操作も加えながら固定する	
伸張操作ポイント	■膝関節を伸展，下腿を内旋して伸張する	
その他ポイント	■膝関節は蝶番関節のため内転・外転はしないが，外側に位置する	

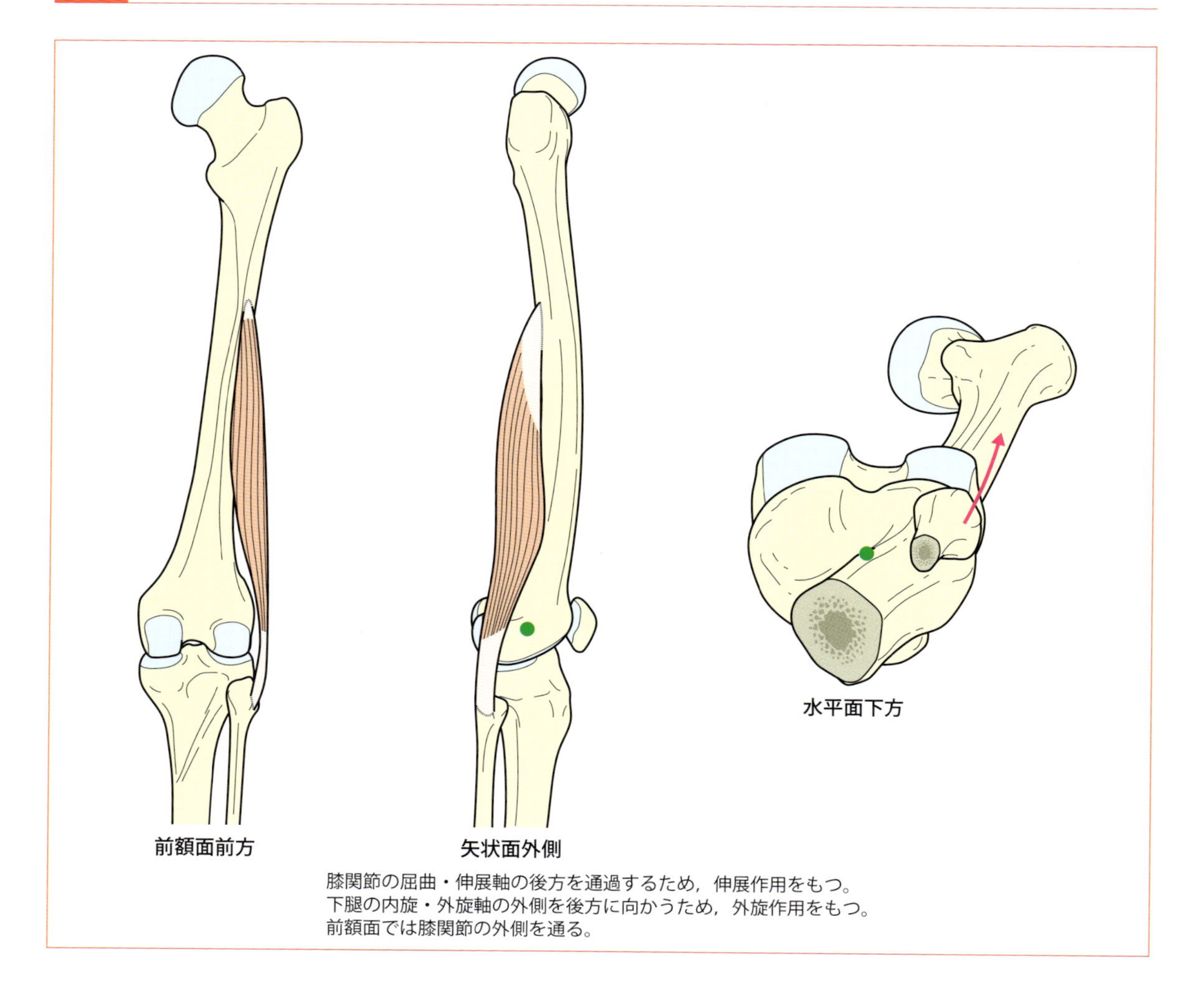

膝関節の屈曲・伸展軸の後方を通過するため，伸展作用をもつ。
下腿の内旋・外旋軸の外側を後方に向かうため，外旋作用をもつ。
前額面では膝関節の外側を通る。

図6-1　大腿二頭筋短頭のストレッチング - 全体像

対象者を腹臥位とする。膝を屈曲位にして大腿二頭筋短頭を緩ませた後，筋起始のある大腿部外側で把持してから近位へ操作し固定する。
セラピストは右手を腓骨頭の後方にあてる。その際，右手前腕は対象者の下腿前方を支える。
対象者の下腿を内旋方向に操作しながら膝関節を伸展操作し伸張する。

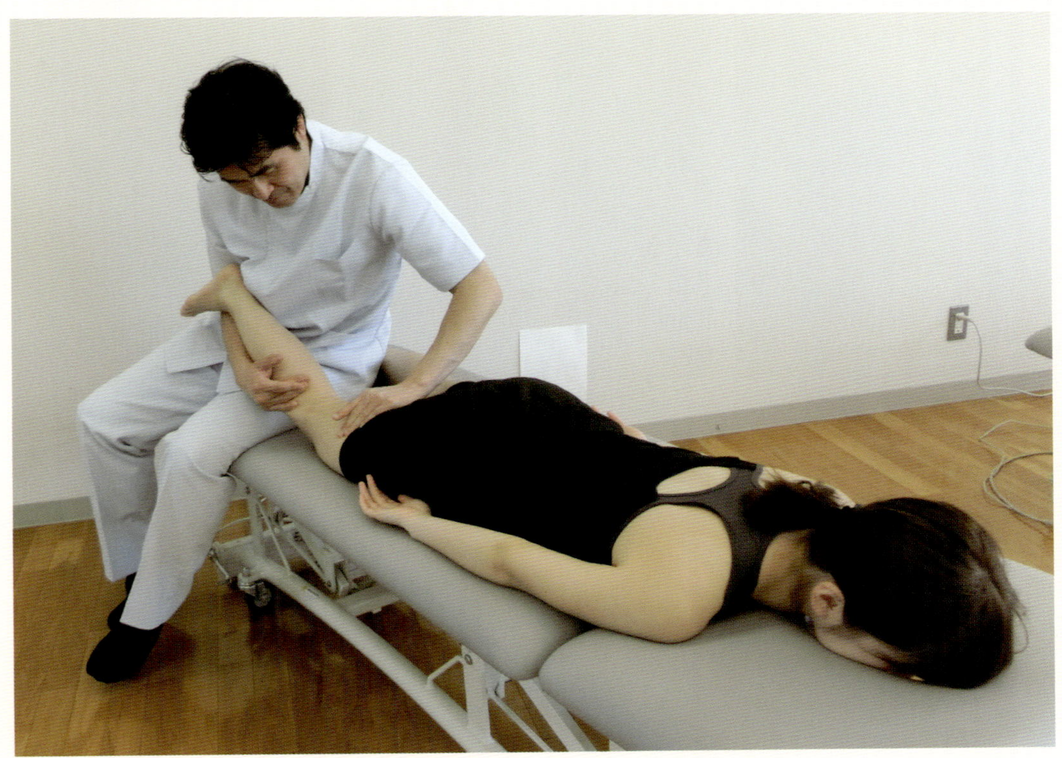

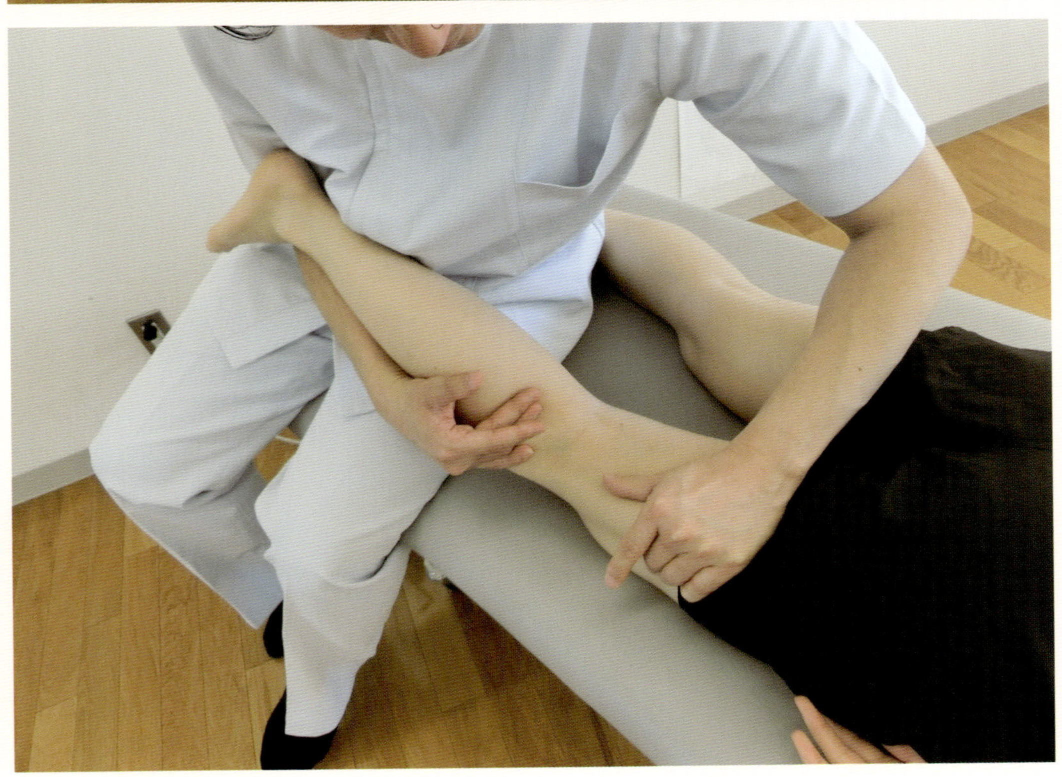

図6-2　大腿二頭筋短頭の固定操作

膝関節を屈曲位としてから，大腿二頭筋短頭の位置を触診にて確認する（①）。
三次元的に大腿二頭筋短頭を捉え把持し（②），把持した大腿二頭筋短頭を近位へ少し寄せて固定する（③）。

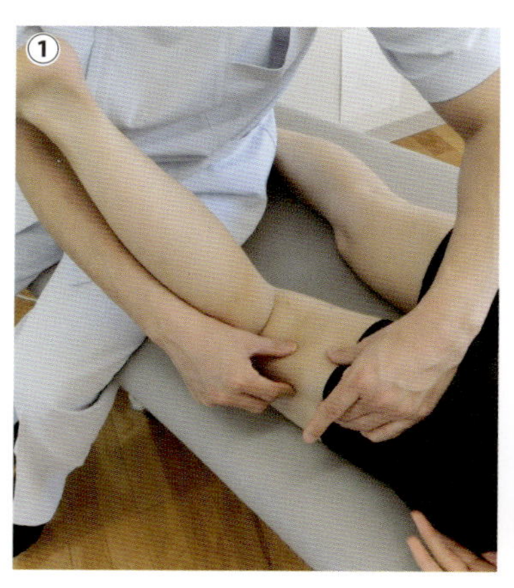

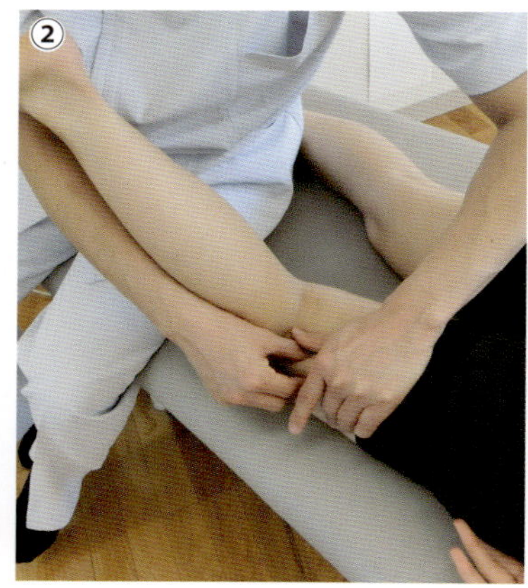

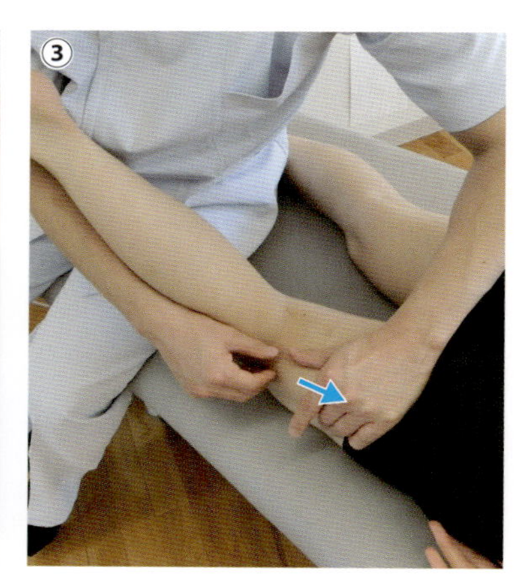

図6-3　大腿二頭筋短頭の伸張操作

セラピストは大腿二頭筋短頭を左手で把持固定したら，右手を腓骨頭の遠位後方にあてる（①）。その際，右手前腕は対象者の下腿前方を支える。
セラピストは右手で下腿内旋操作を加えつつ，対象者の腓骨頭に対し，やや膝に内反ストレスを与えるよう意識しながら膝関節に伸展操作を加える（②）。

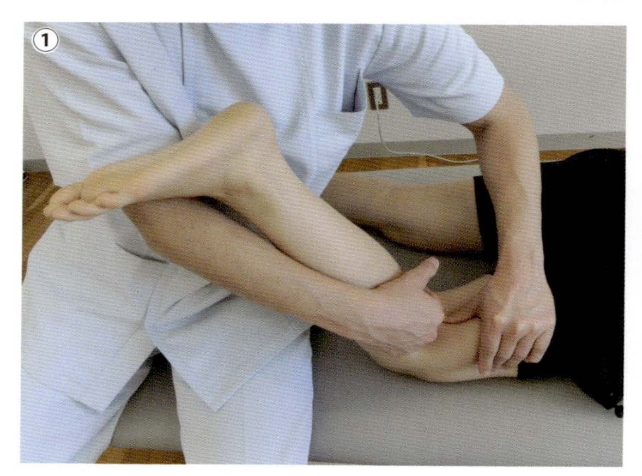

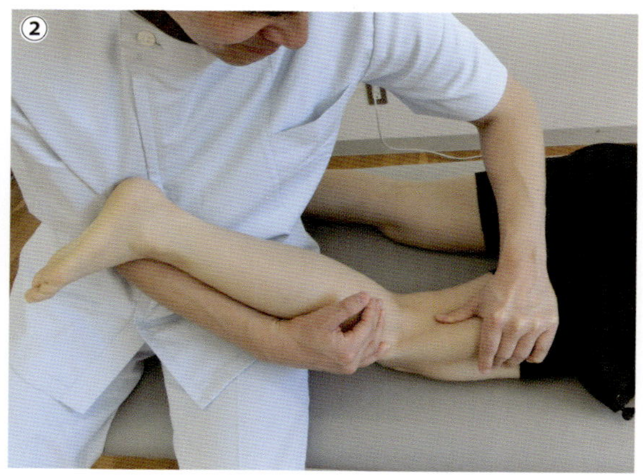

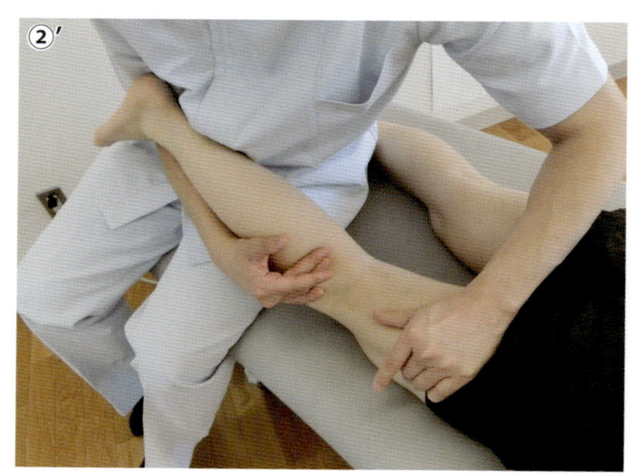

図6-4　大腿二頭筋短頭の伸張操作（別法）

大腿二頭筋短頭を両手で把持し，直接伸張する方法である。
触診にて，大腿二頭筋短頭のおおよその位置を確認する（①）。
三次元的に大腿二頭筋短頭を捉え把持し，起始である大腿骨から浮かせるよう操作しながら両手の間を遠ざけて伸張する。その際に膝関節が伸展してくるのは正常である（②）。

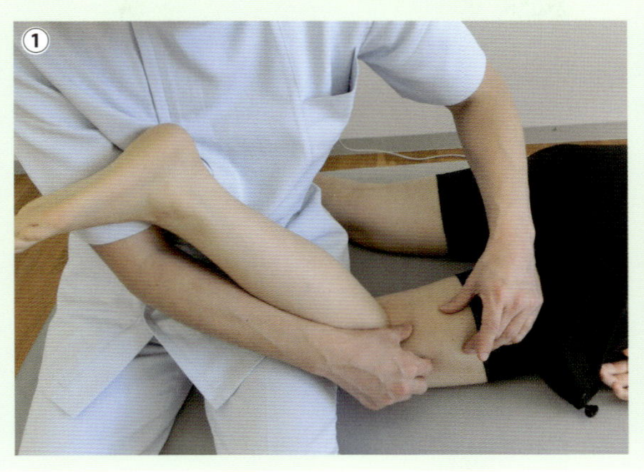

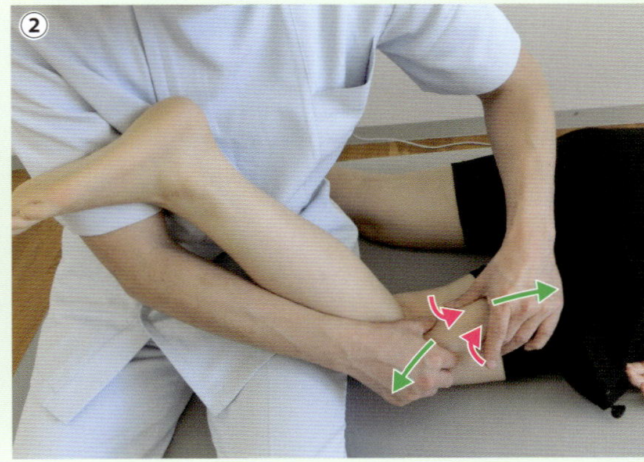

図6-5　大腿二頭筋短頭の反復収縮を用いたリラクセーション

セラピストは左手で対象者の大腿二頭筋短頭を把持固定したら，右手を腓骨頭の後方にあて（①），腓骨頭に対し下腿内旋・膝関節に伸展操作を加える（②）。
セラピストの指示で，対象者は大腿二頭筋短頭の軽い収縮で膝関節を屈曲し，力を抜く。セラピストは，リズミカルな収縮が可能となる程度の抵抗量に調節する（③）。
①～③を繰り返す。

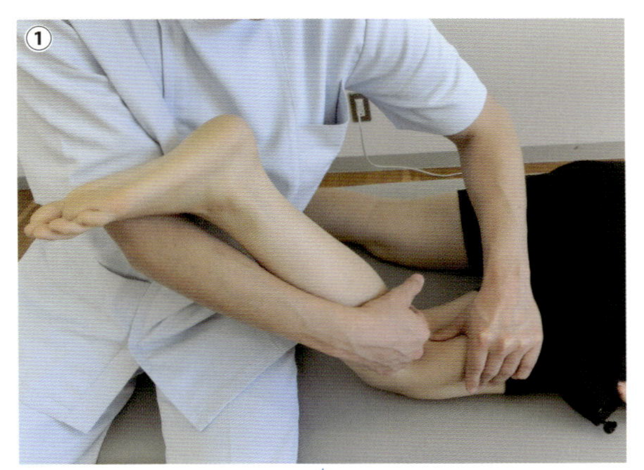

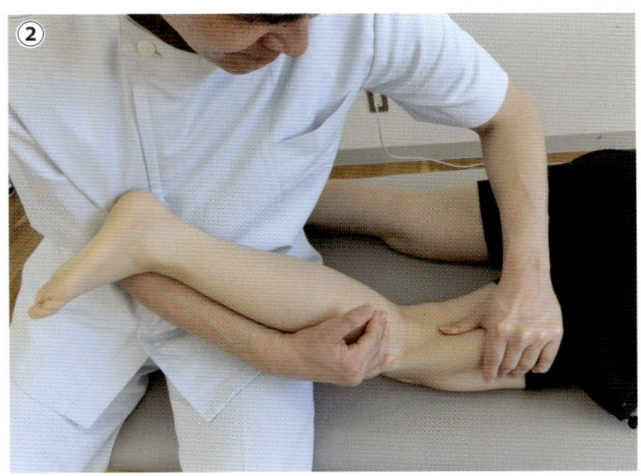

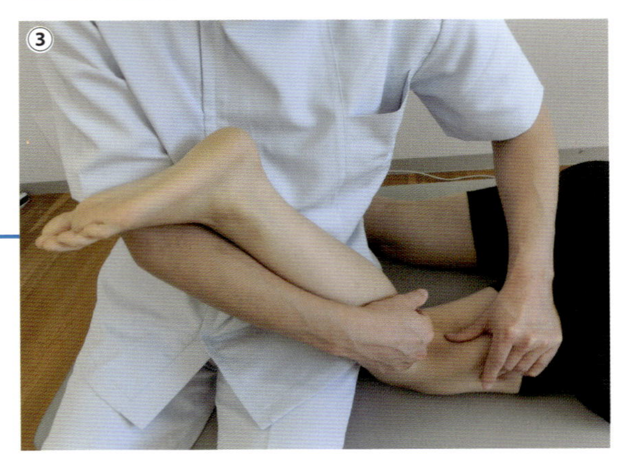

Column

下肢伸展挙上テスト（SLR-T）

SLR-Tも臨床でよく用いられるテストである。タイトハムストリングスなどのチェックで使用される。しかしながら，簡単なテストであるために正確に行われていない場合が多いのではないだろうか。

気がついていないセラピストも多いのではないかと思うが，SLR-Tを行っていると，持っている下肢の重さが急に変わってくる角度がある（①）。それは，その角度から骨盤後傾の代償が生じ，下肢の重みに骨盤の重みが加わってくるからである。②ではあまり代償が入っていないように見えるが，すでに下肢は重くなってきている。③のように反対側の下肢が目に見えて上がってきたときは，骨盤後傾の代償が大きくなり反対側の下肢の重みまで含んでいるので，さらに重くなっている。

aのように，②の角度で挙上した下肢に軸圧をかけると，骨盤（腸骨稜）がベッドに圧迫され固定され，骨盤後傾での代償が入りにくくなるため痛みを感じてしまう（ハムストリングスのストレッチングp.76を参照）。したがって，実際に痛みのない範囲で伸張感が得られる角度（SLR-Tの角度）は**b**になり，実際にハムストリングスのストレッチングを行う際もこの角度で行う。

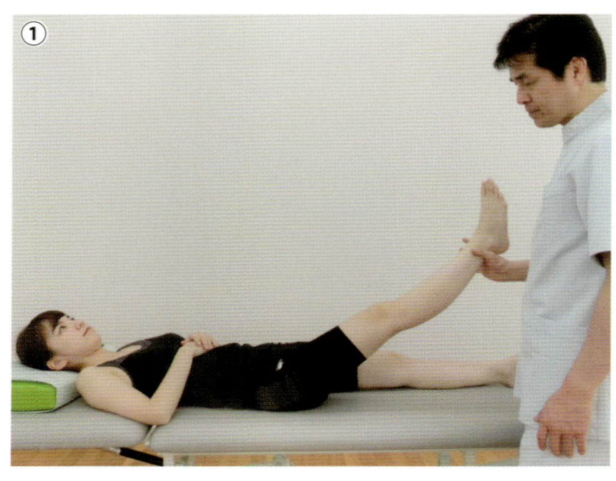

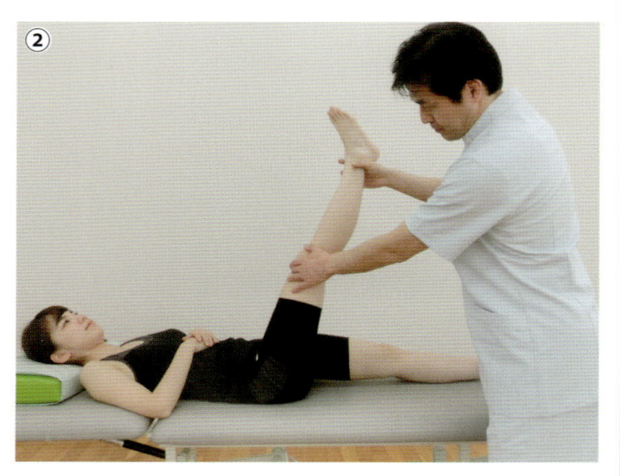

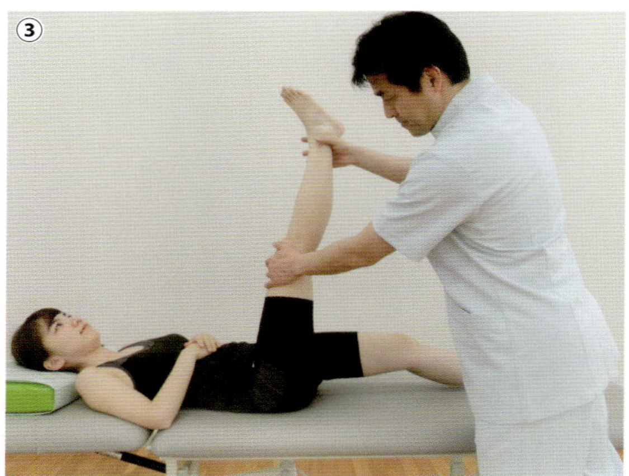

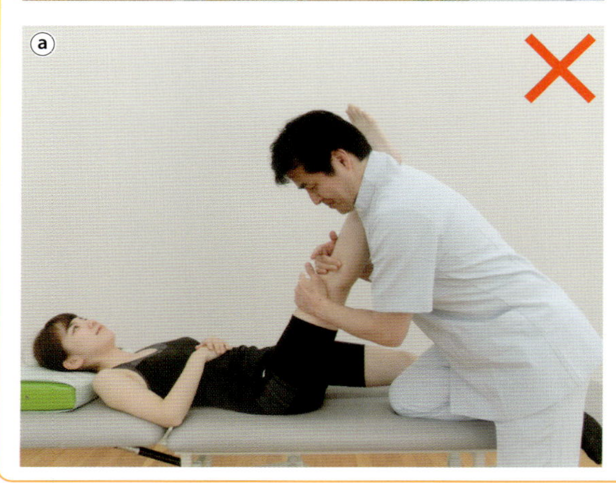

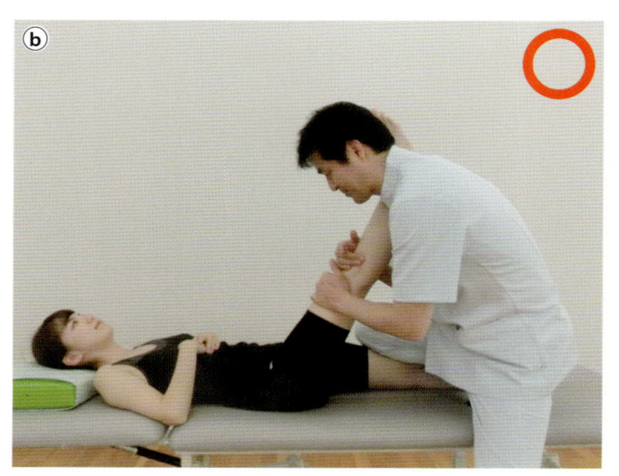

膝窩筋 popliteus muscle

起始	大腿骨外側上顆の外側面	支配神経	脛骨神経
停止	ヒラメ筋線より上の脛骨後面上部	髄節レベル	L4～S1

■テクニカルヒント

筋の走行・機能	■膝関節の屈曲・伸展軸のほぼ軸上を通る	▶ 膝関節の屈曲伸展作用はあまりもたない
	■膝関節（下腿）の内旋・外旋軸の後方を外側に引く	▶ 下腿の内旋作用をもつ
固定操作ポイント	■膝関節だけをまたぐ単関節筋なので伸張感が得られにくい。骨固定だけでなく，起始部の筋腹を把持する。固定操作に伸張要素も加えて行う	
伸張操作ポイント	■膝関節（下腿）を外旋して伸張する	
その他ポイント	■反復収縮を使ったリラクセーションの方が効果が得られやすい	
	■膝の伸展作用をもつのか，屈曲作用をもつのかは詳細不明である	

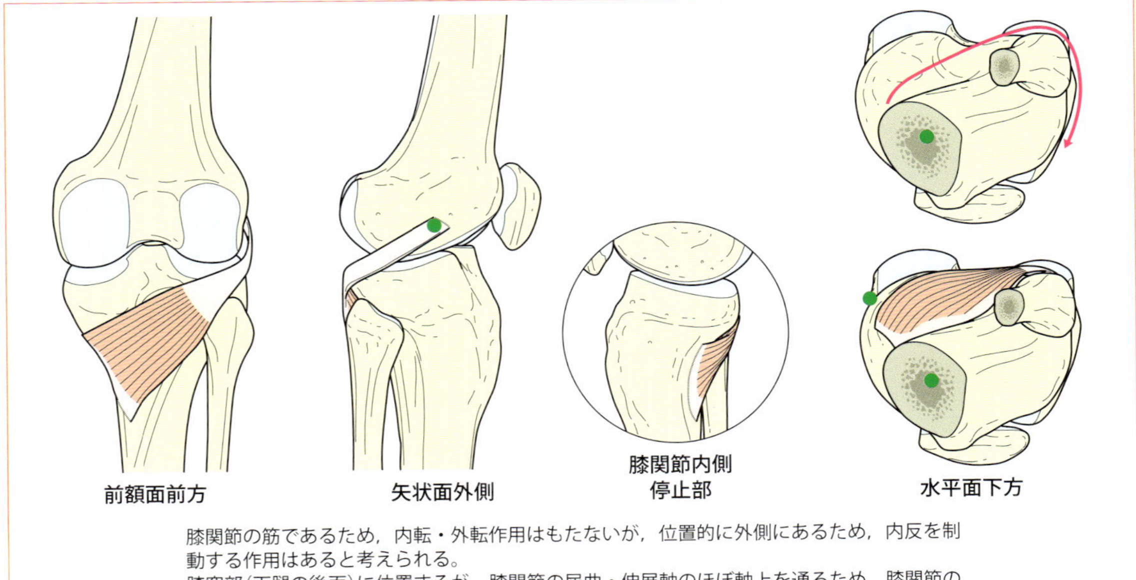

膝関節の筋であるため，内転・外転作用はもたないが，位置的に外側にあるため，内反を制動する作用はあると考えられる。
膝窩部（下腿の後面）に位置するが，膝関節の屈曲・伸展軸のほぼ軸上を通るため，膝関節の屈曲伸展作用はあまりもたない。
膝関節（下腿）の内旋・外旋軸の後方を外側に引く，下腿の内旋作用をもつ。

図7-1　膝窩筋のストレッチング-全体像

対象者を腹臥位とし，膝を軽度屈曲位にして膝屈筋群を緩めておく。
セラピストは右母指で膝窩筋の筋腹を捉えたら，起始の方向へ圧迫しながら固定し，左手で下腿近位後面を内側方向へ引くように外旋操作する。
対象者の腓骨頭後方にセラピストの右母指をあて，下腿を外旋方向に操作しながら膝関節を伸展操作し，伸張する。

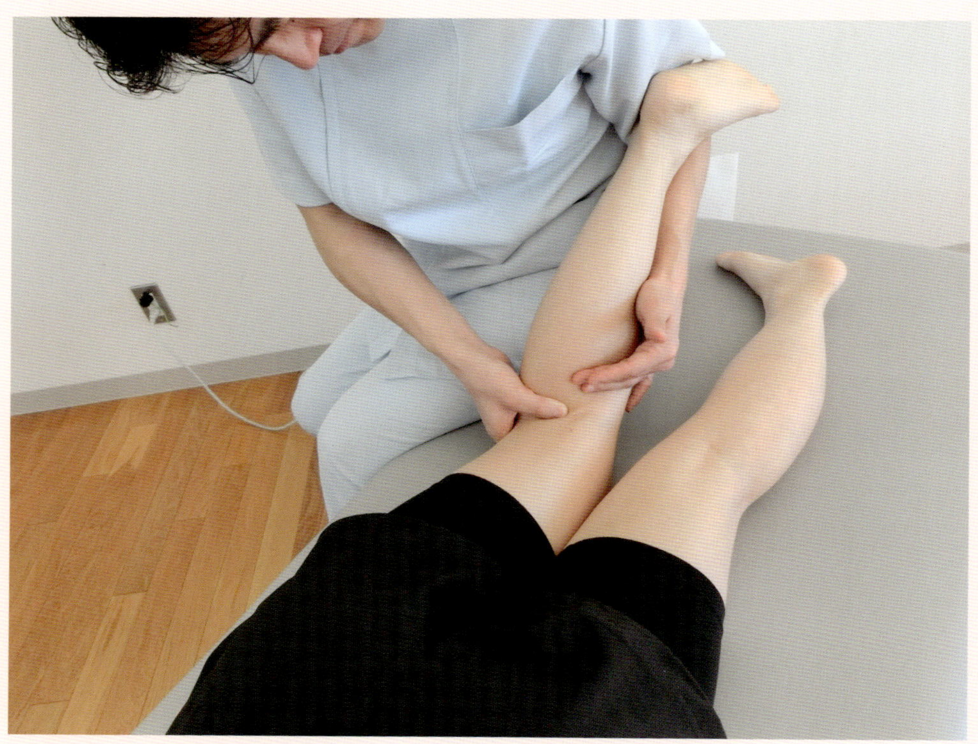

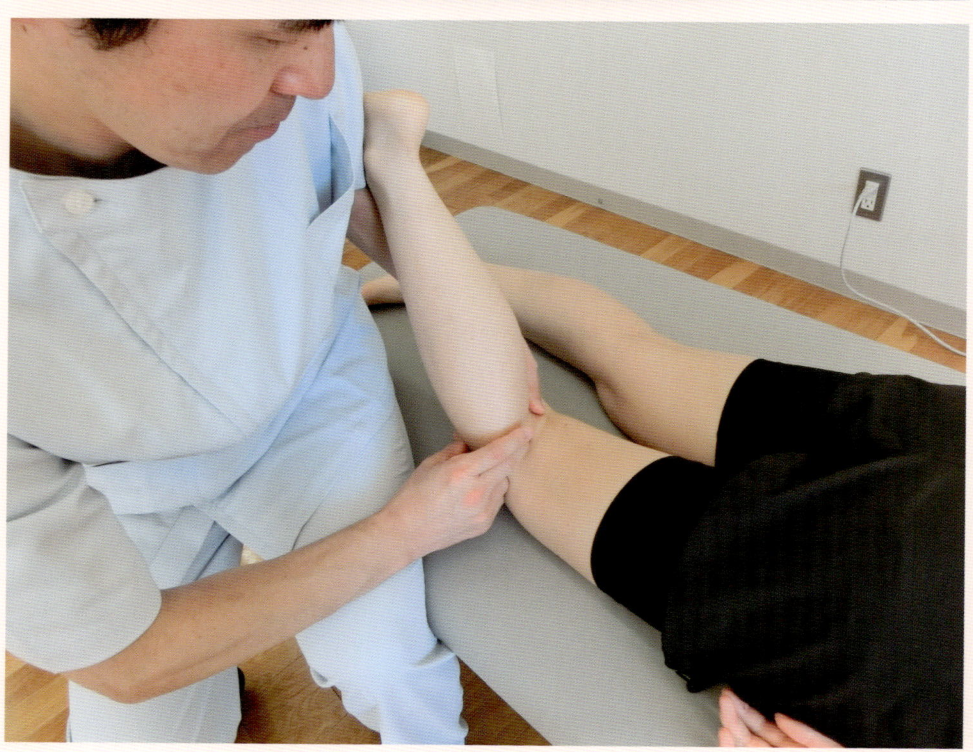

図7-2　膝窩筋の固定

①膝窩筋のおおよその走行イメージを掴んでから，膝窩筋の位置と走行を触診にて確認する（②）。膝窩筋筋腹を右母指で捉えたら（③），走行に合わせて起始の方へ寄せるように固定する（④）。母指での固定は痛みのないように必要最小限で行う。

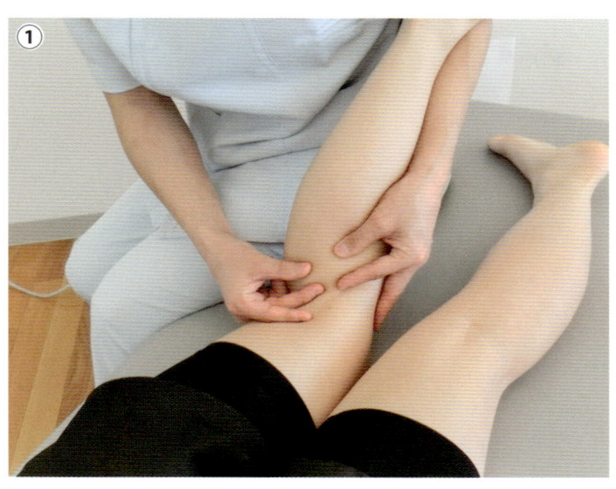

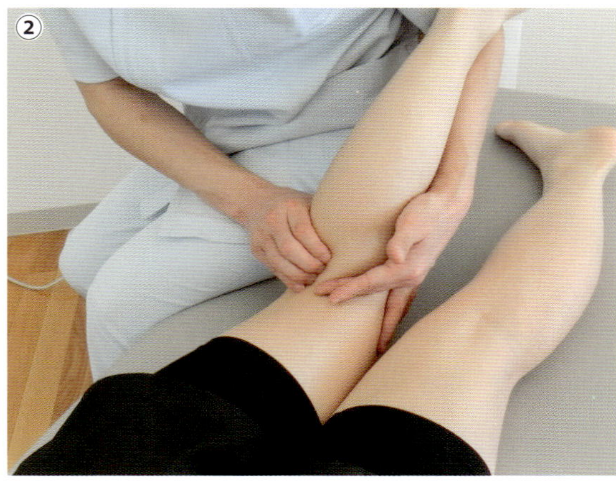

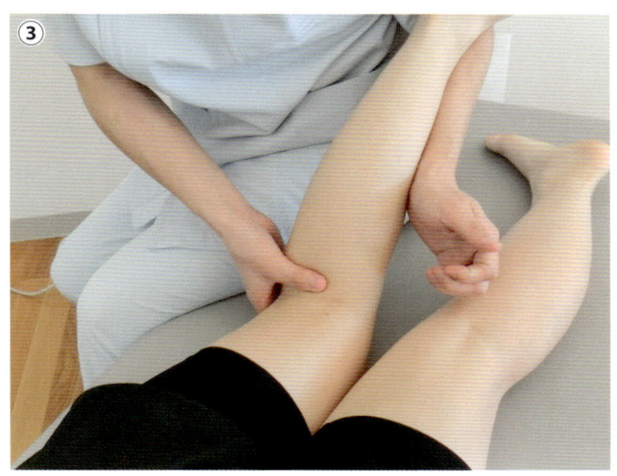

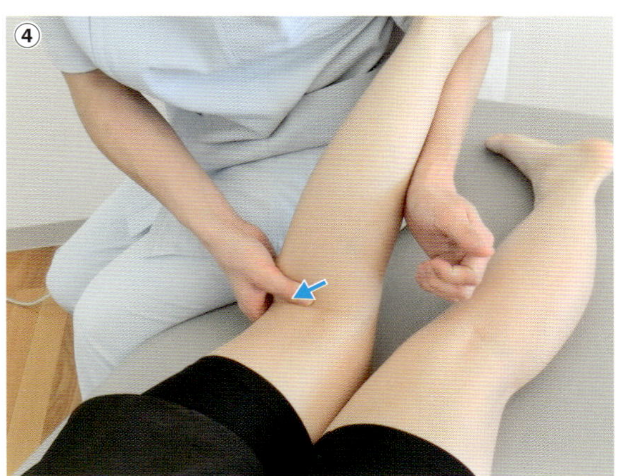

図7-3　膝窩筋の伸張操作

①セラピストは左手尺側を膝窩筋の走行に合わせて置き，対象者の下腿遠位部前方をセラピスト左前腕にのせ支える。
②右母指で筋腹を固定している位置から，筋停止部を遠ざけるように外旋を加える。その際，左手が触れている部位だけでなく，下腿遠位部もtoe-outするように介助する。

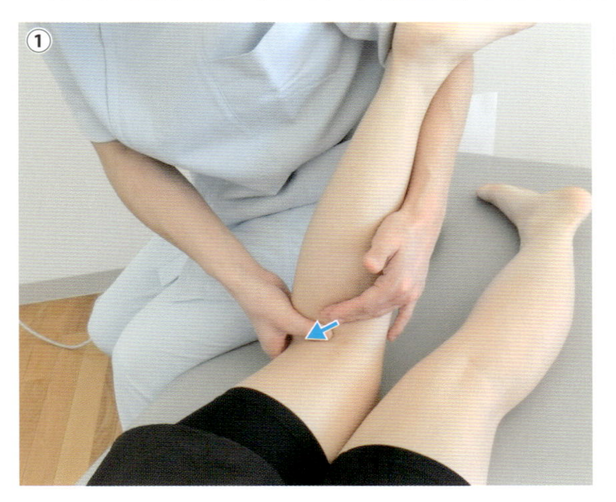

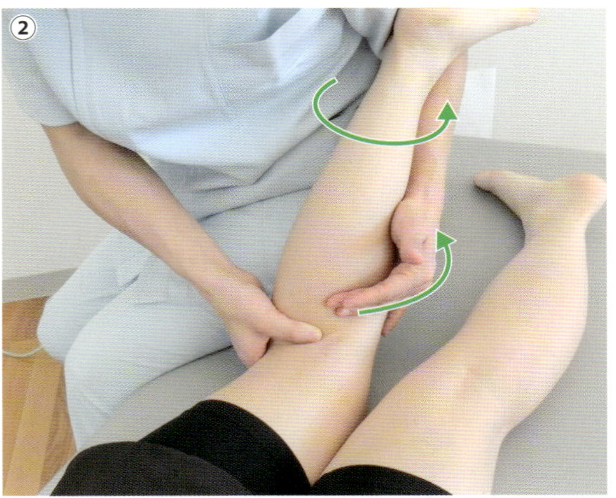

大腿直筋 rectus femoris muscle

起始	下前腸骨棘・寛骨臼の上縁および股関節包	支配神経	大腿神経
停止	共同腱（大腿四頭筋腱）へ移行後，膝蓋骨を介して脛骨粗面	髄節レベル	L2〜L4

■テクニカルヒント

筋の走行・機能	■股関節と膝関節をまたぐ二関節筋である	▶ 股関節と膝関節の両方の操作となる
	■股関節の内転・外転軸のわずかに外側を通る	▶ 股関節の外転作用をわずかにもつ
	■股関節の屈曲・伸展軸の前方を通る	▶ 股関節の屈曲作用をもつ
	■股関節の内旋・外旋軸の前方を上外側に向かう	▶ 股関節のわずかな外旋作用をもつ
	■膝関節の屈曲・伸展軸の前方を通る	▶ 膝関節の伸展作用をもつ
固定操作ポイント	■股関節の伸展操作で骨盤が前傾する	▶ 反対側の股関節を屈曲位にして骨盤を後傾位に固定しておく
伸張操作ポイント	■股関節は軽度内転・伸展・軽度内旋位で伸張しやすい	
	■膝関節の屈曲操作で伸張する	
その他ポイント	■大腿四頭筋の一つである。他の広筋群との違いは股関節作用である	

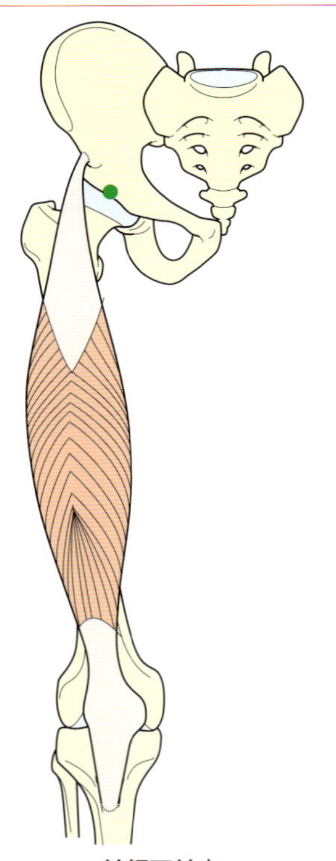

前額面前方

矢状面外側

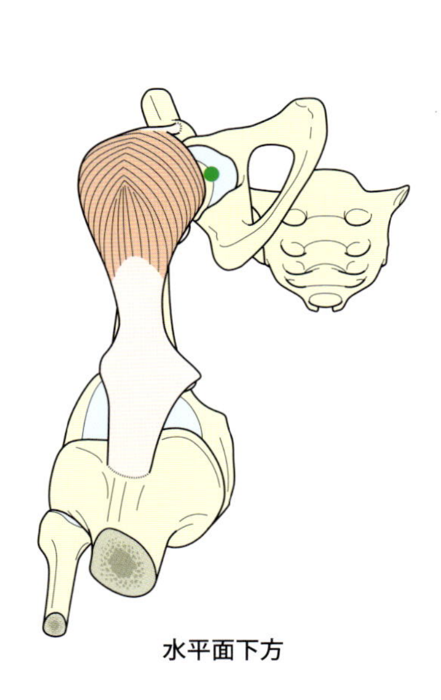

水平面下方

大腿四頭筋のなかで唯一，股関節と膝関節をまたぐ二関節筋である。両関節の操作でストレッチングを行う。
股関節では，前額面では内転・外転軸の軽度外側，矢状面から見て前方，水平面で見て前方を上外側に走行している（停止から起始へ向かって説明）ため，わずかな外転・屈曲・わずかな外旋作用をもつ。
膝関節では，矢状面から見て屈曲・伸展軸の前方を走行しているため，伸展作用をもつ。

図8-1　大腿直筋のストレッチング-全体像

対象者を腹臥位とする。ベッドの左端に寄って左下肢をベッドから降ろし，左股関節を屈曲位に保持する。右股関節は軽度内転位とする。
セラピストは左手で対象者の右殿部を固定し，右手で右膝関節を屈曲し伸張する。

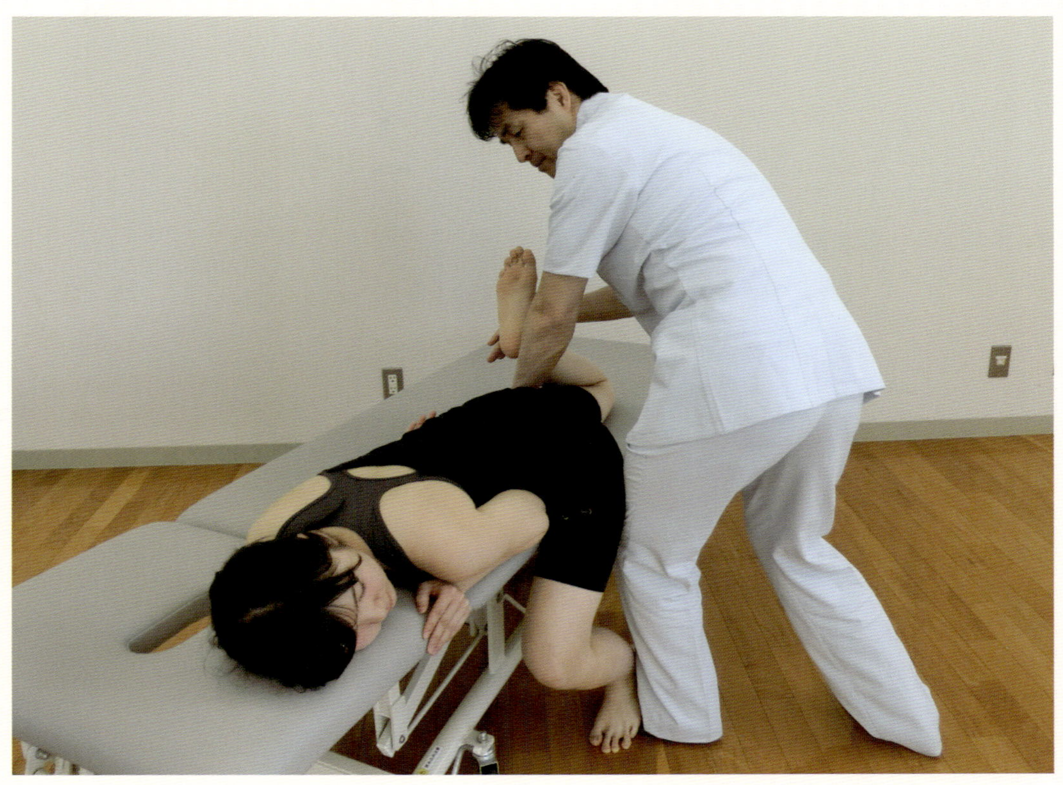

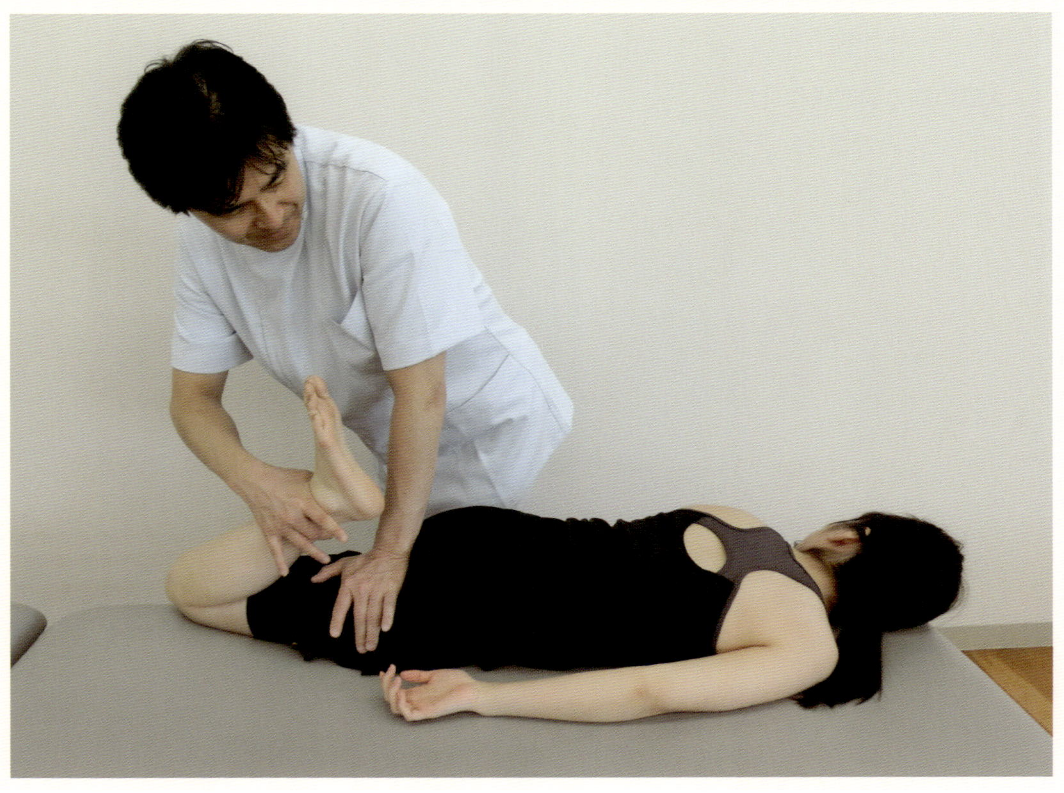

図 8-2 大腿直筋の短縮による尻上がり現象

腹臥位で右膝関節の屈曲操作をする際，大腿直筋の短縮がある場合は，右下前腸骨棘が前方（腹側）・下方に引かれて，骨盤が全体に前傾位となる（特に右側）。それに伴い坐骨結節（●）が上がり，殿部（お尻）も上がってくる。これを尻上がり現象という。
腰椎の過前彎も引き起こすので，伸展型腰痛発生の危険性も高く，注意を要する。

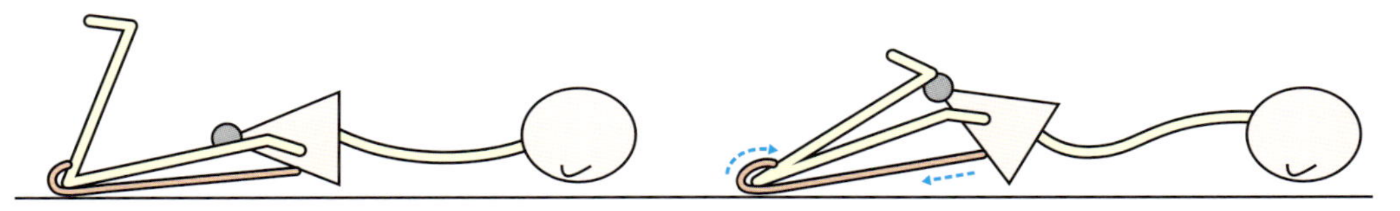

図 8-3 大腿直筋の固定準備

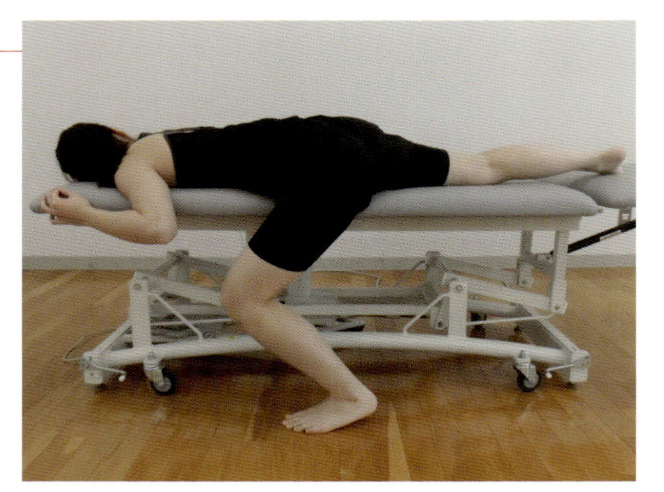

対象者を腹臥位とする。ベッドの左端に寄って左下肢をベッドから降ろし，左股関節を屈曲位に保持する。右股関節は軽度内転位とする。
左股関節を屈曲位にして踏み込むことで，骨盤が全体的に後傾位をとる。そのため尻上がり現象を防止しやすい。この時点で右股関節はすでに伸展位をとっていることになる。
左下肢の踏み込みが浅いと骨盤後傾が不十分になるので，必ず左足部が左股関節の下に位置するまで踏み込む。左膝関節の屈曲はハムストリングスの柔軟性に影響される。ハムストリングスが硬い場合は，膝屈曲角度が大きくなってもよい。
※腸腰筋（p.8）の図 1-3 も参照のこと。

図 8-4 大腿直筋の固定操作（1）

対象者の踏み込んだ左股関節が伸展していくのを防ぐため，セラピストの左足部を踏ませるように踵側から差し込み固定する（①）。
また対象者の骨盤が左方へ変位していくのを防ぐため，セラピストの左大腿部〜骨盤で固定する（②）。
セラピストは左手で，対象者の右股関節を徒手的に固定する（③）。

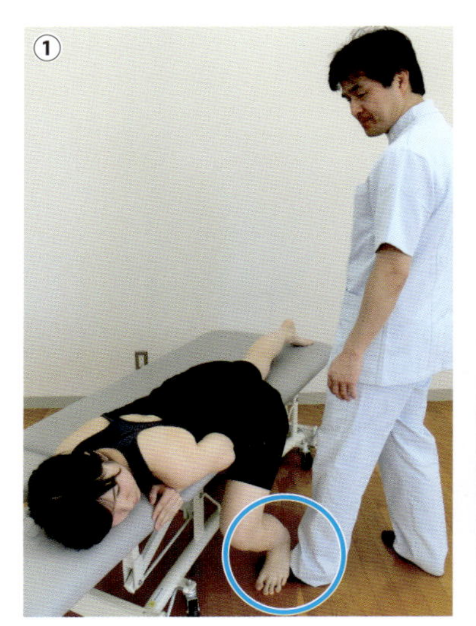

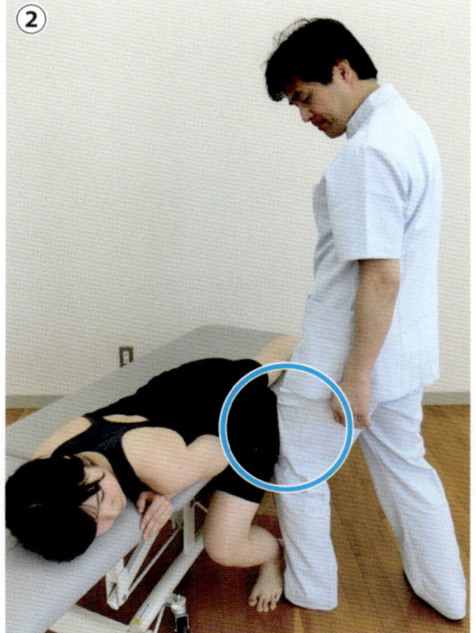

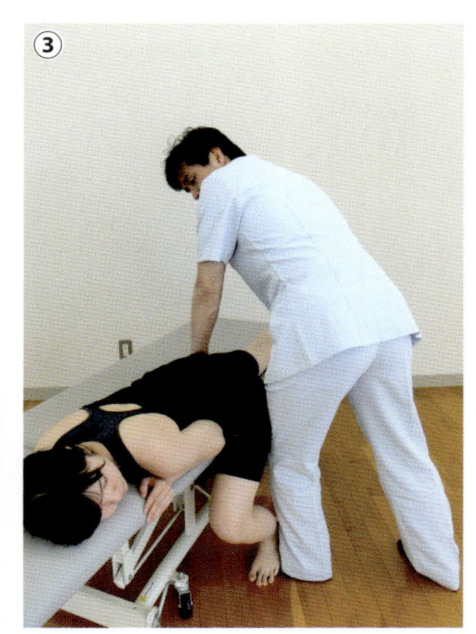

図8-5　大腿直筋の固定操作（2）

セラピストの左手で対象者の右股関節を固定し，骨盤の直接的な固定とするが，その際は固定位置と骨盤後傾方向への固定が重要である（○）。
腸骨稜あたりを押さえてしまうと，骨盤の前傾を助長してしまうことになり（×），伸展型腰痛を惹起させてしまう可能性があるので行ってはならない。

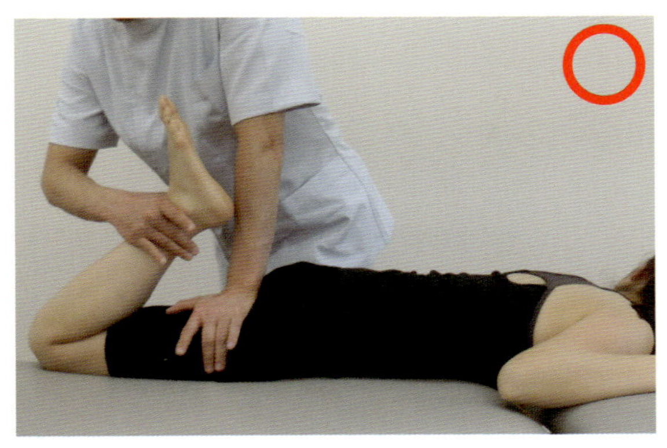
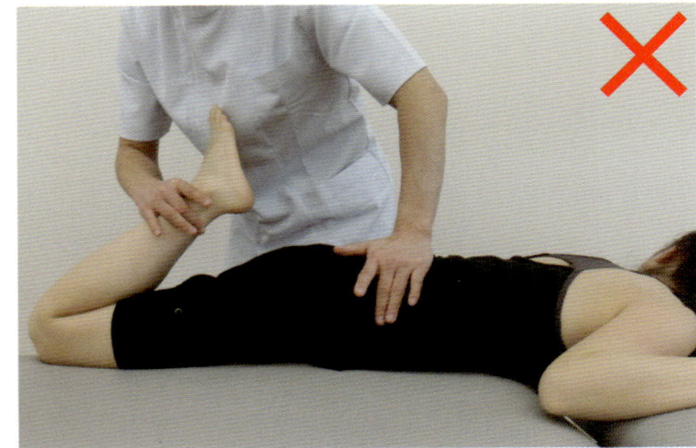
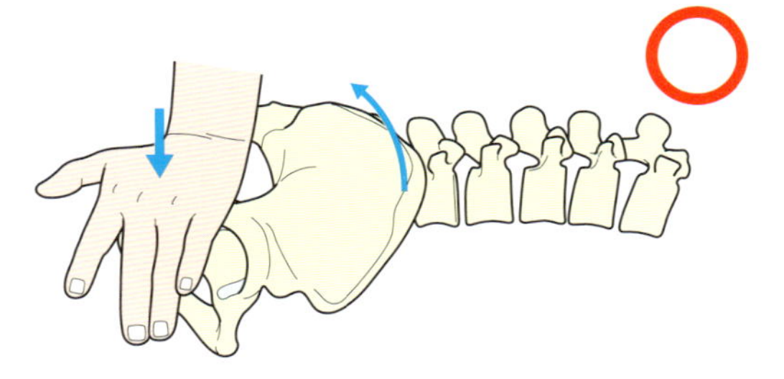
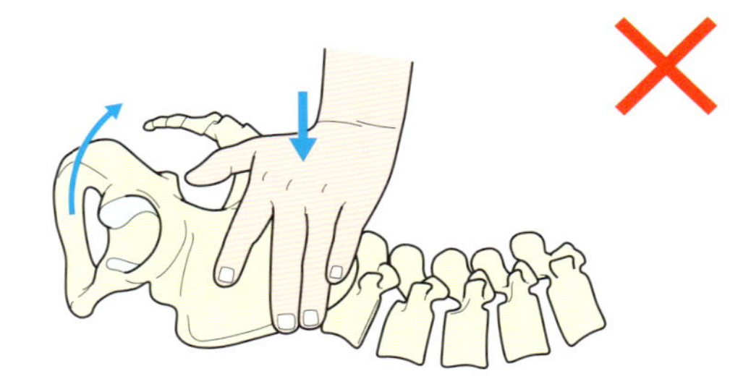

図8-6　大腿直筋の固定操作詳細（1）

正しい位置の目安として，対象者の大転子（①白破線）を利用するとよい。
大転子部は大腿骨頭中心のやや下方である。大腿骨頭中心が浮き上がりの頂点になるので，大転子のやや上方を抑えれば，尻上がり現象防止の固定が可能となる。同時に腰椎の前彎防止になり，伸展型腰痛を回避できる。

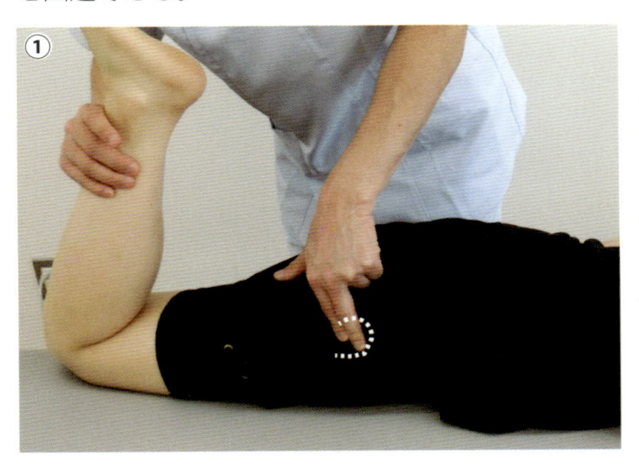

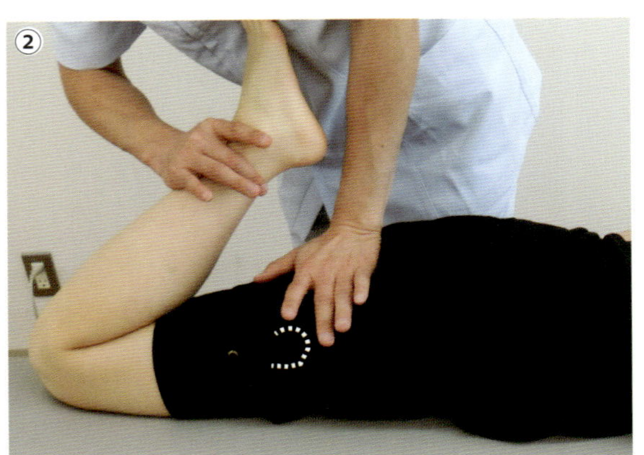

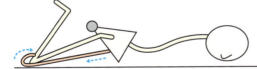
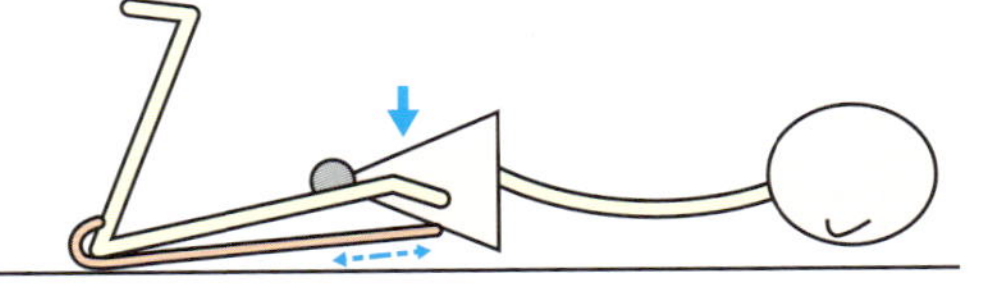

図8-7　大腿直筋の固定操作詳細（2）

伸張のため膝関節屈曲操作を行うと，尻上がり現象により，右骨盤が骨盤前傾を伴い浮いてくる（同側回旋）。そして反対側に骨盤が移動し，ベッドからはみ出しそうになる（③）。
そこで，セラピストは対象者の左大転子〜殿部がベッドから落ちてこないように，自身の左大腿部〜左骨盤でブロックして戻す（④**-a**）。また左手は，左右骨盤が後方に浮き上がってこないよう，単に真下へ押すのではなく，左回旋を伴う圧迫をかける（④**-b**）。
うまく固定できると，股関節は外転位ではなく（③緑破線），内転位になる（④緑破線）。

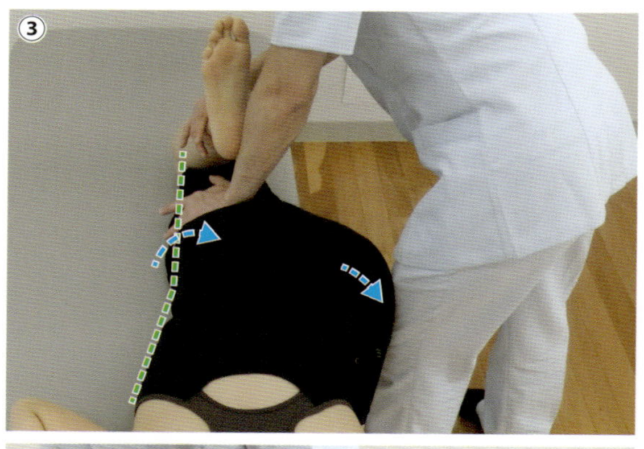

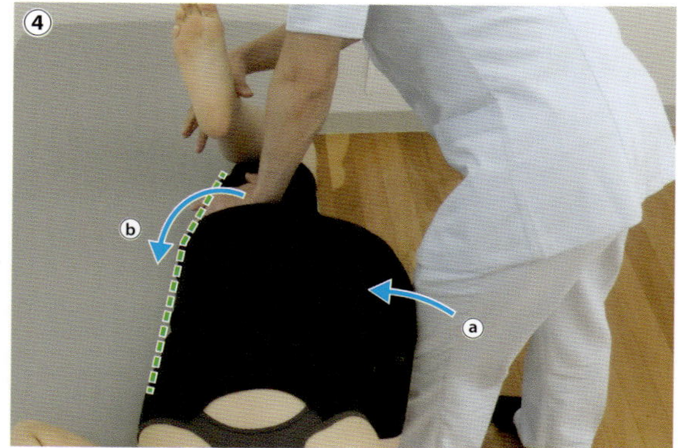

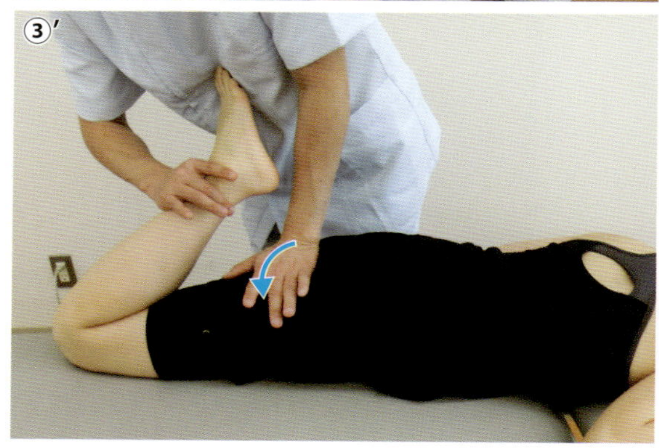

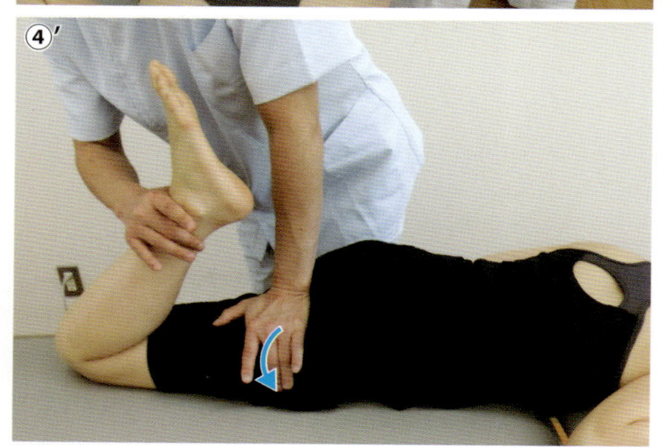

図8-8　大腿直筋の伸張操作

このストレッチングにおいて，伸張はセラピストが右手で対象者の膝関節を屈曲操作するのみである。対象者の開始肢位と，セラピスト左手での固定操作とが，とても大切となる。
左写真はよくみられるストレッチング方法であるが，開始肢位の左股関節屈曲や右骨盤の徒手固定がないため，簡単に膝関節の完全屈曲が可能となる。右写真の方法では完全屈曲位になる前に十分伸張できる。

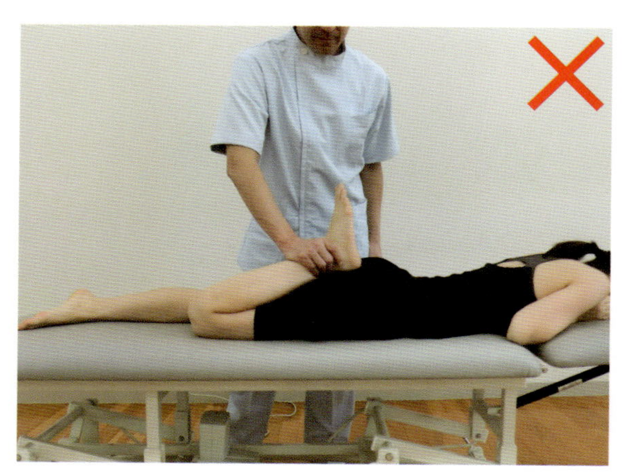

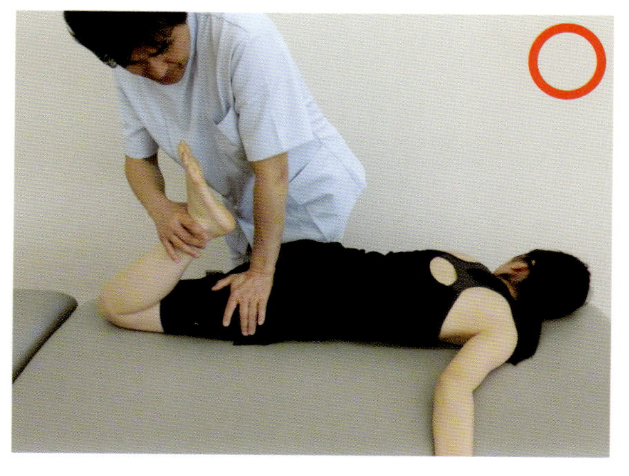

Column

大腿直筋短縮テスト

通常，大腿直筋の短縮をみるテストはエリーテスト（Ely test）である。腹臥位で膝を屈曲（股関節伸展位での膝屈曲）し，大腿直筋に短縮があれば，骨盤の前傾により尻上がり現象が起こるというものである。ただし，尻上がり現象は大腿直筋の短縮が著明でなければ気付きにくく，数値化もしづらい（**a**）。

著者らが用いている大腿直筋短縮テストは，大腿直筋のセレクティブストレッチングを用いて，正確に大腿直筋の短縮程度を数値化できるテストである（**b**）。

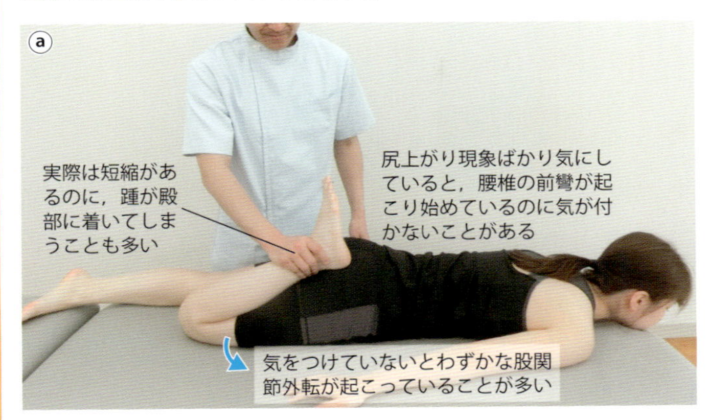

a
実際は短縮があるのに，踵が殿部に着いてしまうことも多い
尻上がり現象ばかり気にしていると，腰椎の前彎が起こり始めているのに気が付かないことがある
気をつけていないとわずかな股関節外転が起こっていることが多い

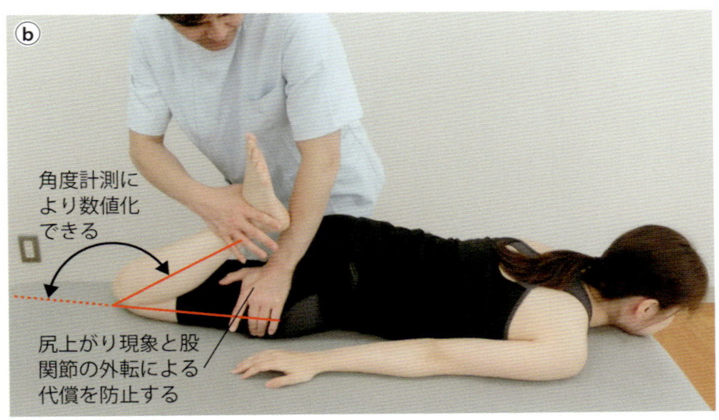

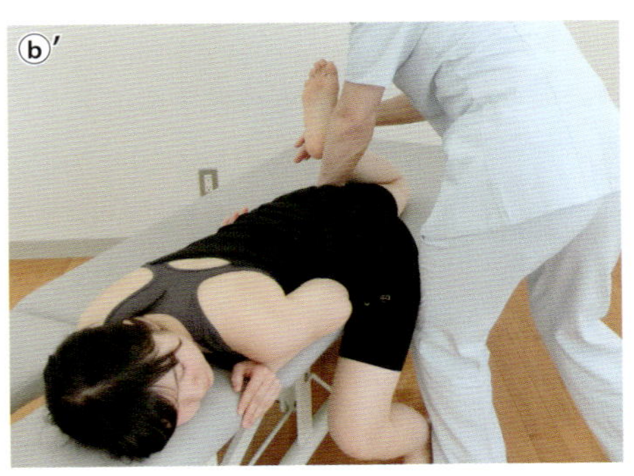

反対側下肢をベッドから下ろすことで骨盤後傾位を維持する

正しい測定のためには，条件設定に注意する。下垂した反対側下肢の位置が毎回異なると，条件が一定にならない。写真右のように股関節の真下に足部が位置するように統一する。下垂側の膝関節は屈曲位になってもいいので，ハムストリングスが硬い場合は，ベッドの高さを下げて（下垂側の膝が屈曲位になるように調整して），股関節の真下に足部が位置するようにする。

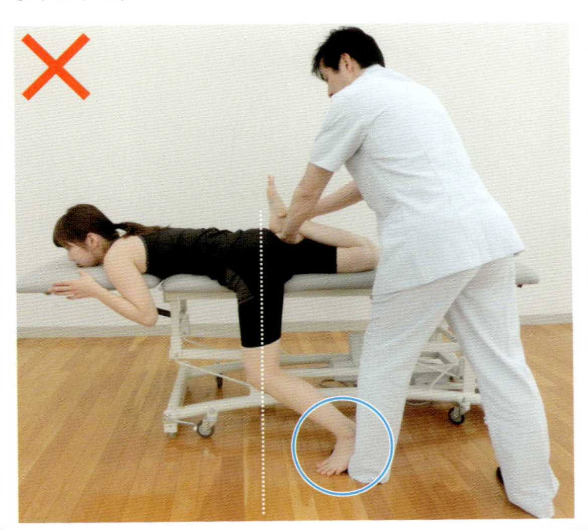

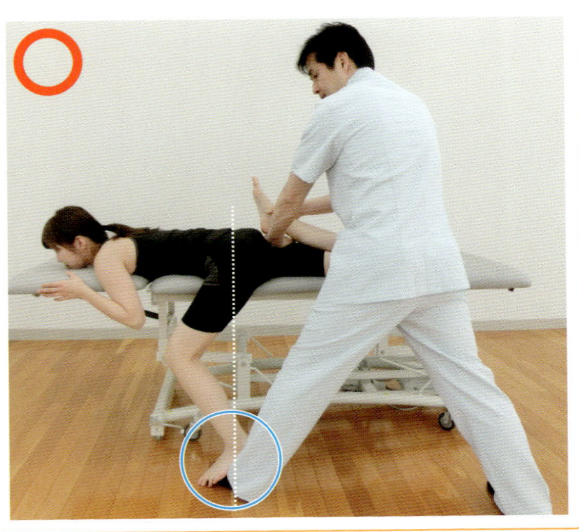

内側広筋 vastus medialis muscle

起始	大腿骨粗線内側唇	支配神経	大腿神経
停止	共同腱（大腿四頭筋腱）へ移行後，膝蓋骨を介して脛骨粗面	髄節レベル	L2・L3

斜走線維 vastus medialis oblique muscle

起始	広筋内転筋腱板を介して大内転筋腱	支配神経	大腿神経
停止	膝蓋骨内側縁および内側膝蓋支帯	髄節レベル	L2・L3

■テクニカルヒント

筋の走行・機能	■膝関節の屈曲・伸展軸の前方を通る	▶ 膝関節の伸展作用をもつ
	■膝関節の内側を通る	▶ 膝関節の外反制動作用をもつ
	■下腿の前方を内側に引く	▶ 下腿の内旋作用をもつ
固定操作ポイント	■膝関節の外反操作で股関節が内旋する	▶ 股関節を内旋方向に固定する
	■膝関節だけをまたぐ単関節筋なので伸張感が得られにくい。骨固定だけでなく，起始部の筋腹を把持する。固定操作に伸張要素も加えて行う	
伸張操作ポイント	■膝関節の屈曲・外旋（・無理のない外反）操作で伸張する	

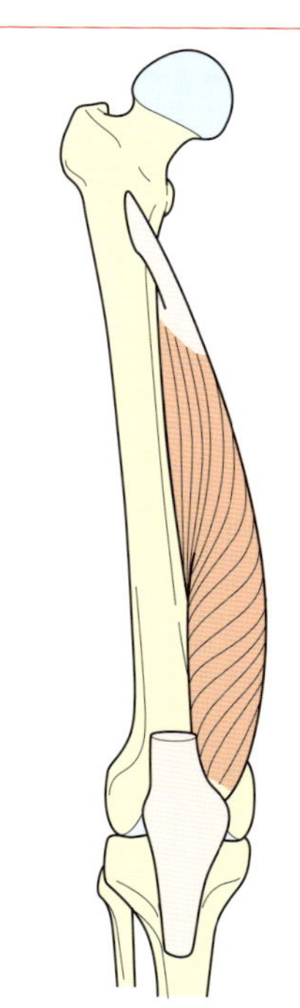

前額面前方　　矢状面外側

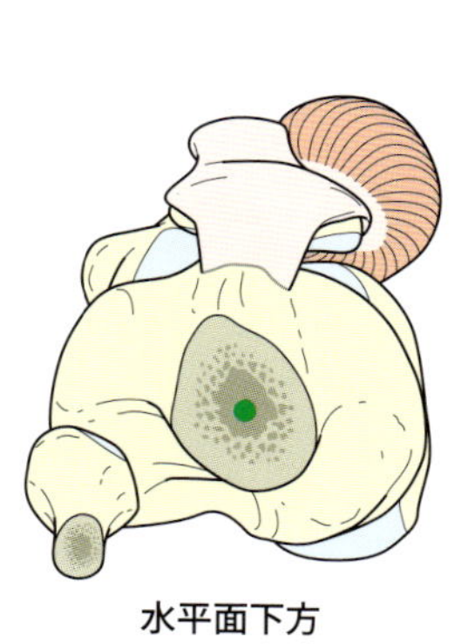

水平面下方

膝関節の筋であるため内転・外転作用はないが，位置的に内側にあるため外反を制動する作用がある。
膝関節の屈曲・伸展軸の前方を通るため，伸展作用をもつ。
膝関節（下腿）の内旋・外旋軸の前方を内側に引く，下腿の内旋作用をもつ。

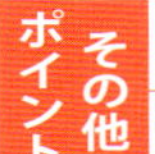

その他ポイント

■股関節を屈曲位にして，大腿直筋を緩めておく

■筋腹部分でダイレクトに伸張する方法もある

図9-1　内側広筋のストレッチング-全体像

対象者を背臥位とする。股関節は屈曲位にして，大腿直筋を緩めておく。

セラピストは右手で，対象者の右内側広筋筋腹を近位（上内側）へ固定する。次に左手で下腿の後外側を把持し，下腿遠位（および足部）を左腋窩部で軽く挟み固定する。

対象者の右下腿を外旋しながらの屈曲操作と，無理のない外反操作にて伸張する。

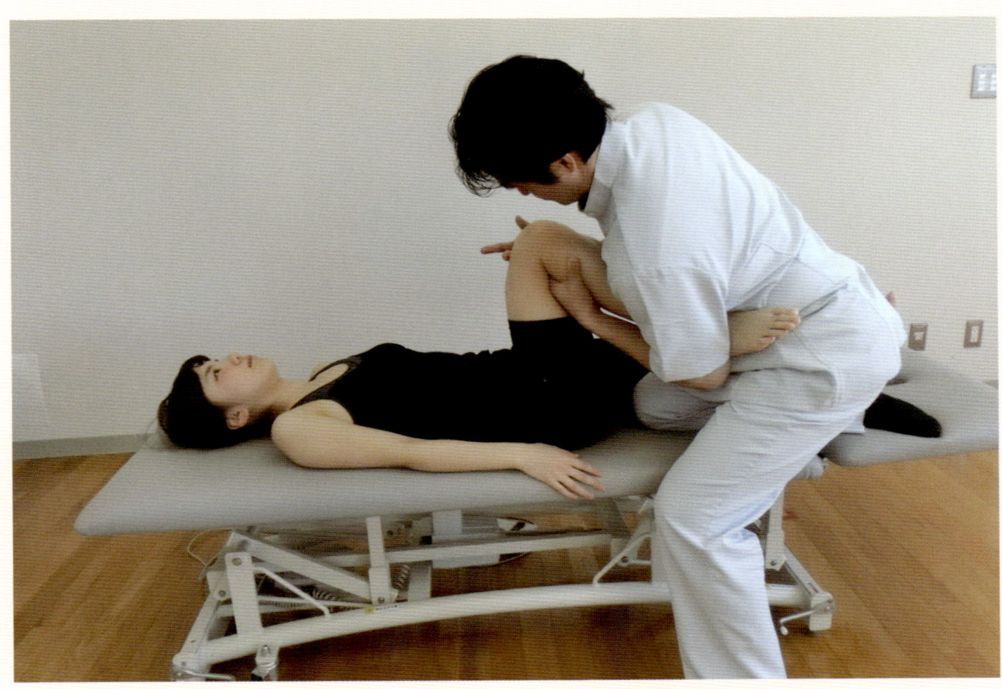

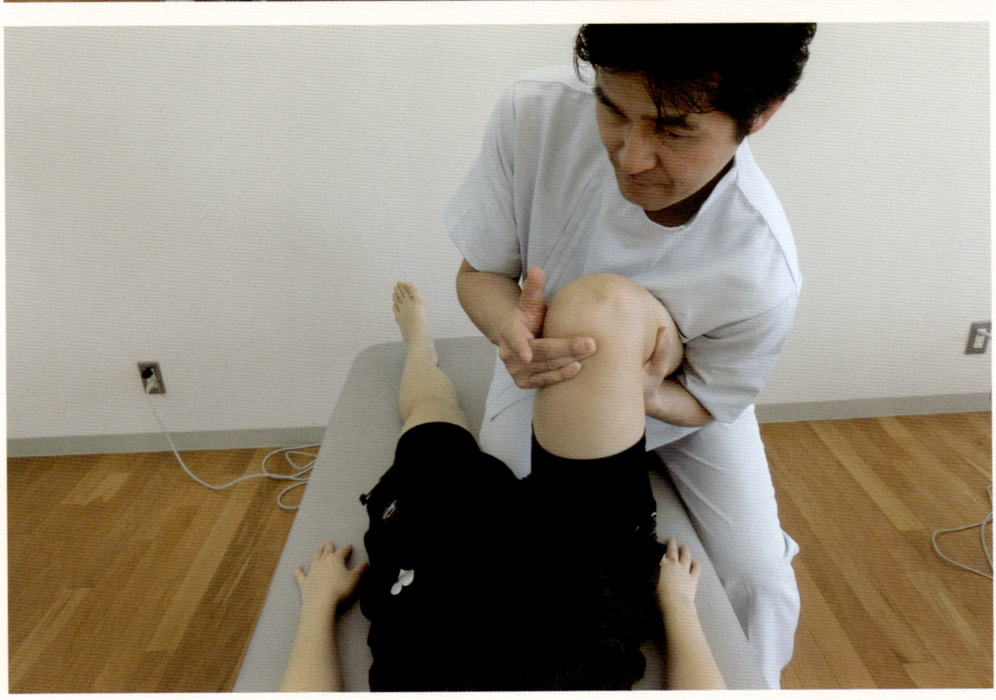

図9-2　内側広筋の固定操作

①対象者を背臥位とする。股関節は屈曲位にして，大腿直筋を緩めておく。
セラピストは右手で対象者の右内側広筋の筋腹をしっかり把持する。膝を深屈曲位にしすぎると表面しか把持できないので，筋腹を把持しやすい程度（対象者により異なるが，おおよそ屈曲90°未満）で把持するとよい。

②把持できたら，近位（上内側）方向へ変位させるように固定する。大腿骨の後内方から起始しているので，やや後方へも変位するよう意識する。

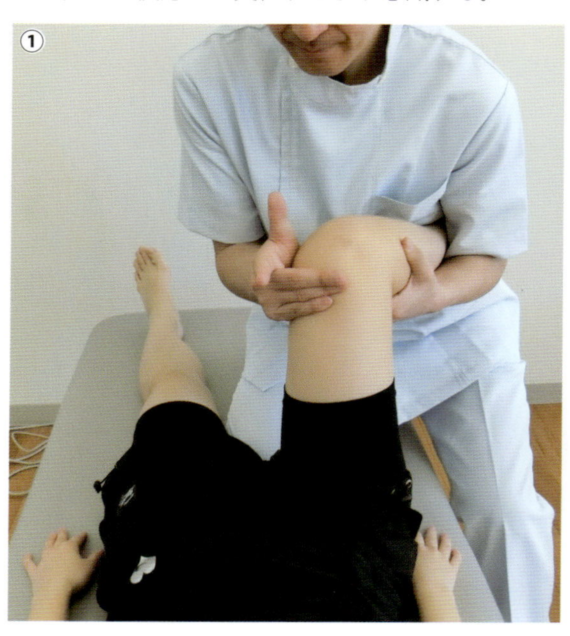

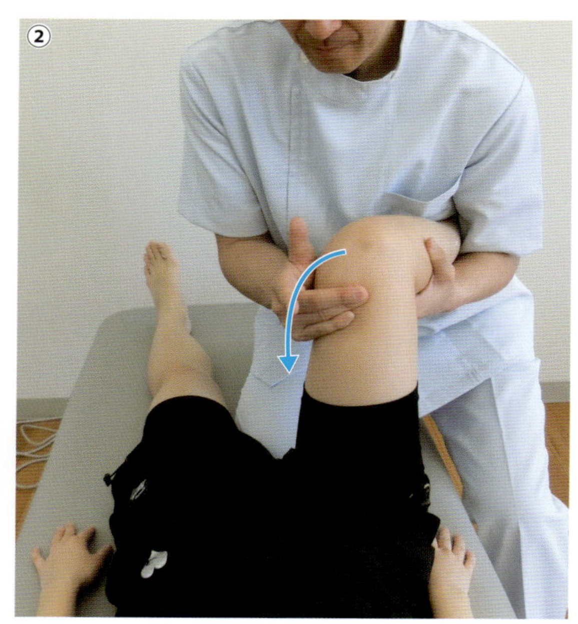

図9-3　内側広筋の伸張操作

セラピストは左手で対象者の右下腿近位を後外側から把持し，右下腿を外旋しながら屈曲操作と，無理のない外反操作にて伸張する（①）。その際は，膝を内上方（股関節の屈曲・内転）へ操作すると，膝関節の屈曲・外旋・外反が入りやすい（②）。
セラピストは手だけでなく，体幹の傾斜や回旋も利用して操作するとよい。

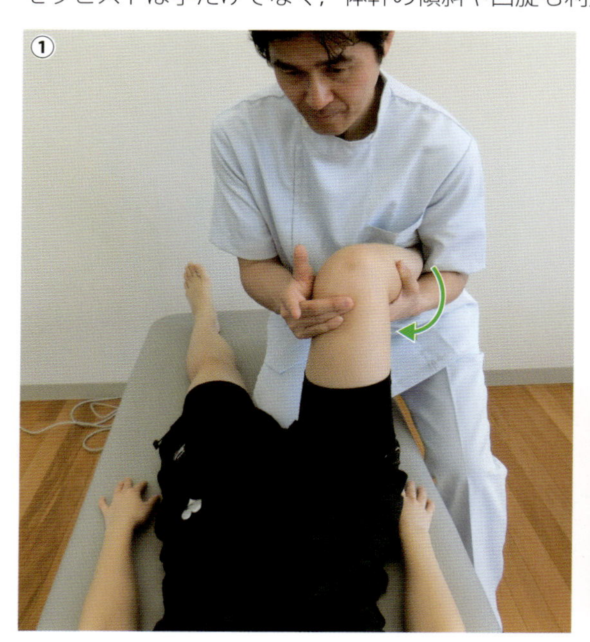

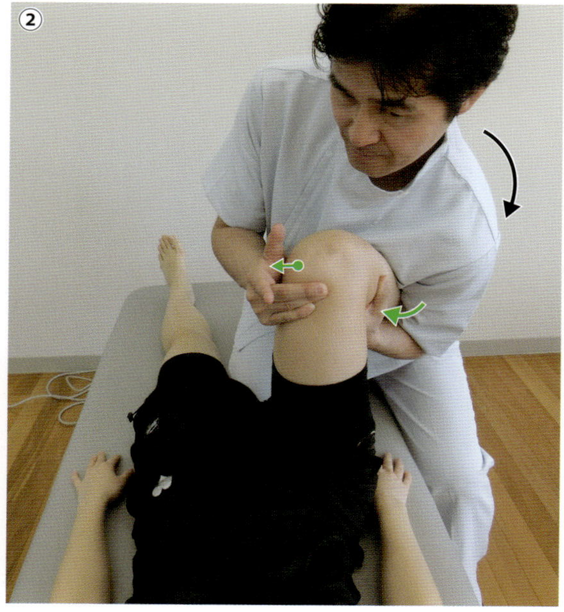

図9-4　内側広筋のストレッチング（別法）

内側広筋（斜走線維を含む）が把持しやすい，膝関節の軽度屈曲位から開始する。対象者の膝窩部にセラピストの大腿部を入れておくとよい。
まず，内側広筋のある程度の全体像を把握する（①）。次に大腿骨から内側広筋を剥がすように（前内方に浮かせるように）把持し（②），最後に把持した内側広筋を遠位（停止）側へ操作する（③）。起始側を伸張するように，把持した内側広筋を変位させ伸張する。
※把持したときに膝が伸展するようであれば，下腿前面からブロックする。

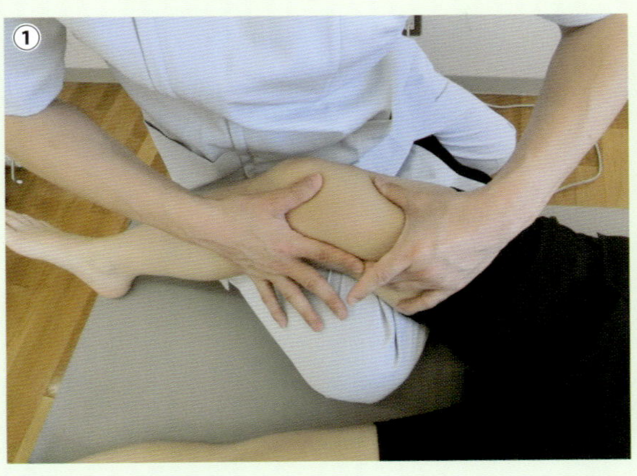

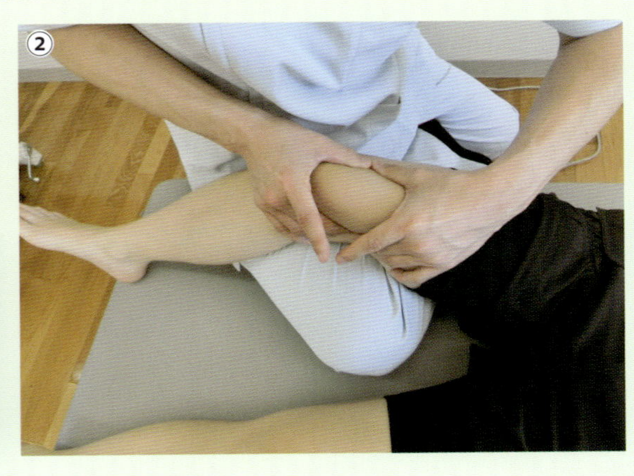

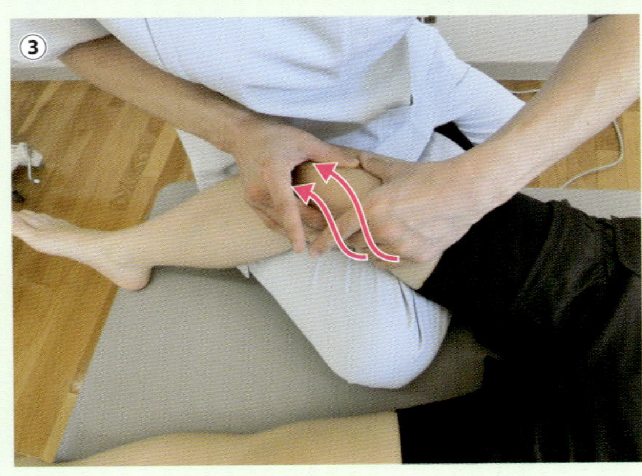

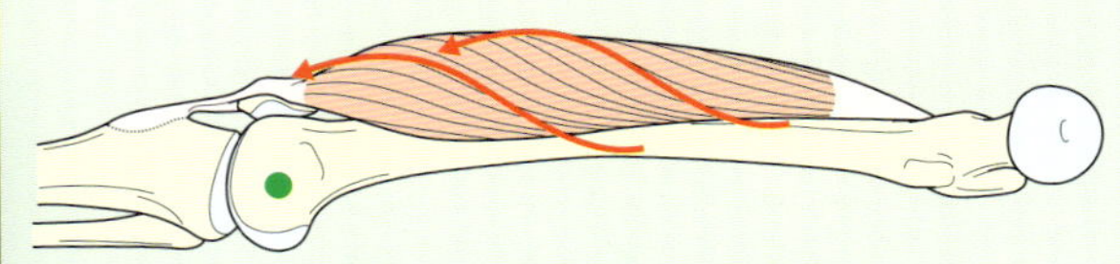

遠位操作のイメージ（矢状面）

外側広筋 vastus lateralis muscle

起始	大腿骨粗線外側唇，上方は大転子の下部	支配神経	大腿神経
停止	共同腱（大腿四頭筋腱）へ移行後，膝蓋骨を介して脛骨粗面	髄節レベル	L3・L4

斜走線維 vastus lateralis oblique muscle

起始	腸脛靭帯の裏面	支配神経	大腿神経
停止	膝蓋骨外側縁および外側膝蓋支帯	髄節レベル	L3・L4

■テクニカルヒント

筋の走行・機能	■膝関節の屈曲・伸展軸の前方を通る	▶ 膝関節の伸展作用をもつ
	■膝関節の外側を通る	▶ 膝関節の内反制動作用をもつ
	■下腿の前方を外側に引く	▶ 下腿の外旋作用をもつ
固定操作ポイント	■膝関節の内反操作で股関節が外旋する	▶ 股関節を外旋方向に固定する
	■膝関節だけをまたぐ単関節筋なので伸張感が得られにくい。骨固定だけでなく，起始部の筋腹を把持する。固定操作に伸張要素も加えて行う	
伸張操作ポイント	■膝関節の屈曲・内旋（・無理のない内反）操作で伸張する。	

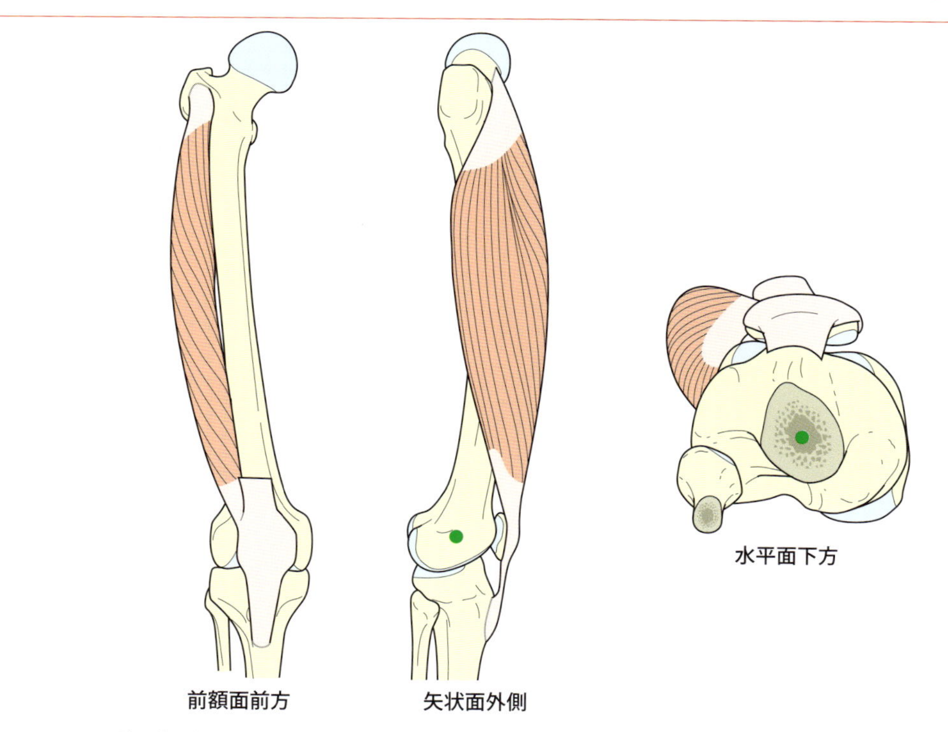

膝関節の筋であるため内転・外転作用はないが，位置的に外側にあるため内反を制動する作用がある。
膝関節の屈曲・伸展軸の前方を通るため，伸展作用をもつ。
膝関節（下腿）の内旋・外旋軸の前方を外側に引く，下腿の外旋作用をもつ。

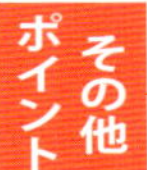

■股関節を屈曲位にして，大腿直筋を緩めておく

■筋腹部分でダイレクトに伸張する方法もある

図10-1　外側広筋のストレッチング-全体像

対象者を背臥位とする。股関節を屈曲位にして大腿直筋を緩めておく。
セラピストは左手で，対象者の右外側広筋筋腹を近位（上外側）へ固定する。次に右手で下腿の後内側を把持し，下腿遠位（および足部）を右腋窩部で軽く挟み固定する。
対象者の右下腿を内旋しながらの屈曲操作と，無理のない内反操作にて伸張する。

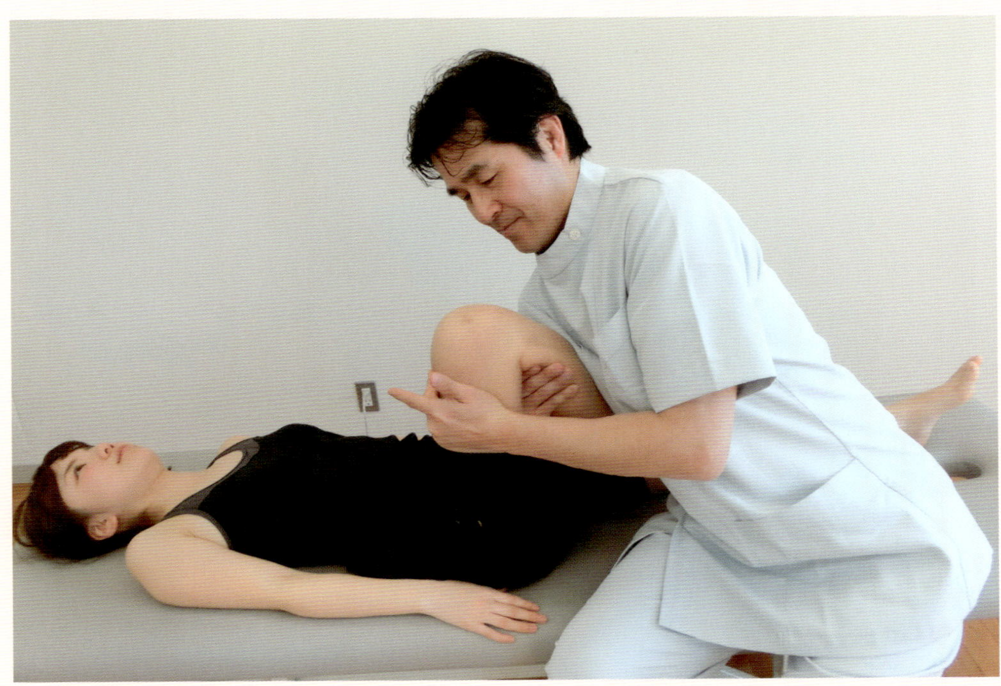

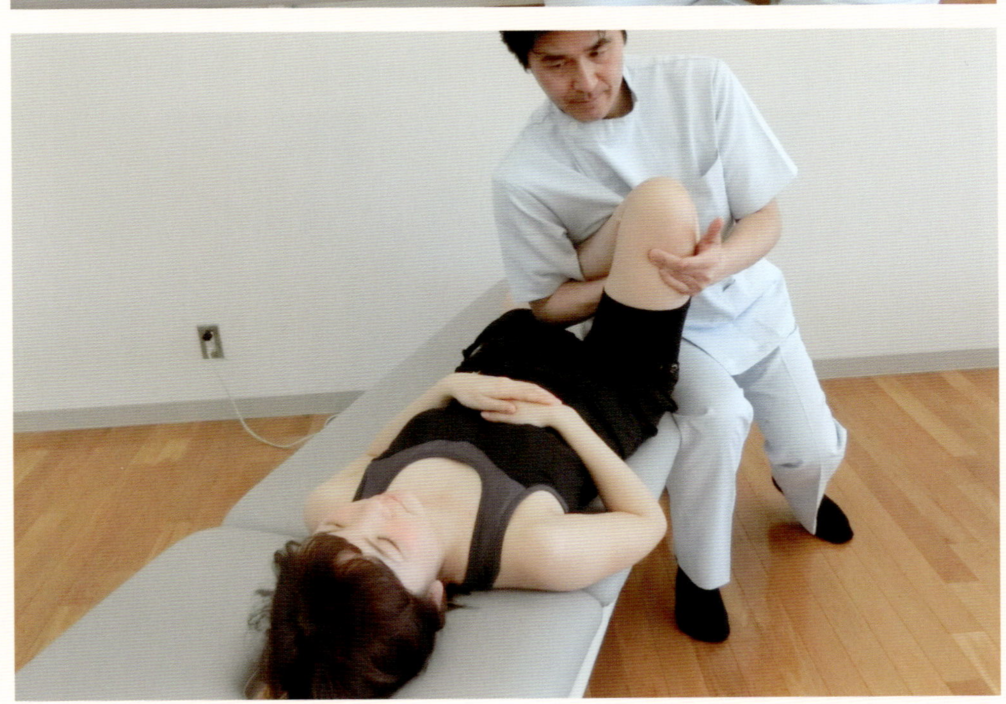

図10-2　外側広筋の固定操作

①対象者を背臥位とする。股関節を屈曲位にして大腿直筋を緩めておく。
セラピストは左手で，対象者の右外側広筋筋腹を確実に把持する。膝を深屈曲位にしすぎると表面しか把持できないので，筋腹を把持しやすい程度（対象者により異なるが，おおよそ屈曲90°未満）で把持するとよい。

②把持できたら，近位（上外側）方向へ変位させるように固定する。大腿骨の後外方から起始しているので，やや後方へも変位するよう意識する。

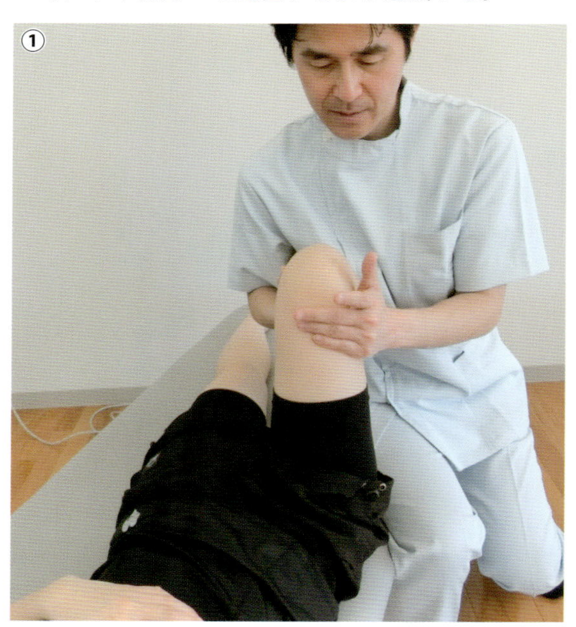

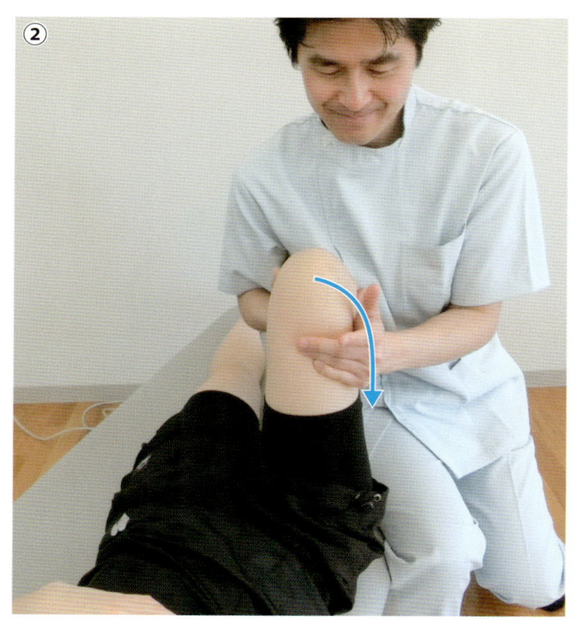

図10-3　外側広筋の伸張操作

セラピストは右手で，対象者の右下腿近位を後内側から把持し，右下腿を内旋しながら屈曲操作と，無理のない内反操作にて伸張する（①）。その際は，膝を外上方（股関節の屈曲・内転）へ操作すると，膝関節の屈曲・内旋・内反が入りやすい（②）。
セラピストは手だけでなく，体幹の傾斜や回旋も利用して操作するとよい。

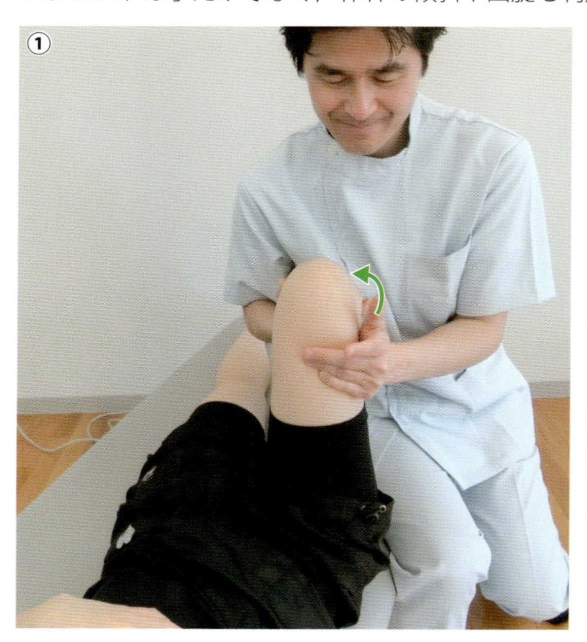

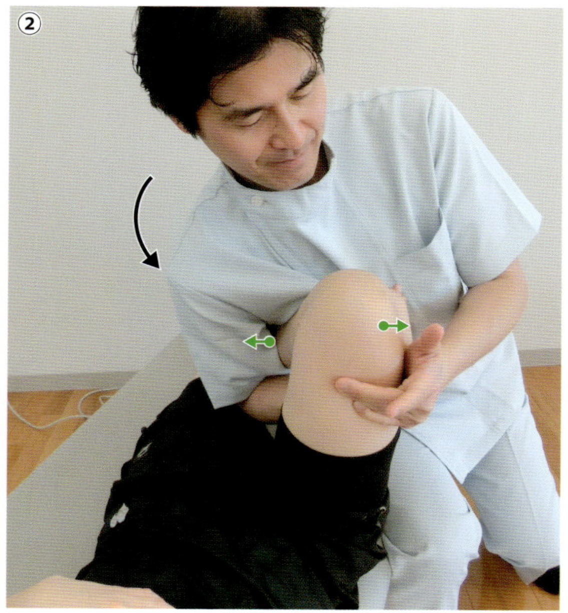

図10-4　外側広筋のストレッチング（別法）

外側広筋（斜走線維を含む）を把持しやすい，膝関節の軽度屈曲位から開始する。対象者の下腿部をセラピストの左膝にのせて角度を調節するとよい。
まず，外側広筋のある程度の全体像を把握する（①）。次に大腿骨から外側広筋を剥がすように（前内方に浮かせるように）把持し（②），最後に把持した外側広筋を遠位（停止）側へ操作する（③）。起始側を伸張するように，把持した外側広筋を変位させ伸張する。
※把持したときに膝が伸展するようであれば，下腿前面からブロックする。

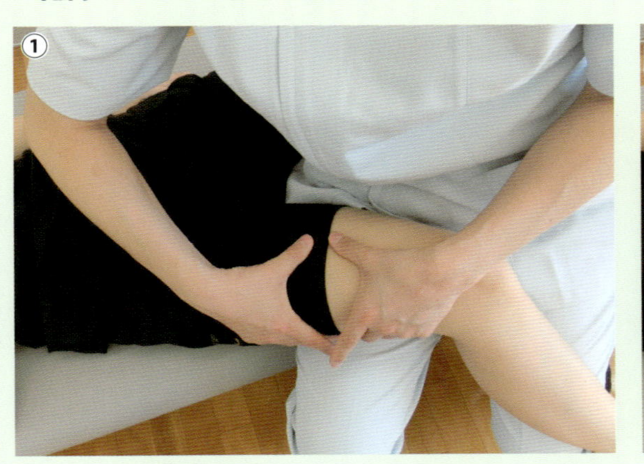

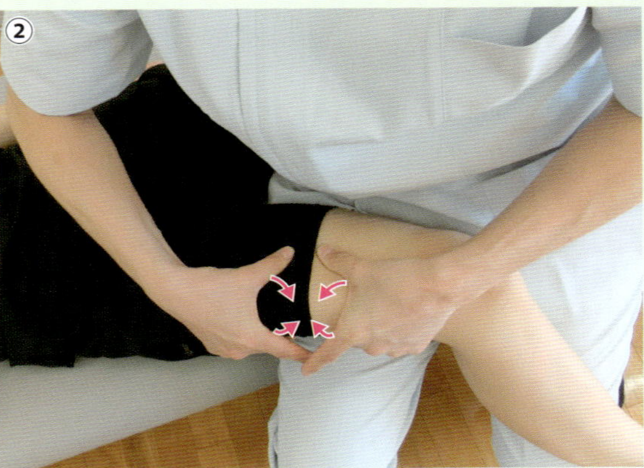

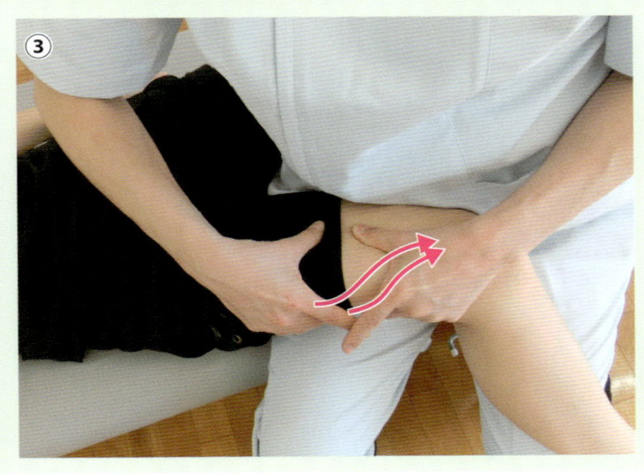

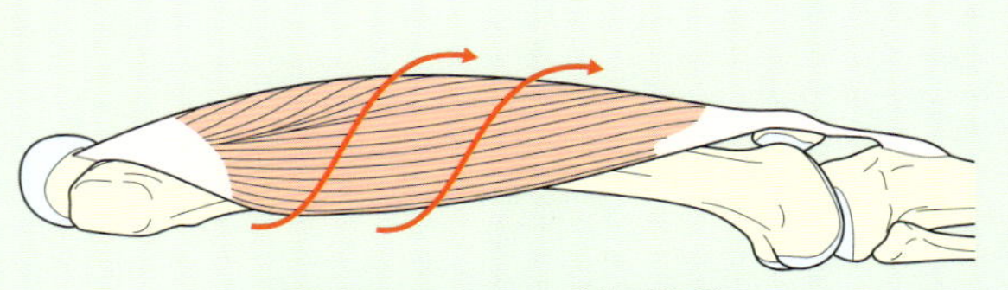

遠位操作のイメージ（矢状面）

中間広筋 vastus intermedius muscle

起　始	大腿骨前面近位2/3	支配神経	大腿神経
停　止	膝蓋骨を介して脛骨粗面	髄節レベル	L2〜L4

■テクニカルヒント

筋の走行・機能	■膝関節の屈曲・伸展軸の前方を通る　▶ 膝関節の伸展作用をもつ
固定操作ポイント	■膝関節だけをまたぐ単関節筋なので伸張感が得られにくい。骨固定だけでなく，起始部の筋腹を把持する。固定操作に伸張要素も加えて行う
伸張操作ポイント	■膝関節の屈曲操作で伸張する
その他ポイント	■股関節を屈曲位にして，大腿直筋を緩めておく ■筋腹部分でダイレクトに伸張する方法もある

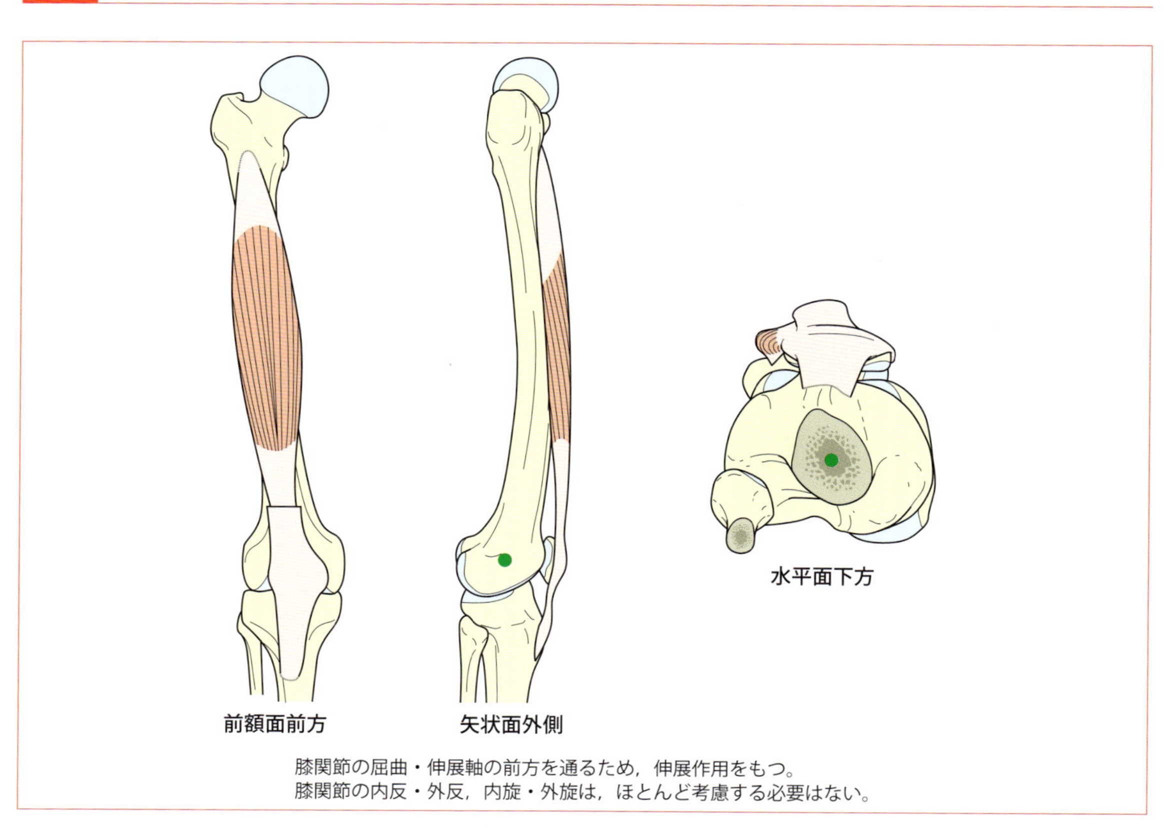

膝関節の屈曲・伸展軸の前方を通るため，伸展作用をもつ。
膝関節の内反・外反，内旋・外旋は，ほとんど考慮する必要はない。

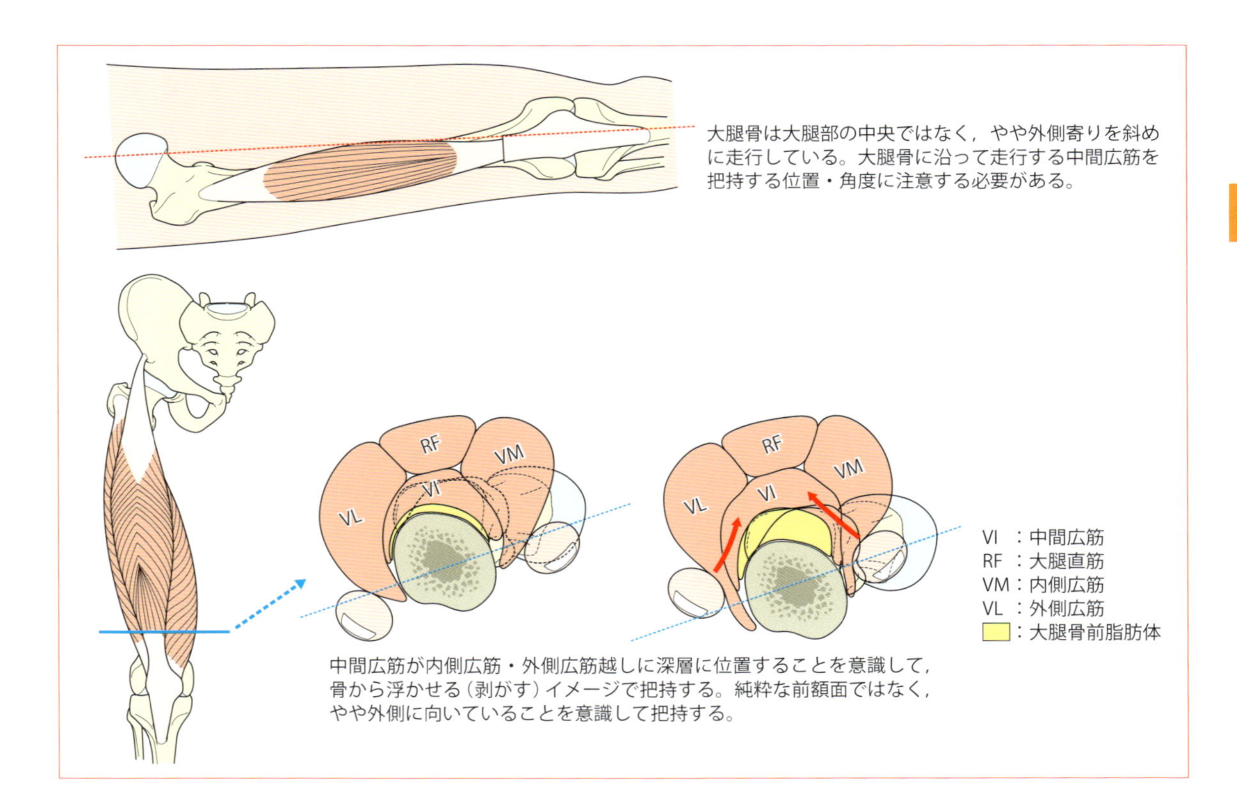

大腿骨は大腿部の中央ではなく，やや外側寄りを斜めに走行している。大腿骨に沿って走行する中間広筋を把持する位置・角度に注意する必要がある。
RF
VM
VI
VL
RF
VM
VI
VL
VI ：中間広筋
RF ：大腿直筋
VM：内側広筋
VL ：外側広筋
：大腿骨前脂肪体
中間広筋が内側広筋・外側広筋越しに深層に位置することを意識して，骨から浮かせる（剥がす）イメージで把持する。純粋な前額面ではなく，やや外側に向いていることを意識して把持する。

図11-1　中間広筋のストレッチング-全体像

対象者を背臥位とする。セラピストはベッドの端に腰掛け，右大腿部の上に対象者の右大腿部をのせてる。股関節を軽度屈曲・外転位にして，大腿直筋や大腿筋膜張筋を緩めておく。
セラピストは両手で，対象者の右中間広筋の筋腹を内側広筋・外側広筋を介して十分に把持する。次に実際に骨から浮かせる（剥がす）ように把持したまま，大腿部を持ち上げる方向に操作する。

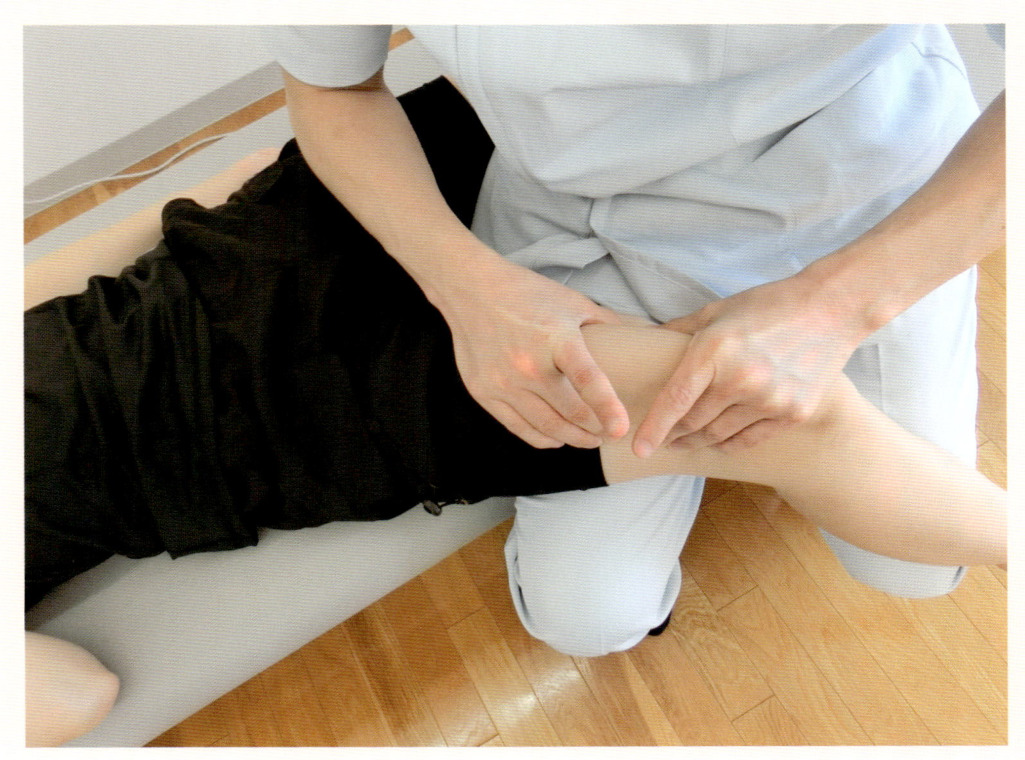

図 11-2　中間広筋の伸張操作

①大腿骨に沿って走行している中間広筋は，大腿長軸の中央よりもやや外側で走行し，前額面に対しやや外を向く。セラピストはそれらを意識し，対象者の右中間広筋筋腹を内側広筋・外側広筋を介して両手で十分に把持する。

②次に，骨から浮かせる（剥がす）ように把持したまま，大腿部を持ち上げる方向に操作する。筋腹を把持しやすい屈曲角度（対象者により異なるが，おおよそ屈曲90°未満）で把持するとよい。対象者の下腿遠位部をセラピストの左大腿部にのせて，膝関節の屈曲角度を調整する。

③セラピストは把持している右手を近位へ，左手は遠位へ操作し，中間広筋を伸張する。

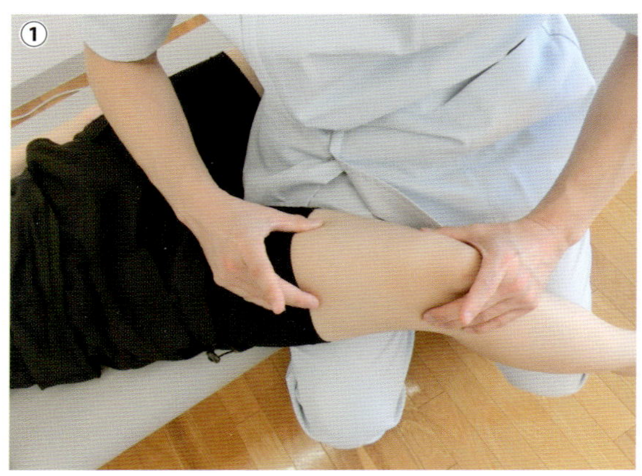

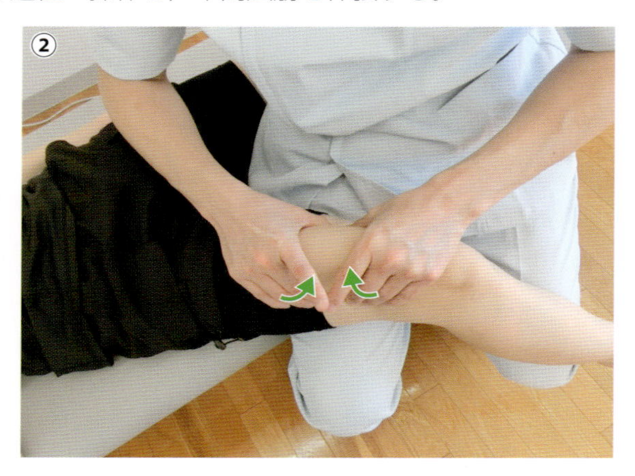

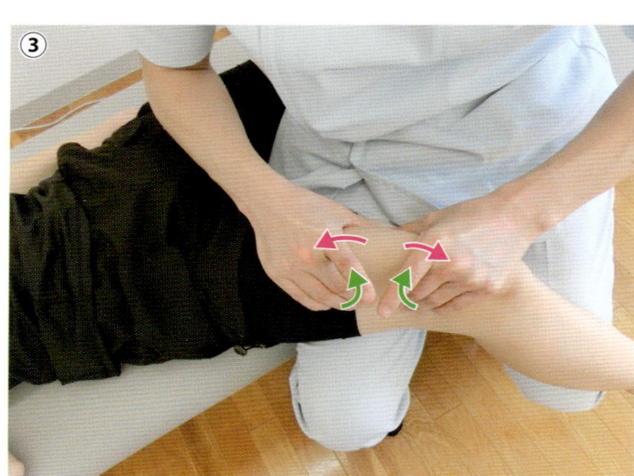

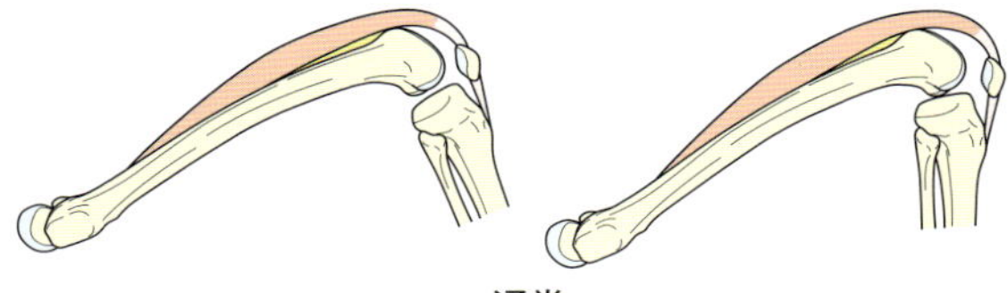

a. 通常

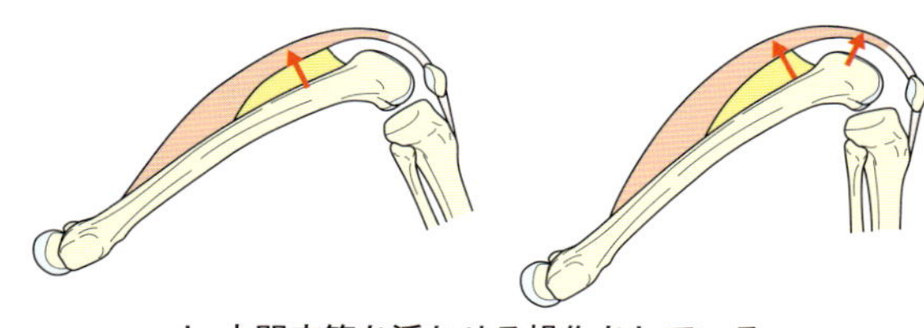

b. 中間広筋を浮かせる操作をしている

図aに比べ，中間広筋を浮かせる操作をしている**図b**のほうが，膝関節における曲率半径が大きくなり，遠位への滑走距離が長くなる。つまり伸張が得られやすい。

Column

前方引き出しテスト（anterior drawer test）

前十字靱帯断裂のチェックで用いる前方引き出しテストもセレクティブストレッチングの考え方を用い，正しい持ち方・正しい誘導方向で行うとよい。

▶持ち方

下腿上部の前方引き出しを触知するには，骨・軟部組織が一体となって動いたほうがわかりやすい。そのため，下腿上部を把持するセラピストの両手は，しっかりと全周を均等の圧で覆うよう手内筋握りで行う。この握り方で行うと下腿上部が一塊として安定するため，前方引き出しが起こったか否かの判断がつきやすい（**a**）。

指先の圧を高めてしまう深指屈筋握り（FDP握り）では，DIP関節が屈曲することで指先での局所圧が高まってしまい，軟部組織である腓腹筋が潰れているのか，前方引き出しが起こっているのかが判断しづらい（**b**）。

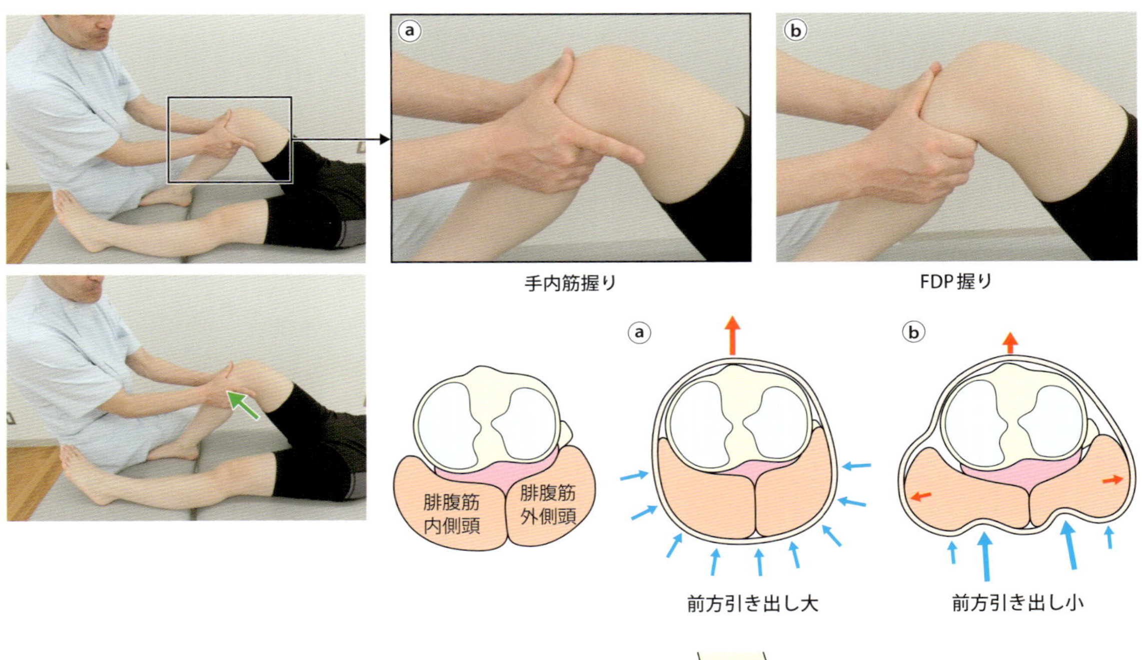

手内筋握り　FDP握り

前方引き出し大　前方引き出し小

▶誘導方法

前十字靱帯は，大腿骨から脛骨に向かって前内方に走行する。内旋・外旋軸の外側を前方に向かうため，前方引き出しだけでなく，内旋を制動する。したがって前十字靱帯断裂の有無を確認する場合は，外側優位での前方引き出し（前外側回旋不安定性のチェック：**c**）で動揺性があり，内側優位での前方引き出し（前内側回旋不安定性のチェック：**d**）では動揺性が少なくなることを確認する。

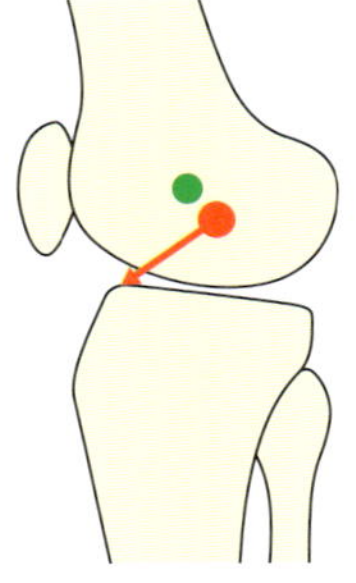

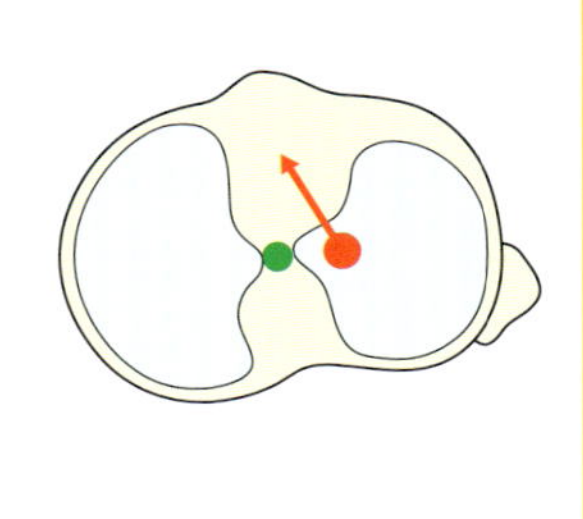

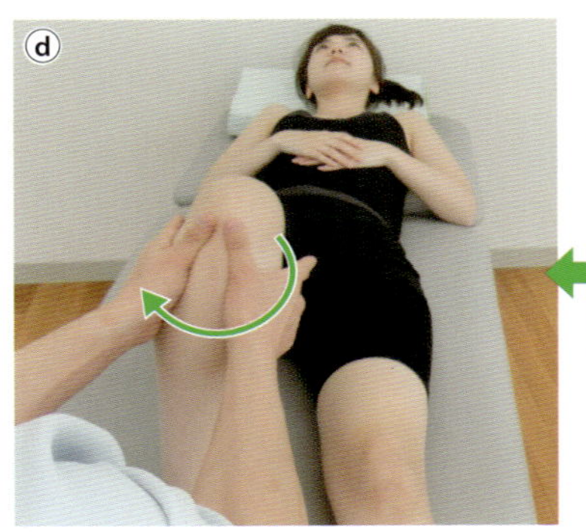

外旋を伴う前方引き出し操作
（前内側回旋不安定性のチェック）

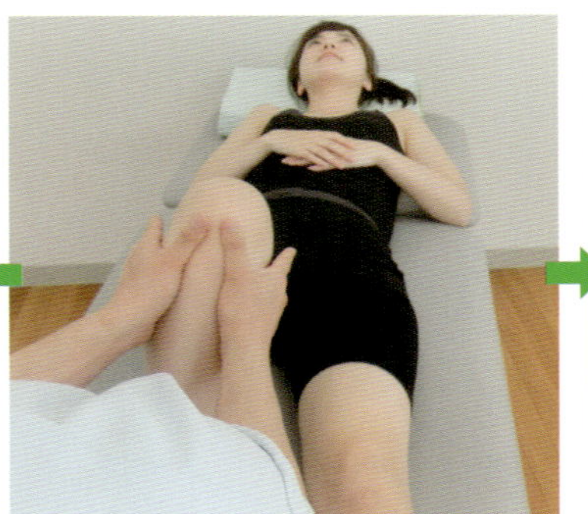
中間位

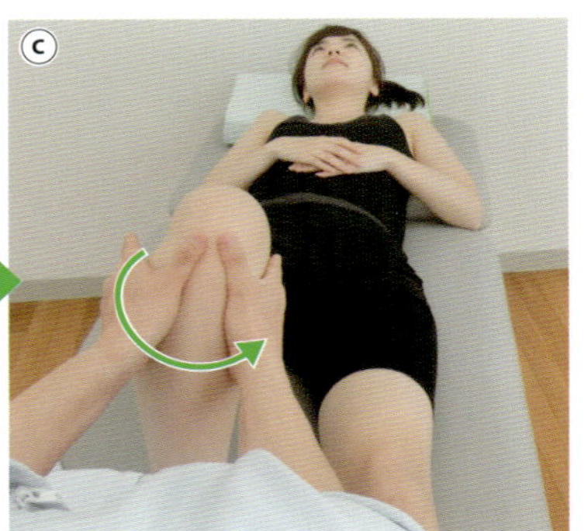

内旋を伴う前方引き出し操作
（前外側回旋不安定性のチェック）

前脛骨筋 tibialis anterior muscle

起始	脛骨外側面，下腿骨間膜の上部	支配神経	深腓骨神経
停止	内側楔状骨，母趾中足骨底の足底面	髄節レベル	L4〜S1

■テクニカルヒント

筋の走行・機能	■足関節の底屈・背屈軸の前方を通る	▶ 距腿関節の背屈作用をもつ
	■足関節の回内・回外軸の内側を通る	▶ 距骨下関節の回外作用をもつ
	■ショパール関節の内側を通る	▶ 足部の内転作用をもつ
固定操作ポイント	■足関節の底屈操作により下腿が前傾する	▶ 下腿を後傾方向へ固定する
	■足関節の回内操作により下腿が内旋する	▶ 下腿を外旋操作する
	■足部の外転操作により下腿が内傾する	▶ 下腿を外傾操作する
伸張操作ポイント	■足関節の底屈・回内，足部の外転で伸張操作する	
その他ポイント	■筋腹部分をダイレクトに圧迫および近位変位させて固定する方法もある	

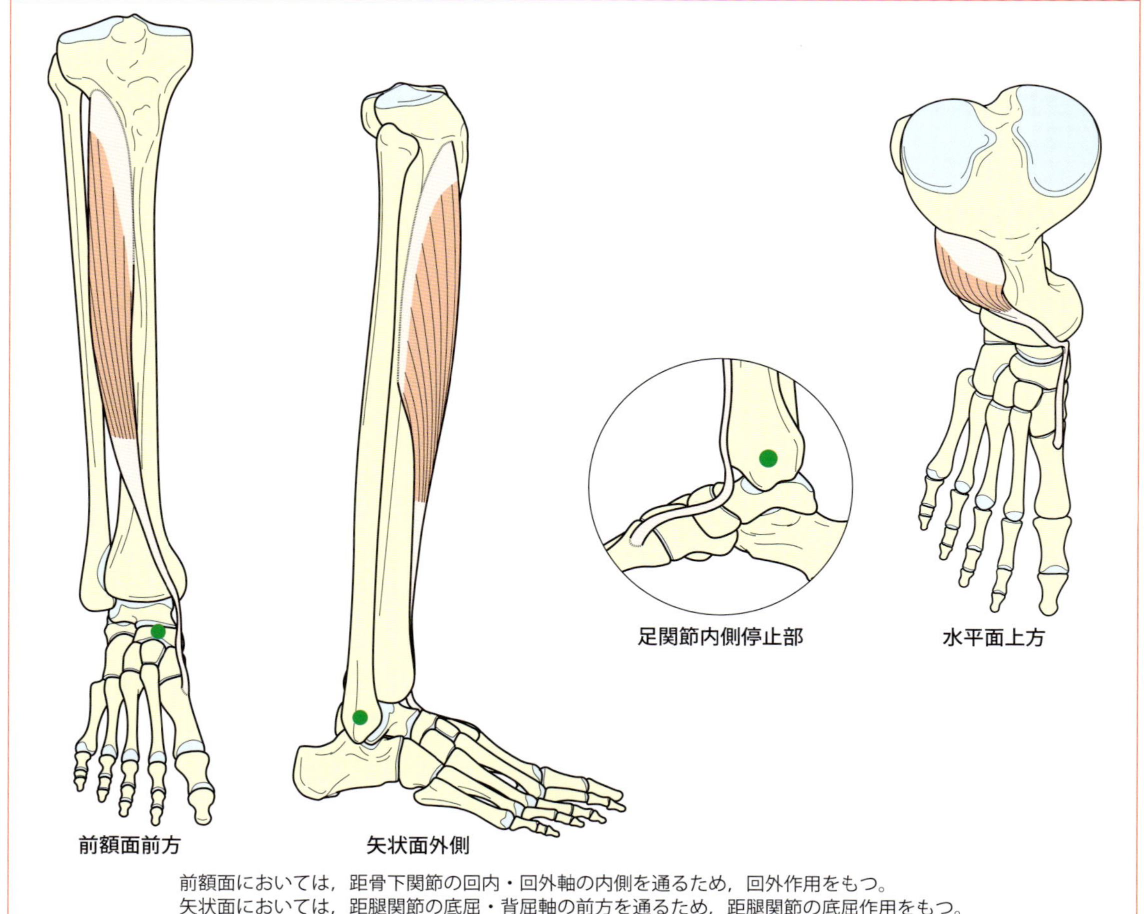

前額面においては，距骨下関節の回内・回外軸の内側を通るため，回外作用をもつ。
矢状面においては，距腿関節の底屈・背屈軸の前方を通るため，距腿関節の底屈作用をもつ。
水平面においては，足部の内側を通るため，足部の内転作用をもつ。

図 1-1　前脛骨筋のストレッチング-全体像

対象者を背臥位または長座位とし，右下腿遠位はベッドの下端から外に出す。セラピストは左手・左前腕で，対象者の下腿の前傾を防止しつつ，左手で下腿外旋・外傾方向に固定する。
セラピストの左手で対象者の右中足部〜前足部を把持し，足関節の底屈・回内，足部の外転操作にて伸張する。

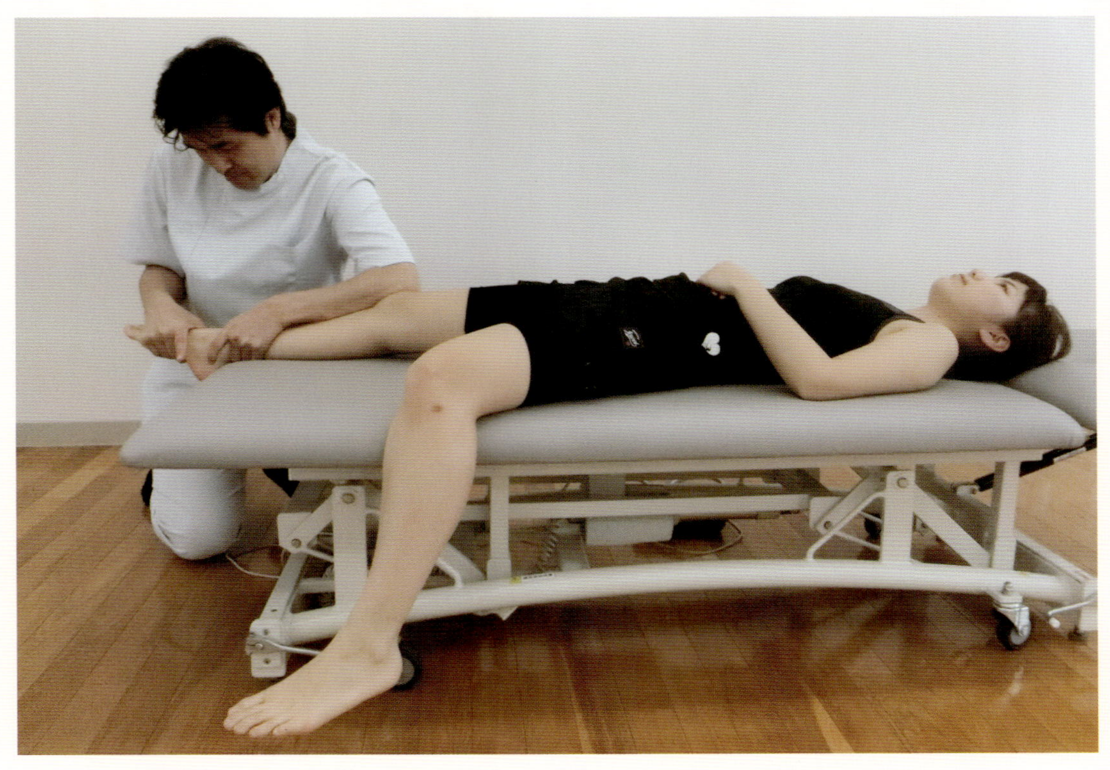

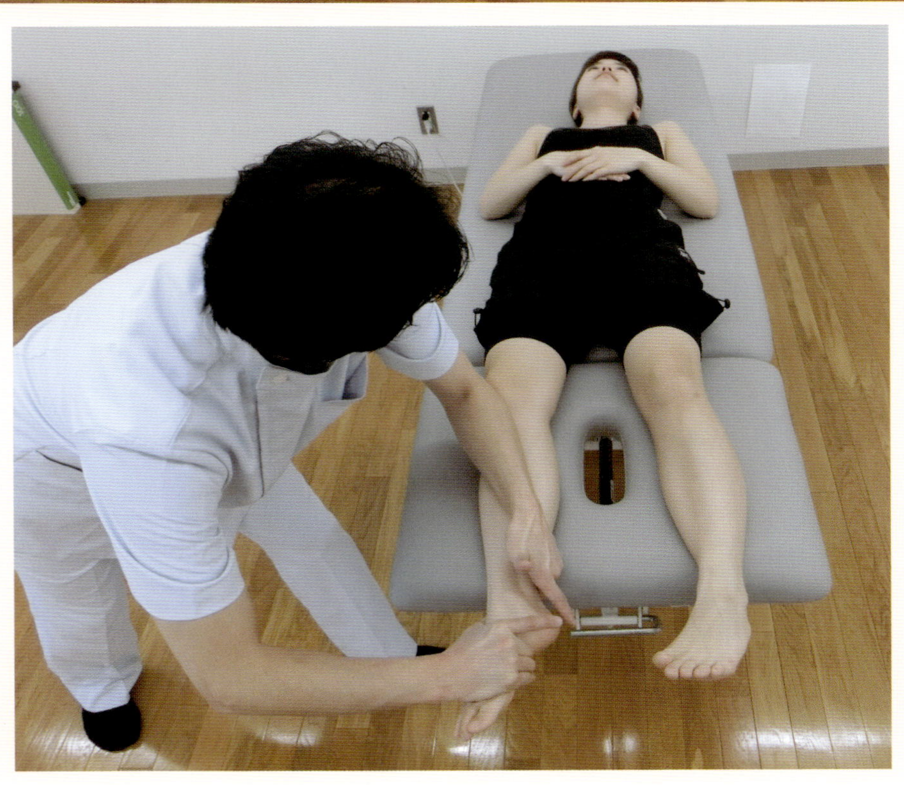

図1-2 前脛骨筋の固定操作

セラピストは左肘周辺部を対象者の脛骨粗面に，左手を足関節近位（下腿遠位）の後方に置く（①）。これは距腿関節の底屈操作による下腿前傾を防止するためである（①′）。
またセラピストは同時に，対象者の下腿を外旋操作して固定しておく（②）。これは距骨下関節の回内操作による下腿の内旋防止のためである。

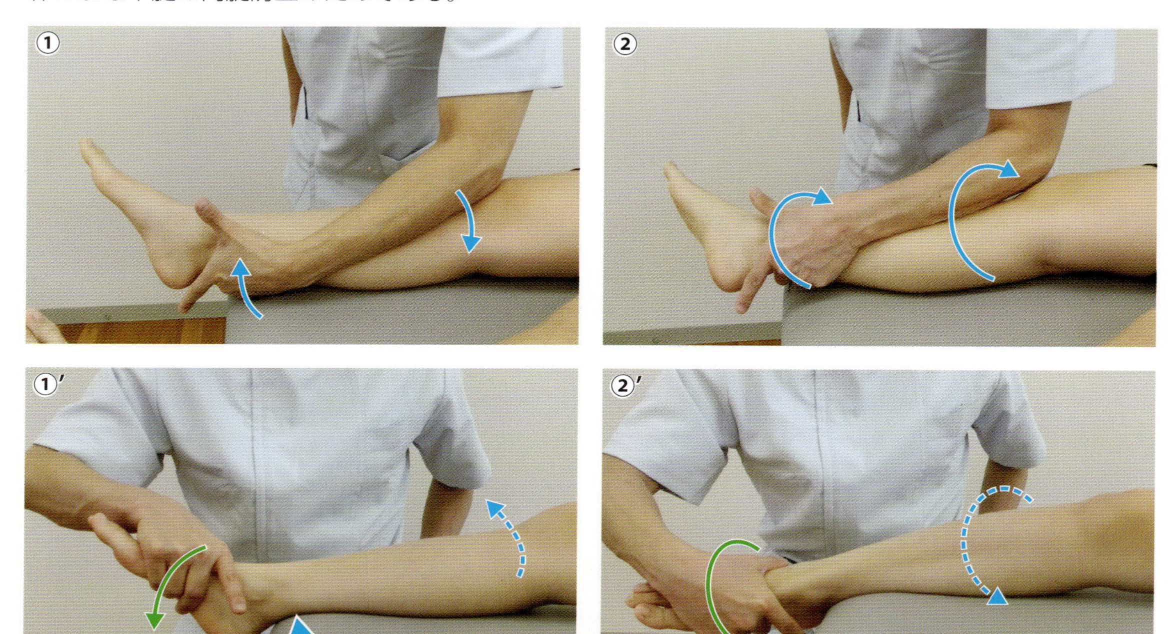

図1-3 運動学的にみた前脛骨筋の作用の考え方

足関節における伸張操作を考える際に，距腿関節レベル・距骨下関節レベルでの軸と走行の関係による運動学的考察は大切である。
前脛骨筋は，距腿関節における底屈・背屈軸では前方を通って上方に引き，距骨下関節における回内・回外軸では内側を通って上方に引く。つまり，足関節の背屈・回外作用を有することになる。したがって，伸張操作をするうえでは，底屈・回内を行う。

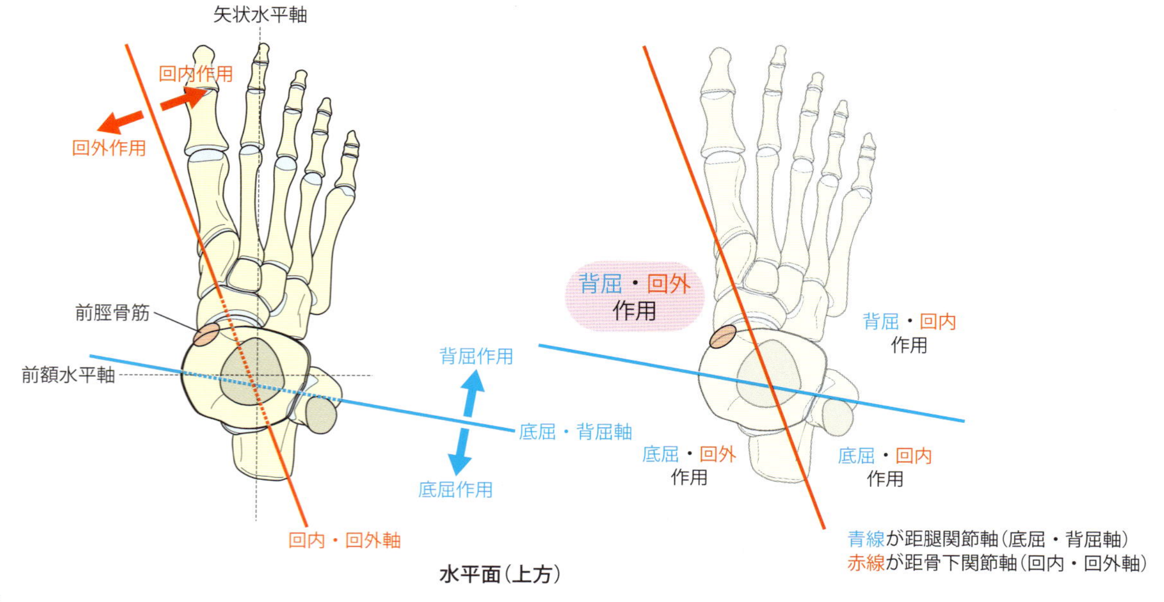

図1-4　前脛骨筋の伸張操作

前述の通り，前脛骨筋は矢状面では底屈操作，前額面で回内操作にて伸張する。また足部は内側を通るため，外転操作をすることになる。

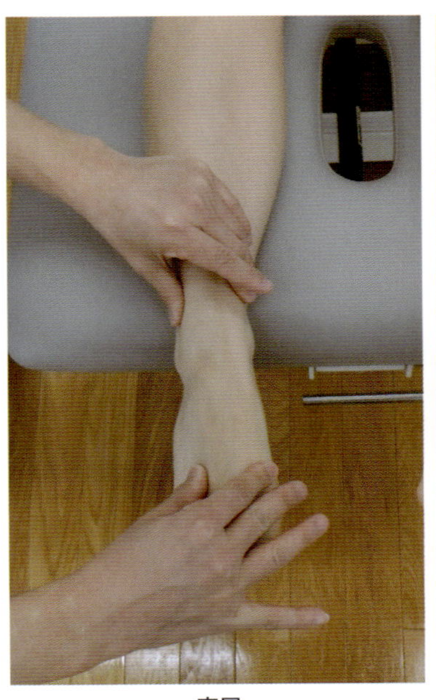

底屈

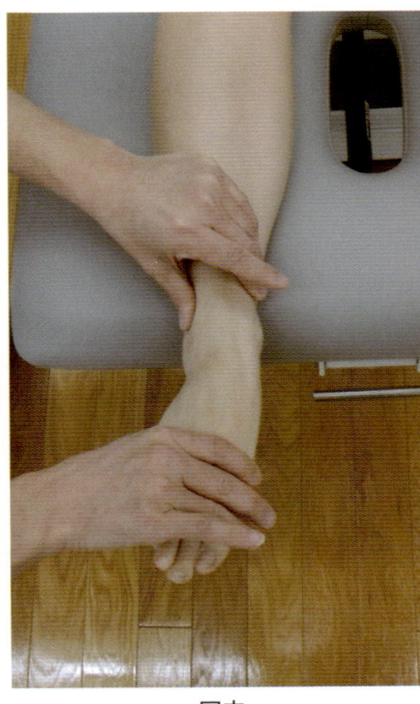

回内

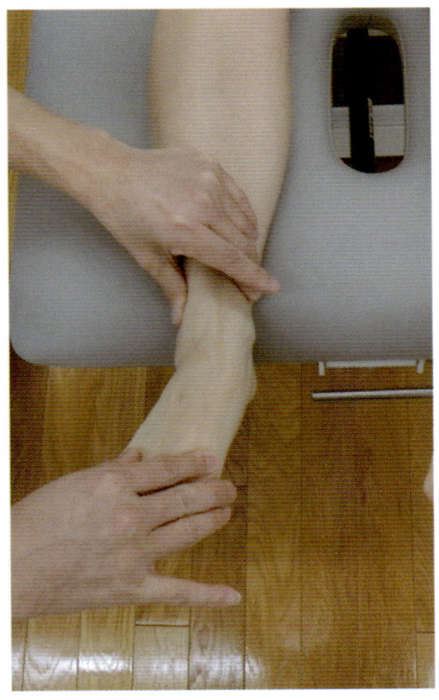

外転

図1-5　前脛骨筋の伸張操作の詳細（1）

セラピストは対象者の中足部〜前足部を把持した右手で，距腿関節の底屈操作（①a），距骨下関節の回内操作（②），足部の外転操作（③）を加える。
足関節の底屈操作では，固定している左手の中指で距骨滑車を後方から前方誘導し，把持している右手でやや前方引き出し操作を加えながら行うと，伸張感が得られやすい。
足部の外転操作では，把持している右手母指で距骨頭外側に支点を作ってから行うと，ショパール関節などで外転が得られやすい（③′）。

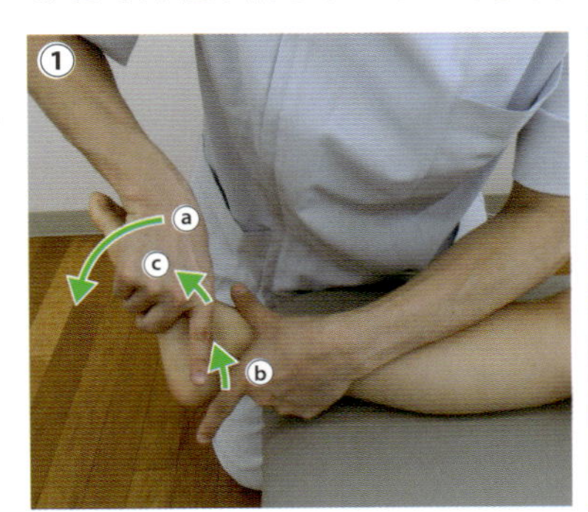

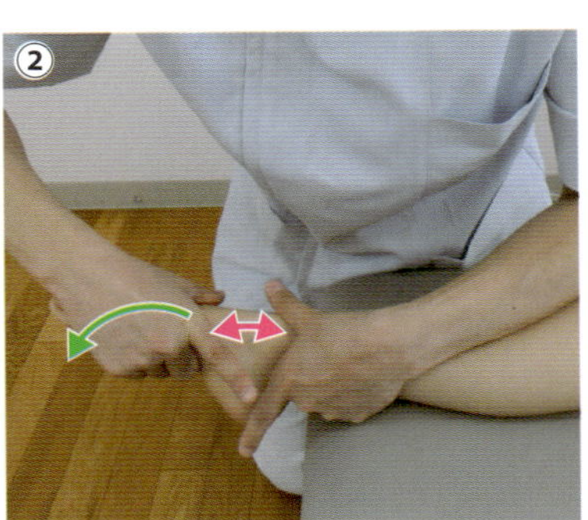

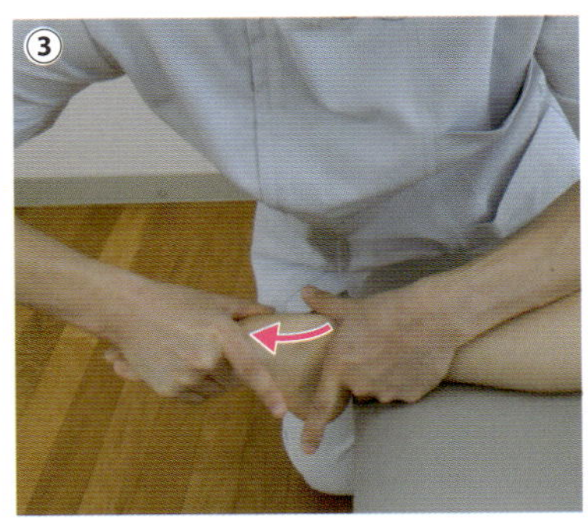

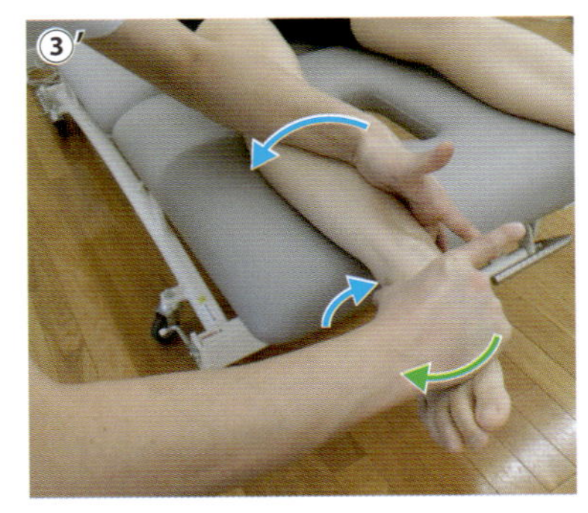

図1-6　前脛骨筋の伸張操作の詳細(2)

足部での伸張操作としてショパール関節などでの外転を行うことは前述したが，その他に足部での底屈操作(アーチ挙上)を実施したほうが，前脛骨筋が伸張されやすい。

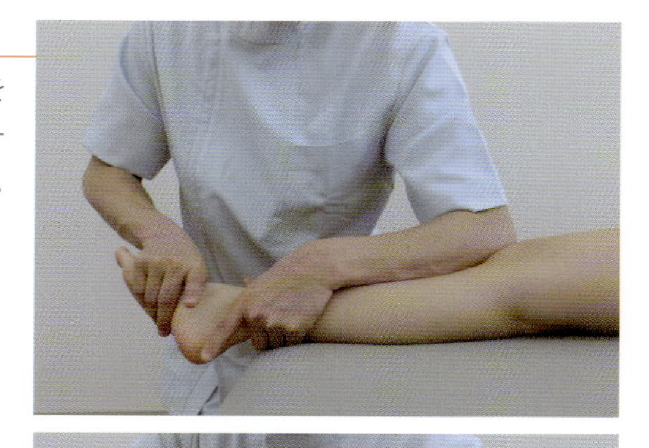

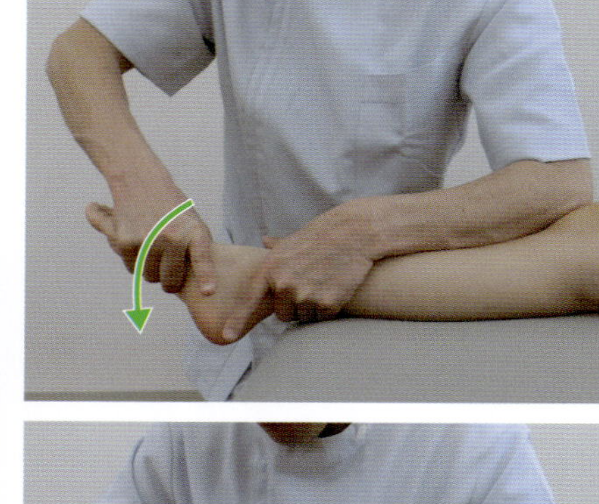

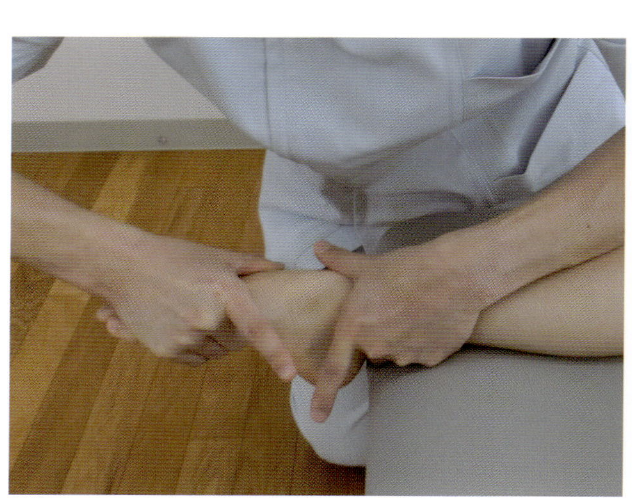

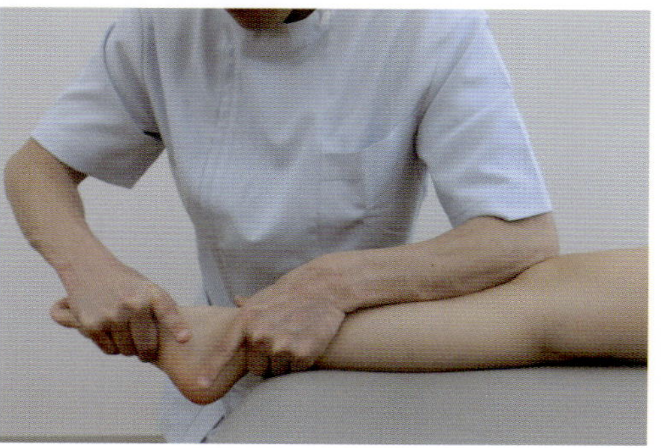

Column

ラックマンテスト（Lachman test）

前十字靱帯断裂のチェックで用いるラックマンテストも，セレクティブストレッチングの考え方を用い，正しい持ち方・正しい誘導方向で行うとよい。

▶持ち方

右膝をチェックする場合のラックマンテストでは，セラピストは対象者の大腿部を外側から左手で，下腿を内側から右手で把持する。その際，脛骨近位の内側・後側の形状に合わせた手の置き方をする（虫様筋握り：**a**）。セラピストの右中指・環指の先が対象者の腓骨頭までかかると，隙間が生じてうまく把持できない。

また**b**のように深指屈筋握り（FDP握り）をすると，隙間ができて骨操作が不十分となるので注意する。

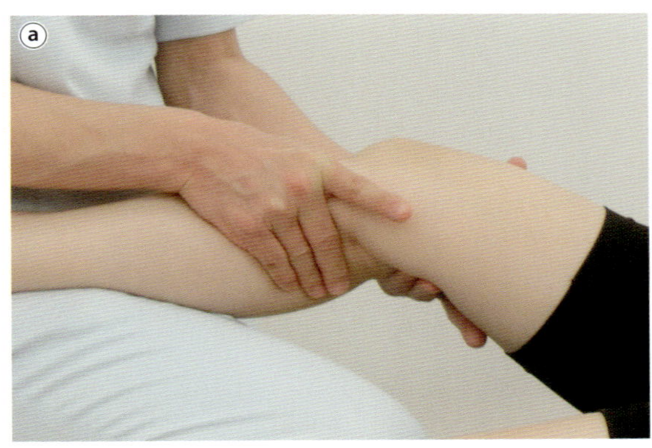

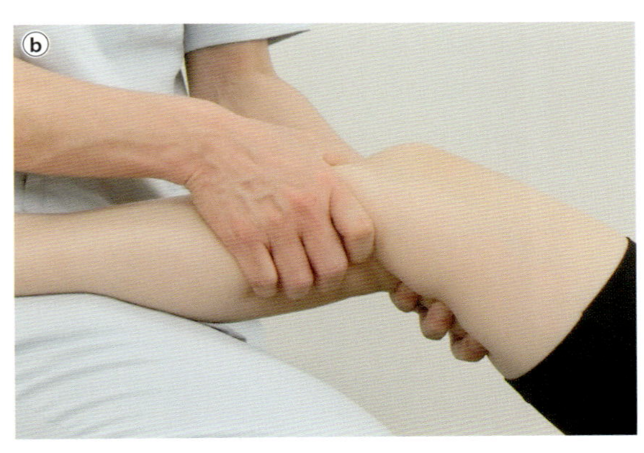

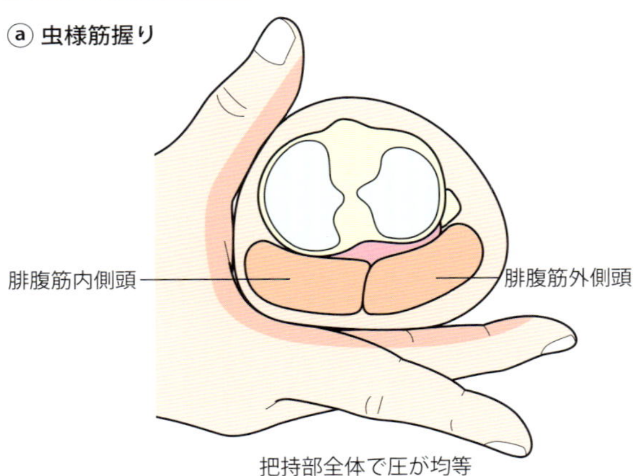

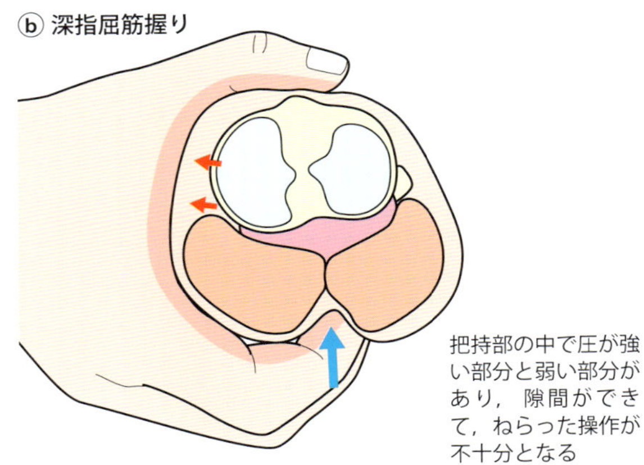

ⓑ 深指屈筋握り
把持部の中で圧が強い部分と弱い部分があり，隙間ができて，ねらった操作が不十分となる

▶操作方法

前十字靱帯は，前方引き出しテスト（p.119）でも述べたように，前方引き出しだけでなく，内旋を制動する。したがってラックマンテストでも，外側優位での前方引き出しストレスで動揺性があるか（前外側回旋不安定性）をチェックする必要がある（**c**）。ただし，下腿近位を内側から把持するため，十分に気をつけないと内側優位での前方引き出しとなってしまう（**d**）。

セラピストは**c**のように，下腿を把持している右手をやや掌屈ぎみに前方引き出すことで，外側優位での前方引き出しストレスをかけるようにする。

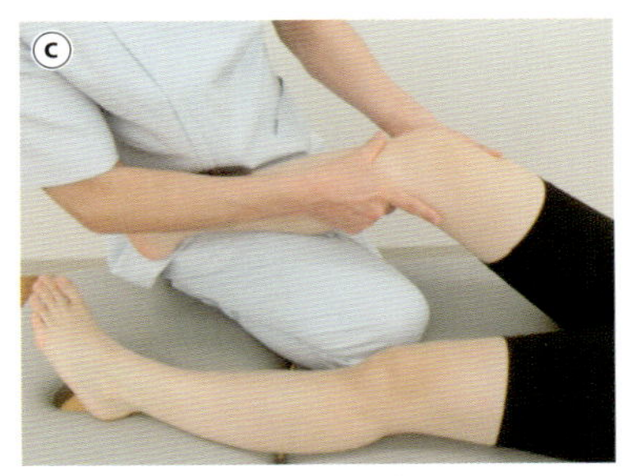

把持（開始時）

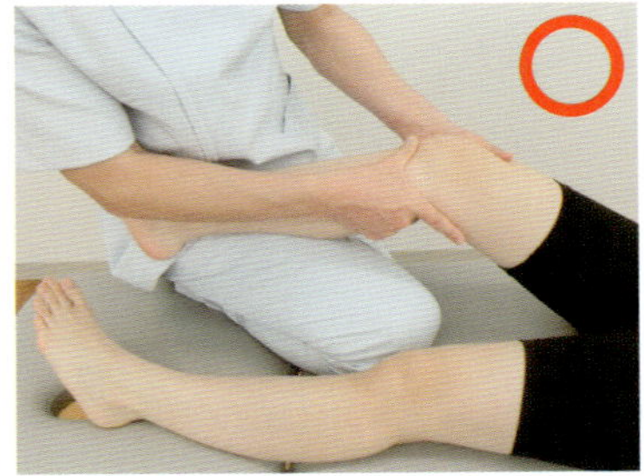

前方引き出し＋内旋

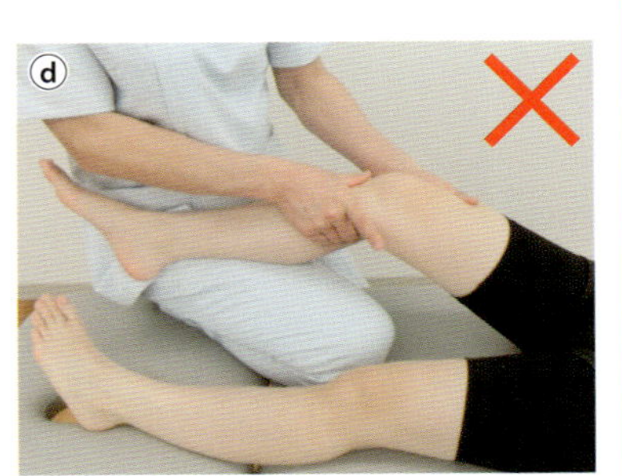

前方引き出し＋外旋

長趾伸筋 extensor digitorum longus muscle

起始	腓骨内側面，脛骨外側面の上部	支配神経	深腓骨神経
停止	第2～第5趾の趾背腱膜へ移行し中節骨・末節骨	髄節レベル	L4～S1

■テクニカルヒント

筋の走行・機能	■足関節の底屈・背屈軸の前方を通る	▶	距腿関節の背屈作用をもつ
	■足関節の回内・回外軸の外側を通る	▶	距骨下関節の回内作用をもつ
	■足部の背側・外側を通る	▶	足部の背屈・外転作用をもつ
	■MP・PIP・DIP関節の背側を通る	▶	MP・PIP・DIP関節の伸展作用をもつ
固定操作ポイント	■足関節の底屈操作により膝関節が屈曲する	▶	膝関節を伸展方向へ固定する（※ここでは腹臥位の場合の固定説明。背臥位の場合は下腿が前傾する）
	■足関節の回外操作により下腿が外旋する	▶	下腿を外旋操作する
	■足部の内転操作により股関節が外旋する	▶	股関節を内旋操作する
伸張操作ポイント	■足関節の底屈・回外，足部の内転・底屈，足趾の屈曲で伸張操作する		

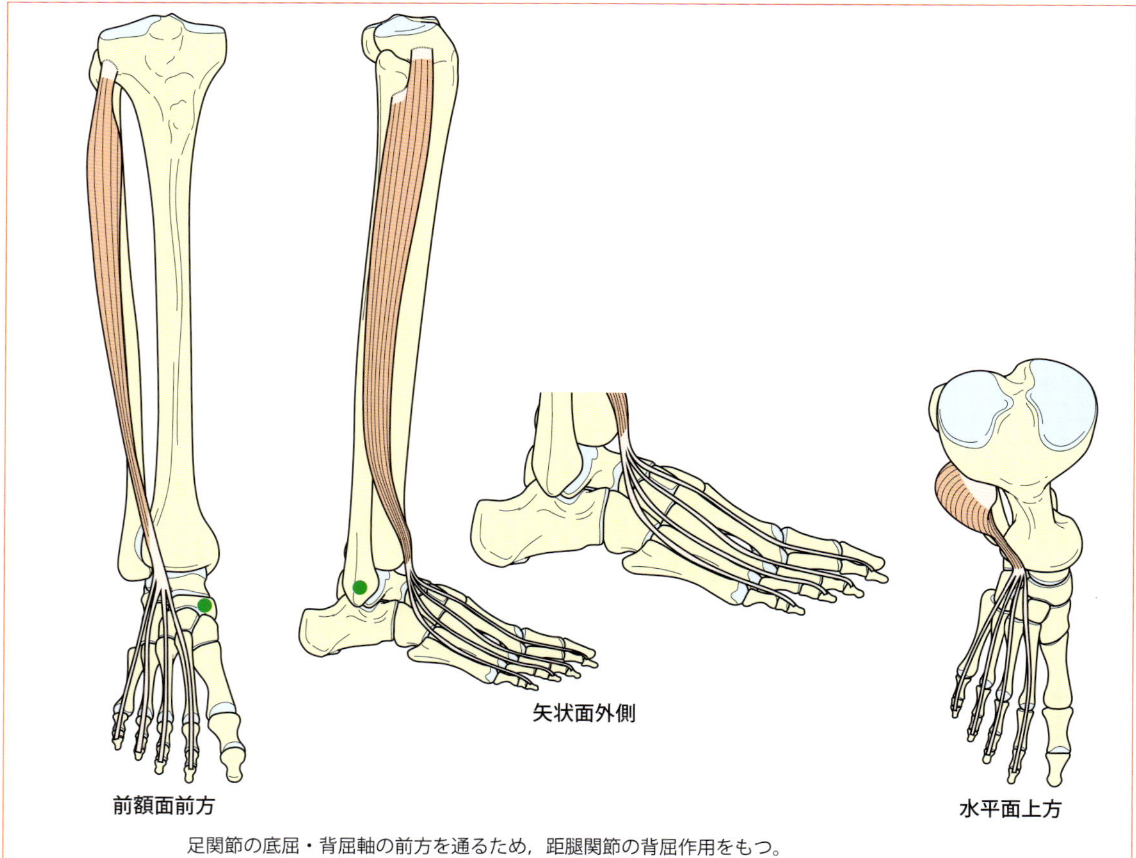

足関節の底屈・背屈軸の前方を通るため，距腿関節の背屈作用をもつ。
足関節の回内・回外軸の外側を通るため，距骨下関節の回内作用をもつ。
足部・第2～第5趾の背側・外側を通るため，足部の背屈・外転・足趾の伸展作用をもつ。

図2-1　長趾伸筋のストレッチング-全体像

対象者を腹臥位，右膝関節を屈曲位とする。セラピストは右手で対象者の足関節を底屈位とし，踵を手掌部で包み込みながら足部を把持して固定する。
左手で対象者の足関節を底屈・回外し，左手で足部を内転操作してから，第2～第5趾のMP・PIP・DIP関節を屈曲し伸張する。

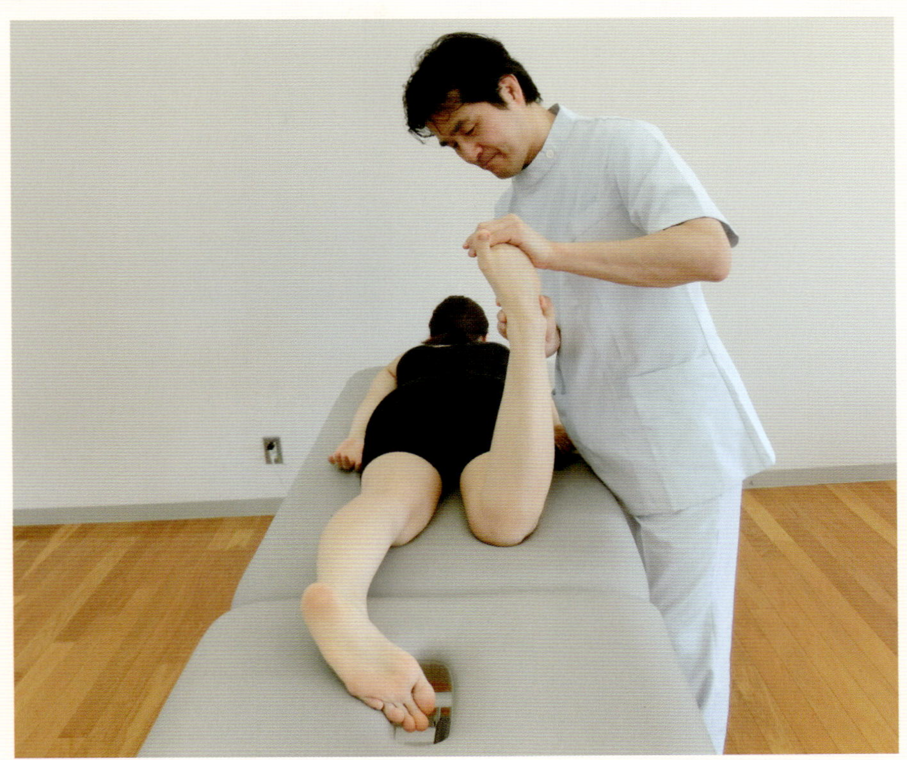

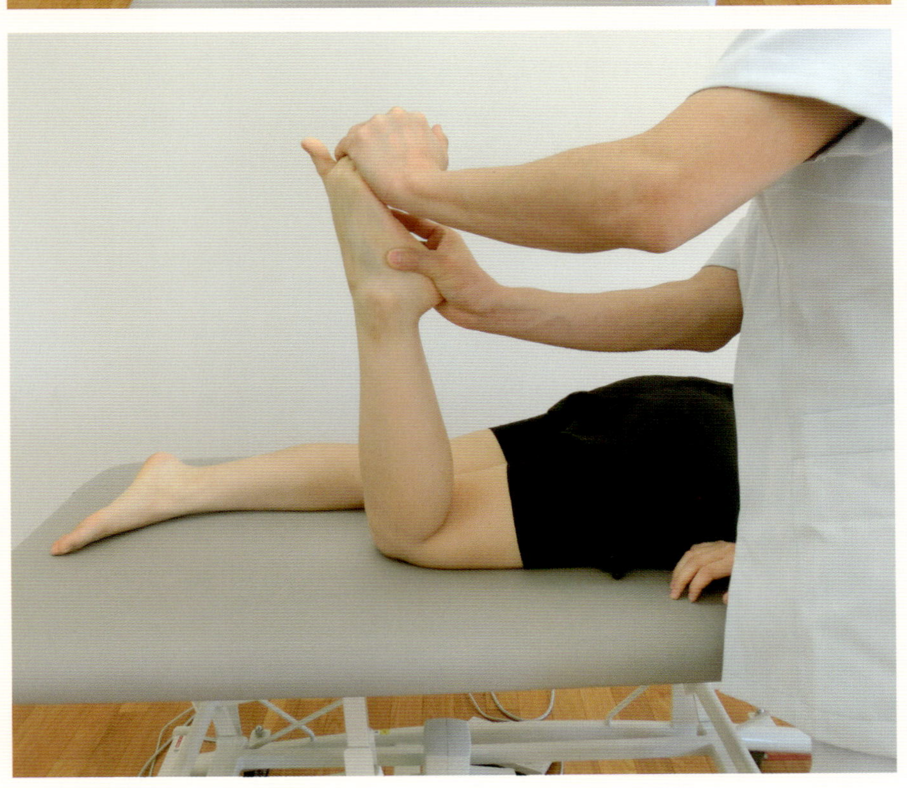

図2-2　長趾伸筋の固定操作

対象者を腹臥位にして，膝を90°屈曲位とする。伸張操作で対象者の膝屈曲と下腿の内傾（股関節の外旋）とが起きないように，踵を持つセラピストの右手で膝関節を伸展方向に，股関節を内旋方向に固定する。
セラピストの右母指と中指間の手掌部分とを，対象者の踵部底側にあて，母指と他指（中指〜小指）の指腹全体で把持する（内在筋握り）。
このとき，セラピスト左手指のPIP関節やDIP関節を屈曲してしまうと，指先の圧が強くなり痛みが生じるうえ，固定が甘くなり踵が手の中で動いてしまう。

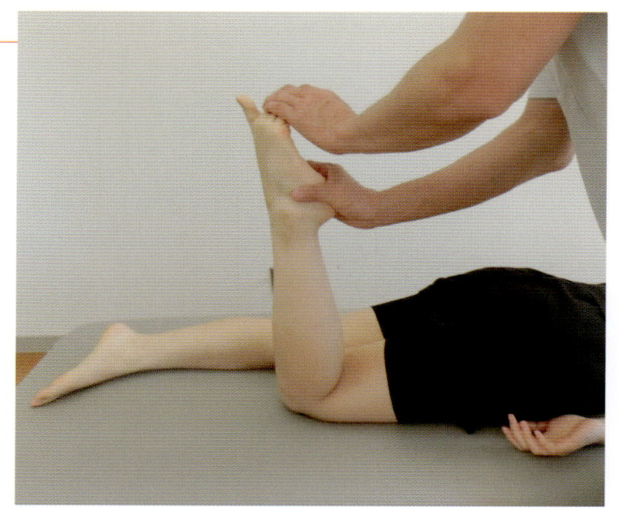

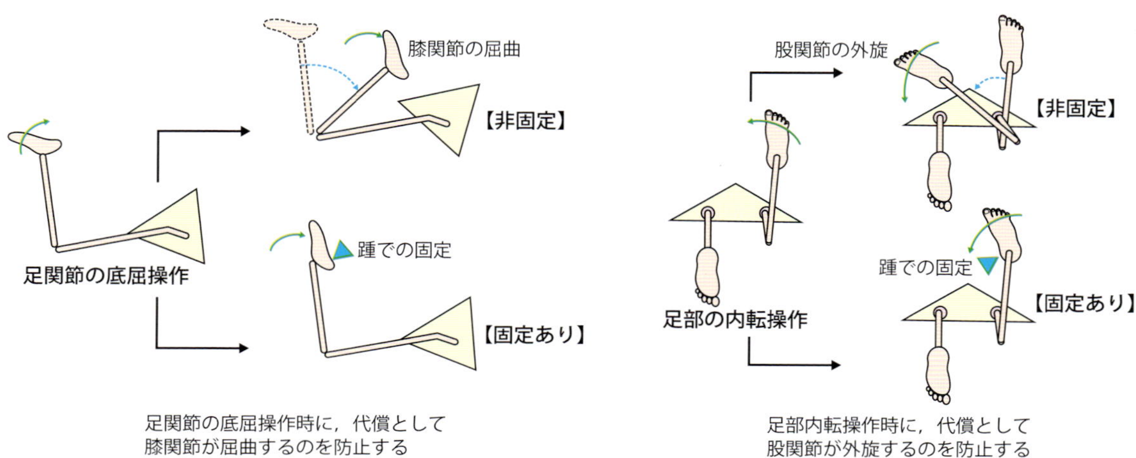

図2-3　運動学的にみた長趾伸筋の作用の考え方

長趾伸筋は，距腿関節における底屈・背屈軸では前方を通って上方に引き，距骨下関節における回内・回外軸では外側を通って上方に引く。つまり，足関節の背屈・回内作用を有することになる。したがって，伸張操作をするうえでは，底屈・回外を行う。

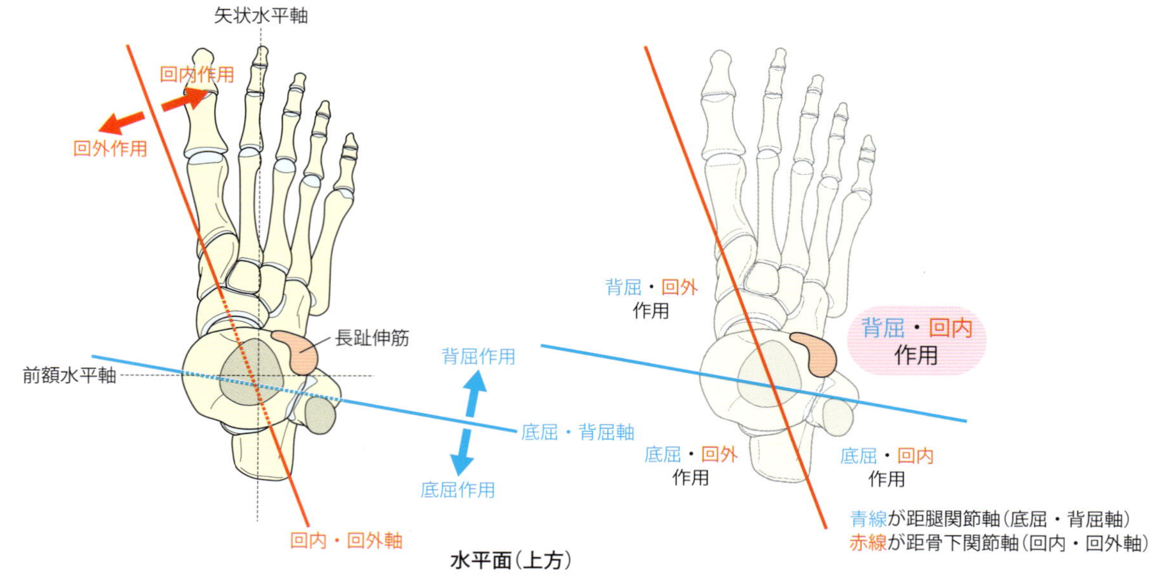

図2-4　長趾伸筋の伸張操作方向

セラピストは，対象者の踵部を持っている右手で距腿関節を底屈しつつ，距骨下関節を回外する。左手は対象者の足部を内転（toe-in）・底屈する。
母趾を除く第2～第5趾のMTP・PIP・DIP関節を屈曲位にして伸張する。

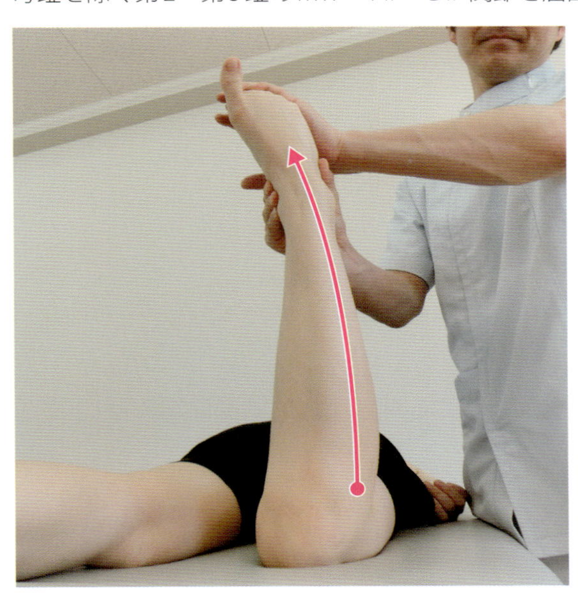

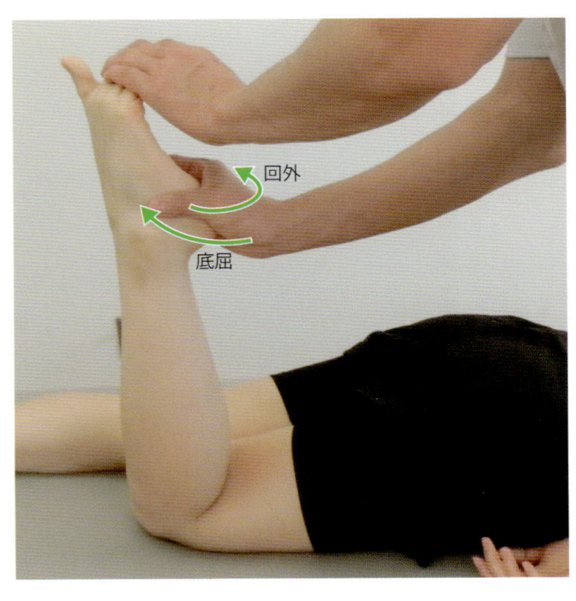

図2-5　長趾伸筋の足部・足趾での伸張操作

セラピストは対象者の母趾を除く第2～第5趾を，左手でMTP関節→PIP関節→DIP関節の順に屈曲位にして伸張する。また，足全体のアーチを高め，CM関節でも屈曲位になるように操作する。

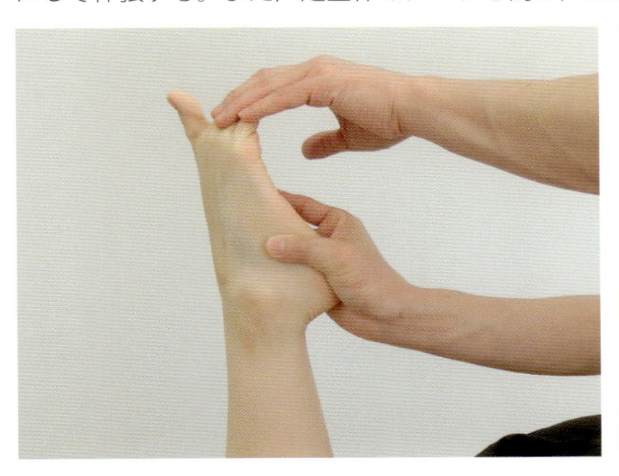

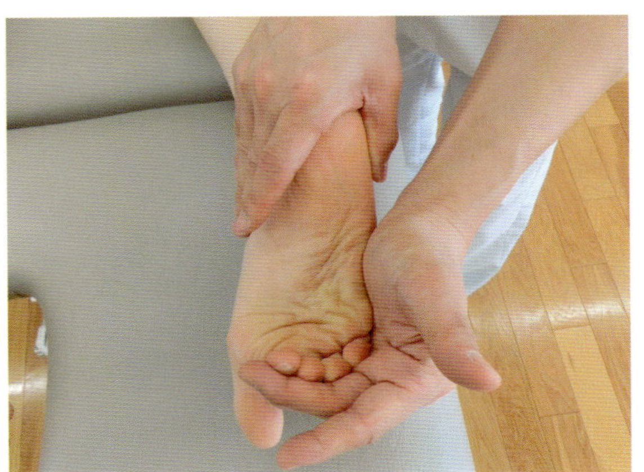

長母趾伸筋 extensor hallucis longus muscle

起始	下腿骨間膜，腓骨中央の骨間縁	支配神経	深腓骨神経
停止	母趾の趾背腱膜に移行し基節骨に停止する。一部は末節骨まで伸びる	髄節レベル	L4〜S1

■テクニカルヒント

筋の走行・機能	■足関節の底屈・背屈軸の前方を通る	▶	距腿関節の背屈作用をもつ
	■足関節の回内・回外軸の外側を通る	▶	距骨下関節の回内作用をもつ
	■足部の背側を通る	▶	足部の背屈作用をもつ
	■母趾MP・IP関節の背側を通る	▶	MP・IP関節の伸展作用をもつ
固定操作ポイント	■足関節の底屈操作により膝関節が屈曲する	▶	膝関節を伸展方向へ固定する（※腹臥位の場合の固定説明であり，背臥位の場合は下腿が前傾する）
	■足関節の回外操作により下腿がわずかに外旋するが，ほとんど固定を意識しなくてよい		
伸張操作ポイント	■足関節の底屈・回外，足部の底屈，母趾の屈曲で伸張操作する		

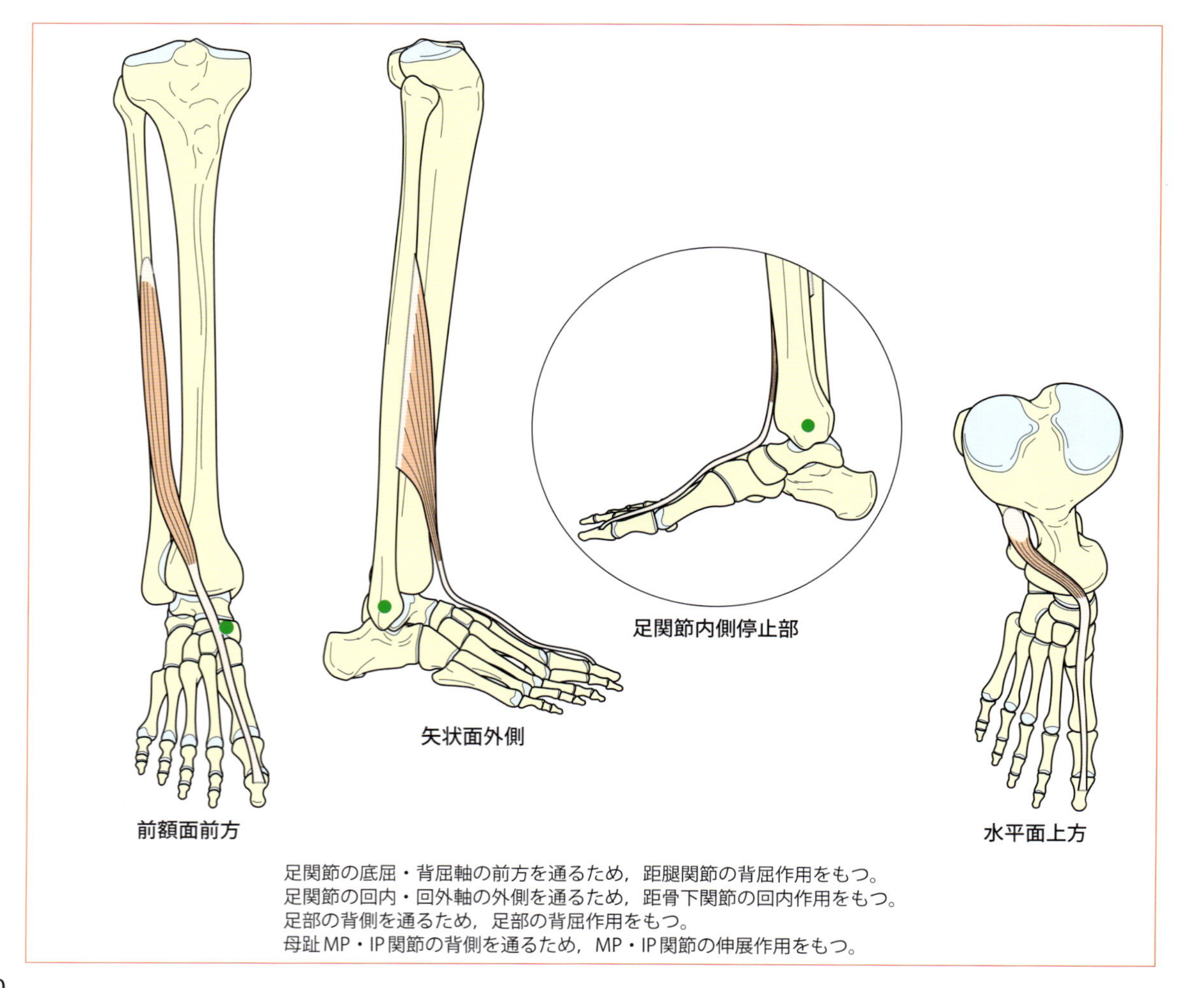

足関節の底屈・背屈軸の前方を通るため，距腿関節の背屈作用をもつ。
足関節の回内・回外軸の外側を通るため，距骨下関節の回内作用をもつ。
足部の背側を通るため，足部の背屈作用をもつ。
母趾MP・IP関節の背側を通るため，MP・IP関節の伸展作用をもつ。

図3-1　長母趾伸筋のストレッチング-全体像

対象者を腹臥位とし，右膝関節を屈曲位とする。セラピストは右手で対象者の足関節を底屈位にしてから，踵を手掌部で包み込みつつ足部を把持し，固定する。
セラピストの左手で対象者の足関節を底屈・回外させ，母趾のMP・PIP・DIP関節を屈曲して伸張する。

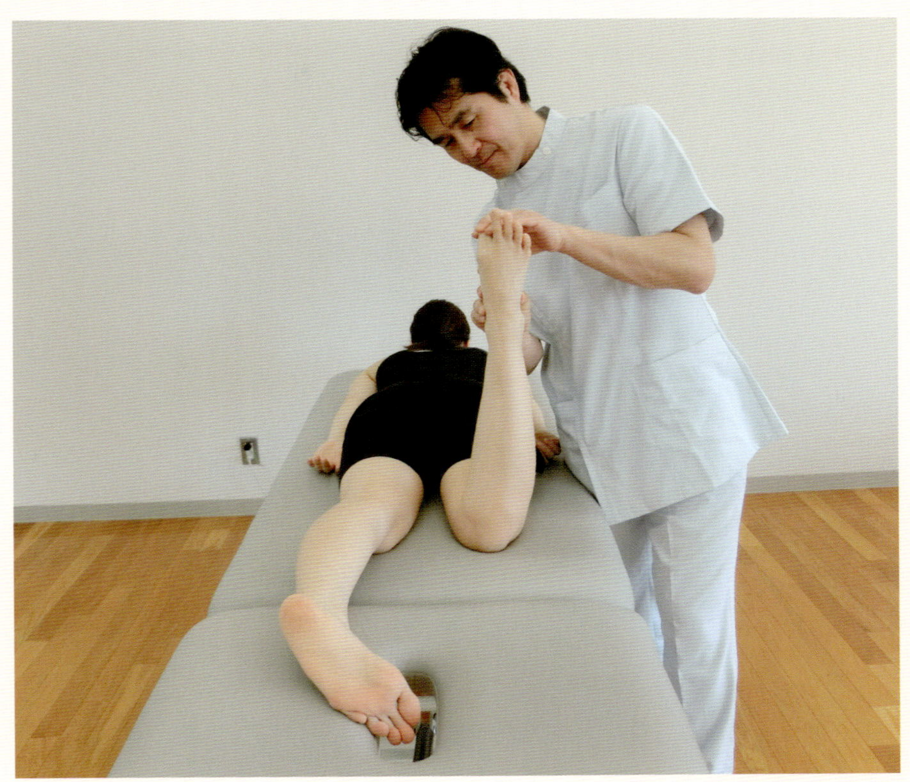

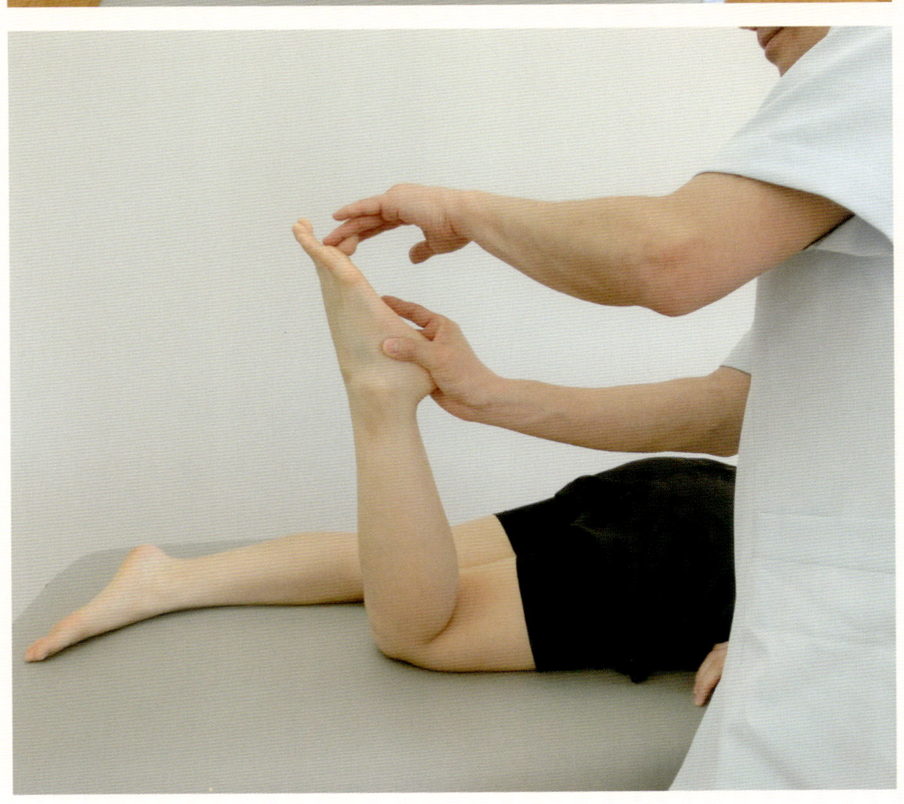

図3-2　長母趾伸筋の固定操作

対象者を腹臥位にして，膝を90°屈曲位とする。伸張操作で対象者の膝屈曲が起きないように，踵を持つセラピストの右手で，膝関節を伸展方向へ固定する。セラピストの右母指と中指との間の手掌部分を対象者の踵部底側にあて，母指と他指（中指〜小指）の指腹全体で把持する（内在筋握り）。

もしセラピスト左手指のPIP関節やDIP関節を屈曲すると，指先の圧が強くなり痛みを生じてしまううえに，固定が甘くなり踵が手の中で動いてしまうので注意する。

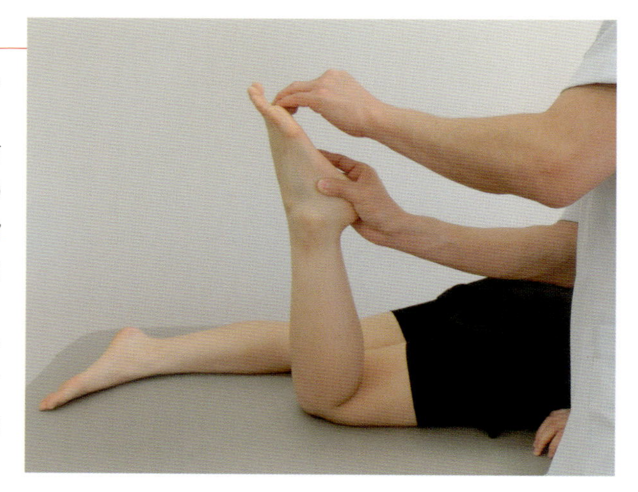

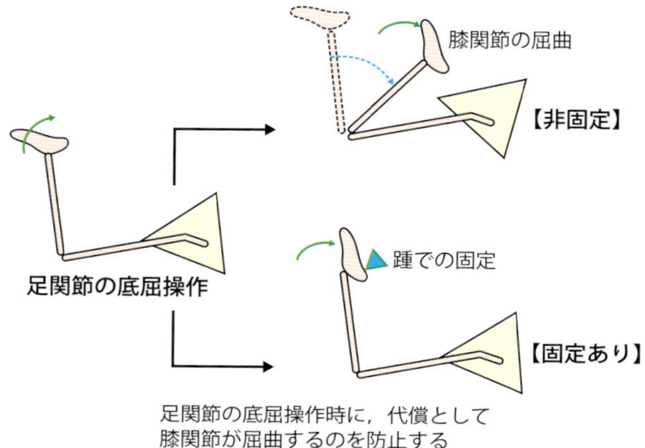

図3-3　運動学的にみた長母趾伸筋の作用の考え方

長母趾伸筋は，距腿関節における底屈・背屈軸では前方を通って上方に引き，距骨下関節における回内・回外軸では外側を通って上方に引く。つまり，足関節の背屈・回内作用を有することになる。したがって，伸張操作をするうえでは，底屈・回外を行う。

※矢状水平軸より内側を通るため，回外作用とする文献もあるが，回内・回外軸は矢状水平軸ではないので，長母趾伸筋はやや外側を通る。

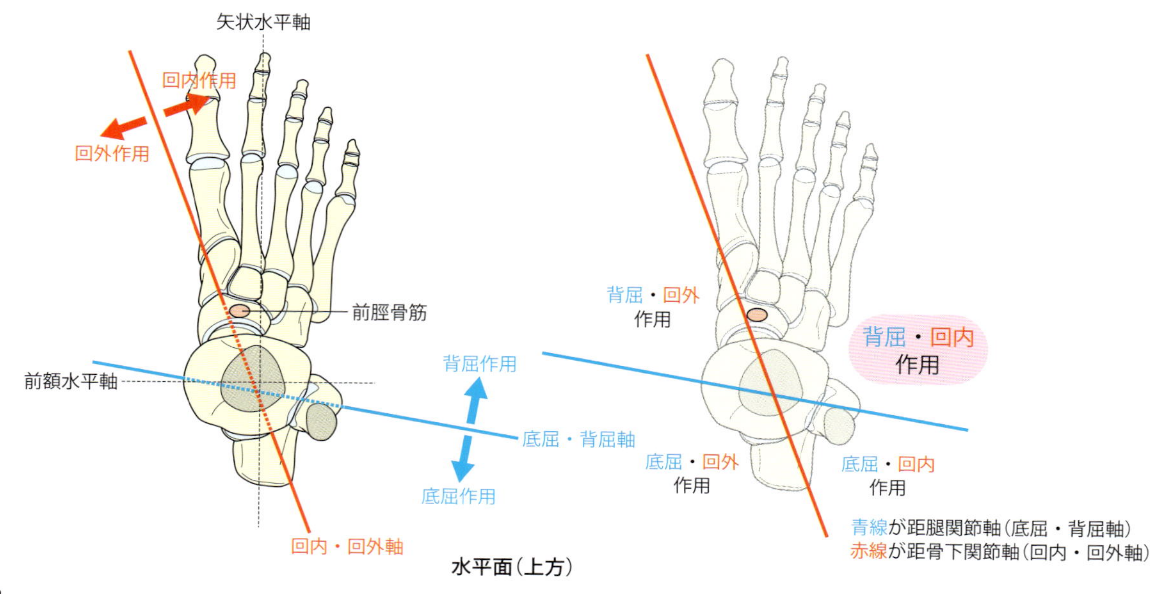

図3-4　長母趾伸筋の伸張操作（足関節）

足関節は，セラピストの右手で距腿関節を完全底屈位とする（①-**a**）。底屈に伴う内転に加え，踵を持っているセラピストの右手で距骨下関節を回外位にする（①-**b**）。②は伸張される長母趾伸筋の走行イメージである。

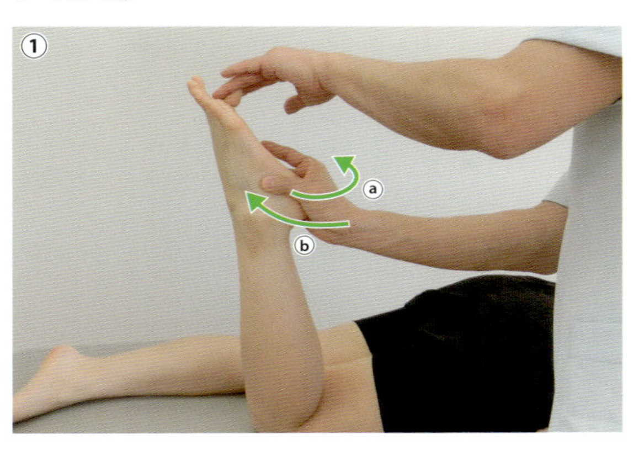

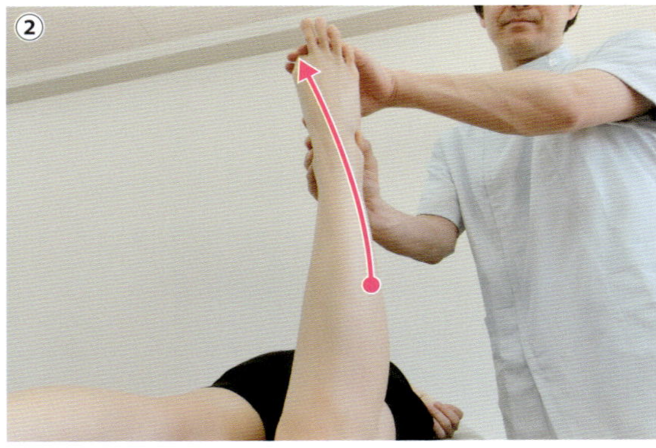

図3-5　長母趾伸筋の伸張操作方向（※別肢位で撮影）

長母趾伸筋は内側に位置するため，距骨下関節を回内（外反）して伸張するイメージを抱きがちだが，筋走行が距骨下関節の回内・回外軸の外側を通過するため，回外操作で伸張される。

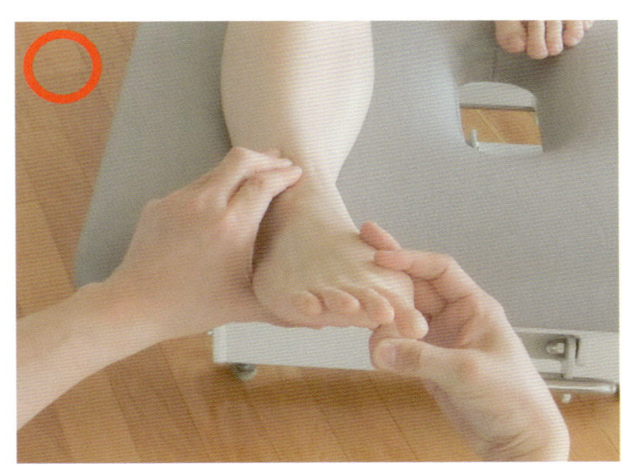

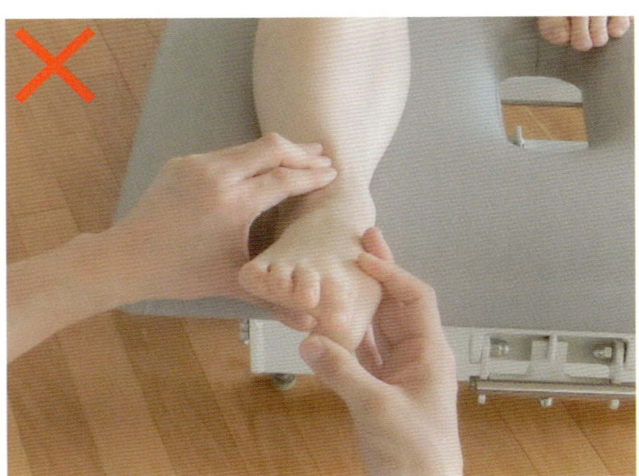

図3-6　長母趾伸筋の伸張操作方向（母趾の指節関節）

対象者の距腿関節を底屈，距骨下関節を回外位とした後，セラピストは右手で対象者の母趾をMP関節・IP関節の順で屈曲して伸張する（**a**）。

※**b**は母趾の屈曲の様子を確認するため別肢位で撮影している。

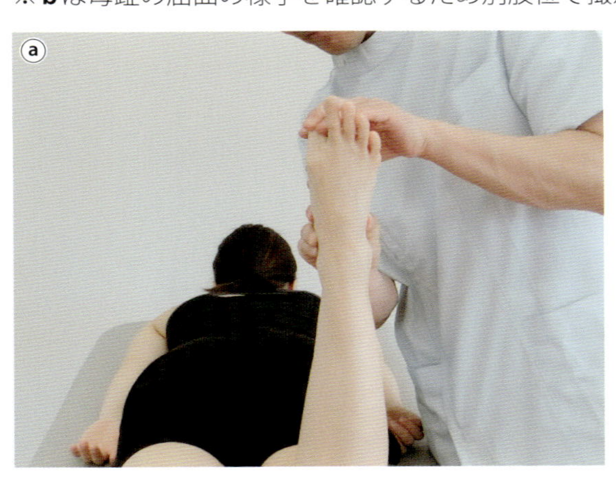

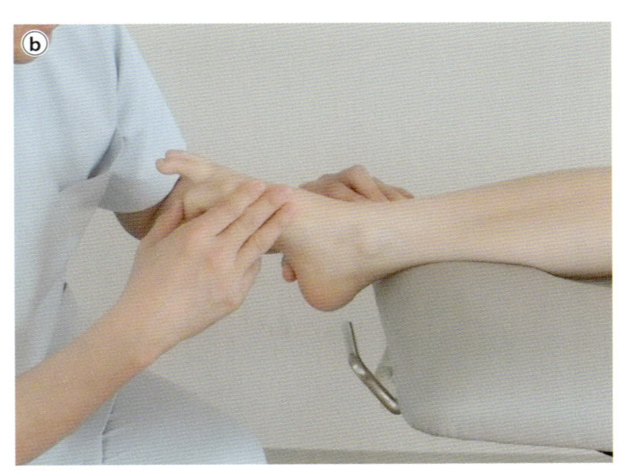

腓腹筋 gastrocnemius muscle

起始	(内側頭)大腿骨内側上顆 (外側頭)大腿骨外側上顆	支配神経	脛骨神経
停止	踵骨隆起	髄節レベル	L4～S2

■テクニカルヒント

筋の走行・機能	■膝関節の屈曲・伸展軸の後方を通る	▶ 膝関節の屈曲作用をもつ
	■足関節の底屈・背屈軸の後方を通る	▶ 距腿関節の底屈作用をもつ
	■足関節の回内・回外軸の内側を通る	▶ 距骨下関節の回外作用をもつ
固定操作ポイント	■足関節の背屈操作により膝関節が屈曲する	▶ 膝関節を伸展方向へ固定する
伸張操作ポイント	■膝関節の伸展，足関節の背屈・回内で伸張操作する	
	■伸張操作の際に，距骨滑車をankle mortise(アンクル モーティス：脛骨と腓骨の遠位端で構成される)内にうまく押し込むことが，より強い伸張感を得るコツである	
その他ポイント	■本来，下腿三頭筋の伸張であるが，先に伸張されるのは一般的に腓腹筋である	

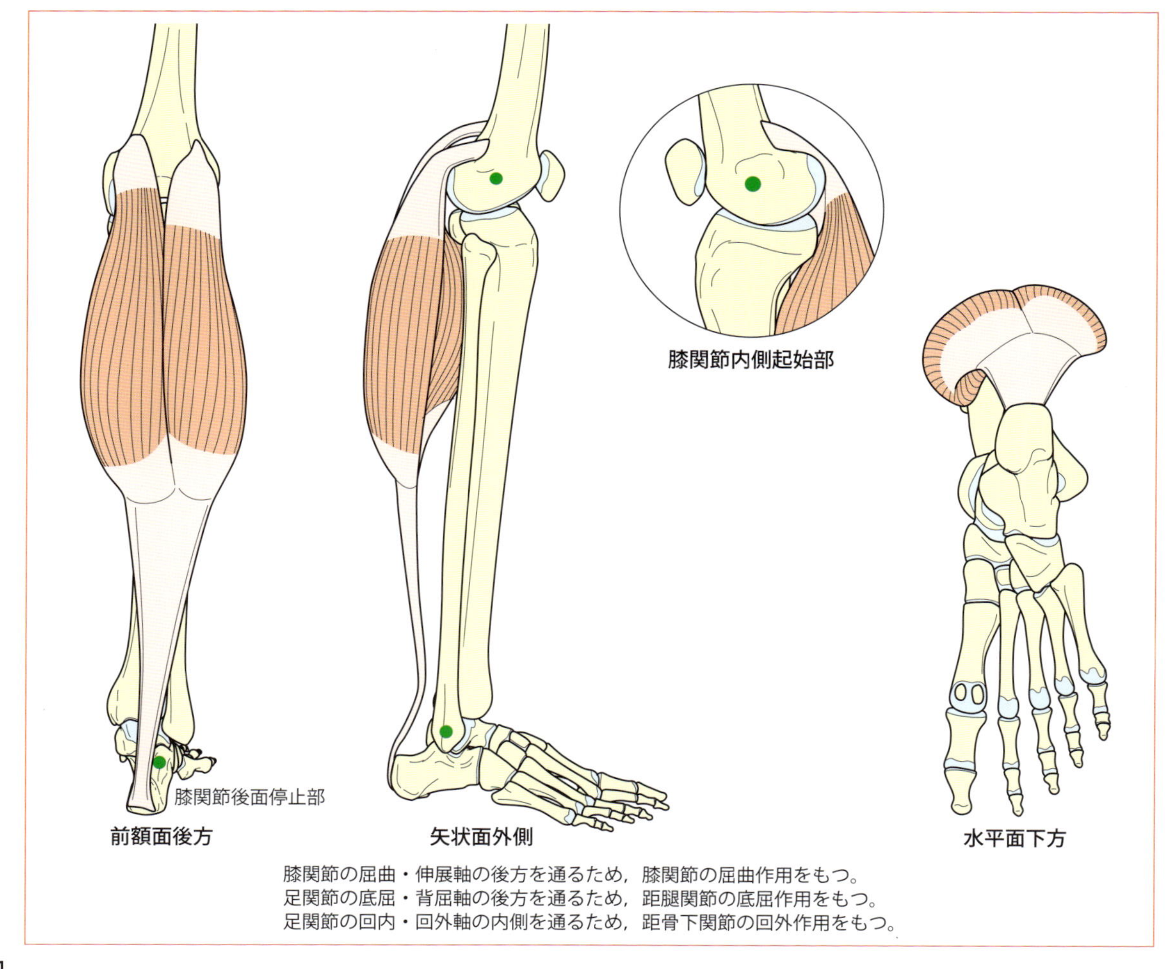

膝関節の屈曲・伸展軸の後方を通るため，膝関節の屈曲作用をもつ。
足関節の底屈・背屈軸の後方を通るため，距腿関節の底屈作用をもつ。
足関節の回内・回外軸の内側を通るため，距骨下関節の回外作用をもつ。

図4-1　腓腹筋のストレッチング - 全体像

対象者を背臥位，右膝関節伸展位として，セラピストは左手で対象者の下腿遠位～足関節部を前方から固定し，右手で対象者の踵骨をしっかり把持し，前腕部を対象者の前足部にあてる。
セラピストは自身の体重をうまく利用しながら，対象者の足関節を背屈・回内へ操作して伸張する。
写真はセラピストが対象者に背を向けているが，過伸張によって対象者に痛みが生じないよう常に配慮し，様子を伺いながら行う。

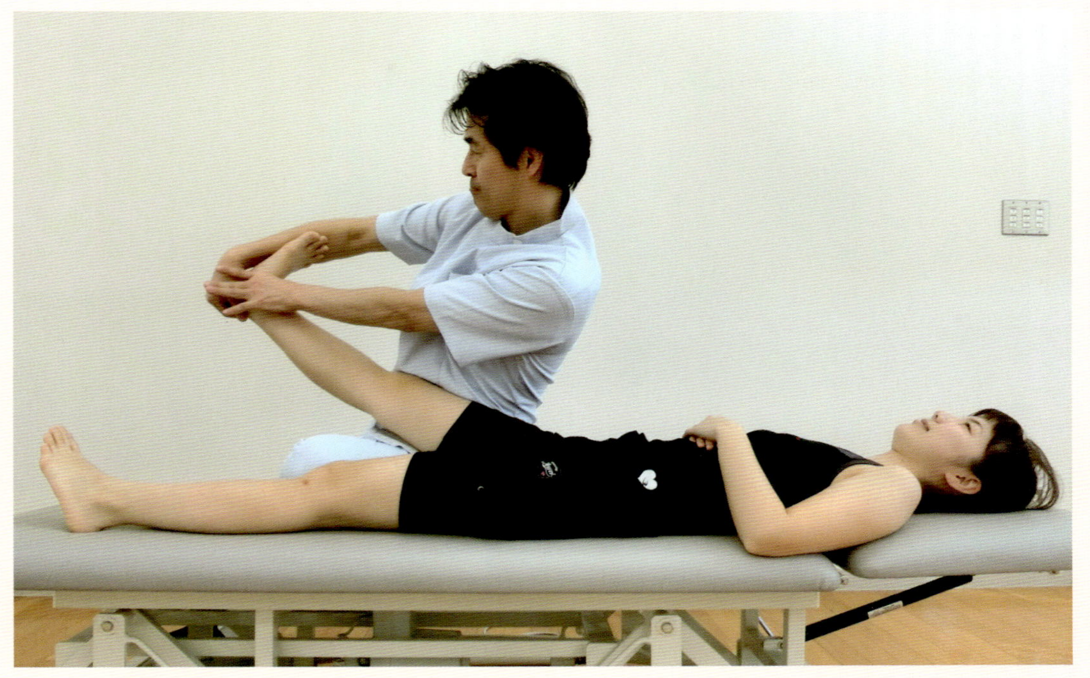

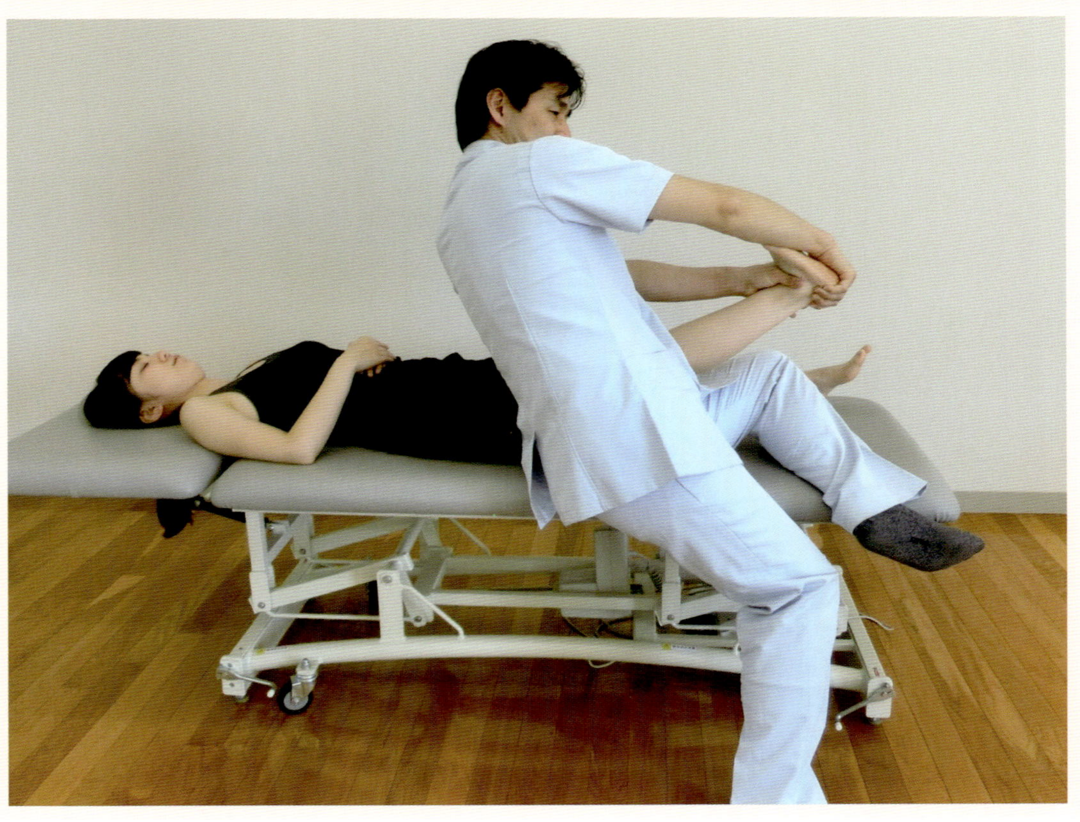

図4-2　腓腹筋の固定操作

対象者を背臥位，右膝関節を伸展位として(**a**)，セラピストは左手で対象者の下腿遠位～足関節部を前方から固定する(**b**)。膝伸展位の保持(伸張操作も兼ねる)は，セラピストの腹部を対象者の大腿遠位部前外側面にあてて固定操作する。
膝蓋大腿関節に障害のある対象者の場合，痛みを生じてしまうので，膝蓋骨部分を押さえないよう配慮する。

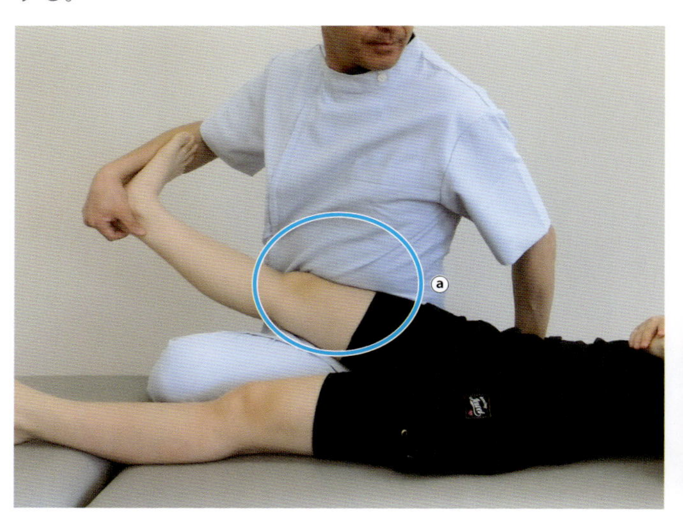

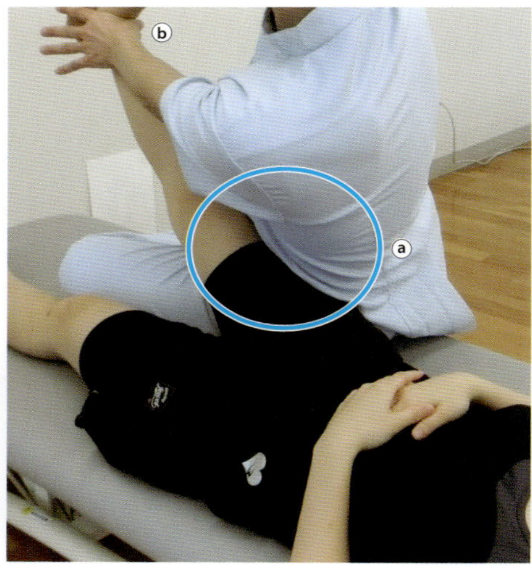

図4-3　運動学的にみた足関節における腓腹筋の作用の考え方

腓腹筋は，距腿関節における底屈・背屈軸では後方を通って上方に引くため，足関節の底屈作用をもつ。距骨下関節においては，回内・回外軸の内側を通って上方に引くため，足関節の回外作用を有する。したがって，伸張操作をするうえでは，背屈・回内を行う。

※矢状水平軸上を通るため，「回内・回外作用はない」とする文献もあるが，距骨下関節の回内・回外軸は矢状水平軸ではないので，やや内側を通り，回外作用をもつ。

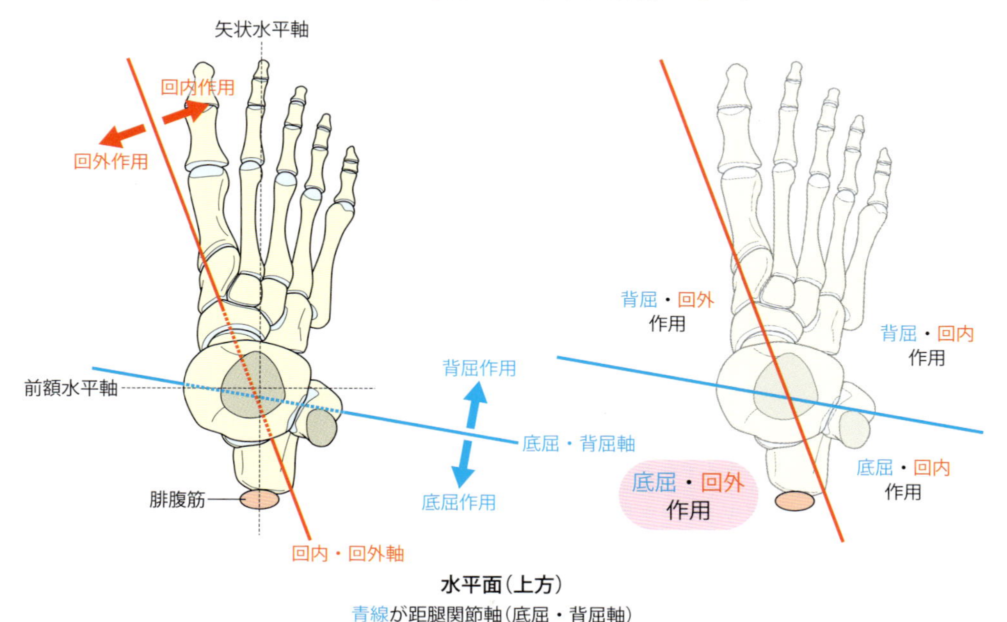

水平面(上方)
青線が距腿関節軸(底屈・背屈軸)
赤線が距骨下関節軸(回内・内外軸)

図4-4　腓腹筋の伸張操作(1)：踵部の把持方法

セラピストの右母指球を対象者の踵部内側にあててから，中指〜小指を踵部外側にあてて把持する。

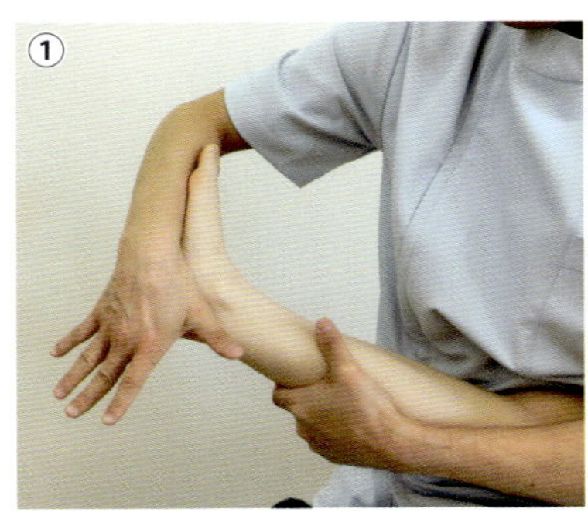

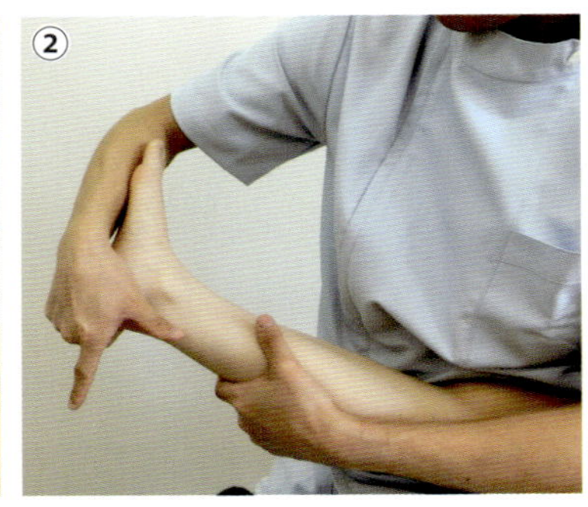

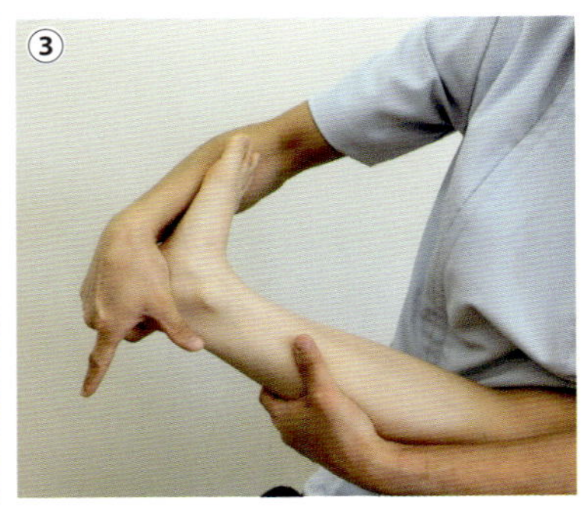

図4-5　腓腹筋の伸張操作(2)：踵部の把持詳細

セラピストの右母指球を対象者の踵部内側にあて，その位置を保つことが，伸張操作である回内を誘発するうえで大切である(①②)。
右母指球を踵部内側にあてた後，中指〜小指の指腹全体を踵部外側にあてて確実に把持する(③)。この時点で一度，この持ち方でしっかり把持できているかを，踵部を遠位に牽引してみることで確認するとよい。

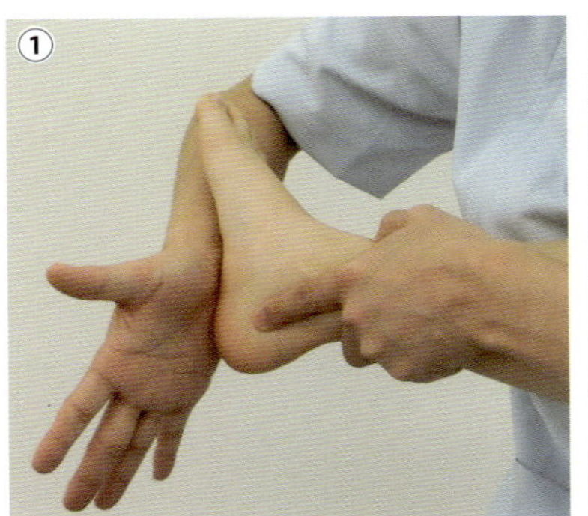

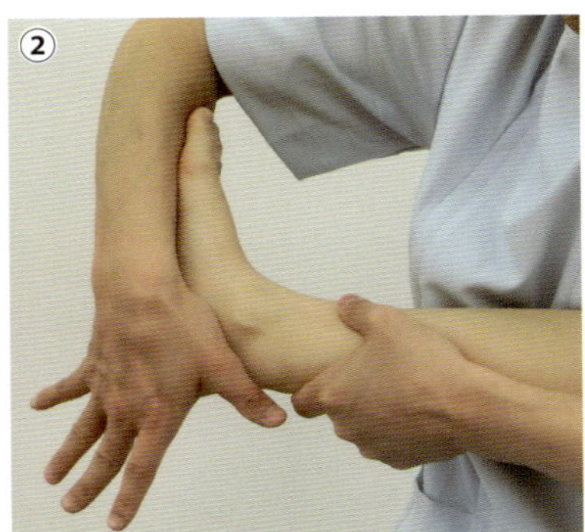

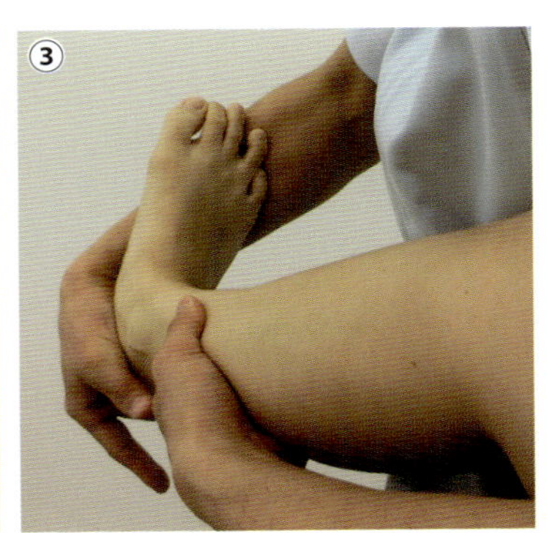

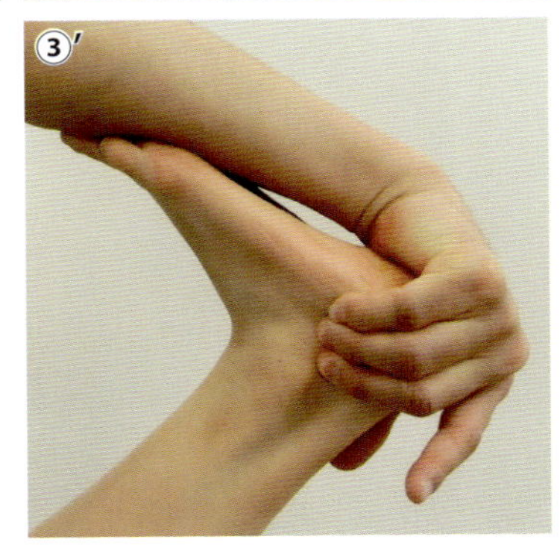

図4-6　腓腹筋の伸張操作(3)：前腕部のあて方

図4-5のように把持した後，セラピストは右手関節を掌屈・尺屈位とし，前腕部を対象者の前足部足底部分に，後内方から前外方へ斜めに横切るようにあてる(写真左)。セラピストは踵部を把持している右手で距骨下関節を回内操作し，前足部にあてている前腕でも回内操作をする(対象者の母趾球を外し，前足部足底外側に前腕をあてているため)。

踵部把持の際，セラピストの前腕部が対象者の足部長軸に沿う持ち方(写真右)をしてしまいがちだが，これは純粋な矢状面での背屈となり，距骨下関節の回内(外転)を行いづらくなってしまうので注意する。

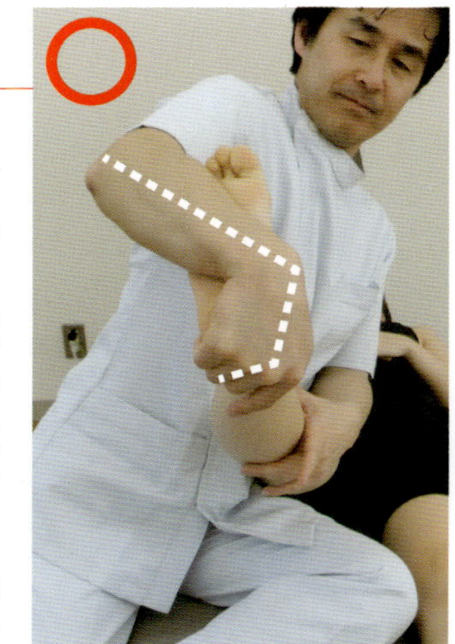

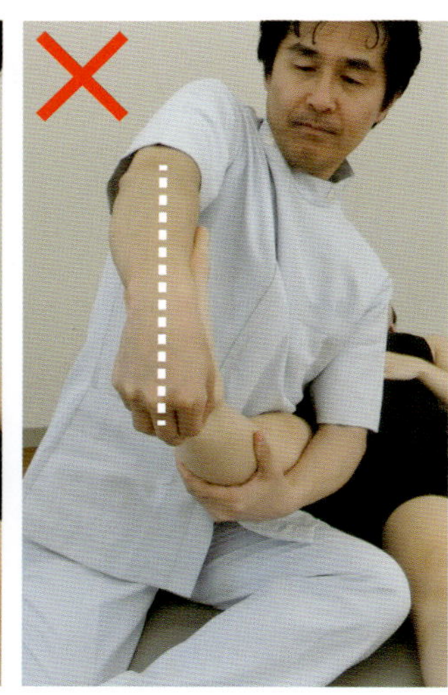

図4-7　腓腹筋の伸張操作(4)：足関節の背屈操作

セラピストは足関節を背屈させるにあたり，自身の腕力よりも体重を利用して操作するが，このとき，対象者に背を向けるような位置取りとする。

対象者の方を向いてしまうと，十分な体重をかけることができないうえ，セラピストの左手を膝の伸展保持操作に使ってしまうことがある。セラピストの右上肢に神経牽引ストレスがかかってしまうこともあるので行わないほうがよい。

対象者の状況確認は，背を向けたまま，顔だけで振り返るようにする。

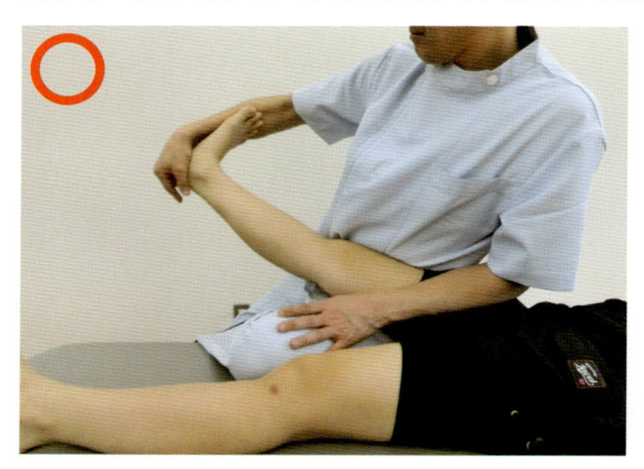

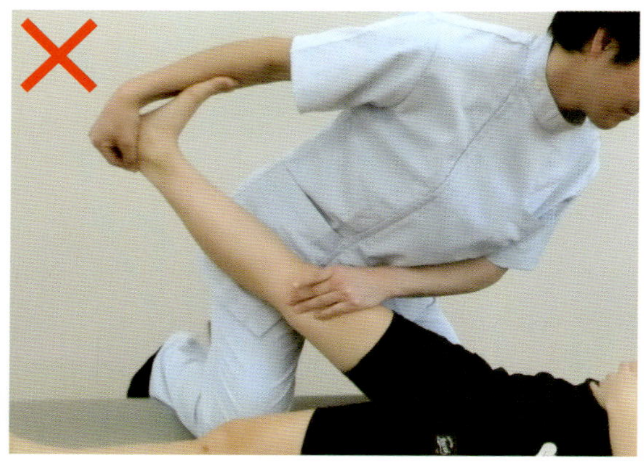

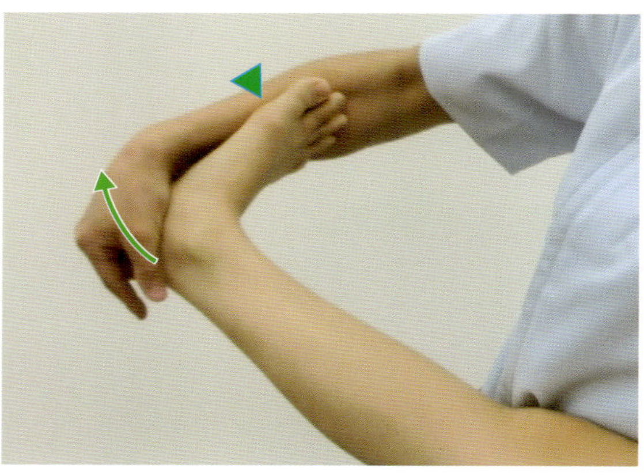

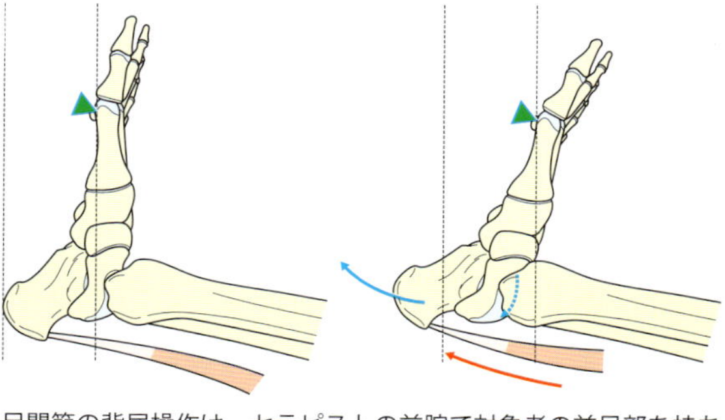

足関節の背屈操作は，セラピストの前腕で対象者の前足部を持ち上げる意識よりも，セラピストの前腕部を支点にして，踵骨を遠位に牽引するように行う。

図 4-8　腓腹筋の伸張操作（5）：距骨の後方押し込み操作①全体の流れ

足関節の背屈は，脛骨と腓骨の遠位端で作るankle mortise（アンクル モーティス）に対し，距骨滑車が後方に移動しながら行われる。
したがって，背屈の際はセラピストの左手で対象者の距骨を後方へ押し込むように操作することで，伸張感がかなり向上する。

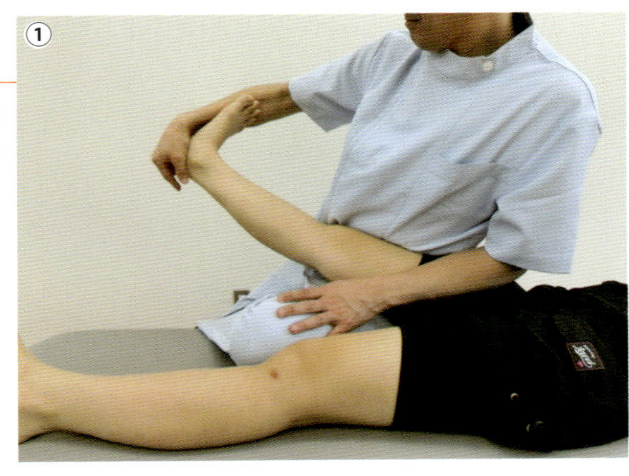
①

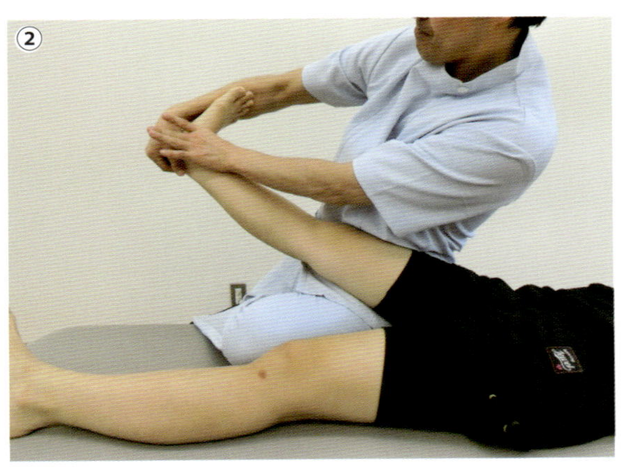
②

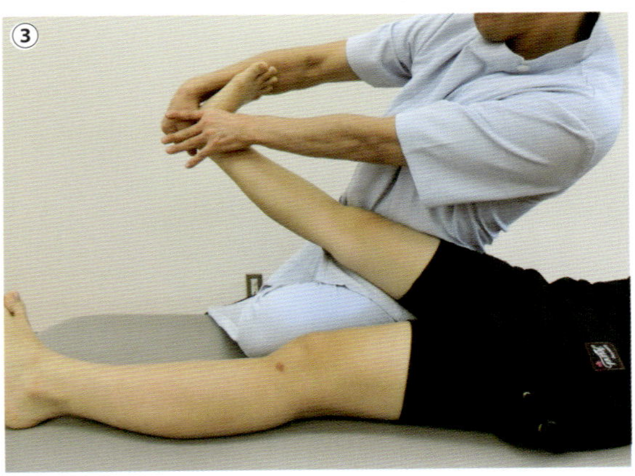
③

図 4-9　腓腹筋の伸張操作（6）：距骨の後方押し込み操作②手のあてる位置

距骨滑車の後方押し込み操作のため，セラピストは左手の母指と示指の間の部分を，対象者の足関節のおおよそ1横指くらい前方の位置（距骨頸～距骨頭）あたりに置き準備する。

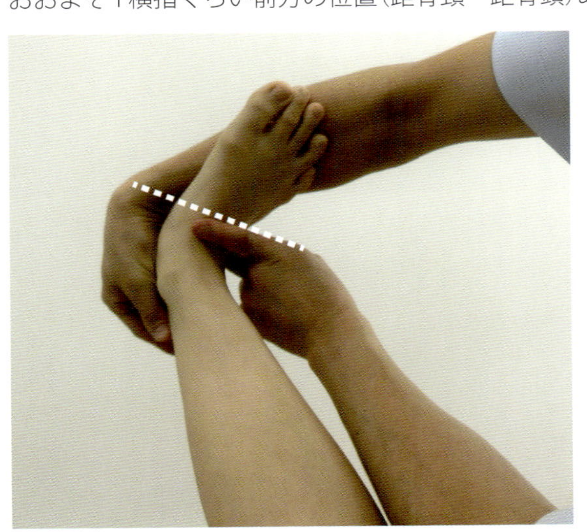

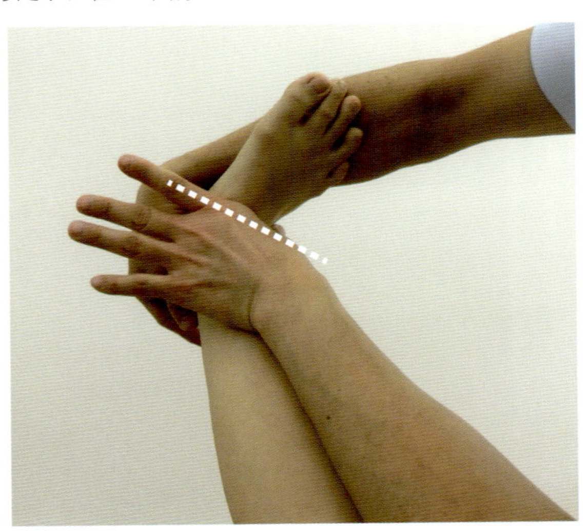

図4-10　腓腹筋の伸張操作(7)：距骨の後方押し込み操作③

図4-9の位置にセラピストの左手を置いたら(①)，右手による伸張操作(踵を遠位に引く)に合わせて距骨の後方移動を誘導するように，左手関節を掌屈＋尺屈(ダーツスロー様の動き)させ，距骨を後方に押し込む(②)。

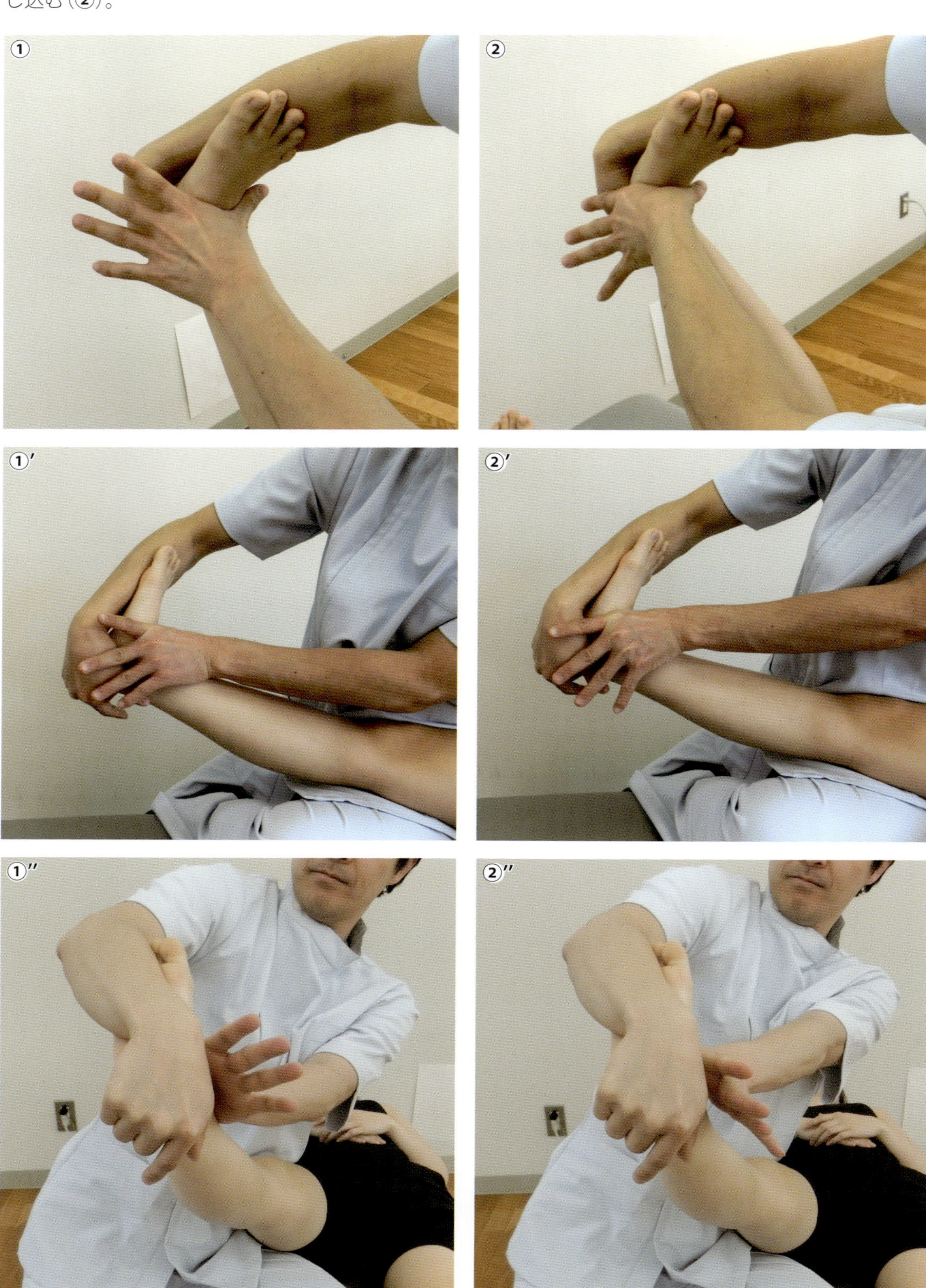

Column

内反ストレステスト（varus stress test）

外側側副靱帯は前額面では大腿骨の外側を通るため内反制動，矢状面では前方から後方遠位へ向かうため後方引き出し制動（屈曲・伸展軸の後方を通るため伸展制動），水平面では内旋・外旋軸の外側を後方遠位に向かうため外旋制動に働く。したがって，内反ストレステストでは，内反だけでなく外旋と外側優位の後方引き出しの要素を加えて行うようにする。

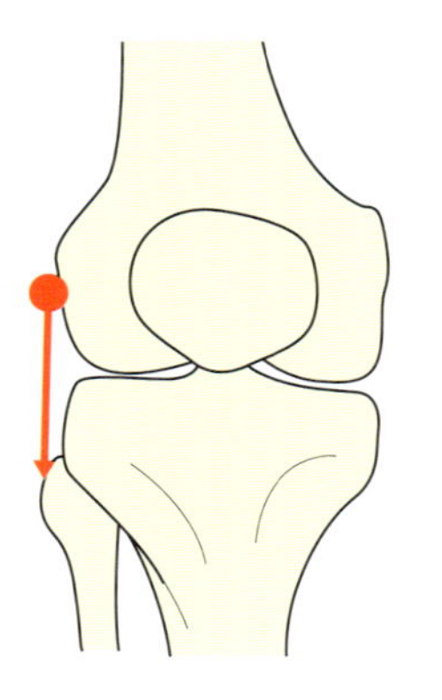

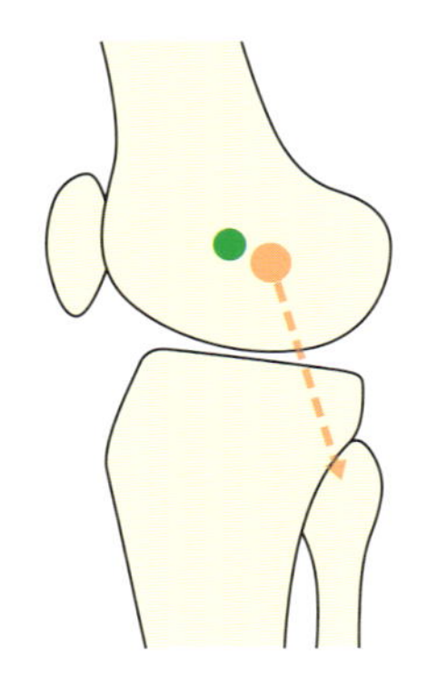

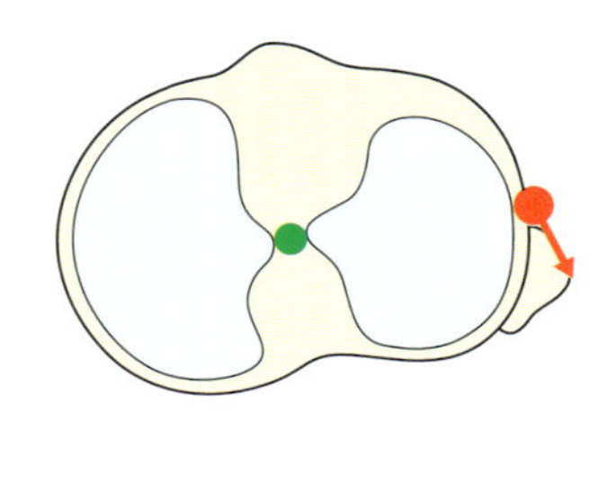

▶外反ストレス時の固定の方向

通常，膝に内反ストレステストを行う際には，他の靭帯の緊張をとるために軽度屈曲位で行う（**a**）。そのため，大腿部の固定が不十分だと内反ストレスをかけると股関節が外旋してきてしまう（**b**）。十分な内反ストレスをかけるには大腿部にて把持し，股関節内旋方向に固定することが重要である（**c**）。

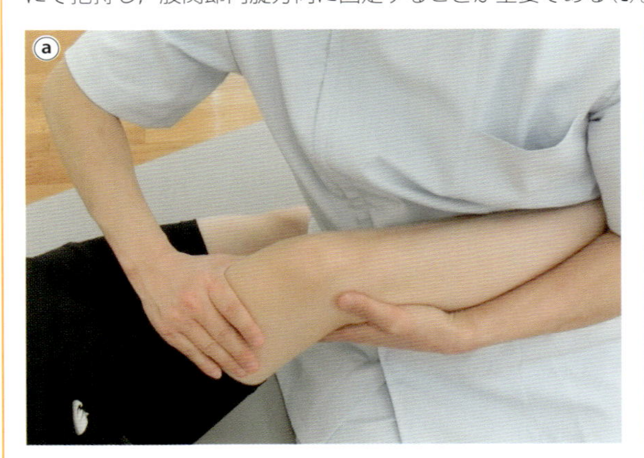

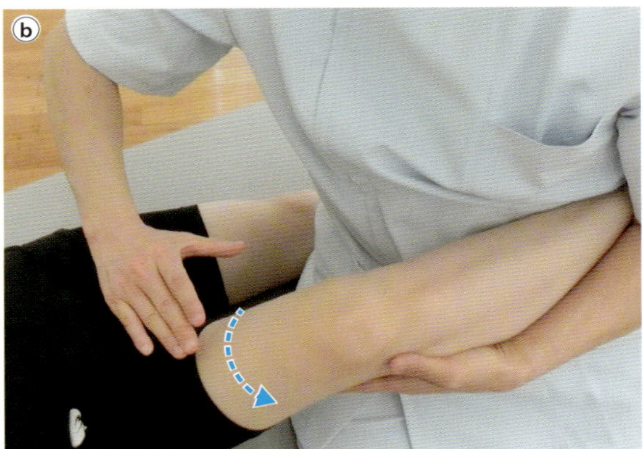

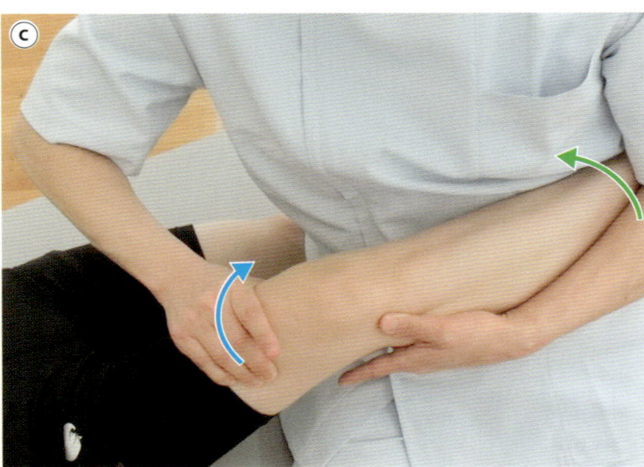

ヒラメ筋 soleus muscle

起始	腓骨頭から腓骨後面ならびに脛骨ヒラメ筋線	支配神経	脛骨神経
停止	腓腹筋とともにアキレス腱を構成し踵骨隆起	髄節レベル	L4〜S2

■テクニカルヒント

筋の走行・機能	■足関節の底屈・背屈軸の後方を通る	▶ 距腿関節の底屈作用をもつ
	■足関節の回内・回外軸の内側を通る	▶ 距骨下関節の回外作用をもつ
固定操作ポイント	■距腿関節の背屈操作により膝が伸展する	▶ 膝の伸展防止方向に固定する
伸張操作ポイント	■足関節の背屈・回内で伸張操作する	
	■伸張操作の際に，距骨滑車をankle mortise（アンクル モーティス：脛骨と腓骨の遠位端で構成される）内にうまく押し込むことが，より強い伸張感を得るコツである	
その他ポイント	■ヒラメ筋は腓腹筋とともに下腿三頭筋を構成する。膝をまたぐ二関節筋である腓腹筋が先に伸張しないよう，膝関節を屈曲して腓腹筋を緩ませておく必要がある	

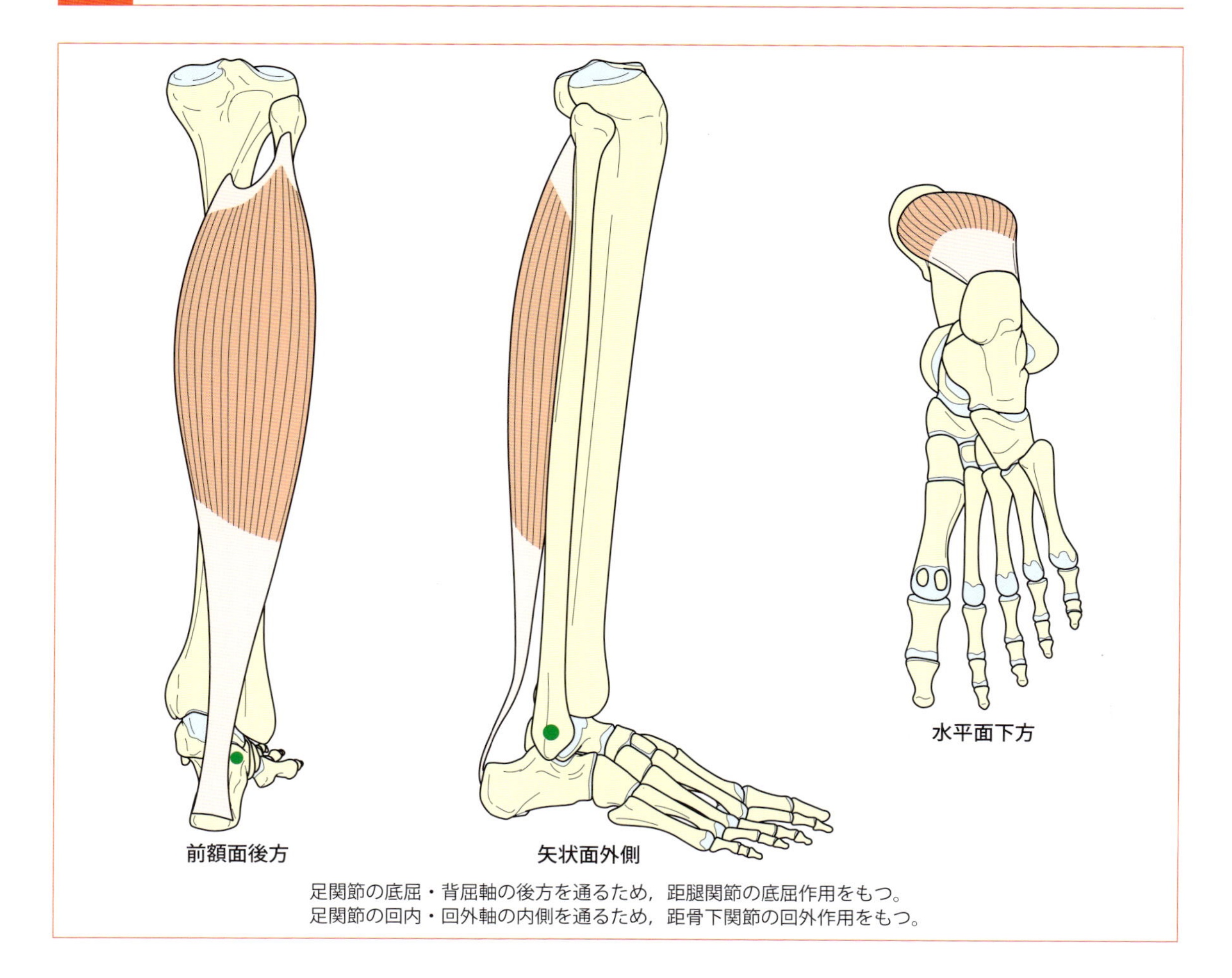

足関節の底屈・背屈軸の後方を通るため，距腿関節の底屈作用をもつ。
足関節の回内・回外軸の内側を通るため，距骨下関節の回外作用をもつ。

図 5-1　ヒラメ筋のストレッチング-全体像

対象者を背臥位，右膝関節を屈曲位とする。セラピストは対象者の大腿遠位部を自身の左腋窩部で挟み，左手は対象者の下腿遠位〜足関節部を前方から固定する。

セラピストは右手で対象者の踵骨を確実に把持し，右前腕部を対象者の前足部にあてて，自身の体重をうまく利用しながら，対象者の足関節を背屈・回内へ操作して伸張する。

写真はセラピストが対象者に背を向けているが，過伸張によって対象者に痛みが生じないよう常に配慮し，様子を伺いながら行う。

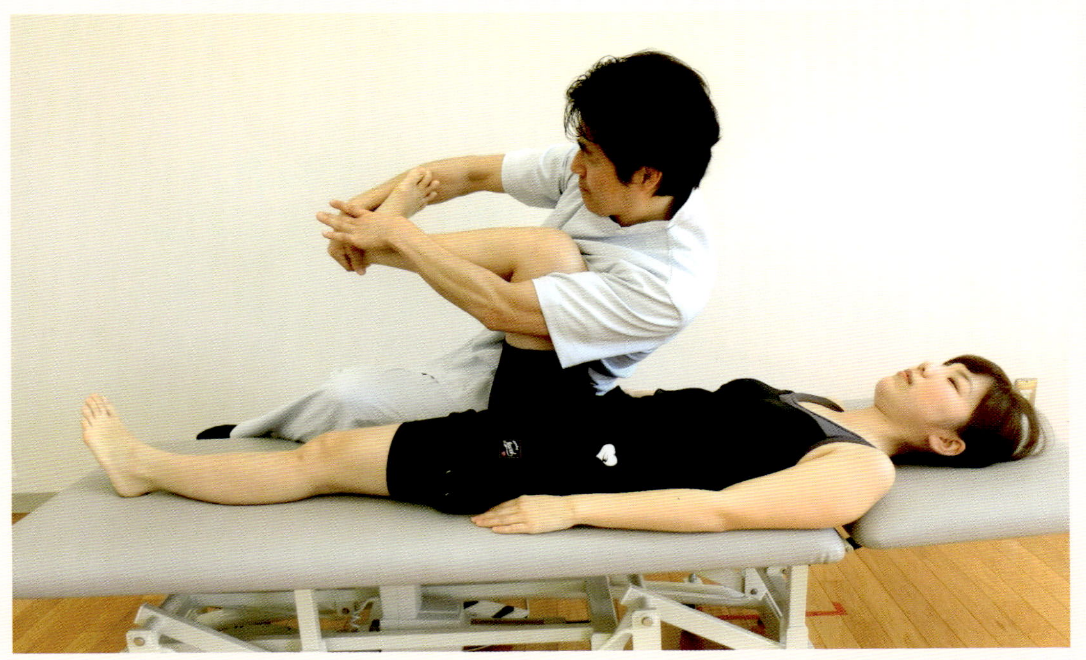

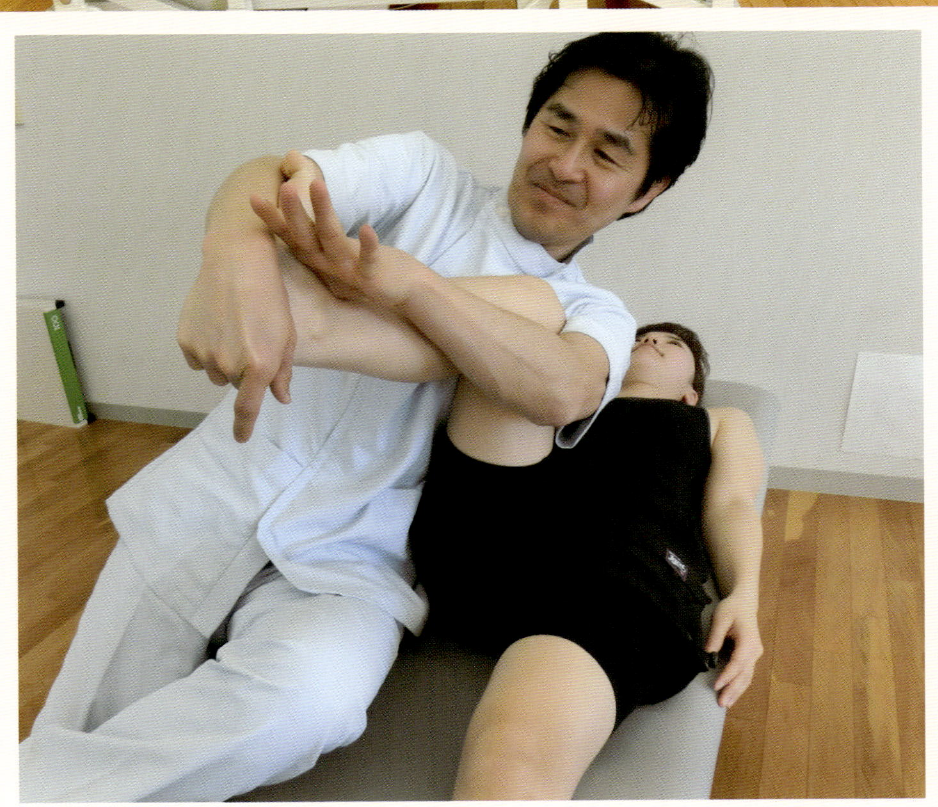

図5-2　ヒラメ筋の固定操作

対象者を背臥位，右膝関節を屈曲位とする。セラピストは自身の左腋窩部で対象者の大腿遠位部を挟んで固定し，伸張操作である足関節背屈により下腿部が上方(頭方)に移動しないようブロックする。同時に背屈操作にて，膝が伸展しないように屈曲方向に誘導する。
また，回内操作により下腿が内傾(大腿部の水平内転と内旋)をしないためでもある。

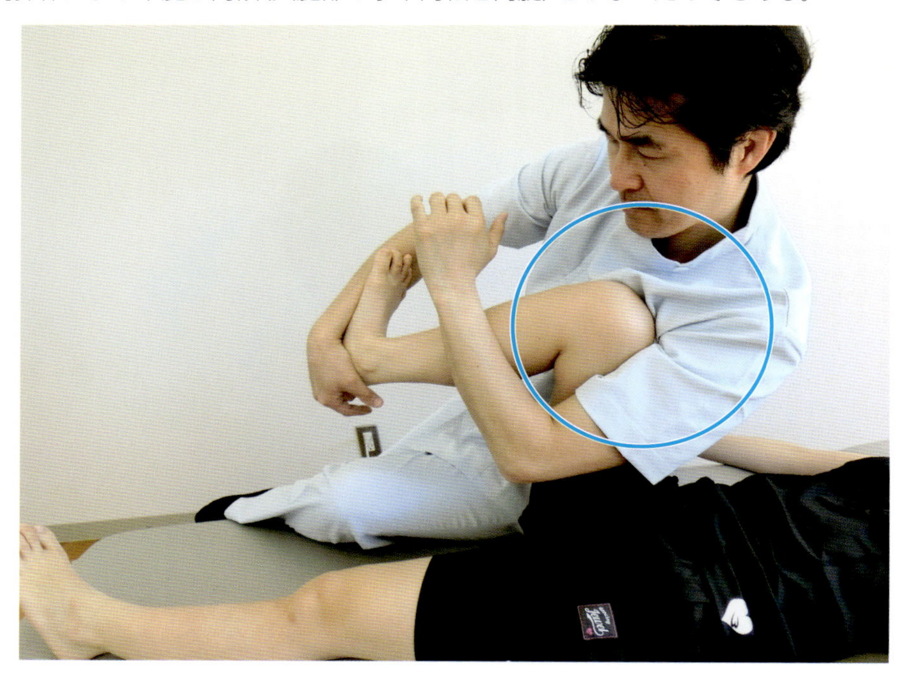

図5-3　運動学的にみた足関節におけるヒラメ筋の作用の考え方

ヒラメ筋は腓腹筋同様，距腿関節における底屈・背屈軸では後方を通って上方に引くため，足関節の底屈作用をもつ。距骨下関節においては，回内・回外軸の内側を通って上方に引くため，足関節の回外作用を有する。したがって，伸張操作をするうえでは，背屈・回内を行う。
※矢状水平軸上を通るため，「回内・回外作用はない」とする文献もあるが，距骨下関節の回内・回外軸は矢状水平軸ではないので，やや内側を通り，回外作用をもつ。

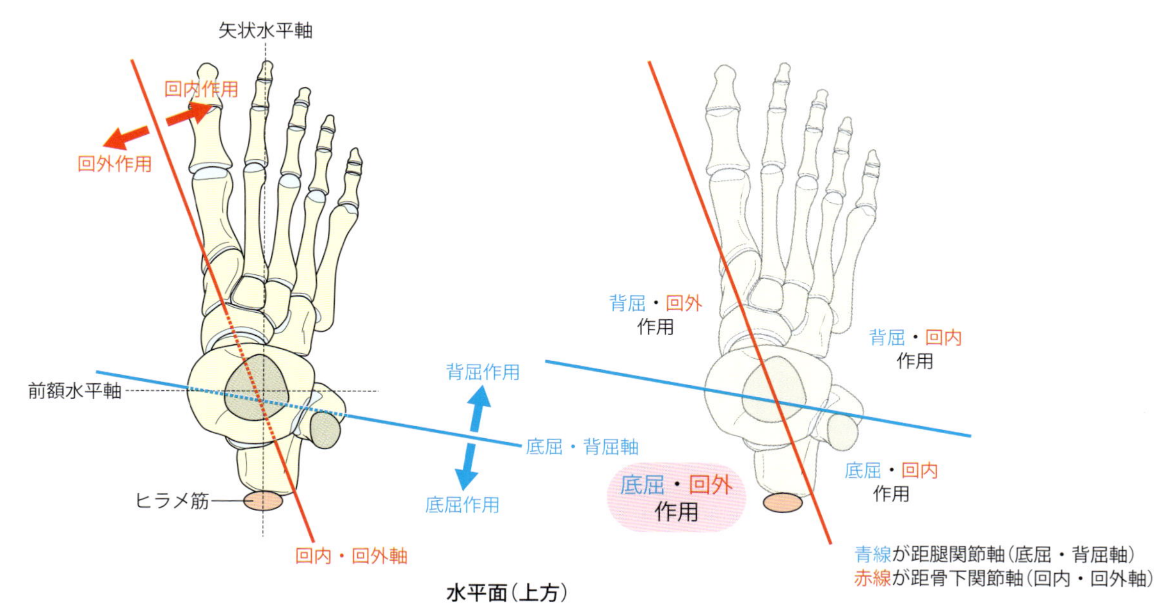

図 5-4　ヒラメ筋の伸張操作（1）：踵部の把持

セラピストの右母指球を対象者の踵部内側にあて，その位置を保つことが，伸張操作である回内を誘発するうえで大切である（①②）。
右母指球を踵部内側にあてた後，中指～小指の指腹全体を踵部外側にあてて確実に把持する（③）。この時点で一度，この持ち方でしっかり把持できているかを，踵部を遠位に牽引してみることで確認するとよい。

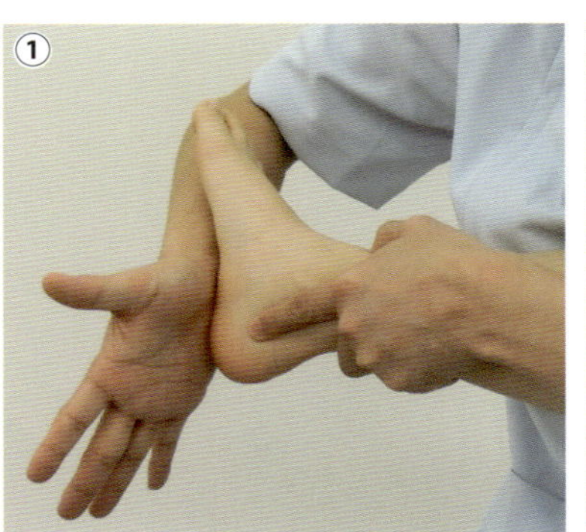

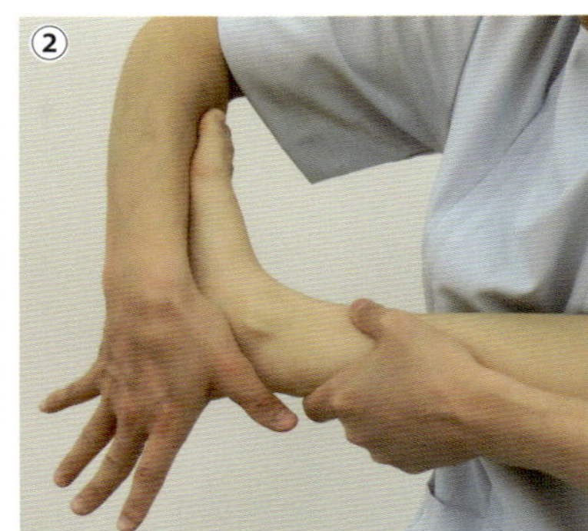

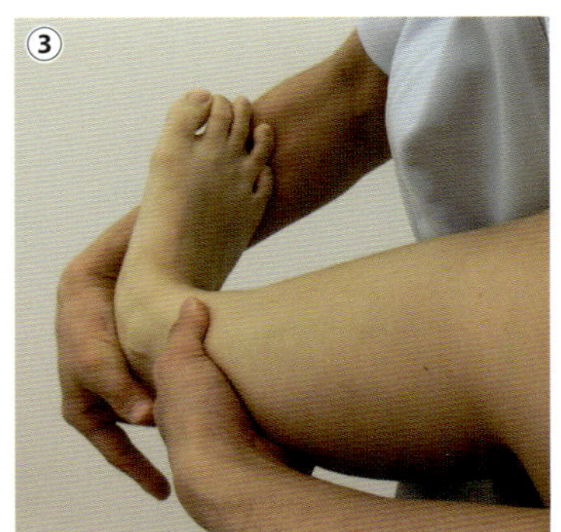

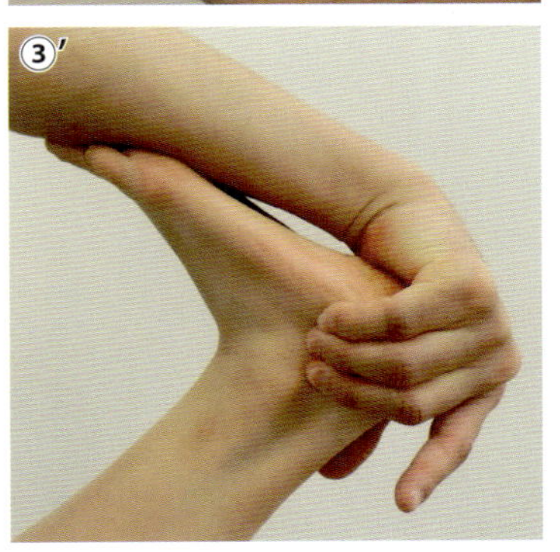

図 5-5　ヒラメ筋の伸張操作（2）：前腕部のあて方

図 5-4のように把持した後，セラピストは右手関節を掌屈・尺屈位とし，前腕部を対象者の前足部足底部分に，後内方から前外方へ斜めに横切るようにあてる（写真左）。
把持している踵部で距骨下関節の回内を，前腕をあてている前足部も母趾球を外し外側に足底からあてているため回内操作となる。
踵部把持の際，セラピストの前腕部が対象者の足部長軸に沿う持ち方（写真右）をしてしまいがちだが，これは純粋な矢状面での背屈となり，距骨下関節の回内（外転）を行いづらくなってしまうので注意する。

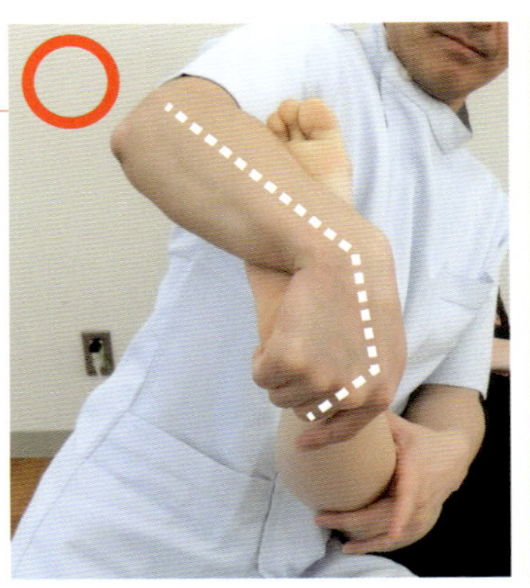

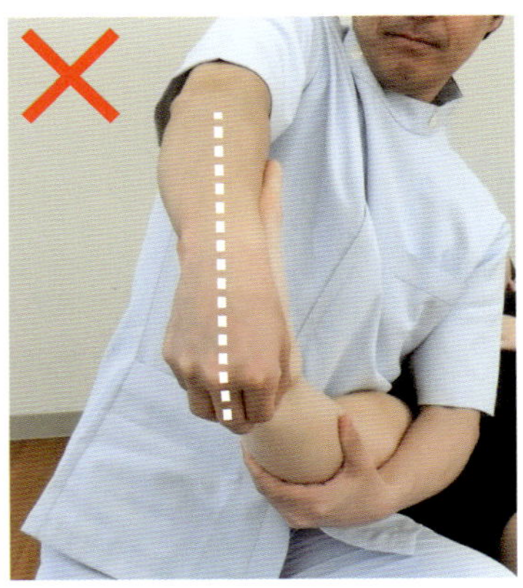

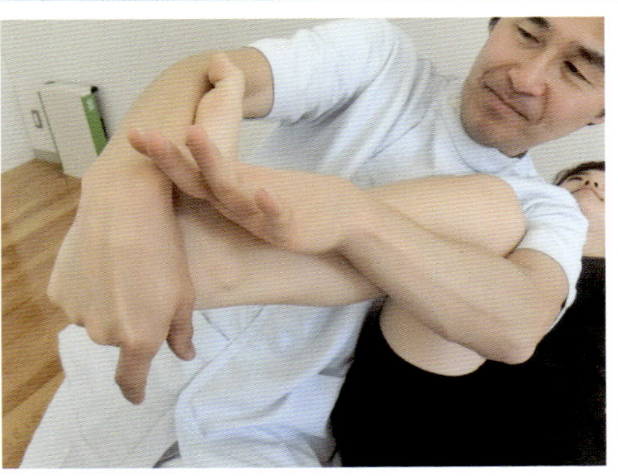

図5-6　ヒラメ筋の伸張操作(3)足関節の背屈操作

足関節の背屈操作は，セラピストの前腕で対象者の前足部を持ち上げる意識よりも，セラピストの前腕部を支点にして，踵骨を遠位に牽引するように行う。
足関節の背屈は，脛骨と腓骨の遠位端で作るankle（アンクル） mortise（モーティス）に対し，距骨滑車が後方に移動しながら行われる。
したがって，背屈の際はセラピストの左母指で対象者の距骨を後方へ押し込むように操作することで，伸張感がかなり向上する。

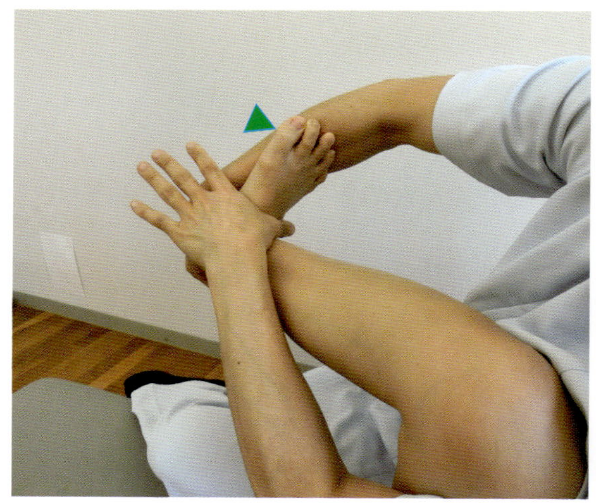
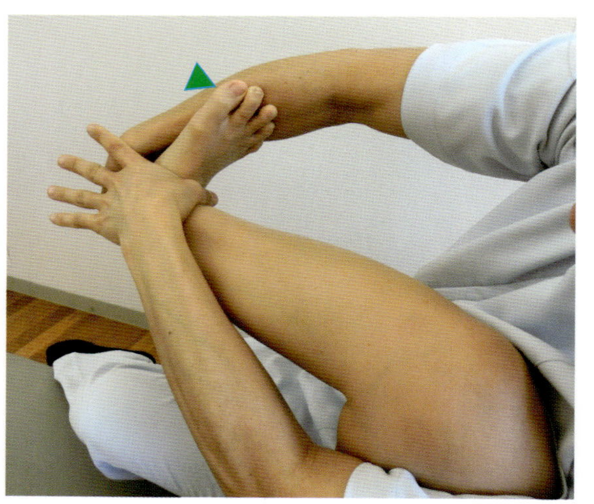
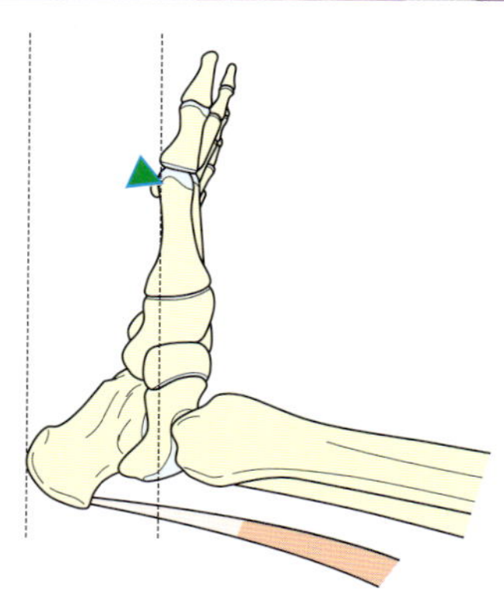
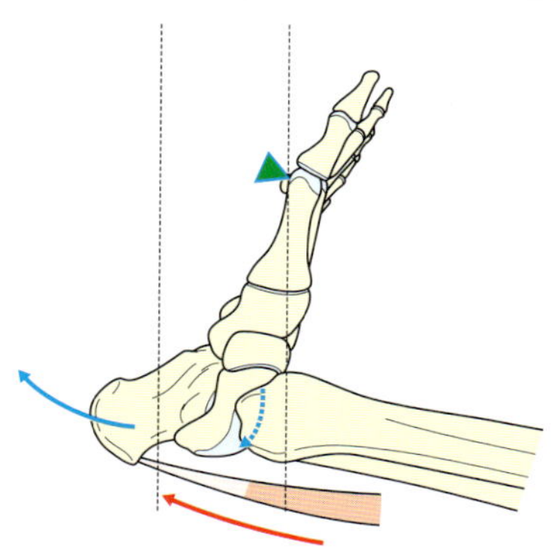

足関節の背屈操作は，セラピストの前腕で対象者の前足部を持ち上げる意識よりも，セラピストの前腕部を支点にして，踵骨を遠位に牽引するように行う。

Column

外反ストレステスト（valgus stress test）

内側側副靱帯は前額面では大腿骨の内側を通るため外反制動，矢状面では後方から前方遠位へ向かうため前方引き出し制動（屈曲・伸展軸の後方を通るため伸展制動），水平面では内旋・外旋軸の内側を前方遠位に向かうため外旋制動に働く。したがって，外反ストレステストでは，外反だけでなく外旋と内側優位の前方引き出しの要素を加えて行うようにする。

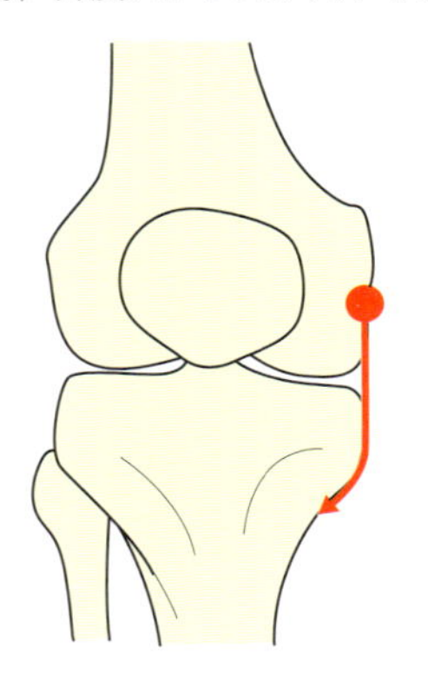

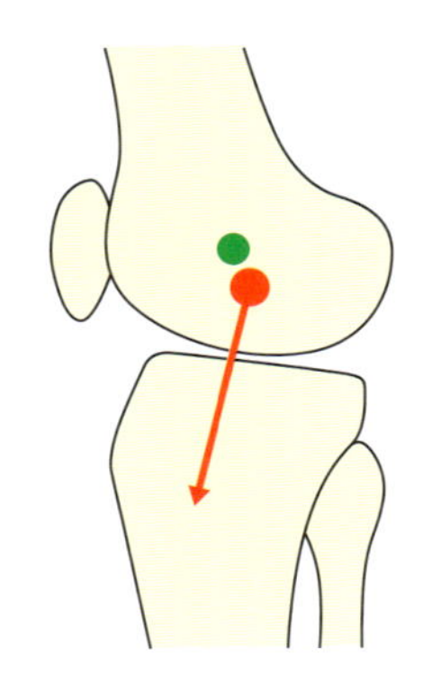

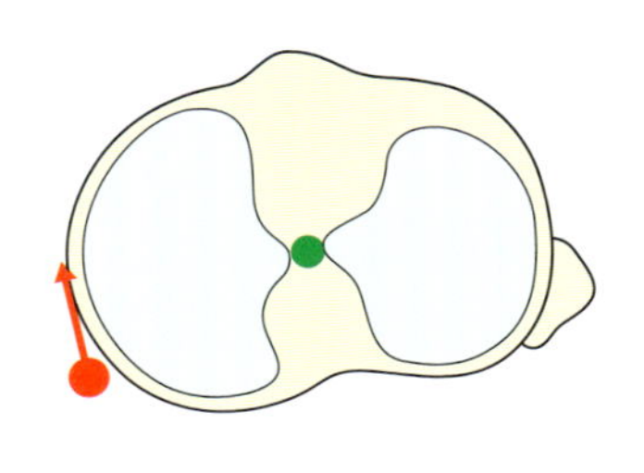

▶外反ストレス時の固定の方向

通常，膝に外反ストレステストを行う際には，他の靱帯の緊張をとるために軽度屈曲位で行う（**a**）。そのため，大腿部の固定が不十分だと外反ストレスをかけると股関節が内旋してきてしまう（**b**）。十分な外反ストレスをかけるには大腿部にて把持し，股関節外旋方向に固定することが重要である（**c**）。

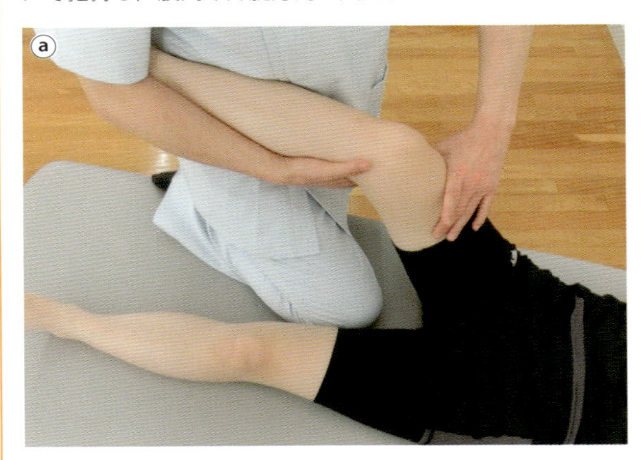

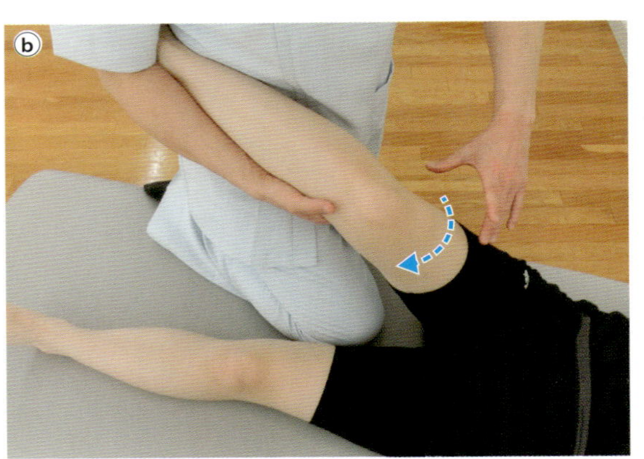

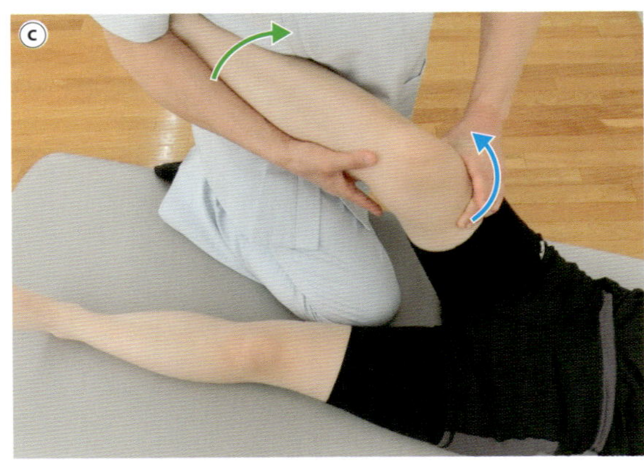

後脛骨筋 tibialis posterior muscle

起始	下腿骨間膜後面の上半，脛骨・腓骨の骨間膜側	支配神経	脛骨神経
停止	主に舟状骨粗面と内側楔状骨に停止（線維の一部は足底へと広がり，中間・外側楔状骨，立方骨底面にも至る	髄節レベル	L5〜S2

■テクニカルヒント

筋の走行・機能	■足関節の回内・回外軸の内側を通る	▶ 距骨下関節の回外作用をもつ
	■足関節の底屈・背屈軸の後方を通る	▶ 距腿関節の底屈作用をもつ
固定操作ポイント	■足関節の背屈操作により下腿が後傾する	▶ 下腿後傾を防止するよう固定する
伸張操作ポイント	■足関節の背屈・回内で伸張操作する。回内操作を中心に行う	
その他ポイント	■膝関節を屈曲して，腓腹筋を緩めておく必要がある	

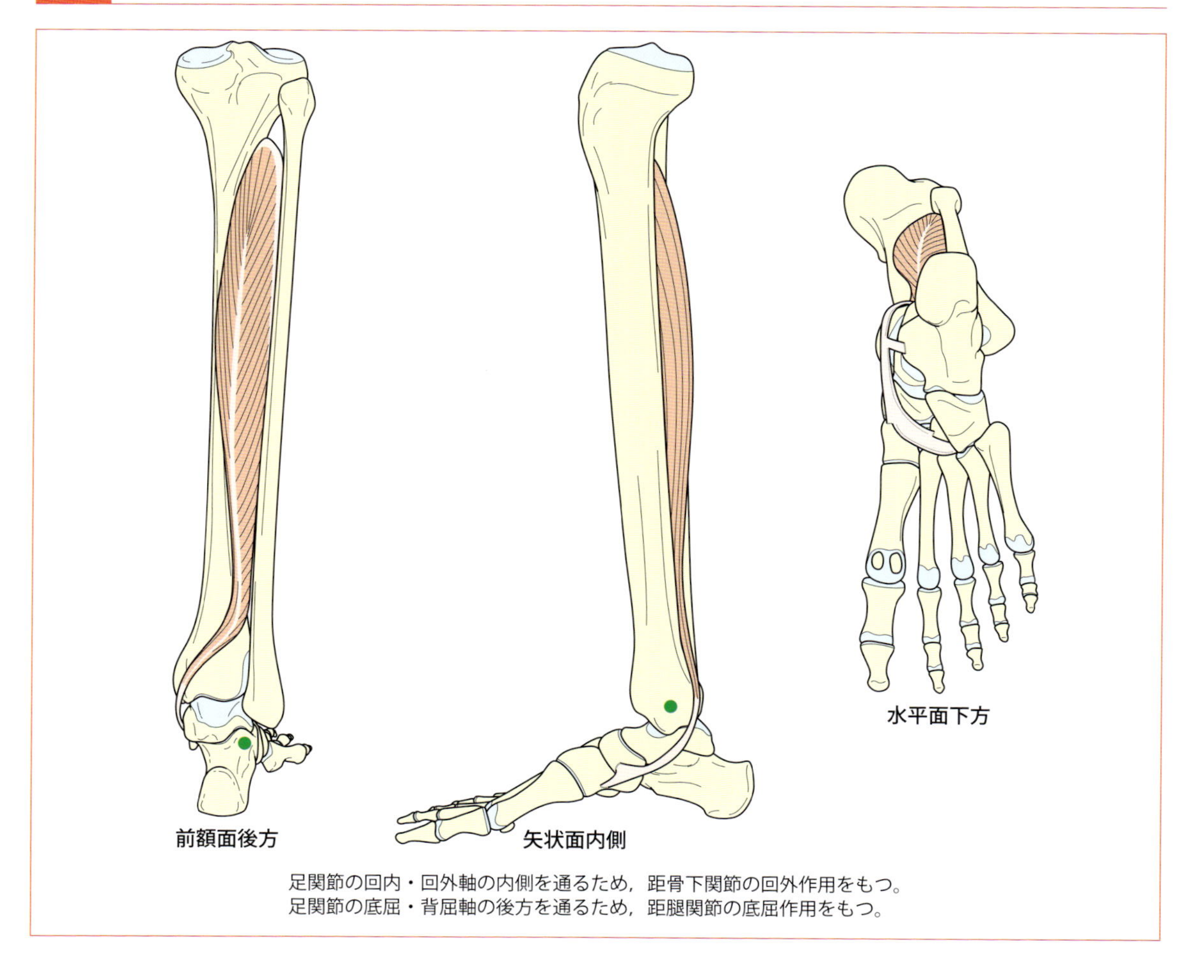

足関節の回内・回外軸の内側を通るため，距骨下関節の回外作用をもつ。
足関節の底屈・背屈軸の後方を通るため，距腿関節の底屈作用をもつ。

図6-1　後脛骨筋のストレッチング-全体像

対象者を腹臥位とする。セラピストは，対象者の右膝関節を屈曲位とし，膝をまたぐ二関節筋である腓腹筋を弛緩させておく。
セラピストは，右手の母指で対象者の後脛骨筋筋腹を近位方向へ，痛みのない範囲で圧迫し，固定する。左手は対象者の右足部を把持し，足関節の回内・背屈，足部の外転操作にて伸張する。

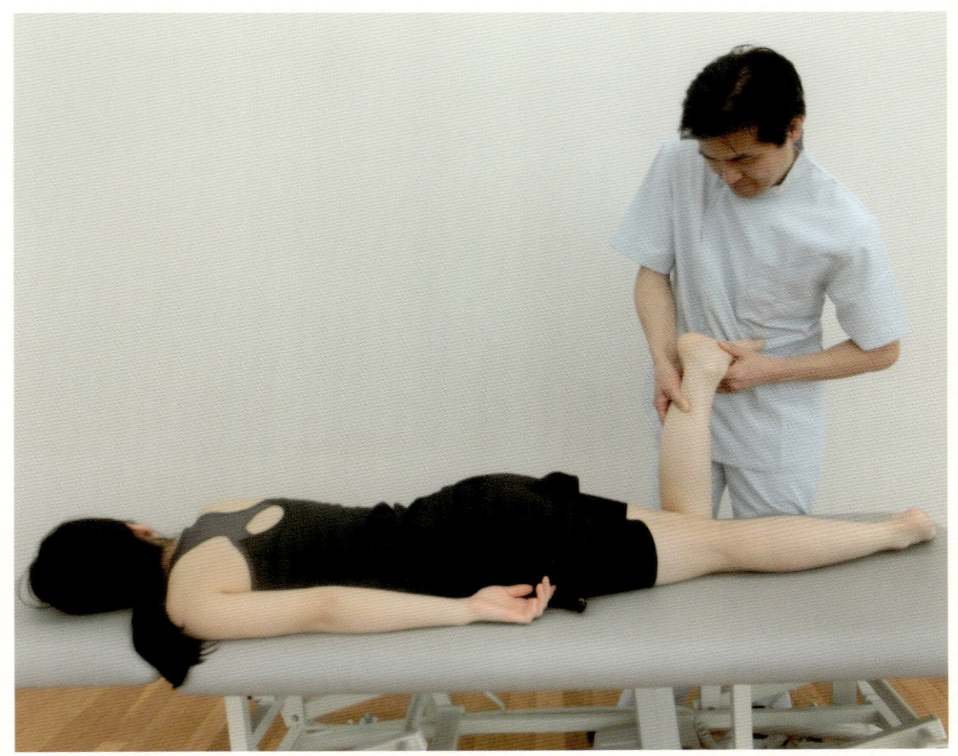

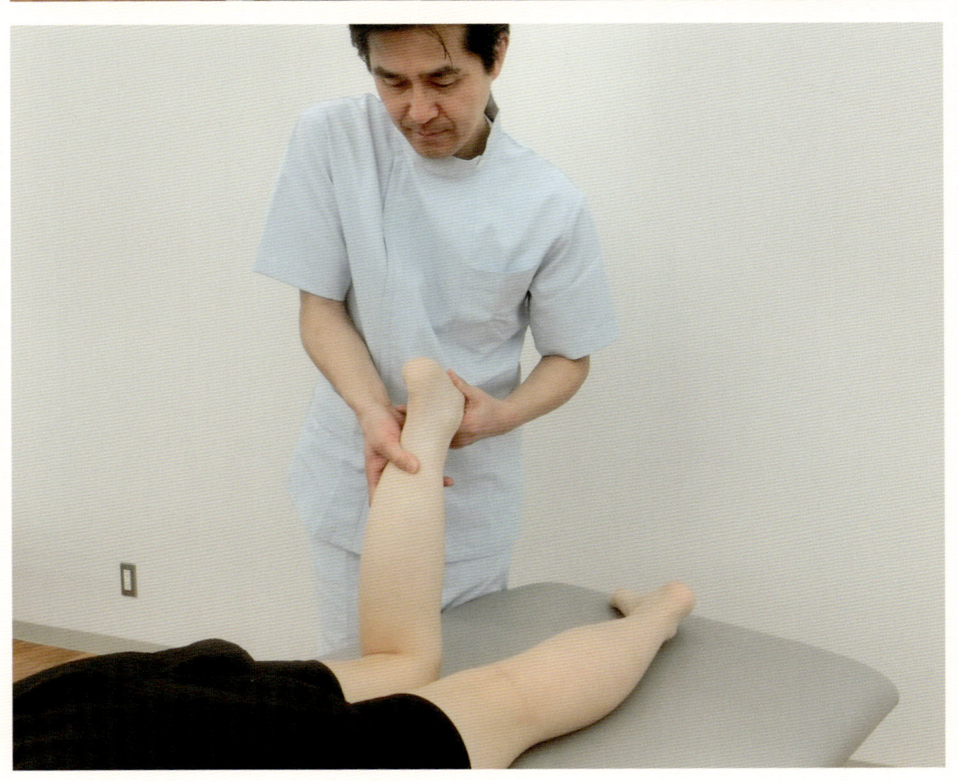

図6-2　後脛骨筋の固定操作：触診および筋腹固定

まず対象者を腹臥位，膝関節を屈曲位とすることで，腓腹筋を弛緩させておく。
セラピストは後脛骨筋を触診し，走行と筋腹の位置を確認する（①）。右母指で後脛骨筋の筋腹を捉えたら（②），筋の走行に沿って近位（起始）へ寄せて固定する（③）。
この際，確実に筋腹を捉えること，痛みを誘発しないこと，近位に筋腹を変位させることが必要になる。後脛骨筋はヒラメ筋よりも深層に位置するため，「深く」捉える（「強く」ではない）ことが大切である。

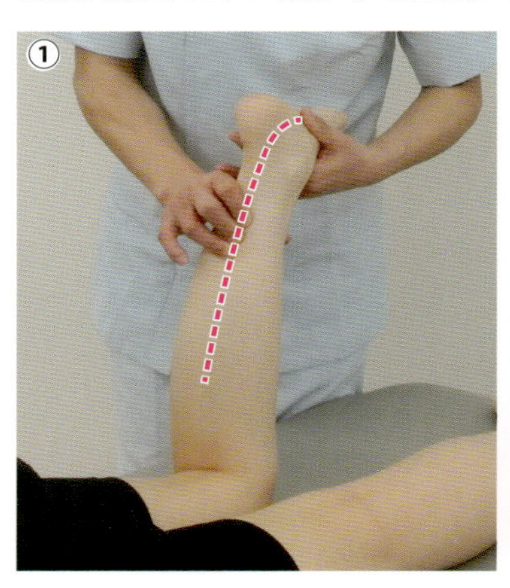

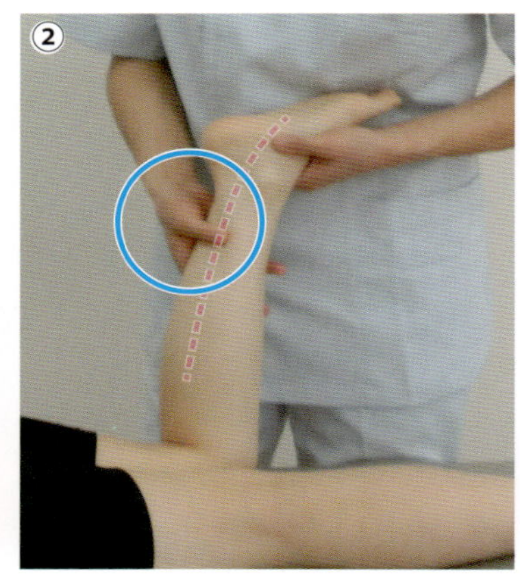

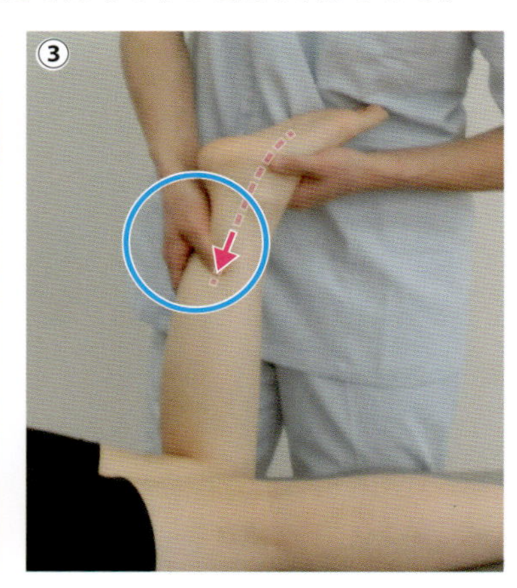

図6-3　運動学的にみた足関節における後脛骨筋の作用の考え方

後脛骨筋は，距腿関節における底屈・背屈軸では後方を通って上方に引くため，足関節の底屈作用をもつ。距骨下関節においては，回内・回外軸の内側を通って上方に引くため，足関節の回外作用を有する。したがって，伸張操作をするうえでは，背屈・回内を行う。
ただし，後脛骨筋は底屈・背屈軸に近く，回内・回外軸とはやや距離がある。そのため，伸張する際には，背屈操作よりも回内操作に重点を置いて行う。

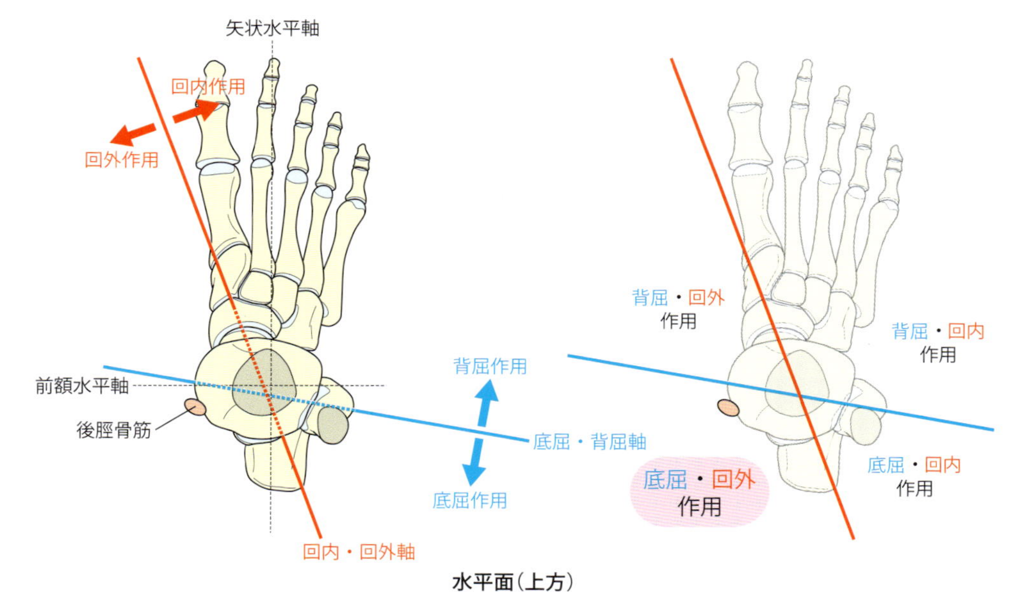

水平面（上方）
青線が距腿関節軸（底屈・背屈軸）
赤線が距骨下関節軸（回内・回外軸）

図6-4　後脛骨筋の伸張操作

セラピストは，右母指で筋腹を捉えたら近位へ変位して固定する（固定と同時に伸張操作も兼ねる）。左母指は筋停止の一つである舟状骨結節の近位に置く。

セラピストは自身の左右母指が三次元的に遠ざかる方向（①→②）を意識して，左手母指で対象者の距腿関節を背屈，距骨下関節を回内操作しながら，足部（特にショパール関節）の外転によってつま先を外に向ける（toe-out する）。

左手中指〜小指は足の甲部分を把持しながら，足関節の背屈に伴い，対象者の距骨を脛骨と腓骨との遠位端で作る ankle mortise の中へ後方に押し込む（①′→②′）。

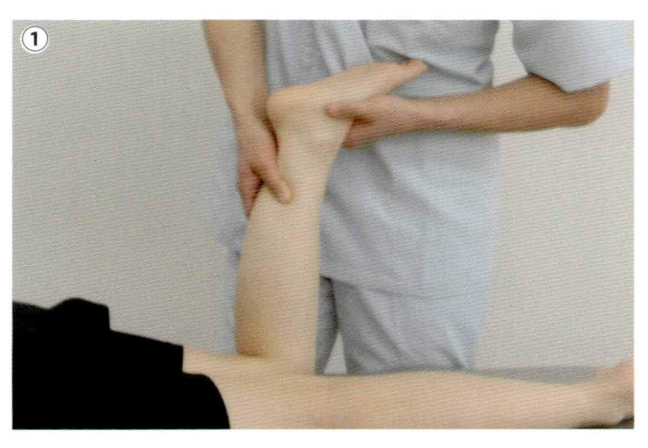

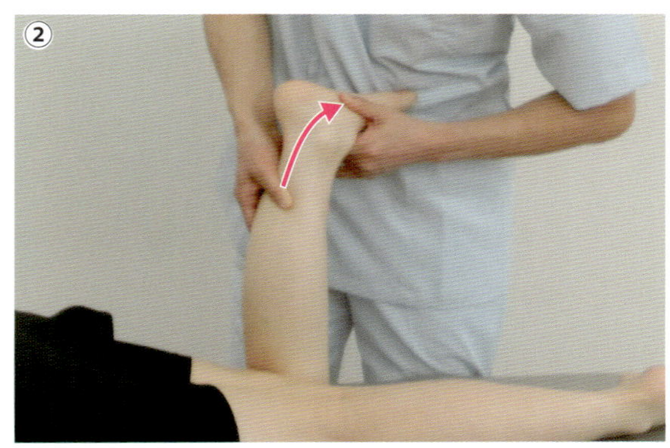

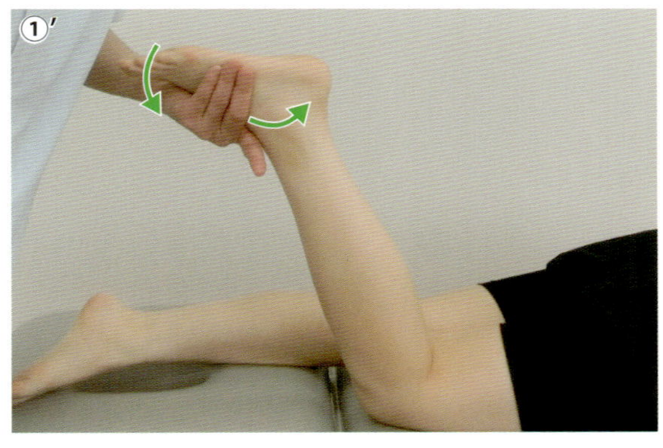

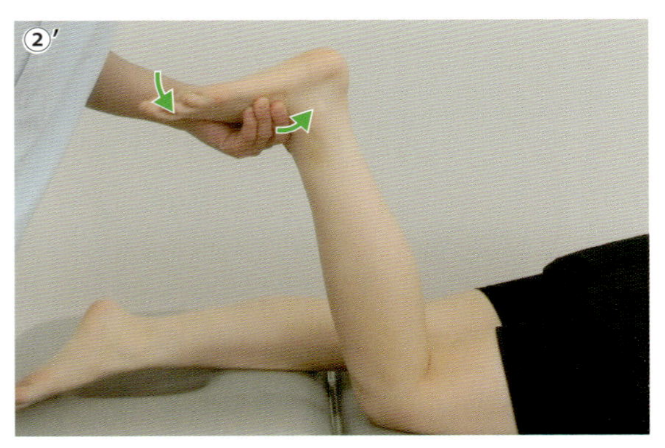

図6-5　後脛骨筋の誤った伸張操作：背屈操作を中心に行ってしまう

足関節の背屈操作（①→②）を意識しすぎると，ヒラメ筋の伸張になってしまいやすい。その場合，伸張されたヒラメ筋によって，右母指による伸張を伴った後脛骨筋の筋腹固定がしづらくなってしまう。

そのため，足関節の背屈操作は後脛骨筋の筋腹固定が可能な範囲に，控えめに行う。距骨下関節の回外操作や，足部外転による toe-out を意識して伸張操作したほうがよい。

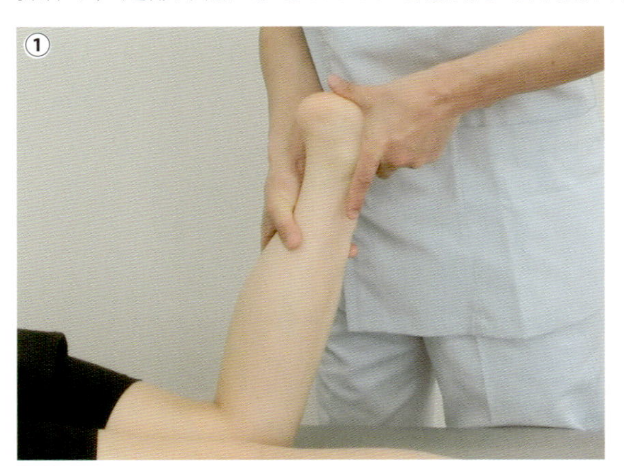

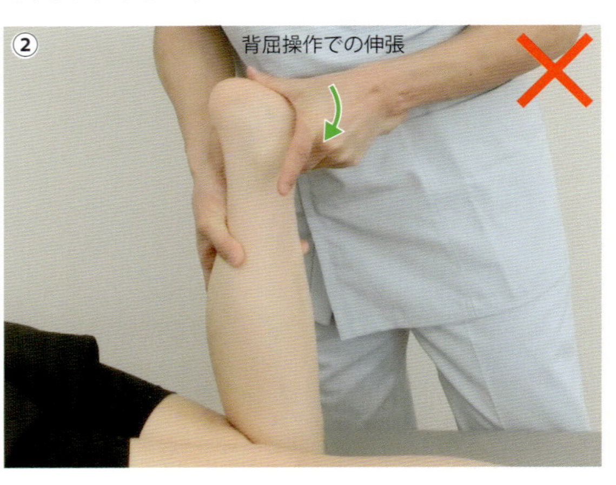

長趾屈筋 flexor digitorum longus muscle

起始	脛骨の後面	支配神経	脛骨神経
停止	短趾屈筋の腱裂孔を貫き第2～第5趾の末節骨底	髄節レベル	L5～S2

■テクニカルヒント

筋の走行・機能	■足関節の回内・回外軸の内側を通る	▶ 距骨下関節の回外作用をもつ
	■足関節の底屈・背屈軸の後方を通る	▶ 距腿関節の底屈作用をもつ
	■足部の底側を通る	▶ 足部縦アーチ保持の作用をもつ
	■第2～第5趾のMP・PIP・DIP関節の底側を通る	▶ 足趾の屈曲作用をもつ
固定操作ポイント	■距腿関節の背屈操作により膝が伸展する	▶ 膝の伸展防止方向に固定する
	■距骨下関節の回内操作による下腿が外傾する	▶ 股関節の外旋防止方向に固定する
伸張操作ポイント	■足関節の背屈・回内で伸張操作する。回内操作を中心に行う	
	■第2～第5趾のMP・PIP・DIP関節の伸展操作をする	
その他ポイント	■膝関節を屈曲して，腓腹筋を緩めておく必要がある	

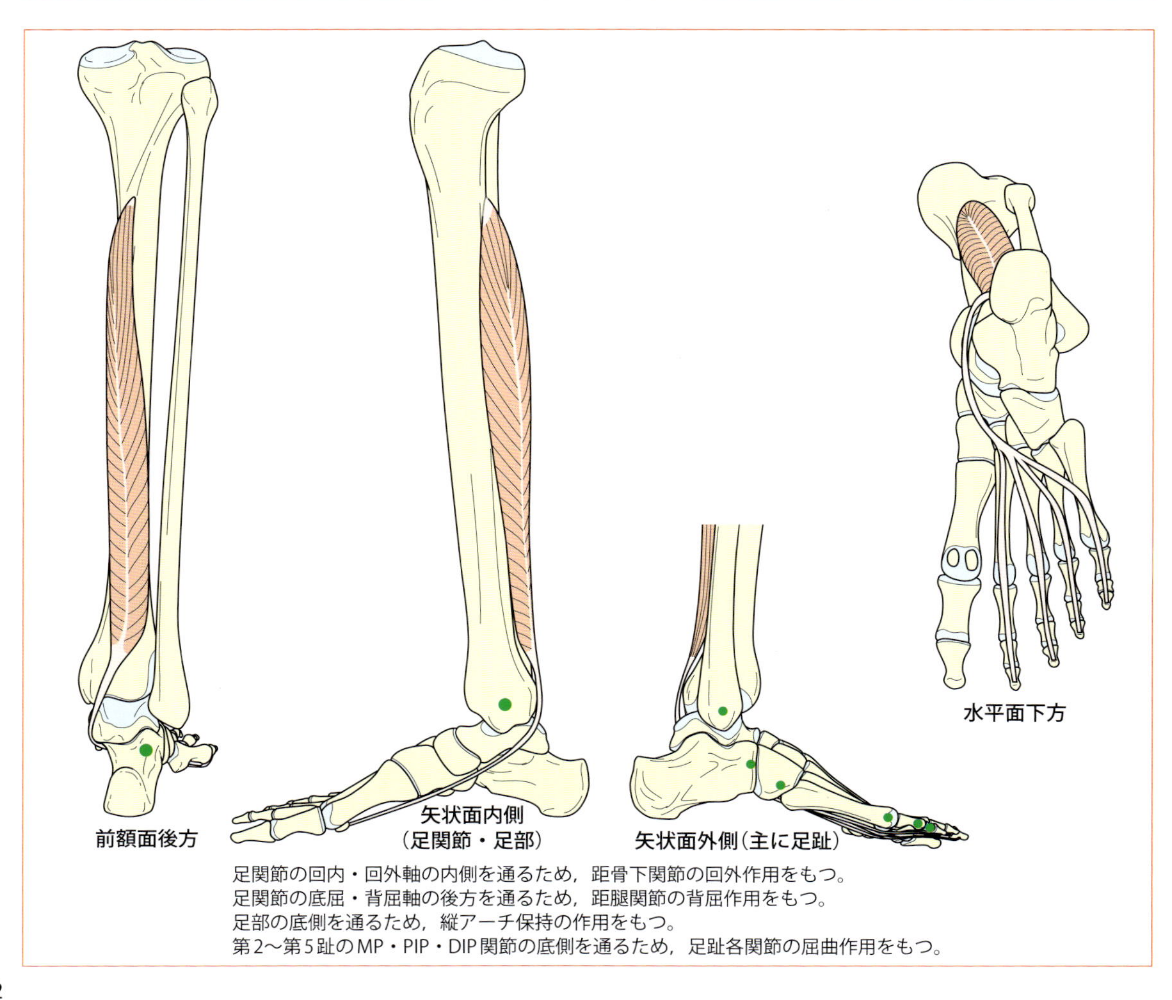

足関節の回内・回外軸の内側を通るため，距骨下関節の回外作用をもつ。
足関節の底屈・背屈軸の後方を通るため，距腿関節の背屈作用をもつ。
足部の底側を通るため，縦アーチ保持の作用をもつ。
第2～第5趾のMP・PIP・DIP関節の底側を通るため，足趾各関節の屈曲作用をもつ。

図7-1　長趾屈筋のストレッチング-全体像

対象者を腹臥位，右膝関節を屈曲位とし，膝をまたぐ二関節筋である腓腹筋を弛緩させておく。
セラピストは右手で対象者の中足部を把持し，左母指を右の第2〜第5趾の底側にあてる。
右手で足関節の回内・背屈操作をしつつ，同時に膝関節を屈曲，内傾（股関節の外旋）をする。
最後に第2〜第5趾をMP→PIP→DIP関節の順に伸展位として伸張する。

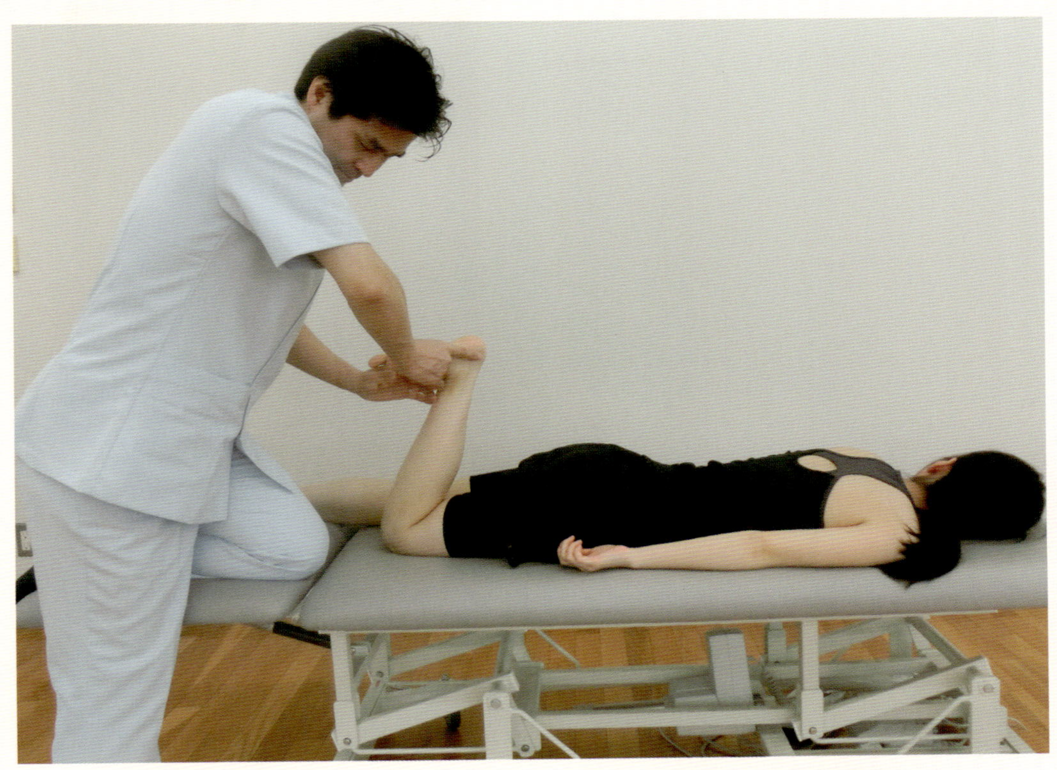

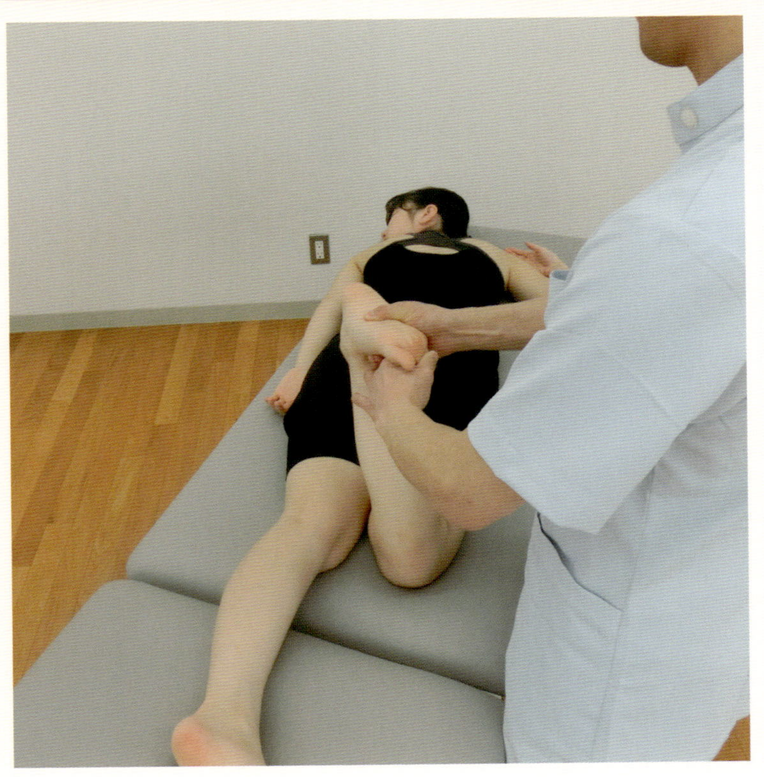

図7-2　長趾屈筋の固定操作

対象者を腹臥位，右膝関節を屈曲位とする。伸張操作で両手を使用するため，下腿に対する徒手的な固定はしない。

距腿関節の背屈操作により膝が伸展するので，膝関節を屈曲の方向に固定する。また距骨下関節の回内操作により下腿が外傾（股関節外旋）するので，下腿内傾（股関節内旋）の方向に固定する。

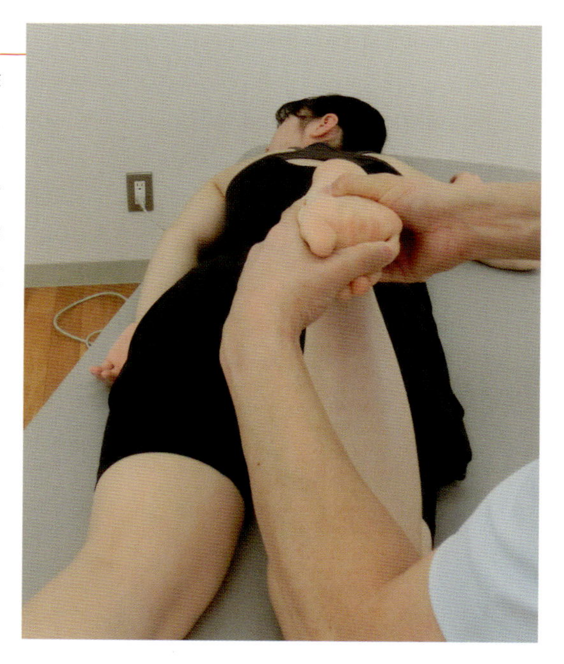

図7-3　運動学的にみた足関節における長趾屈筋の作用の考え方

長趾屈筋は，距腿関節における底屈・背屈軸では後方を通って上方に引くため，足関節の底屈作用をもつ。

距骨下関節においては，回内・回外軸の内側を通って上方に引くため，足関節の回外作用をもつ。

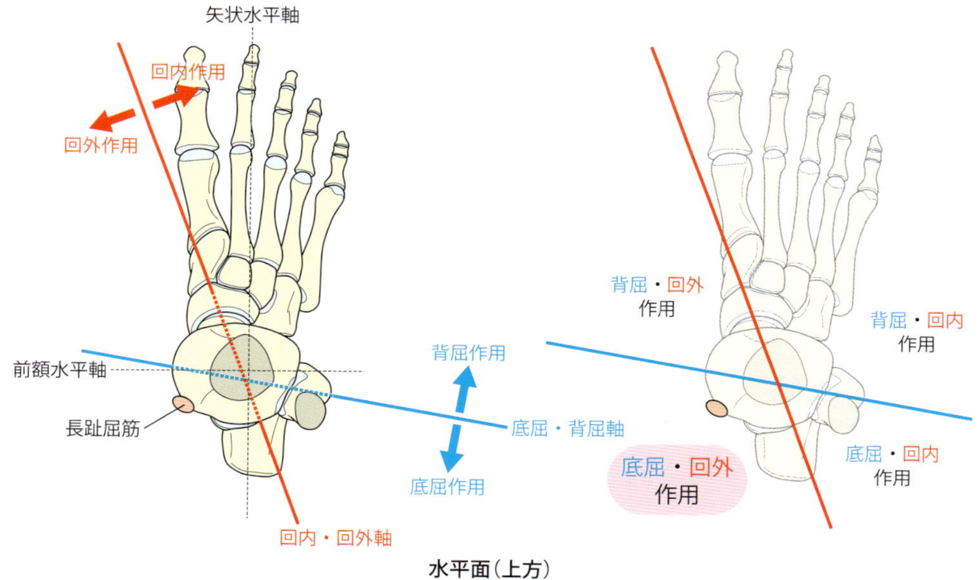

水平面（上方）
青線が距腿関節軸（底屈・背屈軸）
赤線が距骨下関節軸（回内・回外軸）

図7-4　長趾屈筋の伸張操作（足関節）

セラピストは右手で対象者の中足部を把持し，対象者の足関節を背屈・回内（距腿関節の背屈，距骨下関節の回内）操作して伸張する。
右手中指〜小指は足の甲部分を把持しながら，足関節の背屈に伴い，対象者の距骨を脛骨と腓骨の遠位端とで作るankle mortiseの中へ後内側方向に押し込む（①→②）。
その際，下腿を後傾（膝関節の屈曲）・内傾（股関節の外旋）方向に押し込むと（②′），足関節の背屈・回内による伸張操作が効率よく得られ，同時に固定操作となる。

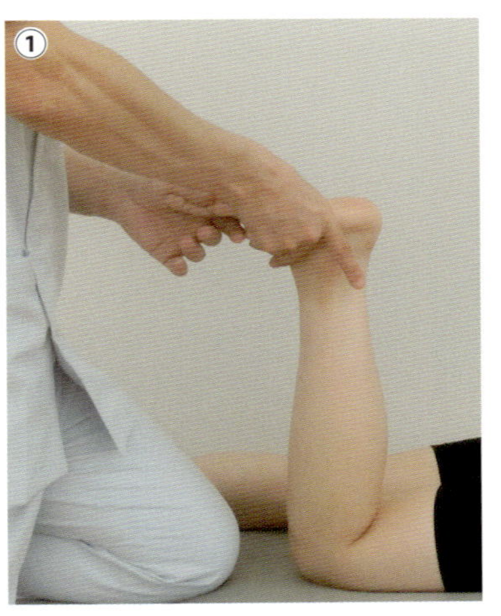

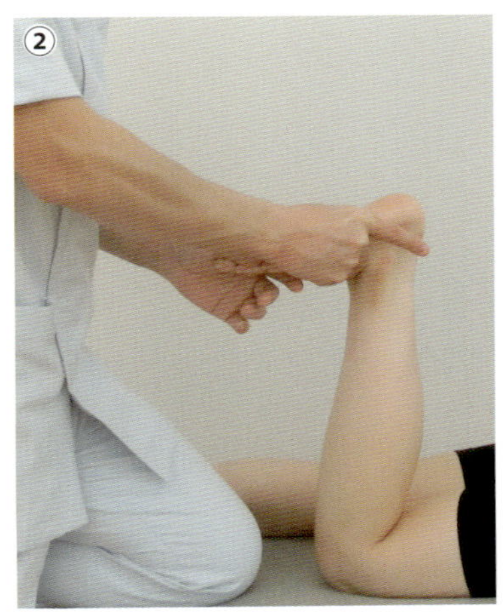

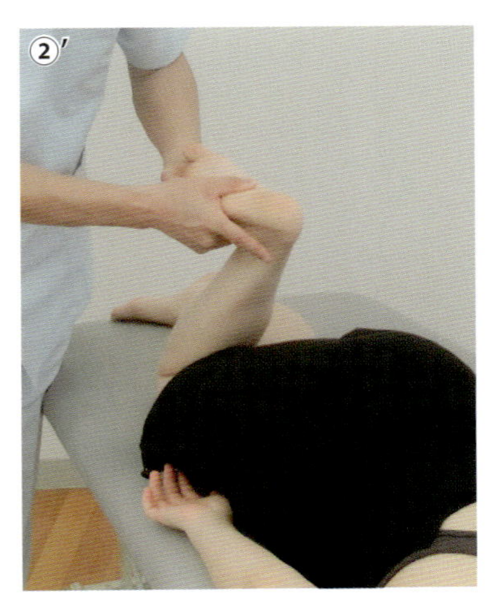

図7-5　長趾屈筋の伸張操作方向

セラピストは左母指を対象者の第2〜第5趾のMP関節遠位底側部に置き（ⓐ），左示指・中指を対象者の足の甲部分に置く（ⓑ）。左母指で，対象者の第2〜第5趾のMP関節を伸展操作した後，遠位にすべらせるようにしてPIP関節，DIP関節も伸展操作して伸張する。
対象者の足の甲部分に置いた左示指・中指は，足趾伸展に伴うウインドラス機構によるアーチ挙上を軽減するカウンターの役割と，足関節の過背屈防止の調整として用いる。

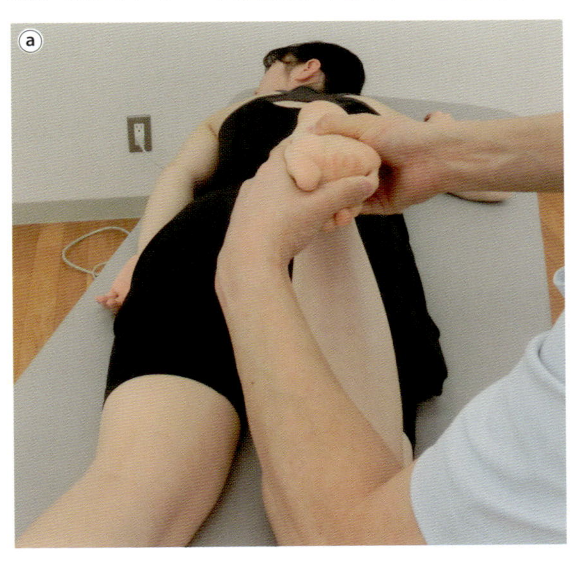

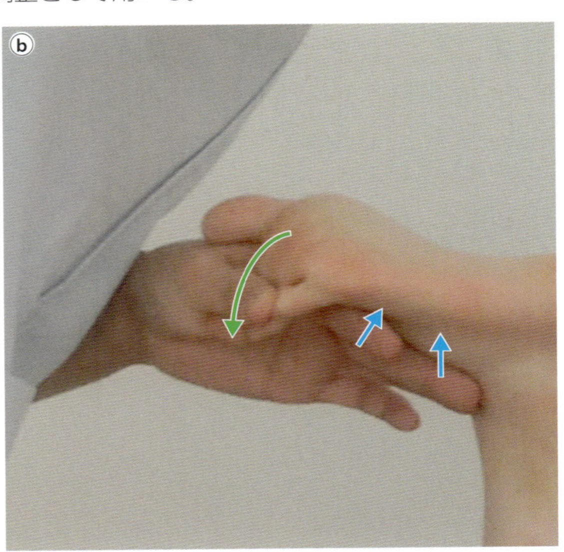

図7-6　長趾屈筋の伸張操作別法（筋腹固定）

十分な伸張感が得られないときは，筋の走行を触診し確認したうえで徒手的に固定する方法もある。

セラピストは長趾屈筋の走行と筋腹位置を触診する（①）。右母指で長趾屈筋の筋腹を捉えたら（②），筋の走行に沿って近位へ（起始に向け）寄せて固定する（③）。伸張方向は前述同様である。

この場合，しっかり筋腹を捉えること，痛みを誘発しないこと，近位に筋腹を変位させることが必要になる。長趾屈筋はヒラメ筋よりも深層に位置するため，「深く」捉える（「強く」ではない）ことが大切である。

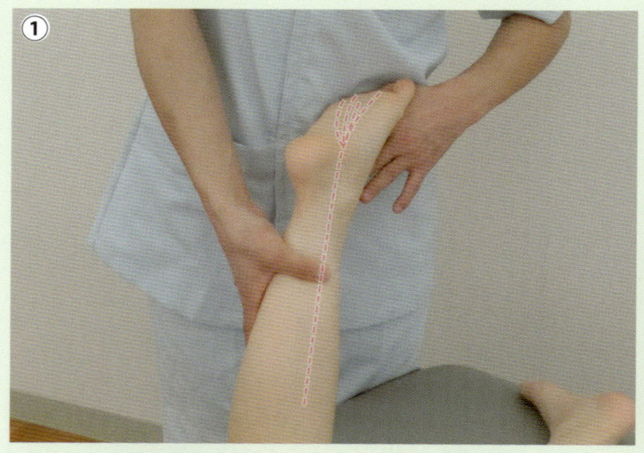

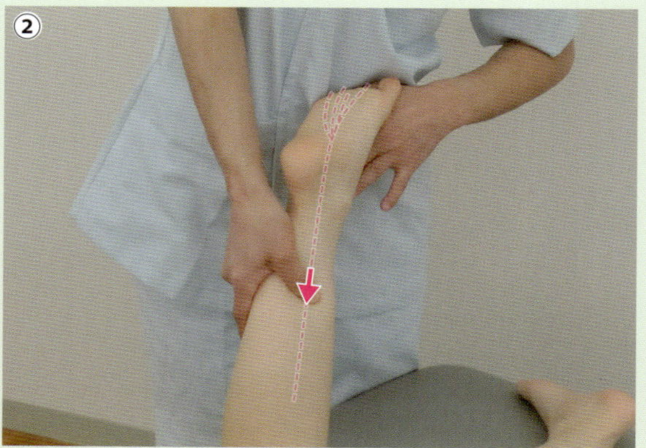

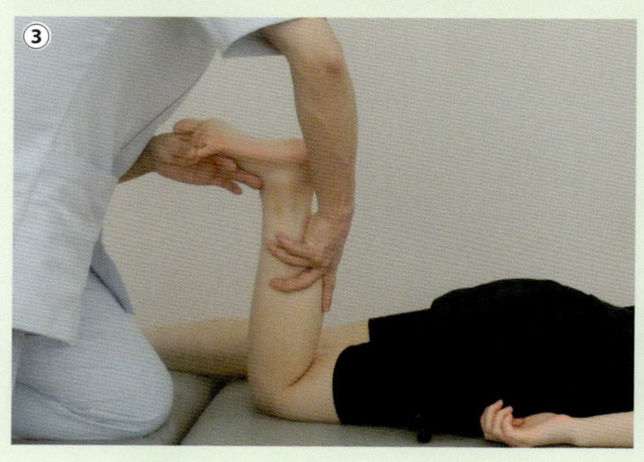

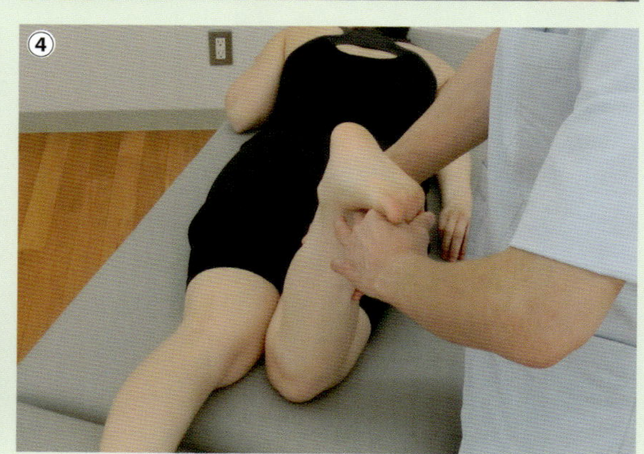

図7-7　長趾屈筋の伸張操作別法（別肢位）

腹臥位がとりにくい患者に対しては，背臥位にて行う。

原則的にはヒラメ筋の伸張操作と同様に行い（p.145参照），それに第2〜第5趾のMP・PIP・DIP関節の伸展操作を加える形をとる。ヒラメ筋が硬い場合は，足関節の背屈角度を浅めとし，第2〜第5趾のMP・PIP・DIP関節の伸展をしっかり行うとよい。

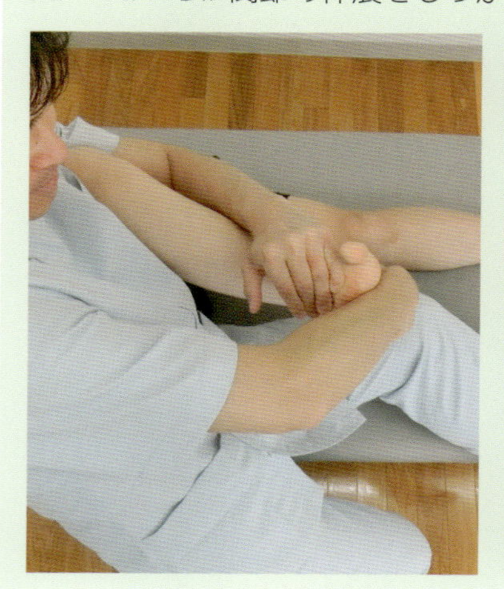

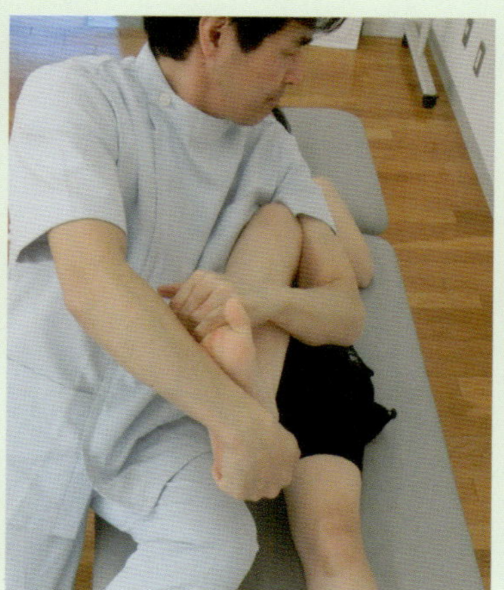

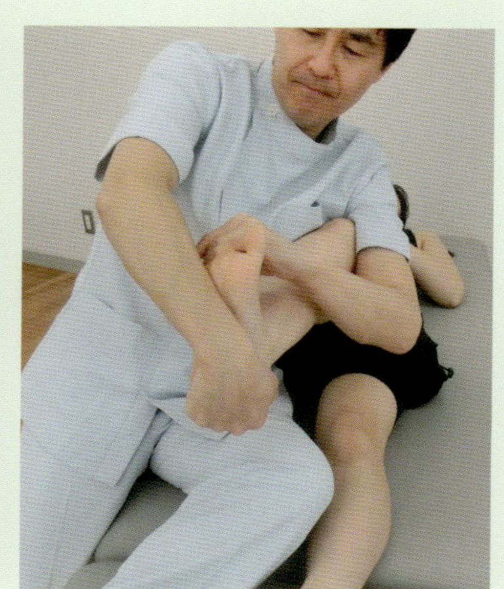

Column

後方引き出しテスト（posterior drawer test）

後十字靱帯断裂のチェックで用いる前方引き出しテストもセレクティブストレッチングの考え方を用い，正しい持ち方・正しい誘導方向で行うとよい。

▶持ち方と後方引き出しストレスの方向

原則は前方引き出しテスト（p.119参照）と同様の把持をする。セラピストの両母指球を対象者の脛骨粗面の横（内側・外側）に置き，脛骨粗面の形状に沿って後方へ押し込む（①）。腕で押すと感覚が鈍るため，この際も両上肢の各関節は固定したまま，体幹で押すようにして後方引き出しを確認するとわかりやすい（②）。

後方引き出しテストは前方引き出しテストのような把持の難しさはないが，後方引き出しストレスの方向を間違えないように気をつける。脛骨近位関節面が大腿骨の関節面に対し平行に動くよう，後方引き出しストレスをかけるようにする（**a**）。脛骨近位関節面を大腿骨の関節面に対しぶつけるように動かすように後方引き出しストレスをかけると（**b**），不安定性が確認できないので注意する。

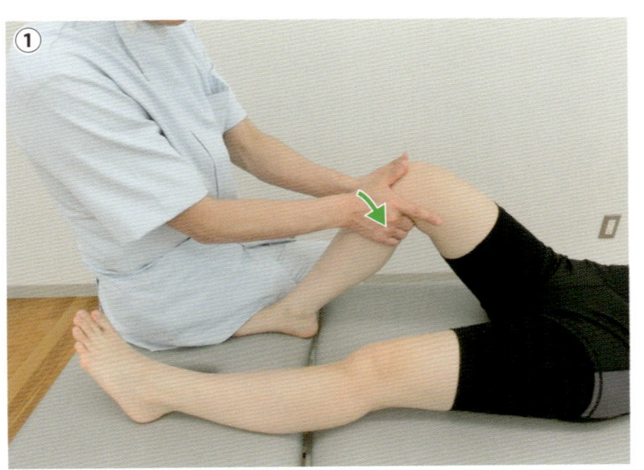

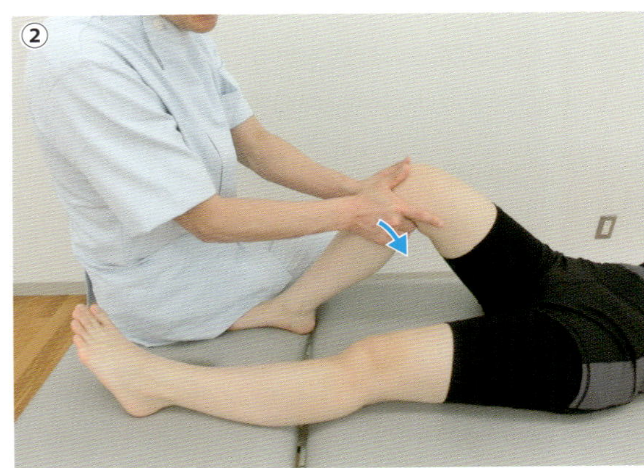

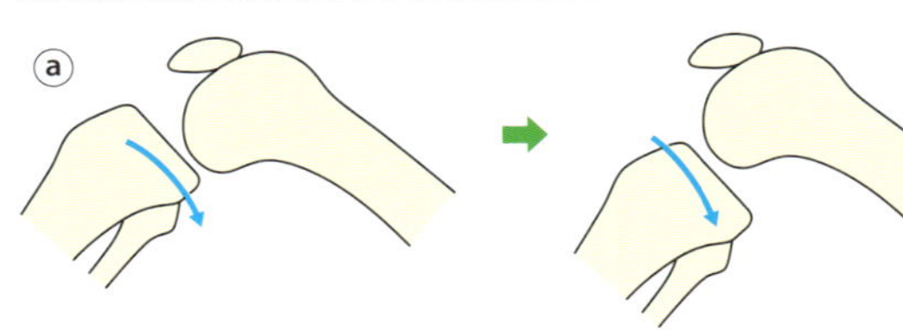

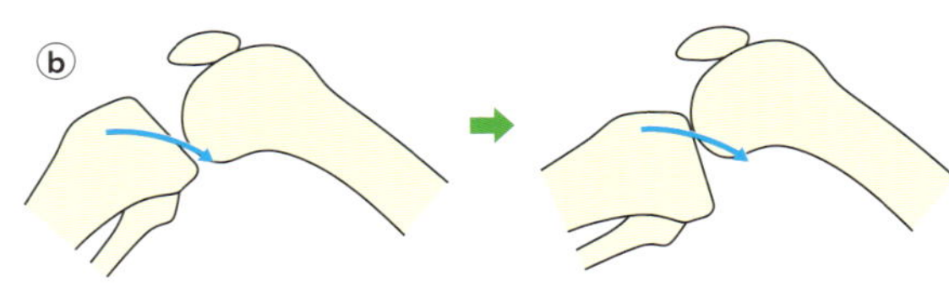

▶誘導方法

後十字靱帯は，大腿骨から脛骨に向かって，後外方に走行する。内旋・外旋軸の内側を後方に向かうため，後方引き出しだけでなく，内旋の制動をする。したがって後十字靱帯断裂の有無を確認する場合は，内側優位の後方引き出し（**c**）で動揺性があり（後内側回旋不安定性），外側優位の後方引き出し（**d**）では動揺性が少なくなることを確認する。

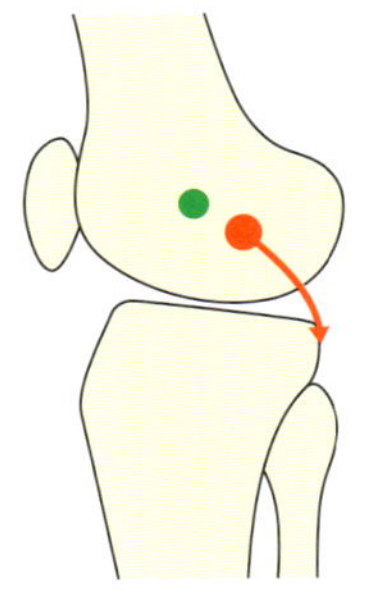

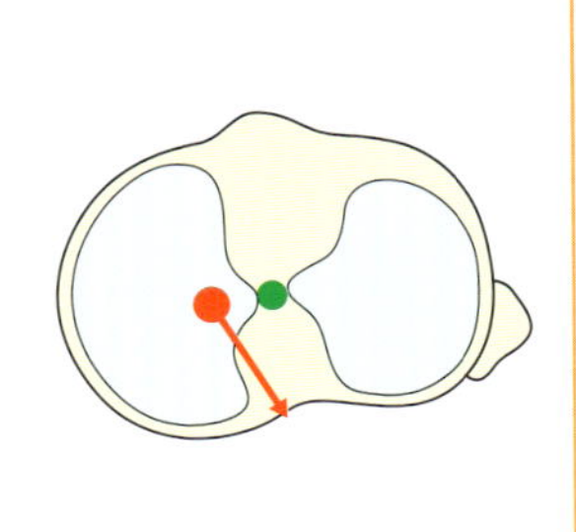

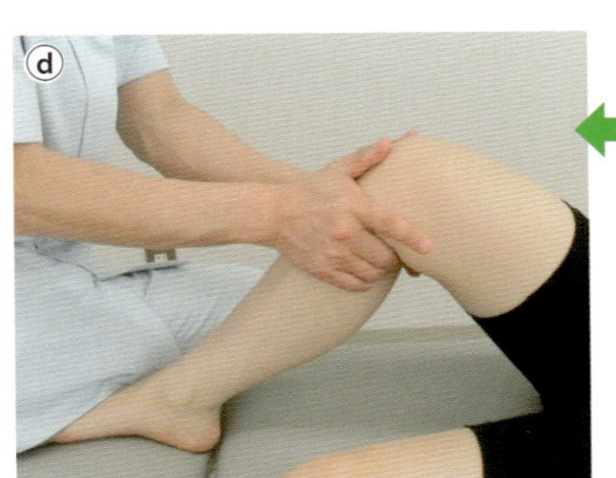

外旋を伴う後方引き出し操作
（後外側回旋不安定性のチェック）

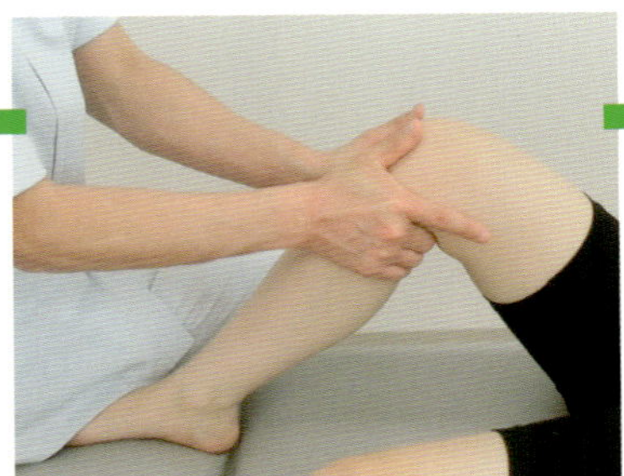

中間位

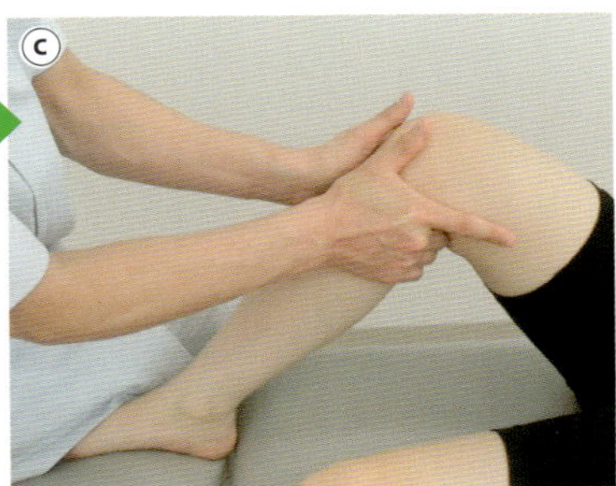

内旋を伴う前方引き出し操作
（後内側回旋不安定性のチェック）

長母趾屈筋 flexor hallucis longus muscle

起始	腓骨体の後面	支配神経	脛骨神経
停止	母趾末節骨底	髄節レベル	L5～S2

■テクニカルヒント

筋の走行・機能	■足関節の回内・回外軸の内側を通る	▶ 距骨下関節の**回外**作用をもつ
	■足関節の底屈・背屈軸の後方を通る	▶ 距腿関節の**底屈**作用をもつ
	■足部の底側を通る	▶ 足部縦アーチ保持の作用をもつ
	■母趾のMP・IP関節の底側を通る	▶ 母趾の**屈曲**作用をもつ
固定操作ポイント	■距腿関節の背屈操作により膝が伸展する	▶ 膝の**伸展**防止方向に固定する
	■距骨下関節の回内操作による下腿が外傾する	▶ 股関節の**外旋**防止方向に固定する
伸張操作ポイント	■足関節の背屈・回内で伸張操作する。回内操作を中心に行う	
	■母趾のMP・IP関節の伸展操作をする	
その他ポイント	■距骨後突起の内側結節と外側結節の間を長母趾屈筋腱が通過する。この筋の硬さがあると，距骨の後方移動が妨げられ，背屈制限の原因となりやすい	

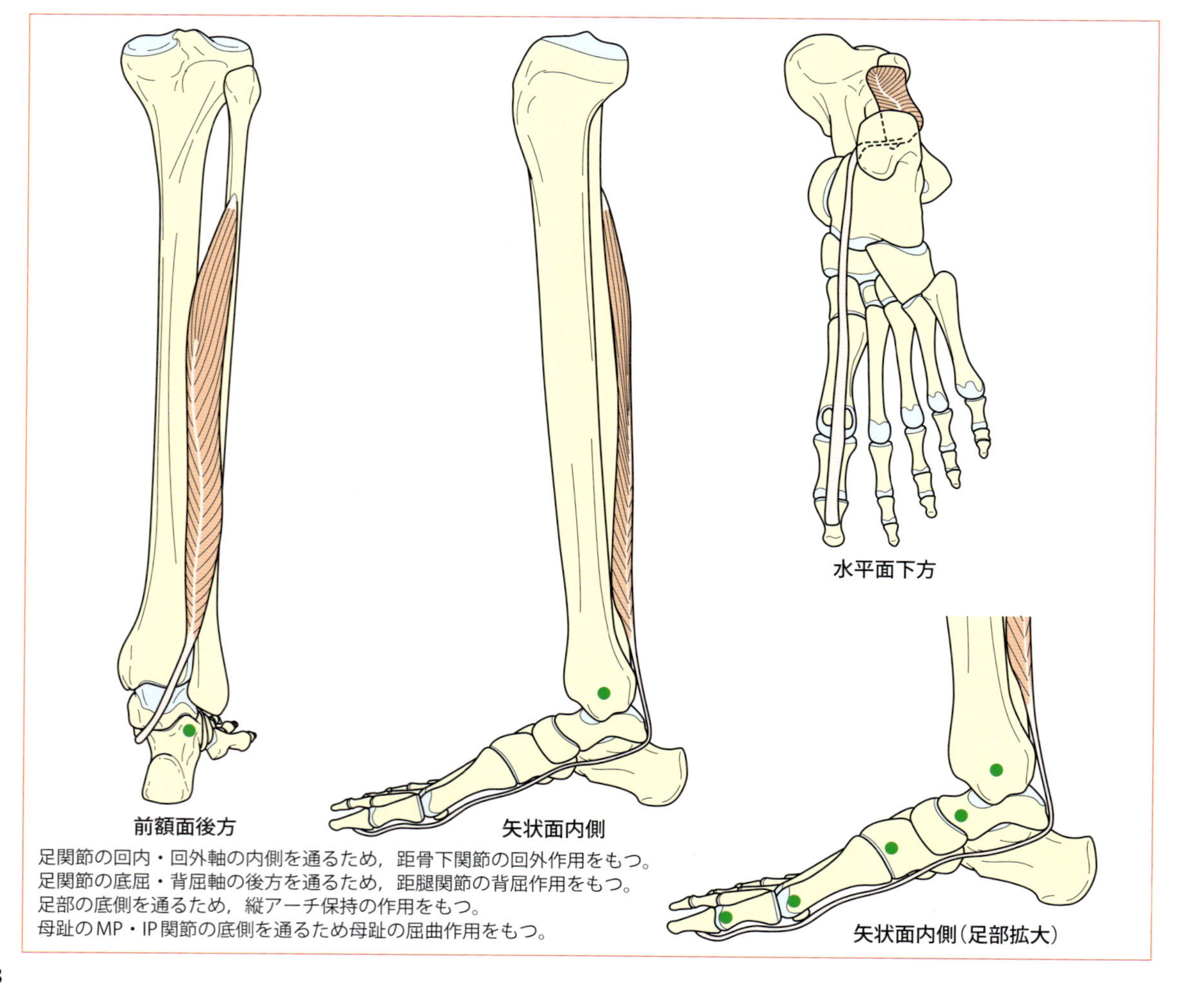

足関節の回内・回外軸の内側を通るため，距骨下関節の回外作用をもつ。
足関節の底屈・背屈軸の後方を通るため，距腿関節の背屈作用をもつ。
足部の底側を通るため，縦アーチ保持の作用をもつ。
母趾のMP・IP関節の底側を通るため母趾の屈曲作用をもつ。

図8-1　長母指屈筋のストレッチング-全体像

対象者を腹臥位とする。右膝関節を屈曲位とし，膝をまたぐ二関節筋の腓腹筋を弛緩させておく。セラピストは右手で対象者の中足部を内側から把持し，左母指を対象者の右母趾の底側にあてる。右手で足関節の回内・背屈操作をしつつ，同時に膝関節を屈曲，内傾（股関節の外旋）させる。
最後に対象者の右母趾をMP→IP関節の順に伸展位として伸張する。

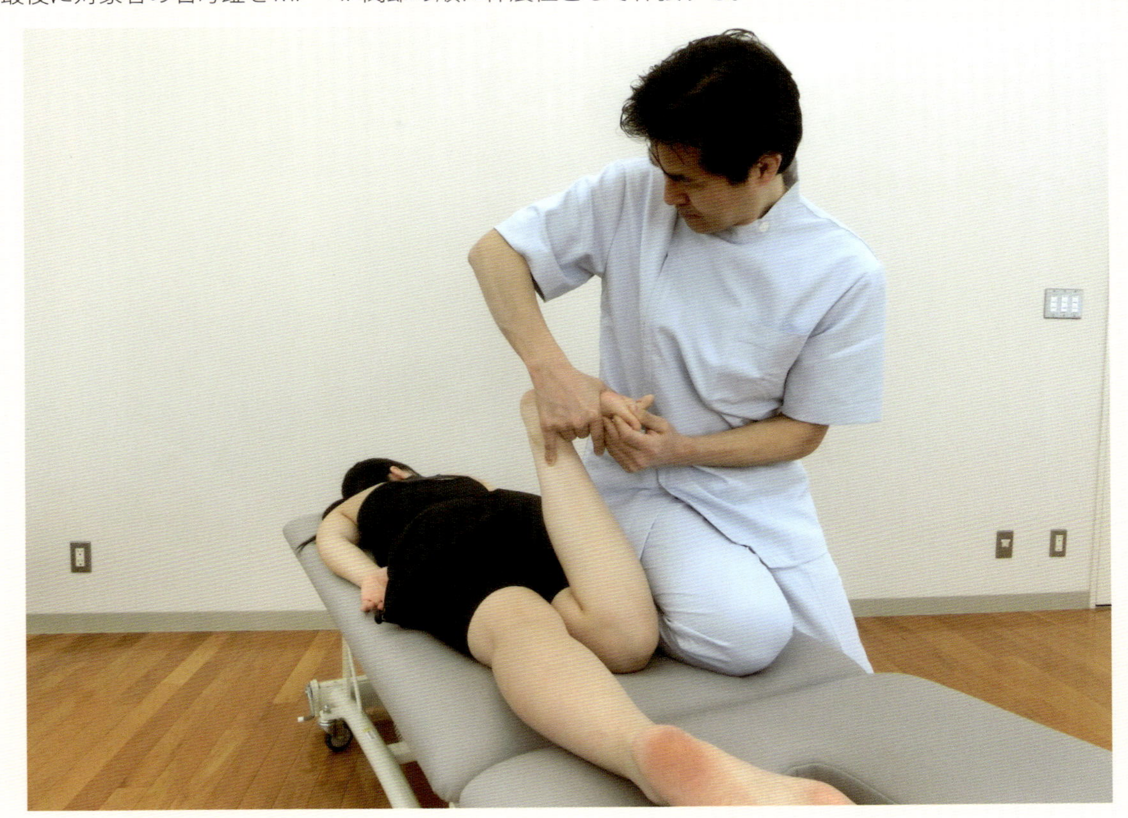

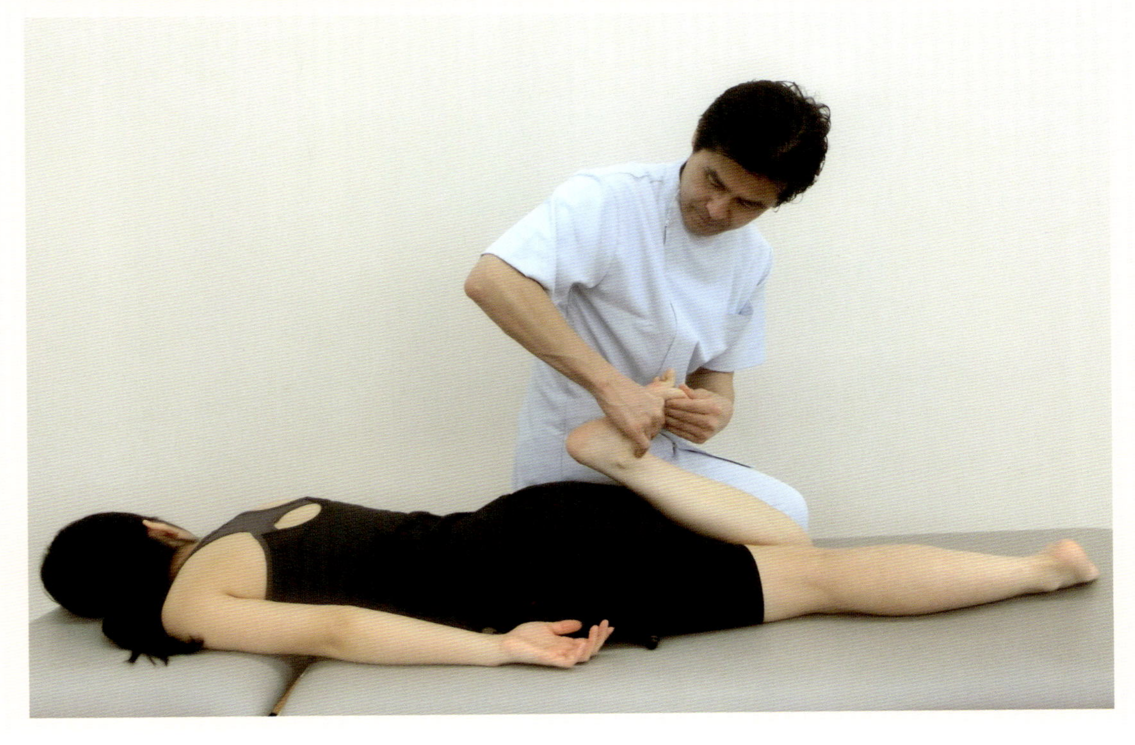

図8-2　長母趾屈筋の固定操作

対象者を腹臥位とする。伸張操作で両手を使用するため，下腿に対する徒手的な固定はしない。
距腿関節の背屈操作により膝が伸展するので，膝関節を屈曲の方向に固定する。また距骨下関節の回内操作により下腿が外傾（股関節の外旋）するので，下腿内傾（股関節内旋）の方向に固定する。

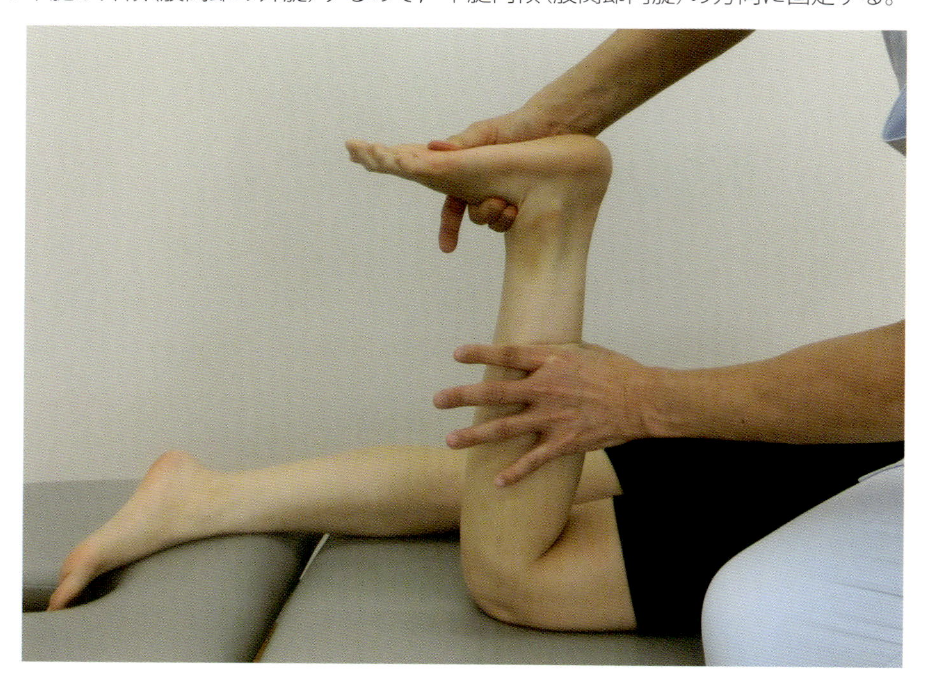

図8-3　運動学的にみた足関節における長母趾屈筋の作用の考え方

長母趾屈筋は，距腿関節における底屈・背屈軸では後方を通って上方に引くため，足関節の底屈作用をもつ。
距骨下関節においては，回内・回外軸の内側を通って上方に引くため，足関節の回外作用を有する。

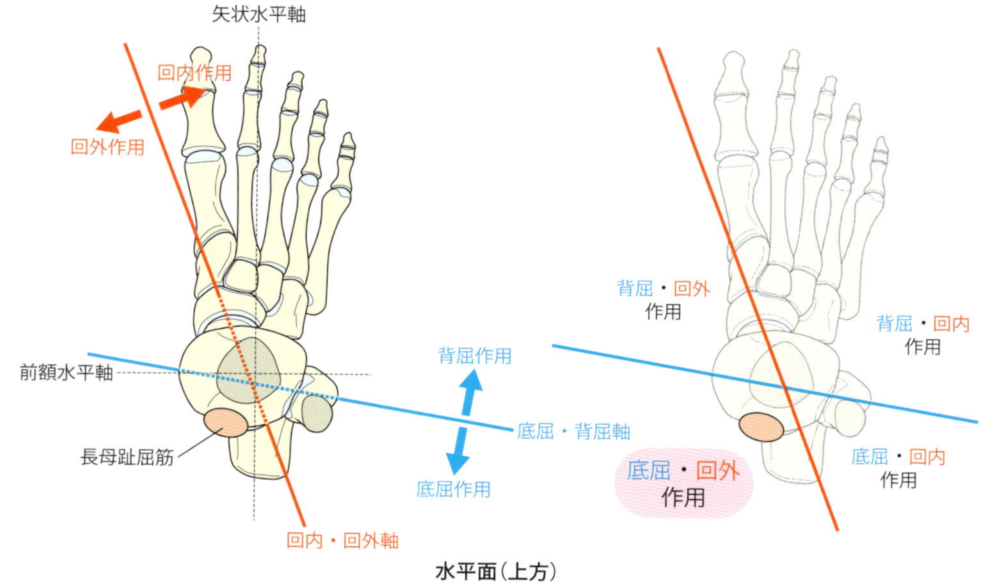

水平面（上方）
青線が距腿関節軸（底屈・背屈軸）
赤線が距骨下関節軸（回内・回外軸）

図8-4　長母趾屈筋の伸張操作(1)：足関節

セラピストは右手で距腿関節を背屈位とし，右手の中指と環指とで，対象者の距骨を下腿のankle mortiseの中へ押し込むよう後方移動させる(①)。やや距骨滑車外側を優位に，後方へ押し込むようにすると，距腿関節の背屈に伴う足関節の外転が誘発されやすい。
同時に下腿には膝関節の屈曲方向への固定(⟶)と，内傾(股関節の外旋)とが起こるようにする(②)。距腿関節の背屈に伴い，距骨下関節を回外位に加え，外転(toe-out)操作も加える。
このときセラピストの右手の中指と環指は，足部縦アーチ保持にも働いている。

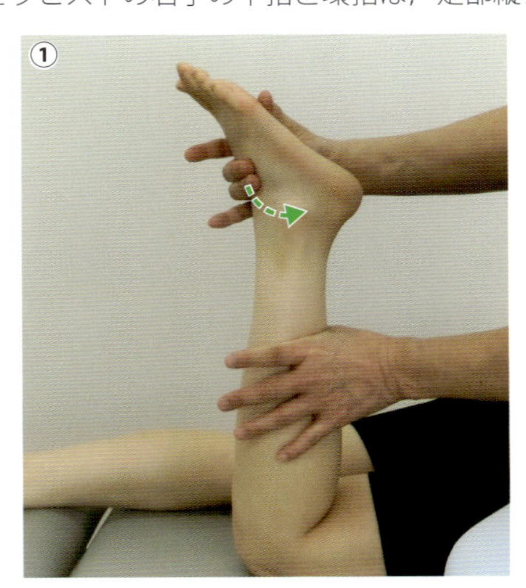

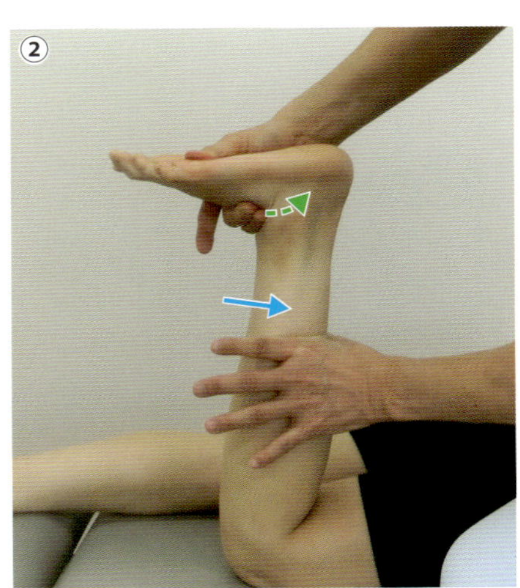

図8-5　長母趾屈筋の伸張操作(2)：母趾の指節関節

セラピストは左母指を対象者の母趾MP関節の遠位・底側部に置き(①)，左示指を対象者の母指中足骨頭の背側部分に置き，伸展操作の支点とする(②)。左母指で，対象者の母趾のMP関節を伸展操作した後，遠位にすべらせるようにしてIP関節も伸展操作する(③)。
このときセラピストの右手指は，足関節の背屈操作だけでなく，足趾伸展に伴うウインドラス機構によるアーチ挙上を軽減するカウンターの役割も兼ねる。母指で中足骨頭部を背側に(**a**)，他の指で中足部を底側に押すこと(**b**)でアーチ挙上を防止して，伸張距離を低下させないようにする。

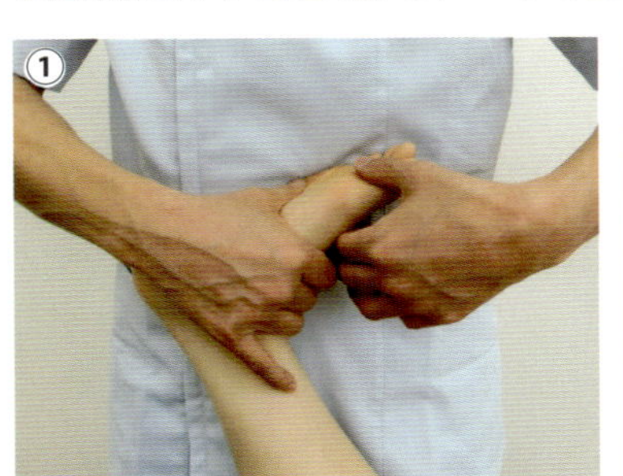

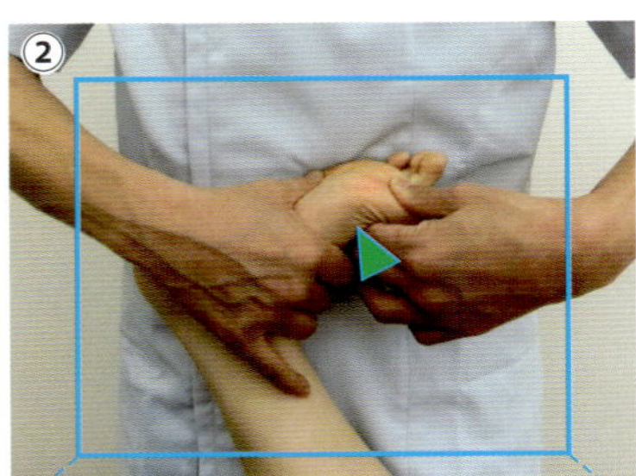

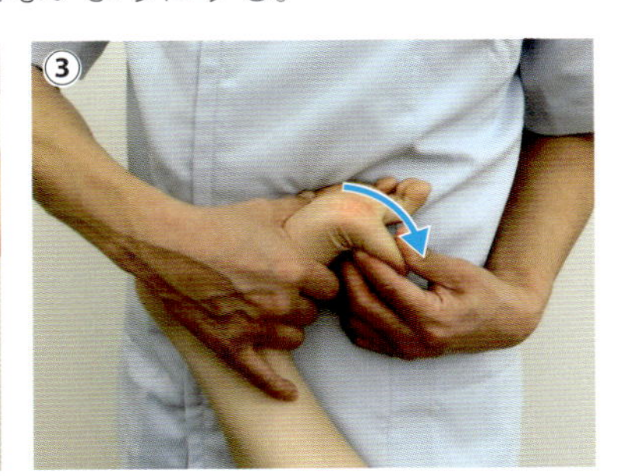

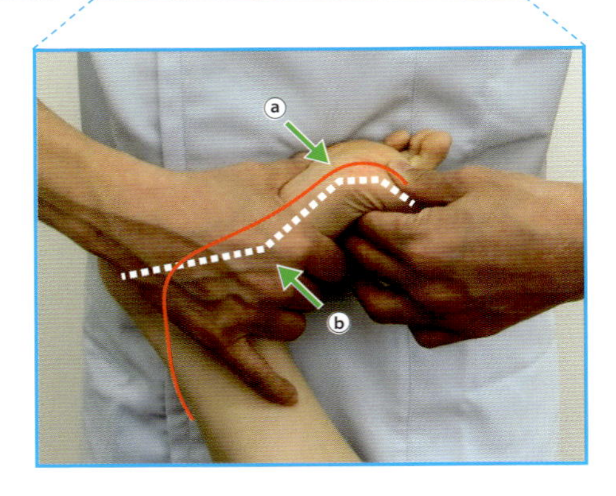

図8-6　長母趾屈筋のストレッチング別法（筋腹固定）

十分な伸張感が得られないときは，筋の走行を触診し確認したうえで筋腹を徒手的に固定する方法もある。

セラピストは長趾母屈筋の走行と筋腹位置を触診する（①）。右母指で長母趾屈筋の筋腹を捉えたら，筋の走行に沿って近位へ（起始に向け）寄せて固定する（②）。伸張方向は，前述同様である。

この際，しっかり筋腹を捉えること，痛みを誘発しないこと，近位に筋腹を変位させることが必要になる。長母趾屈筋はヒラメ筋よりも深層に位置するため，「深く」捉える（「強く」ではない）ことが大切である。

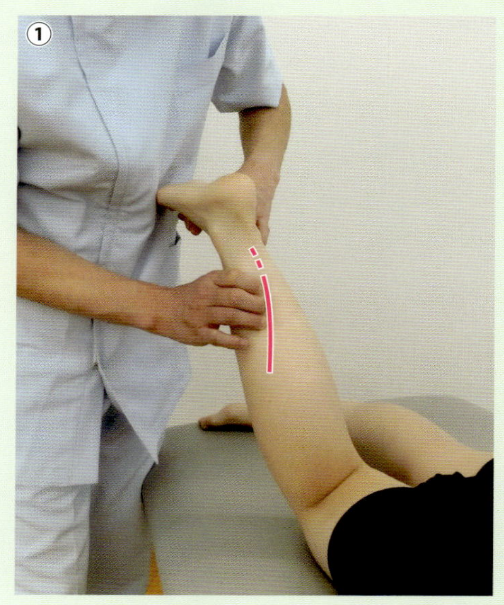

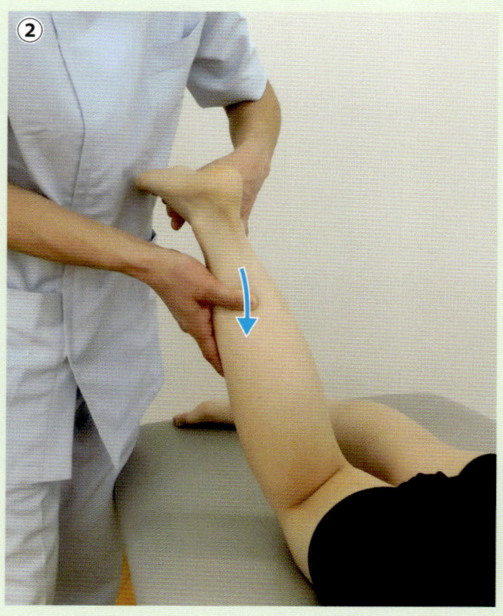

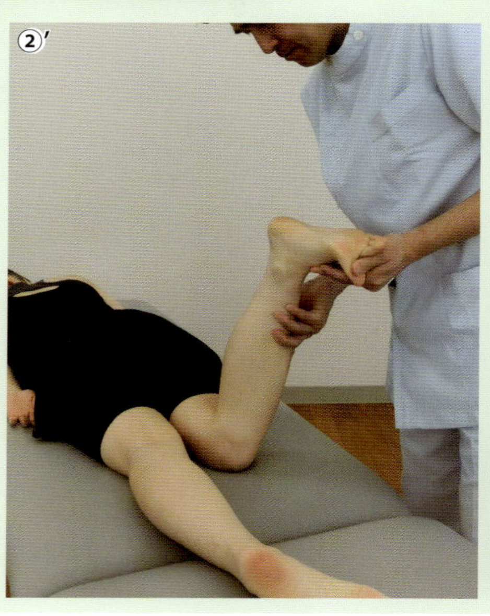

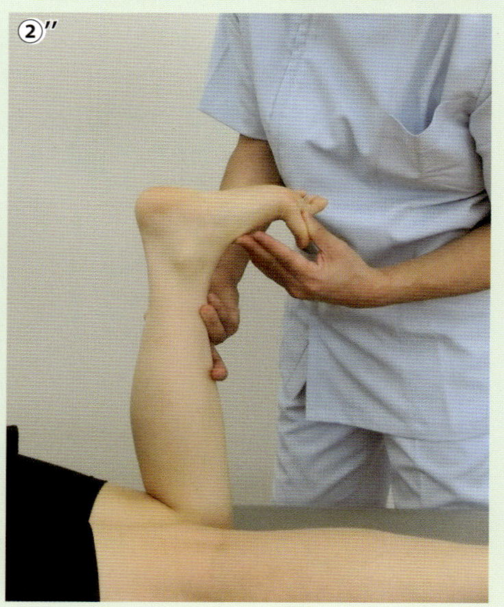

長腓骨筋 peroneus longus muscle

起始	腓骨頭および腓骨体外側面の上半	支配神経	脛骨神経
停止	母趾中足骨底および内側楔状骨の底面	髄節レベル	L5〜S2

■テクニカルヒント

筋の走行・機能	■足関節の回内・回外軸の外側を通る	▶ 距骨下関節の回内作用をもつ
	■足関節の底屈・背屈軸の後方を通る	▶ 距腿関節の底屈作用をもつ
	■足部の底側を後外側から前内側に向かって通る	▶ 足部縦アーチと横アーチ保持の作用をもつ
固定操作ポイント	■距腿関節の背屈操作により膝が伸展する	▶ 膝の伸展防止方向に固定する
	■距骨下関節の回外操作により股関節が外旋する	▶ 股関節の外旋防止方向に固定する
伸張操作ポイント	■足関節の背屈・回外で伸張操作する。回外操作を中心に行う	
その他ポイント	■長腓骨筋腱は，踵骨外側の長腓骨筋腱溝を通る	
	■足関節の内反捻挫により，損傷を受けやすい筋の一つである	

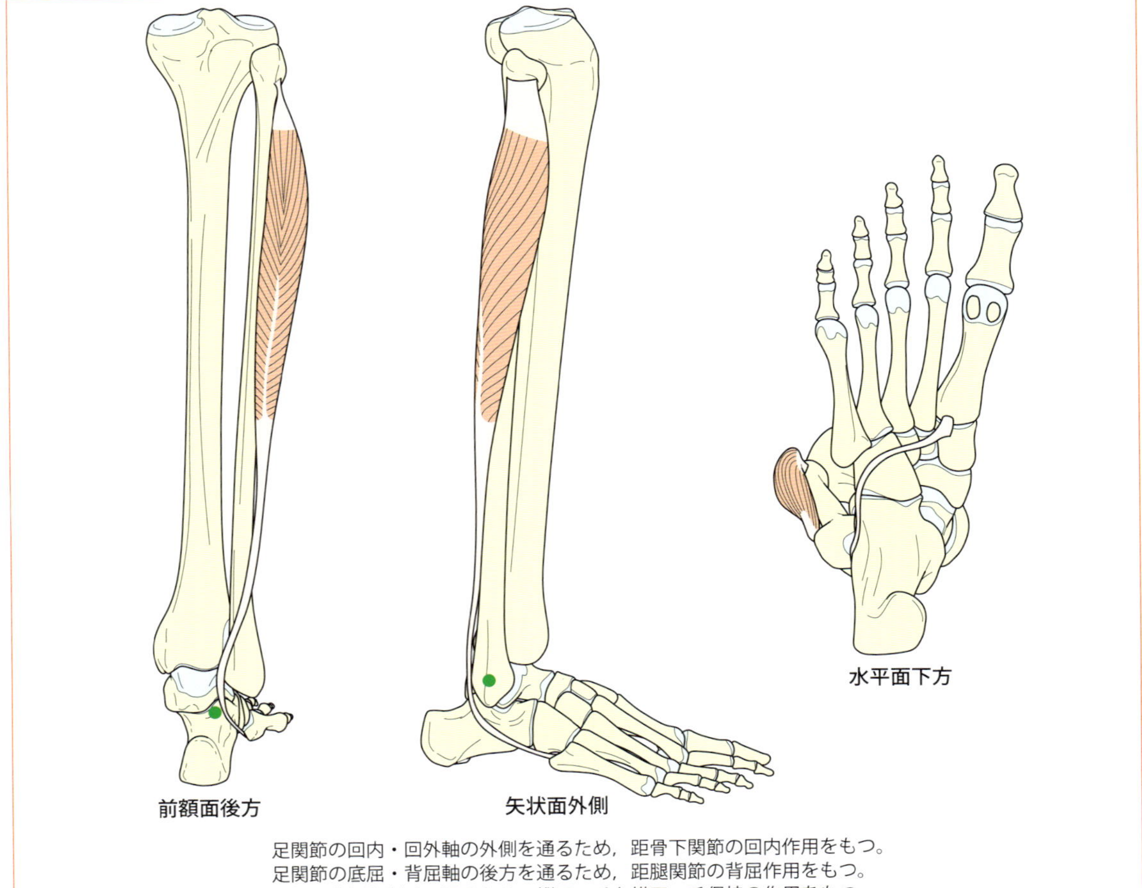

足関節の回内・回外軸の外側を通るため，距骨下関節の回内作用をもつ。
足関節の底屈・背屈軸の後方を通るため，距腿関節の背屈作用をもつ。
足部の底側を斜めに通るため，縦アーチと横アーチ保持の作用をもつ。

図 9-1　長腓骨筋のストレッチング - 全体像

対象者を背臥位とする。右膝関節を屈曲位とし，大腿遠位部をセラピストは左腋窩部で挟んで固定しておく。
セラピストは左手で，対象者の足関節を回外・背屈して伸張操作を行う。回外する際は，内反捻挫のようにならないよう注意する。左手の伸張操作に併せて，右手で対象者の踵を把持して，背屈操作および距骨下関節の回外操作を誘発する。
写真はセラピストが対象者に背を向けているが，対象者に痛みが生じないよう常に配慮し，様子を伺いながら行う。

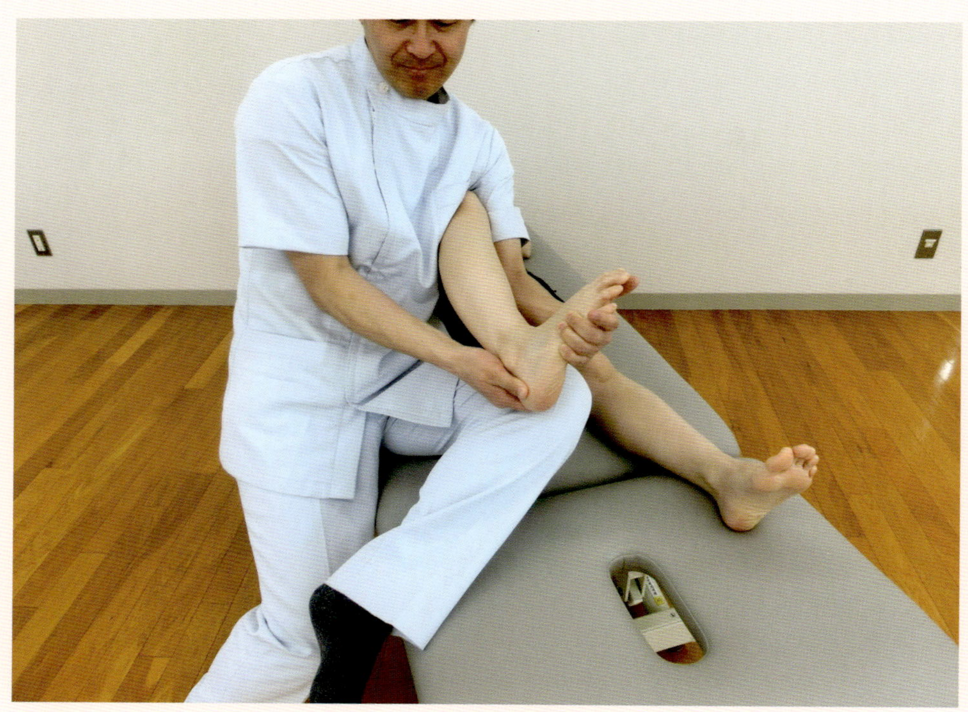

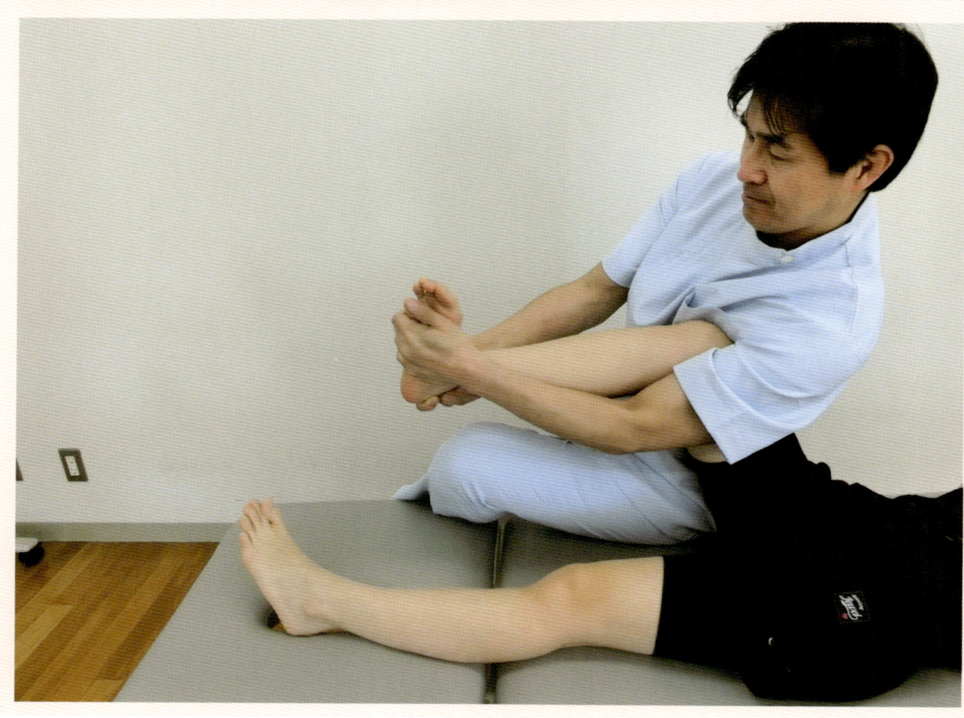

図 9-2　長腓骨筋の固定操作

対象者を背臥位とする。右膝関節を屈曲位とし，セラピストの左腋窩部で，曲げた膝の大腿遠位部を挟んで固定する。
伸張操作である背屈により下腿部が上方（頭方）に移動しないようブロックすると同時に，膝が伸展しないよう屈曲方向への誘導も兼ねる。また，距骨下関節の回外操作による股関節の外旋を防ぐ。

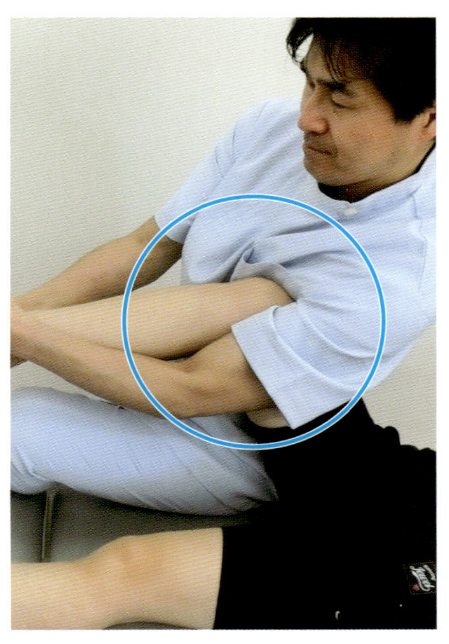

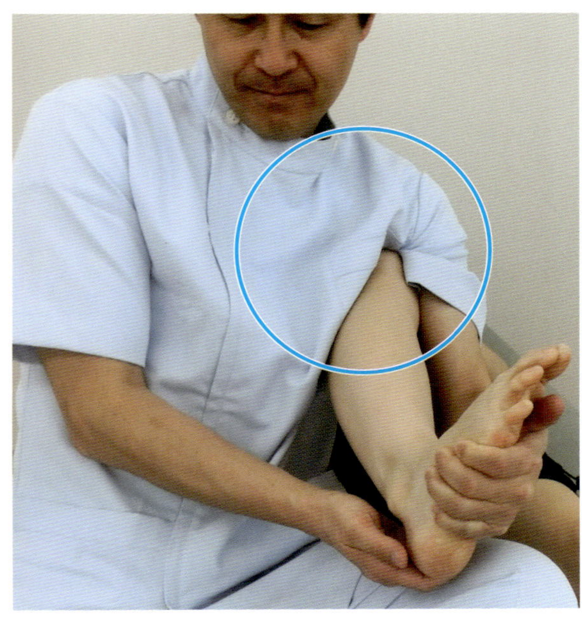

図 9-3　運動学的にみた足関節における長腓骨筋の作用の考え方

長腓骨筋は，距腿関節における底屈・背屈軸では後方を通って上方に引くため，足関節の底屈作用をもつ。距骨下関節においては，回内・回外軸の外側を通って上方に引くため，足関節の回内作用を有する。すなわち，長腓骨筋は足関節の底屈・回内作用をもつ。

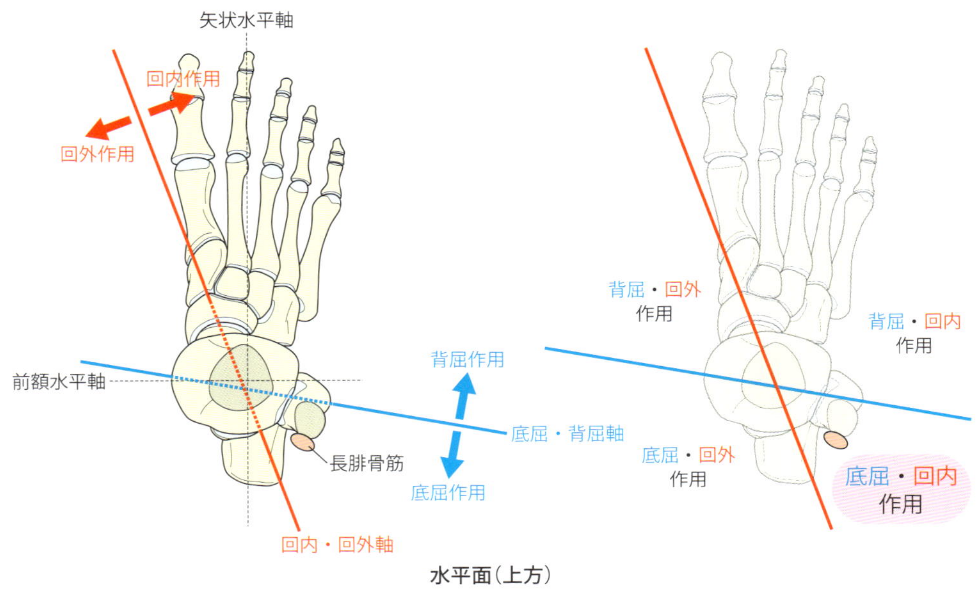

水平面（上方）
青線が距腿関節軸（底屈・背屈軸）
赤線が距骨下関節軸（回内・回外軸）

図9-4　長腓骨筋の伸張操作

セラピストは，対象者の距腿関節を底屈・背屈中間位としてから，左手で中足部外側を内側・底側から把持し，距骨下関節を回外する（①）。
セラピストの右母指を中心に，踵骨を遠位へ牽引（背屈操作）と回外操作し，左手は，対象者の距骨下関節の回外位を保ったまま，距腿関節を背屈方向へ操作する（②）。
その際，足部アーチが挙上しすぎないように，把持している左母指球で保持する（③）。

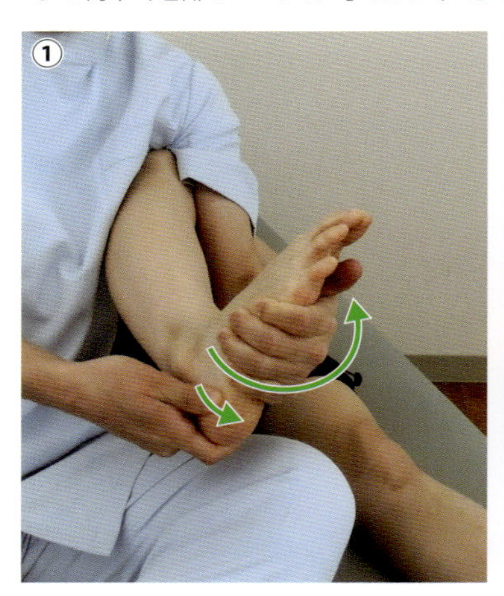

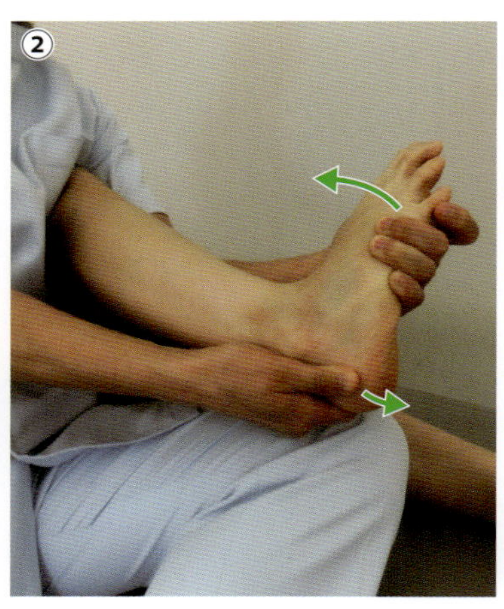

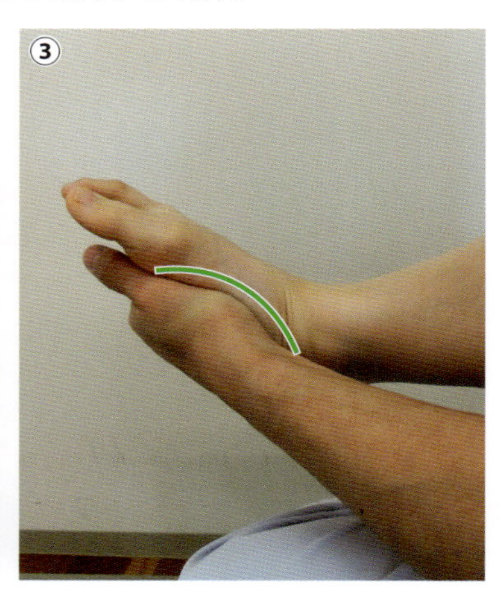

図9-5　長腓骨筋の誤った伸張操作：底屈位で行ってしまう

写真のように底屈・回外位から背屈操作で伸張しようとすると，背屈ではなく内反操作になってしまい，内反捻挫と同様のストレスとなってしまう。前距腓靱帯などに負担をかけることになるため，底屈位にしてはならない。
距腿関節をいったん底屈・背屈中間位にしてから，回外操作をすることが重要である。

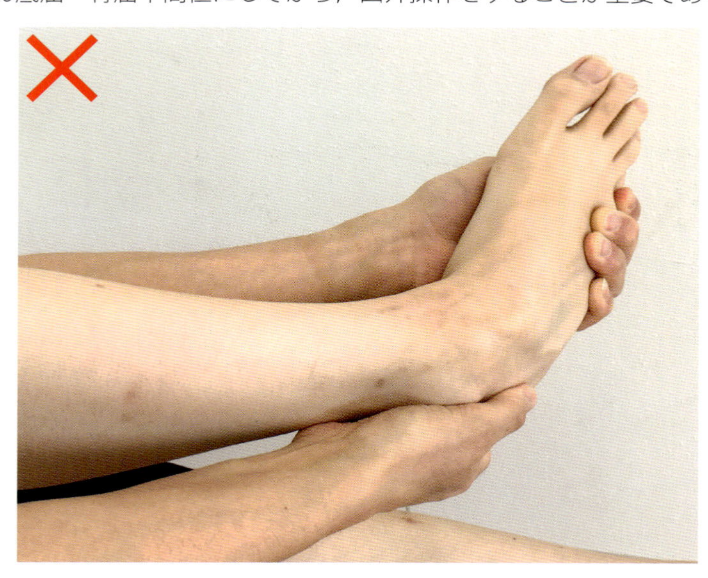

短腓骨筋 peroneus brevis muscle

起始	腓骨体外側面の下半	支配神経	脛骨神経
停止	第5中足骨粗面	髄節レベル	L5～S2

■テクニカルヒント

筋の走行・機能	■足関節の回内・回外軸の外側を通る	▶ 距骨下関節の回内作用をもつ
	■足関節の底屈・背屈軸の後方を通る	▶ 距腿関節の底屈作用をもつ
	■ショパール関節・リスフラン関節の底屈・背屈軸の底側を通る	▶ 足部の外側縦アーチ保持の作用をもつ
	■ショパール関節・リスフラン関節の内転・外転軸の外側を通る	▶ 足部の外転作用をもつ
固定操作ポイント	■距腿関節の背屈操作により膝が伸展する	▶ 膝の伸展防止方向に固定する
	■距骨下関節の回外操作により股関節が外旋する	▶ 股関節の外旋防止方向に固定する
伸張操作ポイント	■足関節の背屈・回外，足部内転の操作で伸張するが，回外操作を中心に行う	
	■足関節の内反捻挫により，損傷を受けやすい筋の一つである	

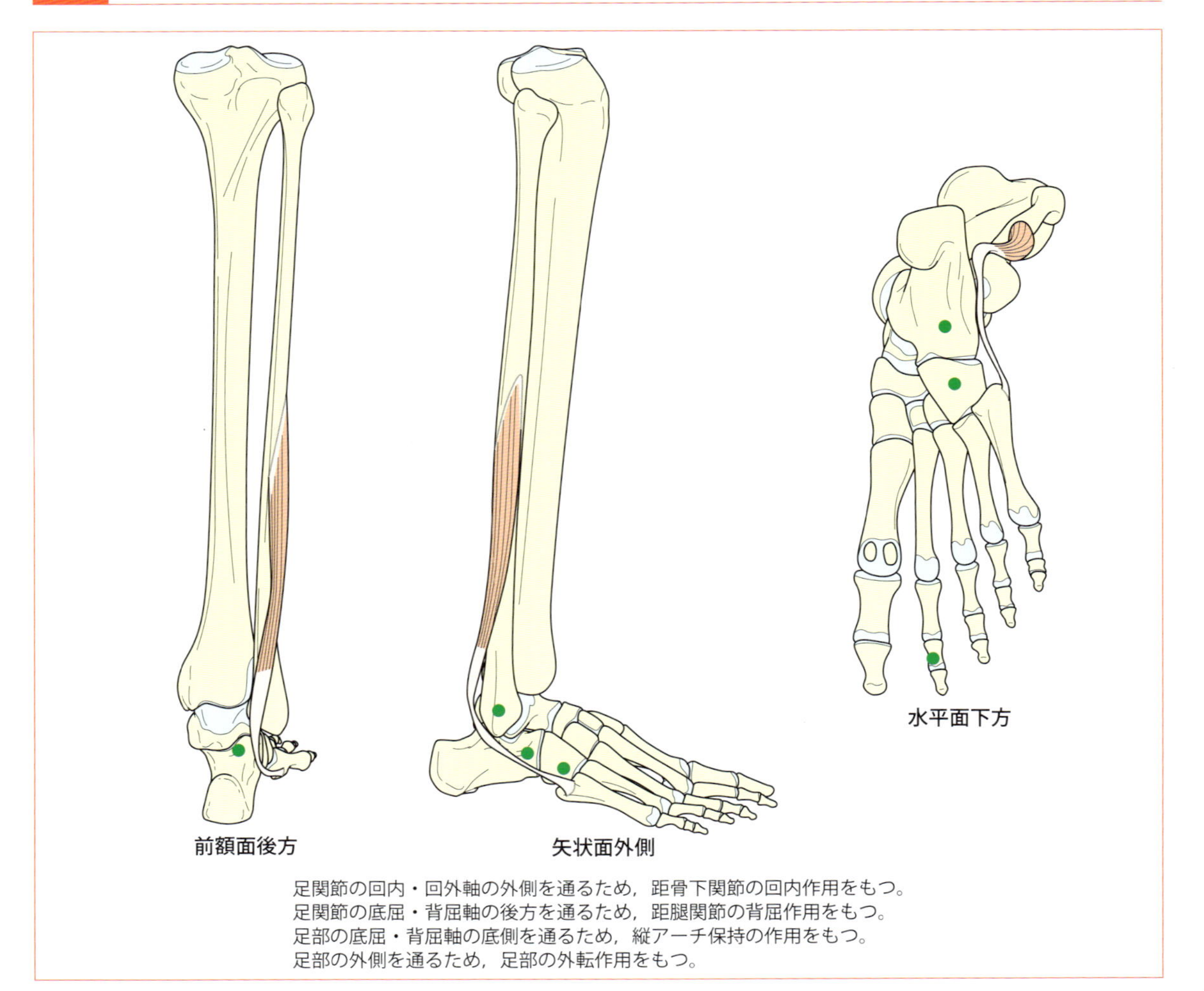

足関節の回内・回外軸の外側を通るため，距骨下関節の回内作用をもつ。
足関節の底屈・背屈軸の後方を通るため，距腿関節の背屈作用をもつ。
足部の底屈・背屈軸の底側を通るため，縦アーチ保持の作用をもつ。
足部の外側を通るため，足部の外転作用をもつ。

図10-1　短腓骨筋のストレッチング - 全体像

対象者を背臥位とする。右膝関節を屈曲位とし，大腿遠位部をセラピストは左腋窩部で挟んで固定しておく。

セラピストは左手で，対象者の足関節を回外・背屈，足部を内転して伸張操作を行う。回外する際は，内反捻挫のようにならないよう注意する。

写真はセラピストが対象者に背を向けているが，対象者に痛みが生じないよう常に配慮し，様子を伺いながら行う。

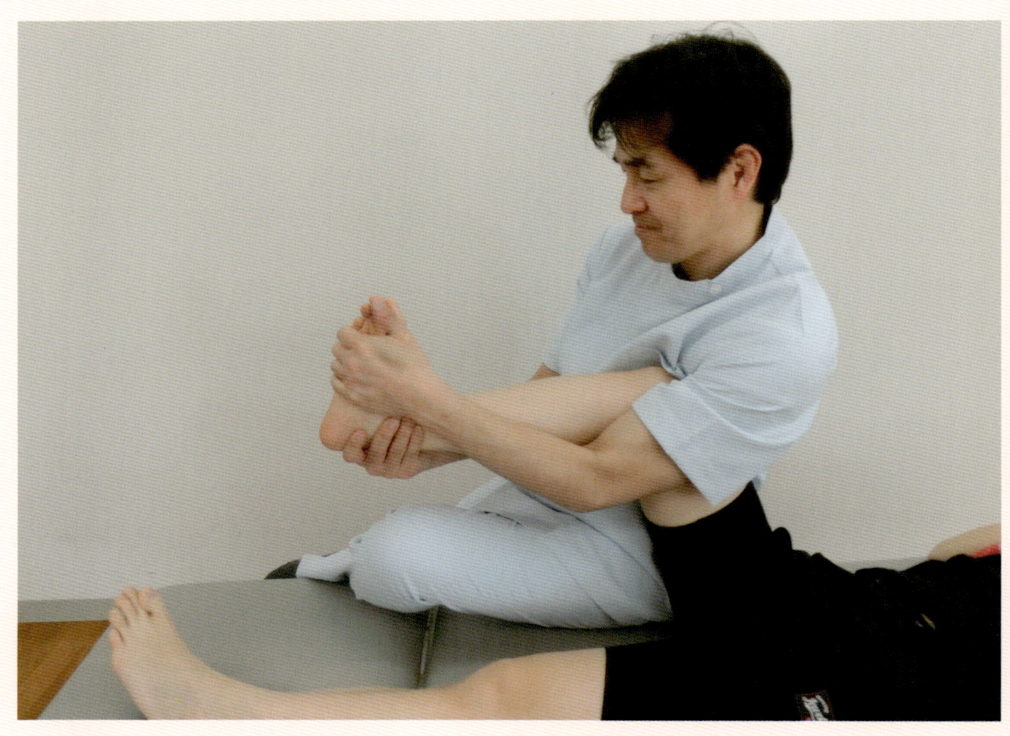

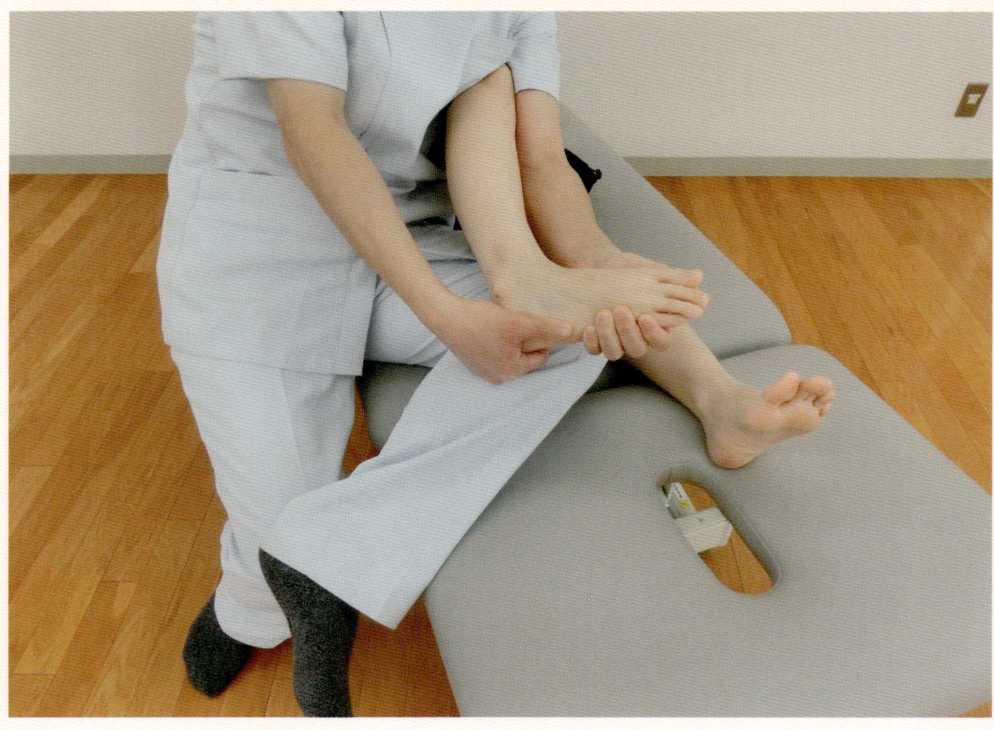

図10-2　短腓骨筋の固定操作

対象者を背臥位とする。右膝関節を屈曲位とし，セラピストの左腋窩部で，曲げた膝の大腿遠位部を挟んで固定する。
伸張操作である背屈により下腿部が上方（頭方）に移動しないようブロックすると同時に，膝が伸展しないよう屈曲方向への誘導も兼ねる。また，回外操作による下腿の内傾（大腿部の水平内転と内旋）を防ぐ。

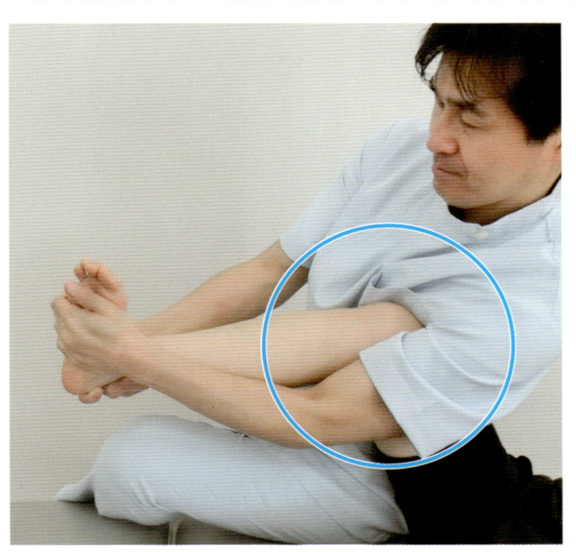

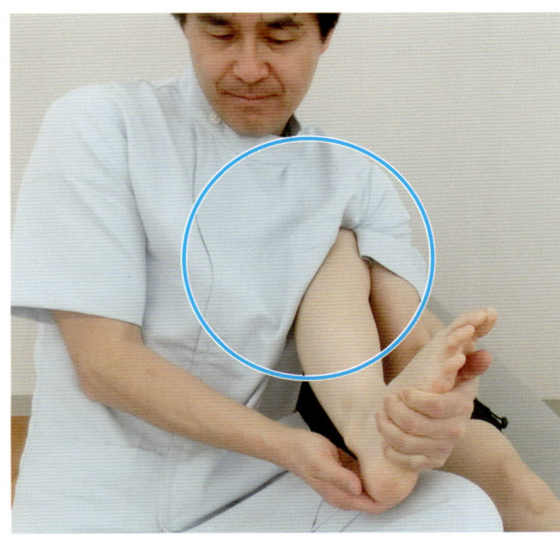

図10-3　運動学的にみた足関節における短腓骨筋の作用の考え方

短腓骨筋は，距腿関節における底屈・背屈軸では後方を通って上方に引くため，足関節の底屈作用をもつ。距骨下関節においては，回内・回外軸の外側を通って上方に引くため，足関節の回内作用を有する。すなわち，短腓骨筋は足関節の底屈・回内作用をもつ。

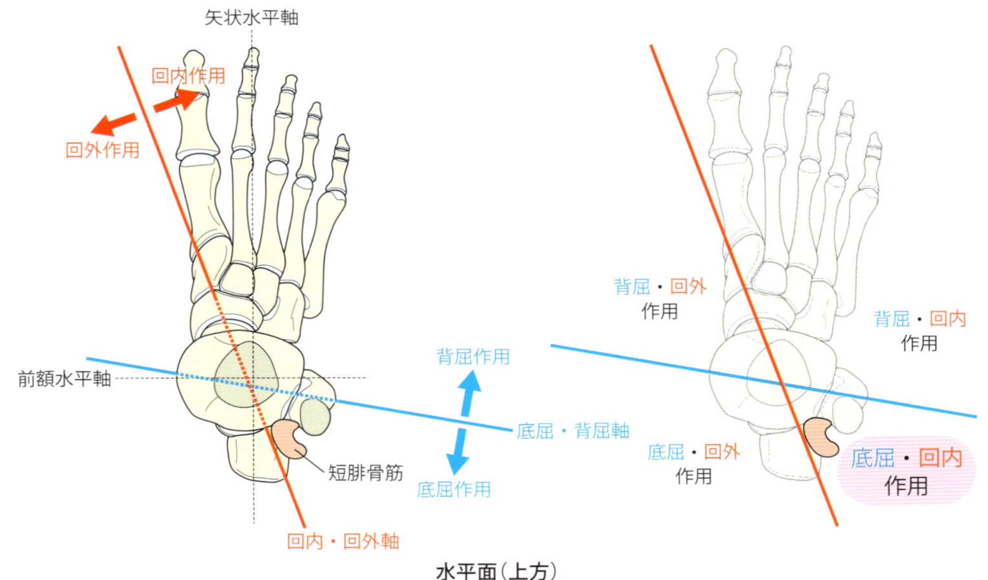

水平面（上方）
青線が距腿関節軸（底屈・背屈軸）
赤線が距骨下関節軸（回内・回外軸）

図10-4　短腓骨筋の伸張操作

セラピストは右手の母指を，対象者の第5中足骨粗面にあててから踵部を把持する。対象者の距腿関節を底屈・背屈中間位としてから，左手で第5中足骨外側を足底側から把持し，距骨下関節を回外する（①）。

距骨下関節の回外・toe-inを保ったまま，セラピストの左手で対象者の距腿関節を背屈方向へ操作する。セラピストはその左手での伸張操作に合わせて，右手母指でも第5中足骨粗面を外果後方から遠ざけるように押し，足関節の背屈・回外操作を助ける（②）。

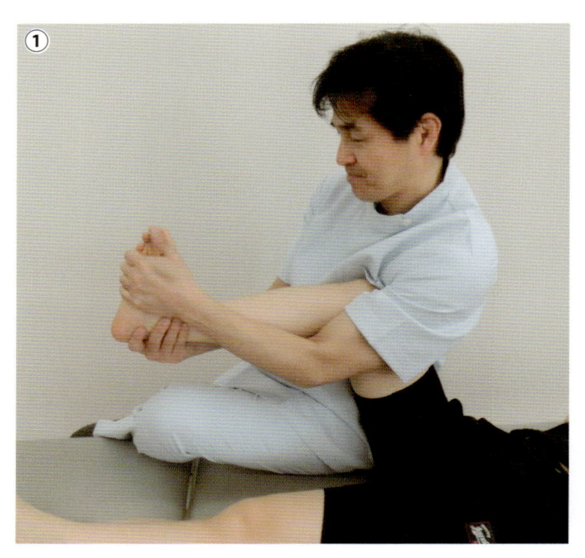

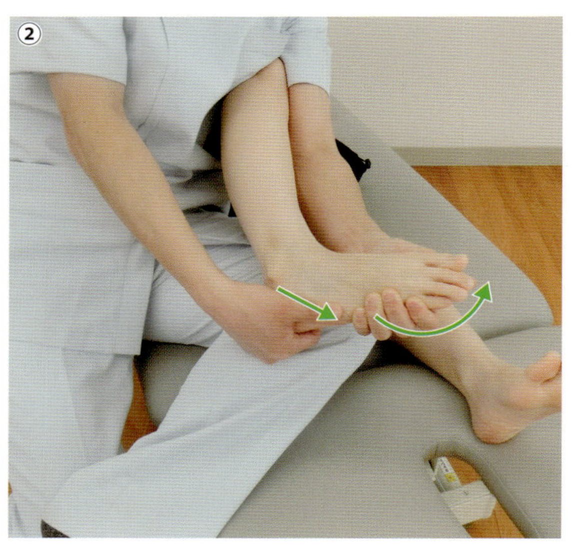

第三腓骨筋 peroneus tertius muscle

起始	腓骨下部の前縁	支配神経	深腓骨神経
停止	第5中足骨底	髄節レベル	L5，S1

■テクニカルヒント

筋の走行・機能	■足関節の底屈・背屈軸の前方を通る	▶ 距腿関節の背屈作用をもつ
	■足関節の回内・回外軸の外側を通る	▶ 距骨下関節の回内作用をもつ
固定操作ポイント	■足関節の底屈操作により膝関節が屈曲する	▶ 膝関節を伸展方向へ固定する
	■足部の内転操作により下肢（股関節）が内旋する	▶ 股関節の内旋防止操作をする
伸張操作ポイント	■足関節の底屈・回外で伸張操作する	
その他ポイント	■長趾屈筋の一部といわれている	
	■足関節の内反捻挫予防に必要な筋だといわれている	

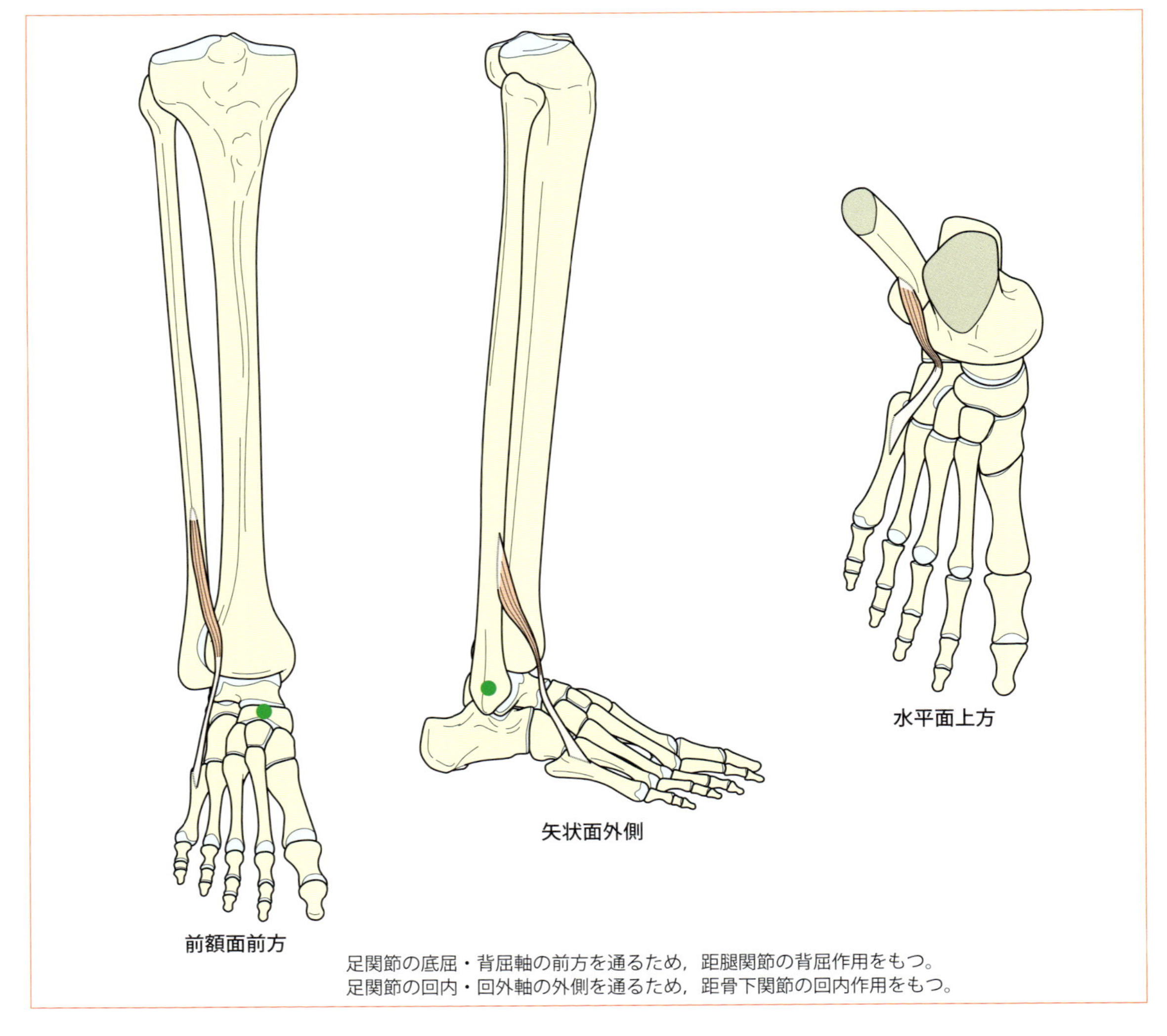

足関節の底屈・背屈軸の前方を通るため，距腿関節の背屈作用をもつ。
足関節の回内・回外軸の外側を通るため，距骨下関節の回内作用をもつ。

図11-1　第三腓骨筋のストレッチング-全体像

対象者を長座位もしくは背臥位とする。右膝関節を伸展位とし，セラピストは右手で対象者の足関節を底屈位にしてから回外し，足部の内転操作を行う。

伸張操作により股関節が内旋してくるので，第三腓骨筋の筋腹で股関節の内旋防止方向に固定する。

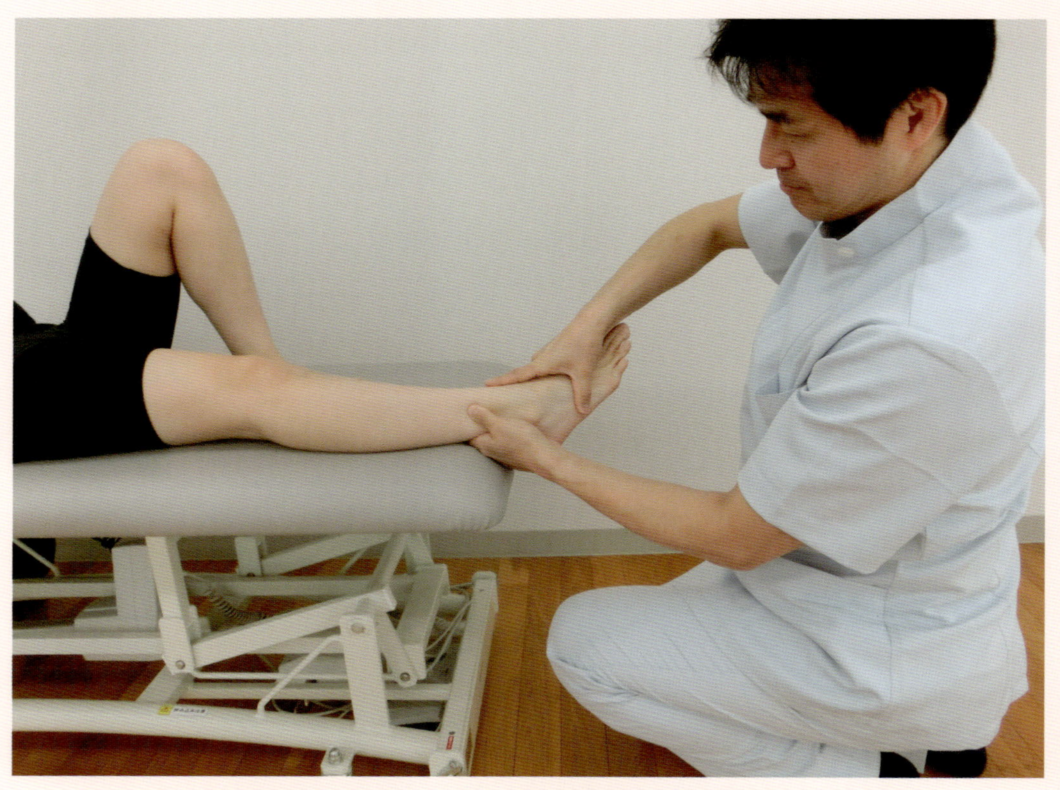

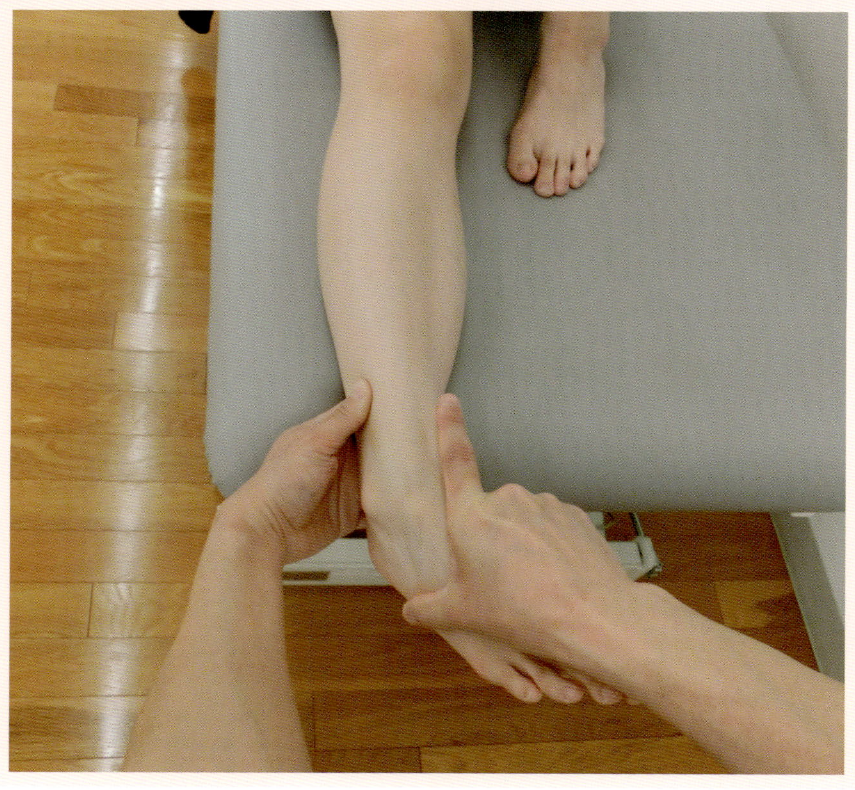

図11-2 第三腓骨筋の固定操作

伸張操作により，下腿は内旋方向に動こうとする（**ab**）が，膝伸展位では下腿の内旋・外旋は起こらないため，股関節からの内旋となる。
その防止のために，セラピストは左手で固定の際，中指・環指を内果上方にあて，母指で筋腹を上方変位させるようにする（**c**）。

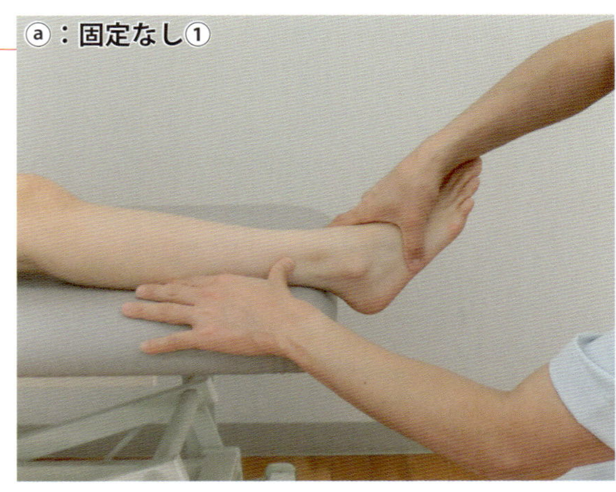

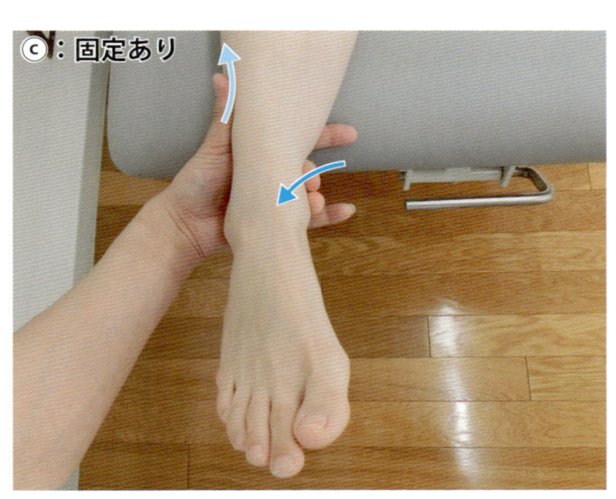

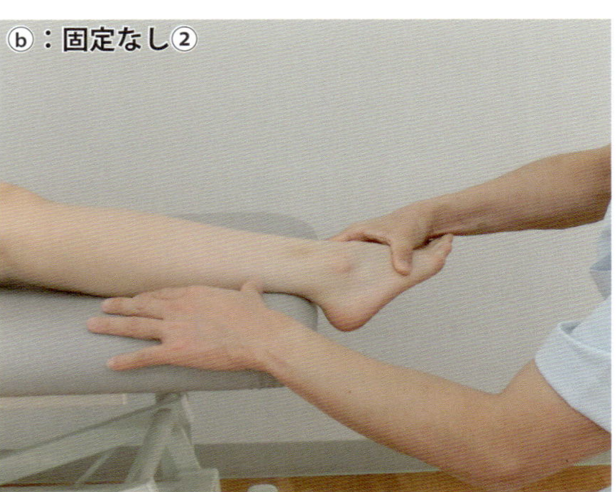

図11-3 運動学的にみた第三腓骨筋の足関節における作用の考え方

第三腓骨筋は，距腿関節における底屈・背屈軸では前方を通って上方に引き，距骨下関節における回内・回外軸では外側を通って上方に引く。すなわち，足関節の背屈・回内作用を有する。
したがって，伸張する際には，底屈・回外操作を行う。

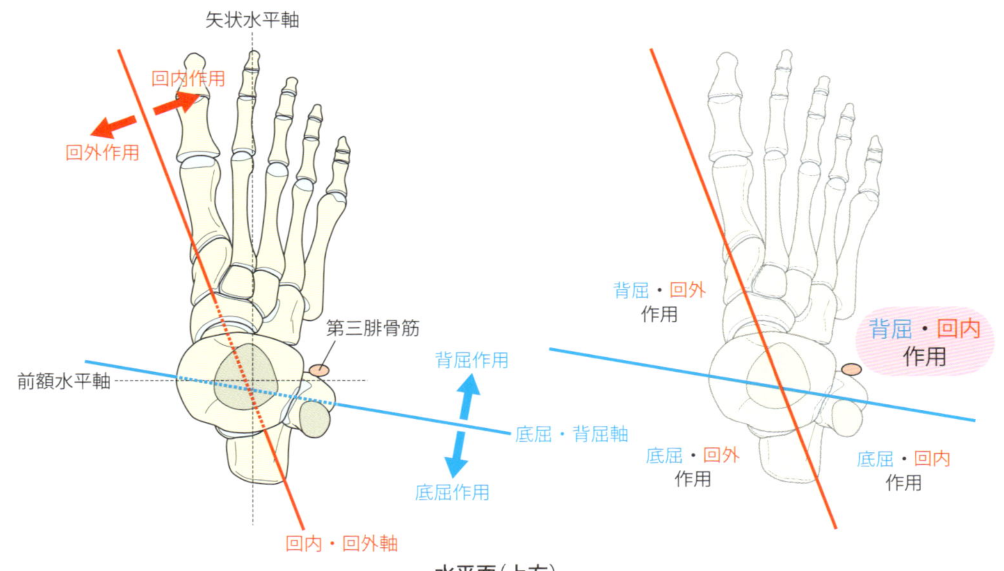

水平面（上方）
青線が距腿関節軸（底屈・背屈軸）
赤線が距骨下関節軸（回内・回外軸）

図11-4　第三腓骨筋の伸張操作

セラピストは，対象者の第5中足骨の基部に右母指をあて，載距突起付近に右中指・環指を置く（①）。次に対象者の距腿関節を底屈位とする（②）。セラピストは右手で距骨下関節を回外し（③），右中指・環指を支点としてショパール関節・リスフラン関節も底屈・内転して伸張する（④）。操作イメージとしてはtoe-inである。

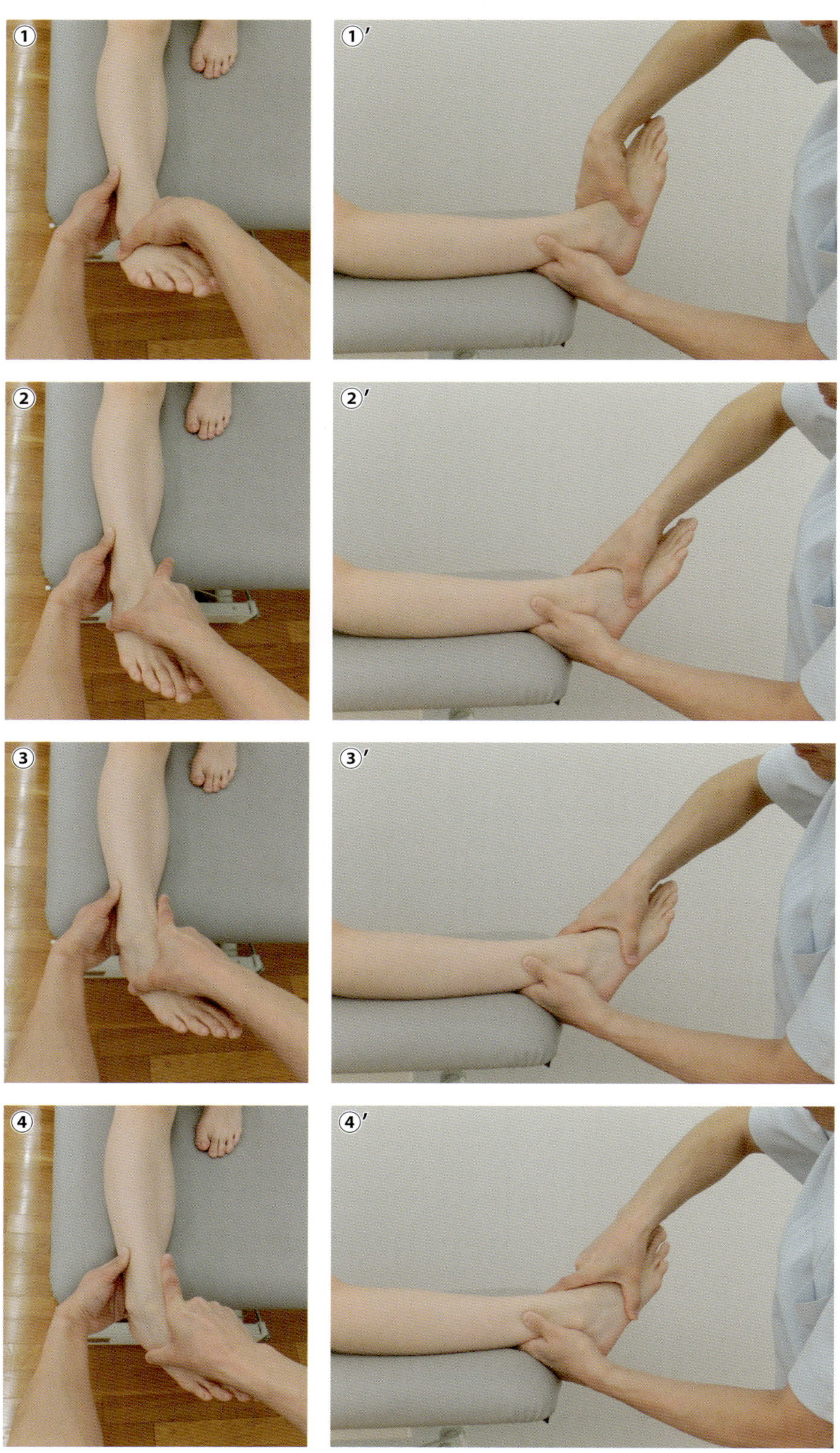

母趾外転筋 abductor hallucis muscle

起始	踵骨隆起内側，舟状骨粗面	支配神経	内側足底神経
停止	母趾中足骨頭下にある内側種子骨を介して母趾基節骨底	髄節レベル	L5・S1

■テクニカルヒント

筋の走行・機能	■足部（※1）の底側を通る	▶ 足部の底屈作用をもつ
	■足部（※1）の内側（母趾側）を通る	▶ 足部の外転作用をもつ
	■母趾MP関節の底側を通る	▶ 母趾の屈曲作用をもつ
	■母趾MP関節の内側（母趾側）を通る	▶ 母趾の外転作用をもつ（※2）
固定操作ポイント	■足部背屈・母趾伸展の操作により足関節が背屈する	▶ 足関節背屈を防止する
	■足部外転・母趾内転の操作により下腿が外旋する	▶ 下腿の外旋を防止する
伸張操作ポイント	■足部の背屈・外転しながら，母趾の伸展・内転操作で伸張する	
その他ポイント	■※1 足部とは主にショパール関節，リスフラン関節などをさす ■※2 母趾のMP関節は中指から離れる動きが外転である	

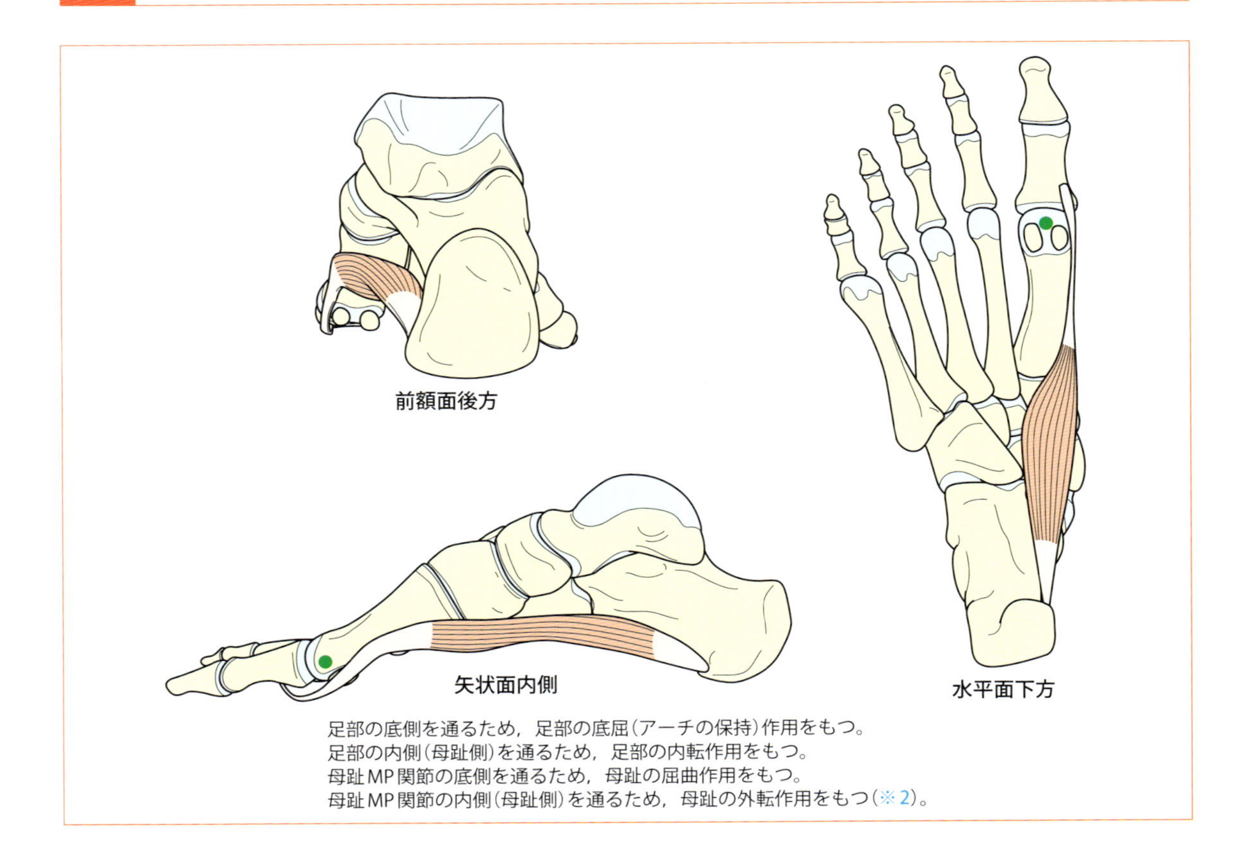

足部の底側を通るため，足部の底屈（アーチの保持）作用をもつ。
足部の内側（母趾側）を通るため，足部の内転作用をもつ。
母趾MP関節の底側を通るため，母趾の屈曲作用をもつ。
母趾MP関節の内側（母趾側）を通るため，母趾の外転作用をもつ（※2）。

図12-1　母趾外転筋のストレッチング-全体像

対象者を腹臥位とする。右膝関節を屈曲位とし，セラピストは右手の中指・環指付近を対象者の足背部に，小指球付近を踵部内側にあてて固定する。
左手で，対象者の母趾を伸展位にしてから，内転操作し伸張する。

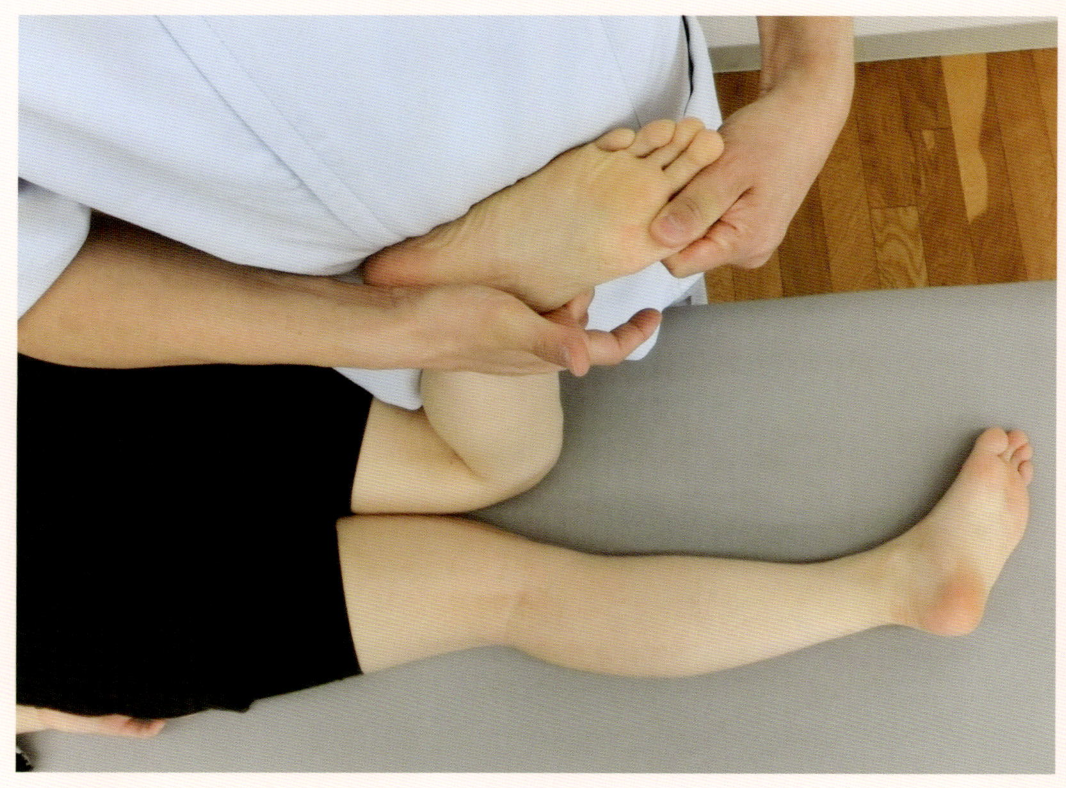

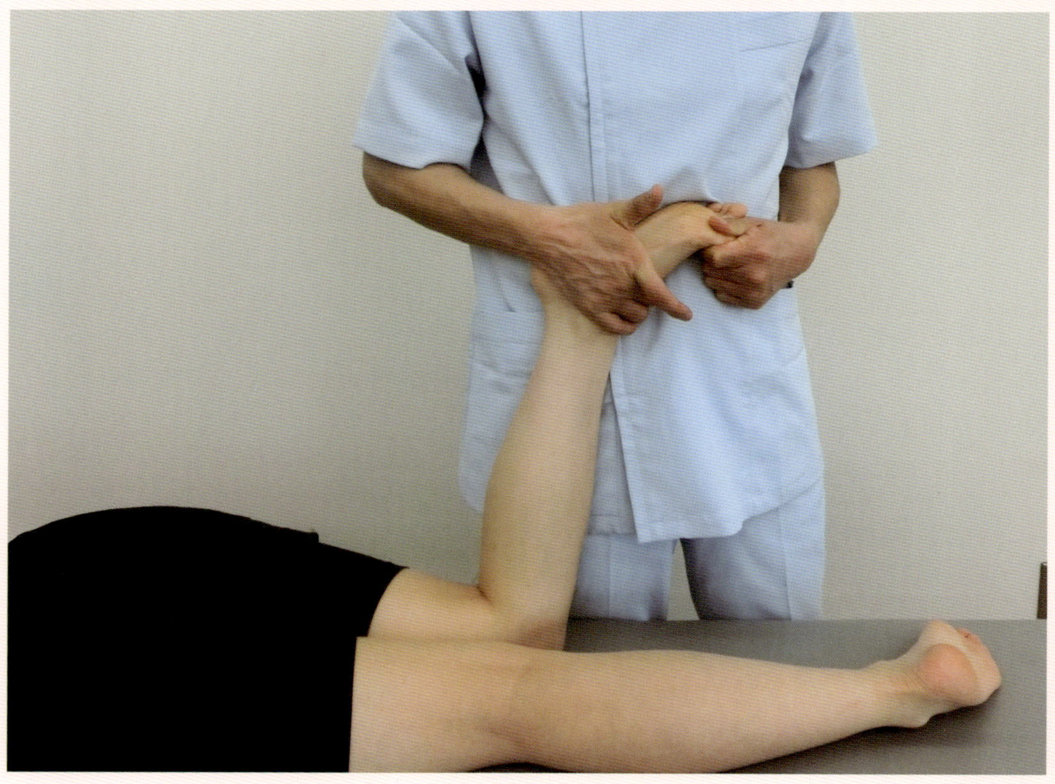

図12-2　母趾外転筋の固定操作

対象者を腹臥位，右膝関節を屈曲位とする。セラピストは右手で，対象者の中足部を内側から把持し，中指を距骨頸部～距骨頭部付近に背側（足の甲部）からあてて支点とする（①）。
その際，同時に右小指球が踵骨内側を外側へ押して，下腿内旋でのtoe-in操作をしている（②）。

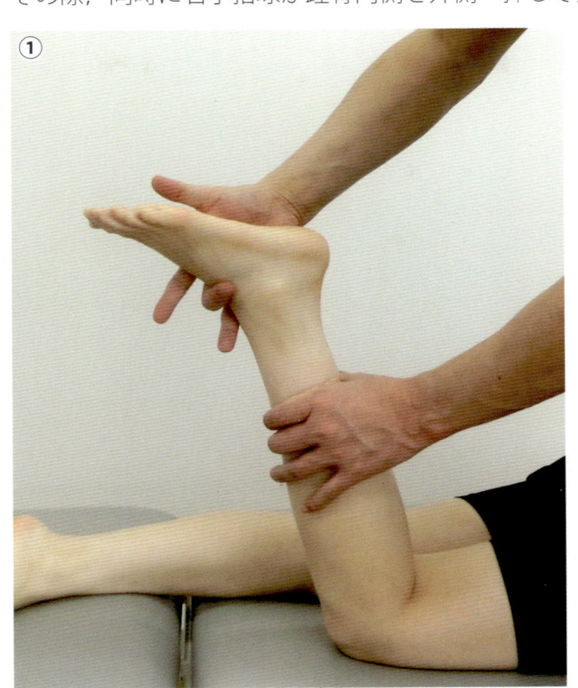

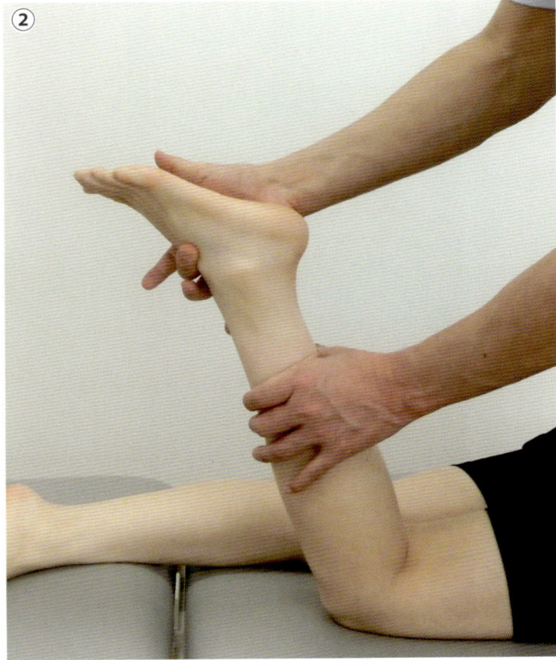

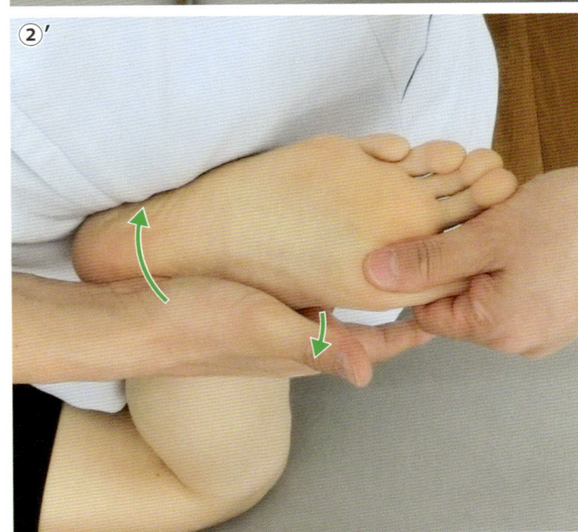

図12-3　母趾外転筋の伸張操作

セラピストは，対象者の母趾を基節骨レベルで把持し，牽引する（①→②）。
最後にセラピストは，対象者の母趾を牽引を維持したまま内転方向に伸張操作する（③）。

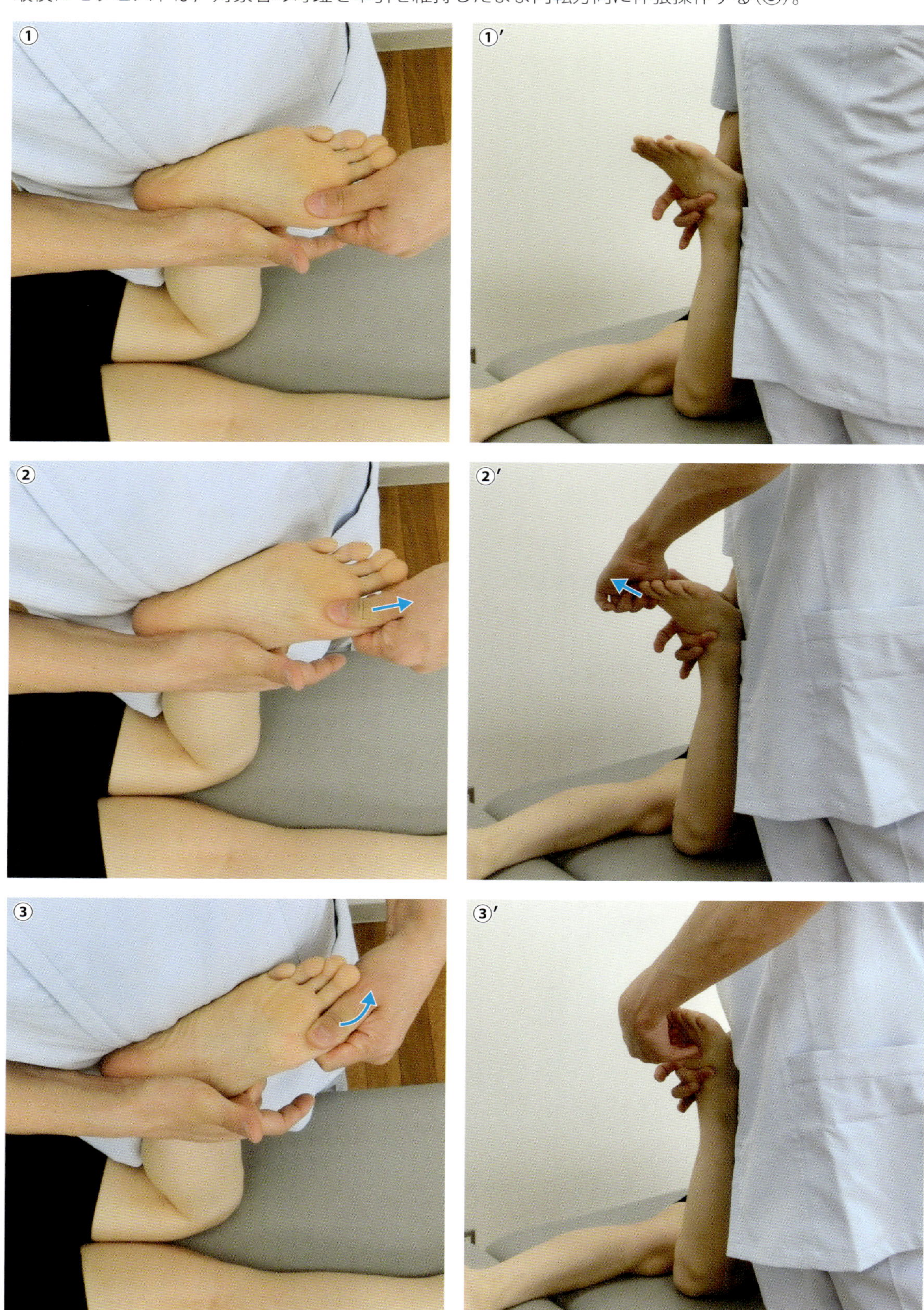

母趾内転筋 adductor hallucis muscle

起始	（斜頭）長足底靱帯，外側楔状骨，第2・3中足骨底 （横頭）第2〜第5中足骨の関節包靱帯	支配神経	外側足底神経
停止	外側種子骨ならびに母趾基節骨底	髄節レベル	S1・S2

■テクニカルヒント

筋の走行・機能	■足部（※1）の底側を通る	▶ 足部の底屈作用をもつ
	■母趾CM関節の外側（小趾側）を通る	▶ 母趾CM関節の内転作用をもつ
	■母趾MP関節の底側を通る	▶ 母趾の屈曲作用をもつ
	■母趾MP関節の外側（小趾側）を通る	▶ 母趾の内転作用をもつ（※2）
固定操作ポイント	■足部外転・母趾外転の操作により下腿が内旋する	▶ 下腿の内旋を防止する
伸張操作ポイント	■足部の背屈・外転しながら，母趾の伸展・外転操作で伸張する	
その他ポイント	■※1 足部とは主にリスフラン関節などをさす ■※2 母趾のMP関節では，中指に近づく動きが内転である	

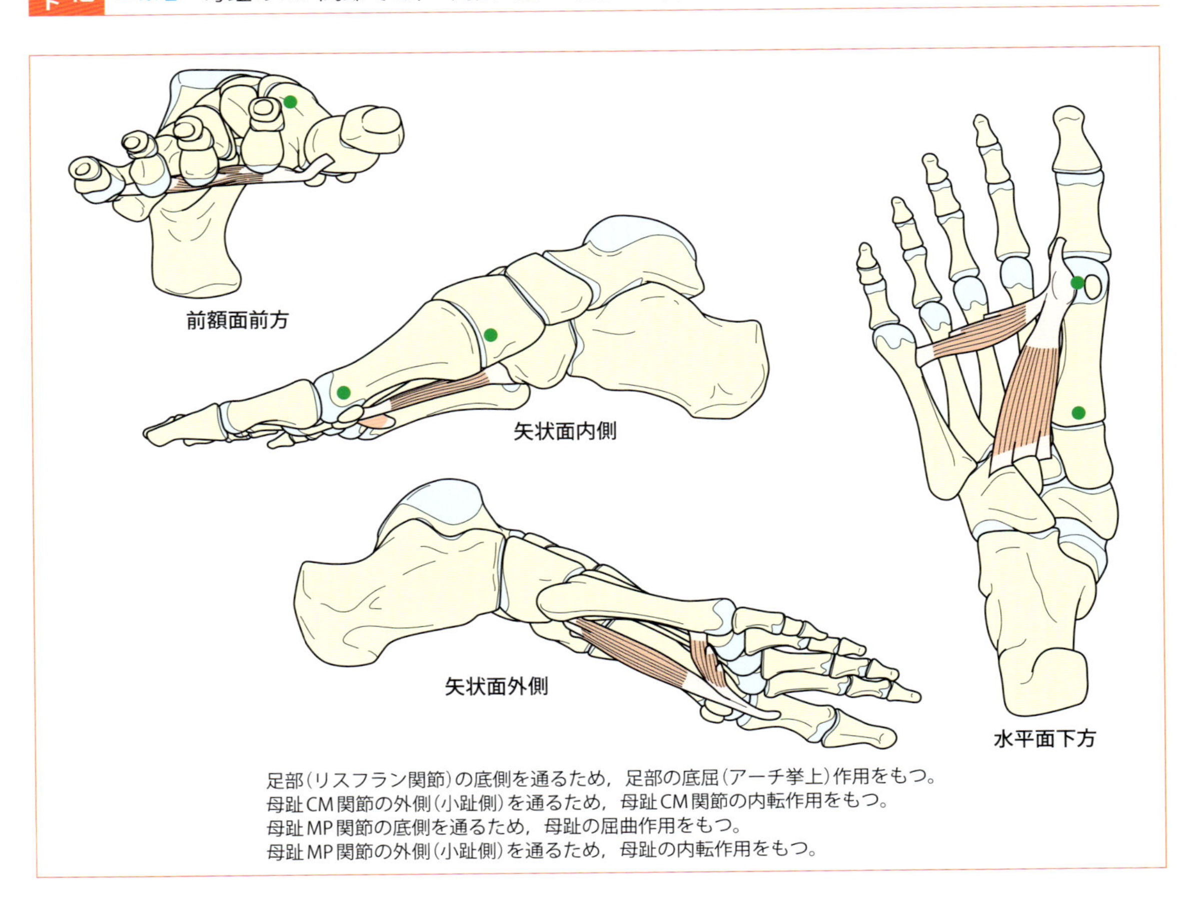

足部（リスフラン関節）の底側を通るため，足部の底屈（アーチ挙上）作用をもつ。
母趾CM関節の外側（小趾側）を通るため，母趾CM関節の内転作用をもつ。
母趾MP関節の底側を通るため，母趾の屈曲作用をもつ。
母趾MP関節の外側（小趾側）を通るため，母趾の内転作用をもつ。

図13-1　母趾内転筋のストレッチング-全体像

対象者を腹臥位とする。セラピストは右手で，対象者の第2〜第5中足骨遠位部を把持して固定し，左手で母趾を基節骨レベルと中足骨レベルとで把持する。
セラピストは右手で前足部の横アーチを潰すようにしながら，母趾を牽引・内転に操作し伸張する。

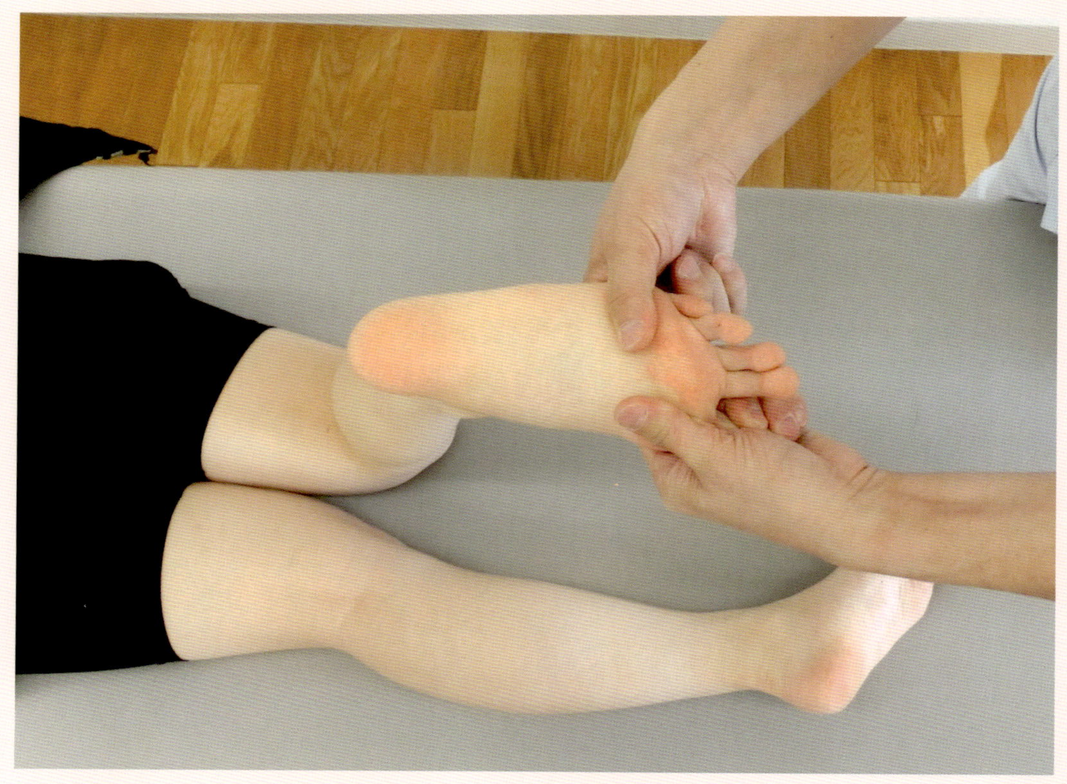

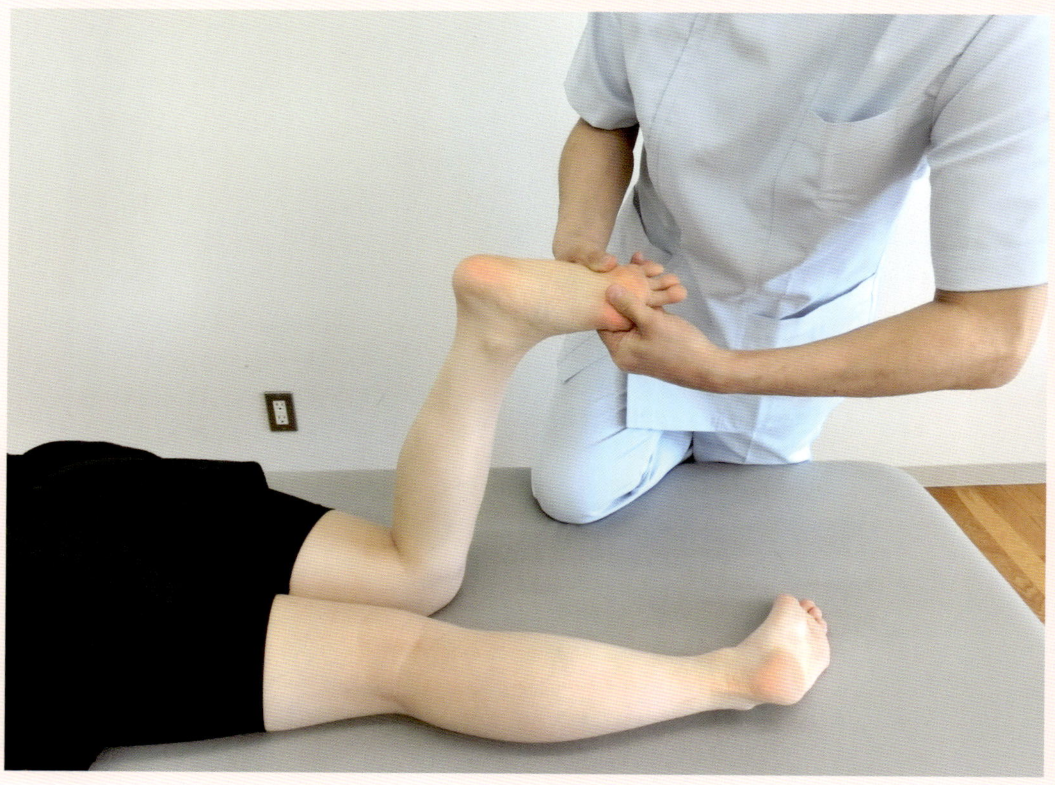

図13-2　母趾内転筋の固定操作

セラピストは右手で，対象者の第2〜5中足骨遠位部を外側から把持しつつ，下腿外旋（toe-out）方向に固定操作する。

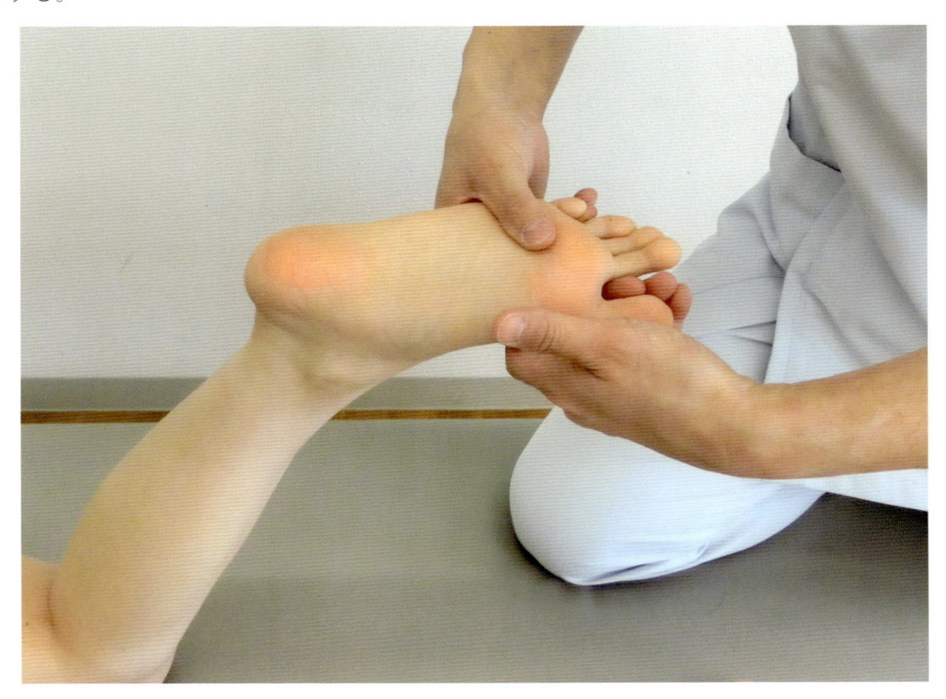

図13-3　母趾内転筋の伸張操作（手順）

セラピストは，右手で対象者の足部を持つ（①）。次に左手の中指・環指で対象者の母趾を把持し，MP関節を外転させる（②）。セラピストはその状態を維持したまま，左手の母指と示指で，対象者の母趾中足骨レベルを把持する（③）。

セラピストは右手で，対象者の第2～5中足骨遠位部を外側から把持しなおし，しっかり固定する（④）。最後に対象者の母趾を牽引して維持し，中足骨部で横アーチを低下させてから，MP関節を外転方向に操作し伸張する（⑤）。

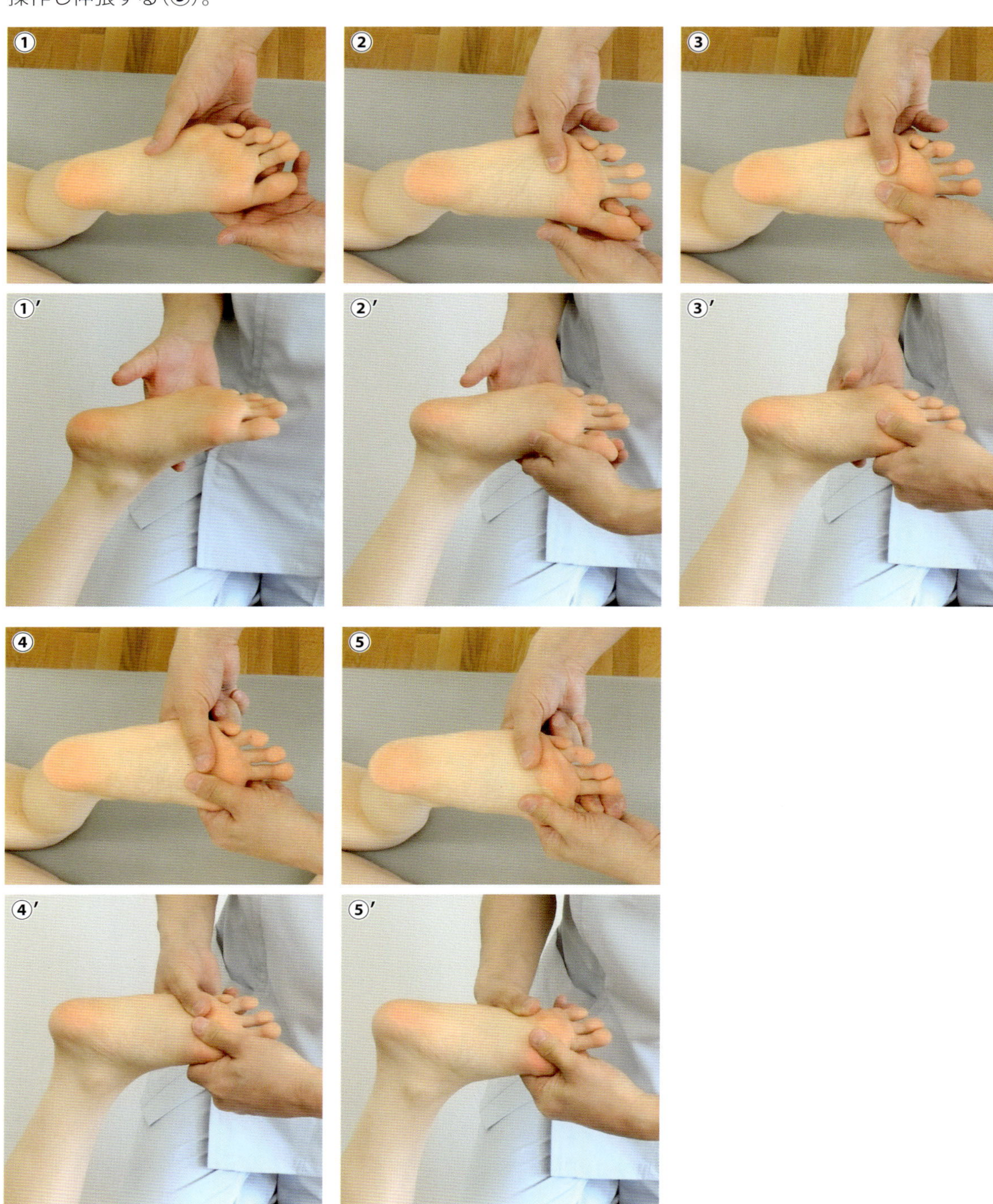

短母趾屈筋 flexor hallucis brevis muscle

起始	立方骨，外側楔状骨，長足底靱帯	支配神経	内側足底神経
停止	(外側腹)外側種子骨を介して母趾基節骨底 (内側腹)内側種子骨を介して母趾基節骨底	髄節レベル	L5・S1

■テクニカルヒント

筋の走行・機能	■中足部の足底を外側から内側へ走行する	▶ 中足部横アーチを形成する
	■母趾CM関節の底側を通る	▶ 内側縦アーチを形成する
	■母趾MP関節の底側を通る	▶ 母趾の屈曲作用をもつ
固定操作ポイント	■長母趾屈筋などを弛緩させておく	▶ 足関節を底屈位にしておく
	■母趾伸展の操作により足関節が背屈する	▶ 足関節の背屈を防止する
	■母趾伸展の操作により距骨下関節が回外する	▶ 距骨下関節を回内方向に固定する
伸張操作ポイント	■足部の背屈・外転しながら，母趾の伸展・内転操作で伸張する	
その他ポイント	■母趾のIP関節はまたいでいないので，IP関節の屈曲作用はない。伸張する際にもIP関節は操作しない	
	■ウインドラス機構による足部縦アーチ挙上を防止する	

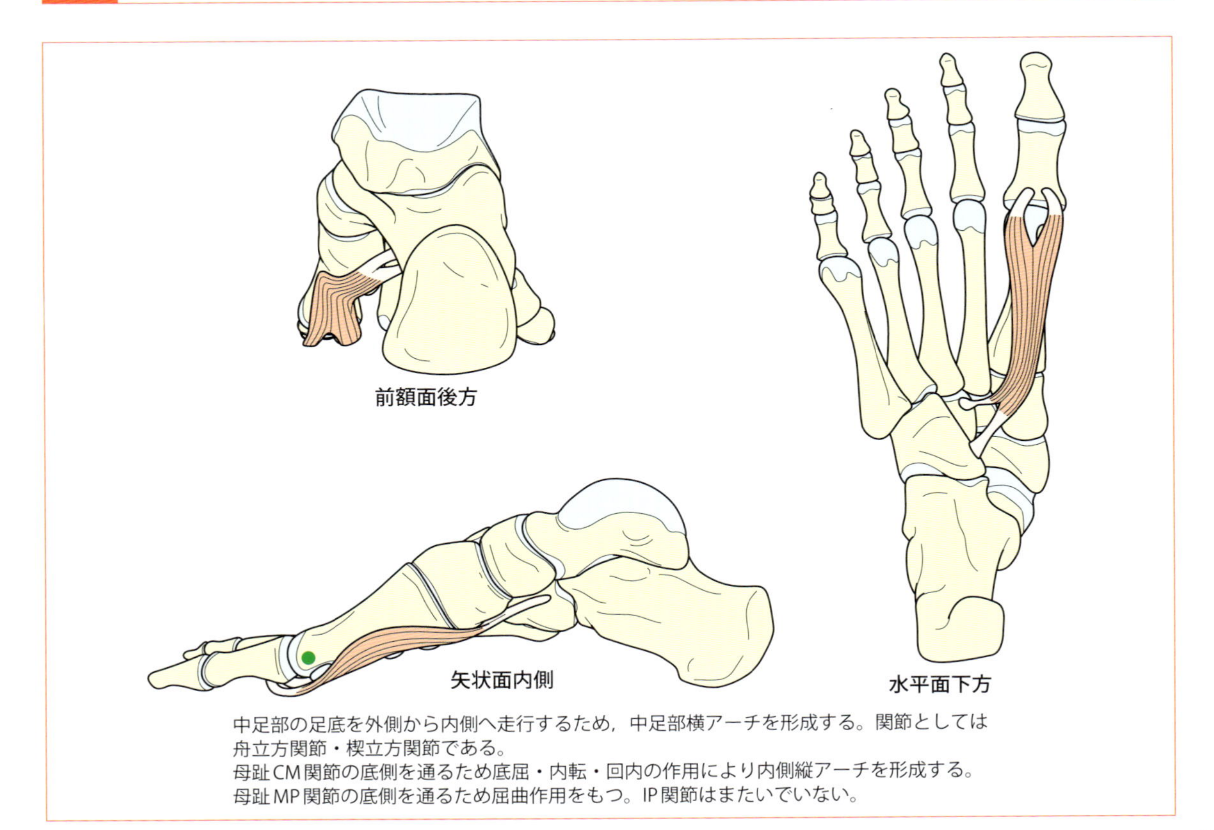

中足部の足底を外側から内側へ走行するため，中足部横アーチを形成する。関節としては舟立方関節・楔立方関節である。
母趾CM関節の底側を通るため底屈・内転・回内の作用により内側縦アーチを形成する。
母趾MP関節の底側を通るため屈曲作用をもつ。IP関節はまたいでいない。

図 14-1　短母趾屈筋のストレッチング - 全体像

対象者を腹臥位とする。セラピストは対象者の足関節を底屈位とし，足関節後方を通る長母趾屈筋を弛緩させておく。距骨下関節の回外防止にも留意しながら，対象者の母趾 MP 関節を伸展し伸張する。

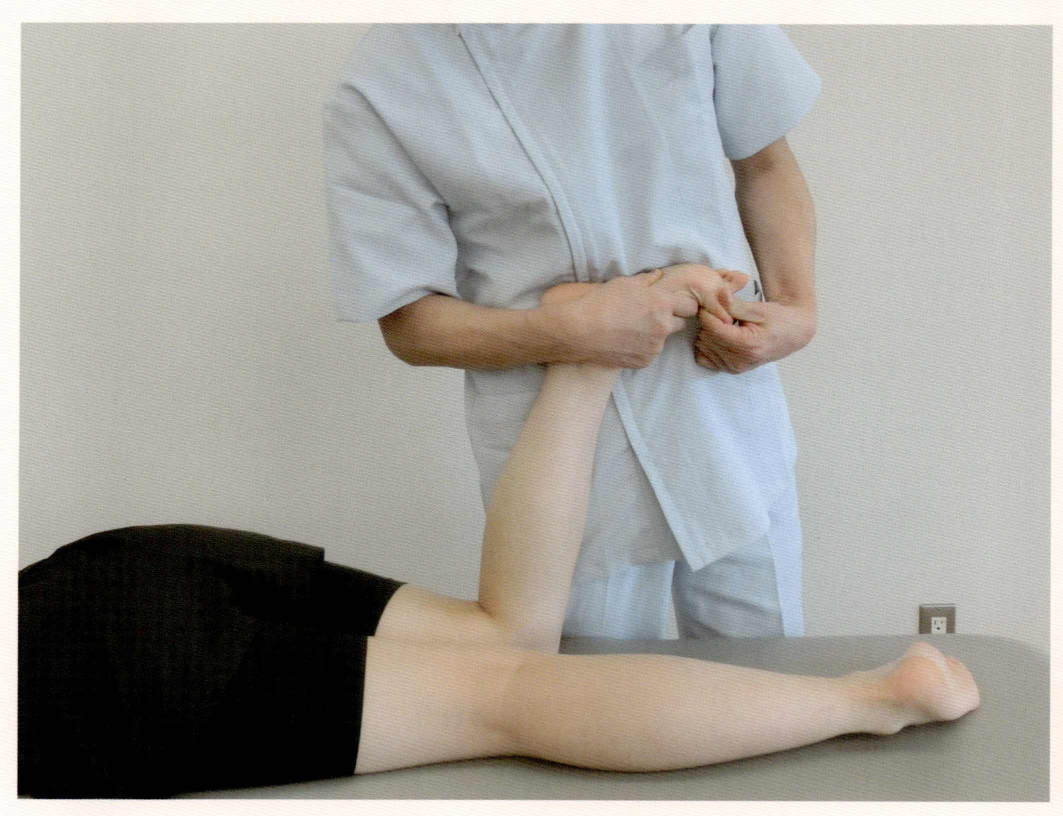

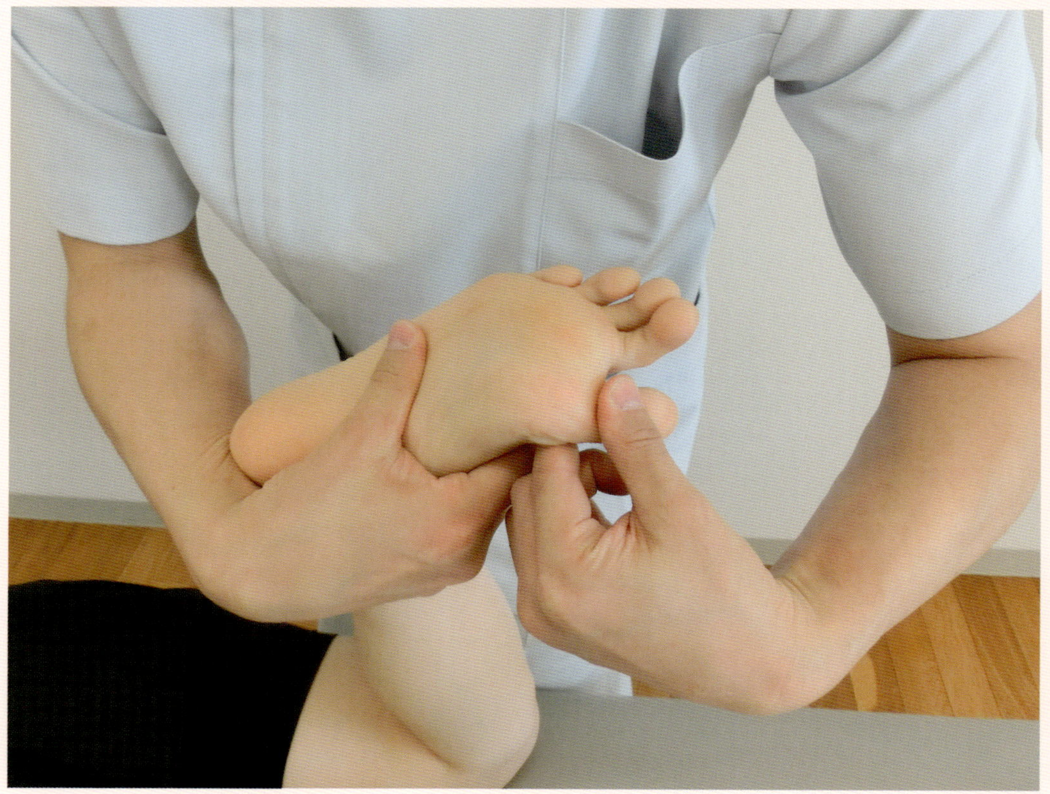

図 14-2　短母趾屈筋の固定操作

対象者を腹臥位とする。対象者の足関節をやや底屈位とし，距腿関節の底屈・背屈軸後方を通る長母趾屈筋を弛緩させておく。

セラピストは，右手で対象者の右中足部を底・背側から把持し（①），右手首付近を後足部内側にあてる（②）。

次に距骨下関節を回内方向に操作し固定する（③）。写真右のように，セラピストの腹部に対象者の下腿外側をあてると安定しやすい（④）。

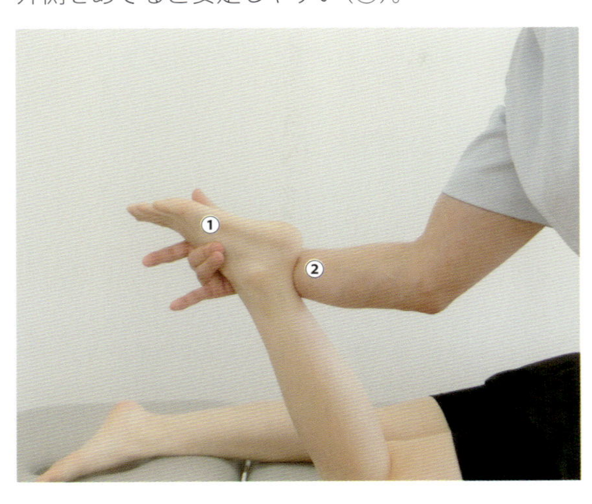

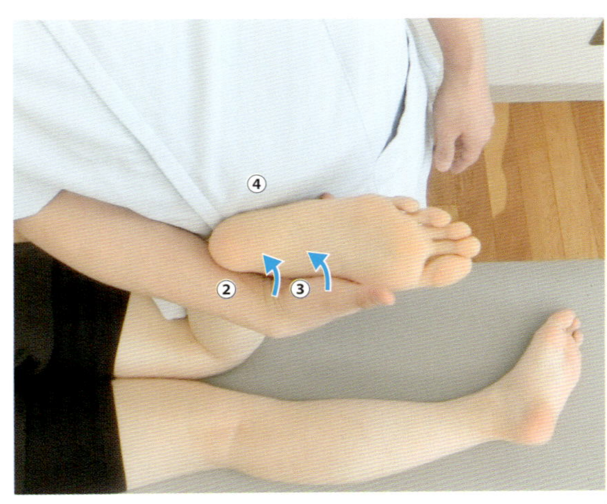

図 14-3　短母趾屈筋の誤った固定操作：距骨下関節の固定が甘い

写真のように踵を持つだけでは，足関節の底屈位保持と距骨下関節の回内方向への固定が甘く，足関節の背屈・距骨下関節の回外を許してしまう。そのため，伸張のためのアーチ低下操作や母趾の伸展が不十分となりやすい。

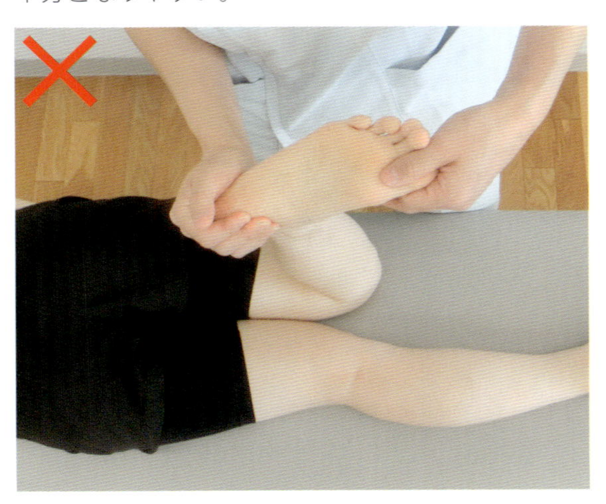

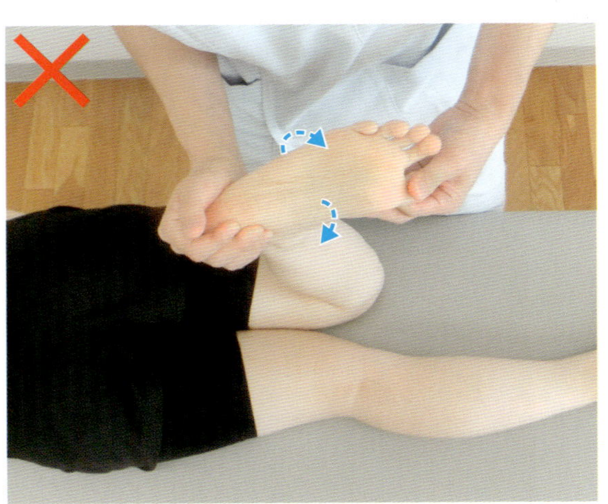

図14-4　短母趾屈筋の伸張操作（手順）

セラピストは，右手で対象者の足部を持ち固定する（①）。
伸張操作の際は，中足部横アーチ・内側縦アーチを低下させることも必要となる。中足部の舟立方関節および楔立方関節，母趾CM関節は動いていいので，母趾の中足骨では固定しない。
左手で対象者の母趾を基節骨レベルで把持して牽引し（②），母趾牽引を維持したままMP関節を伸展方向へ操作し伸張する（③）。IP関節は伸展してはいけない。

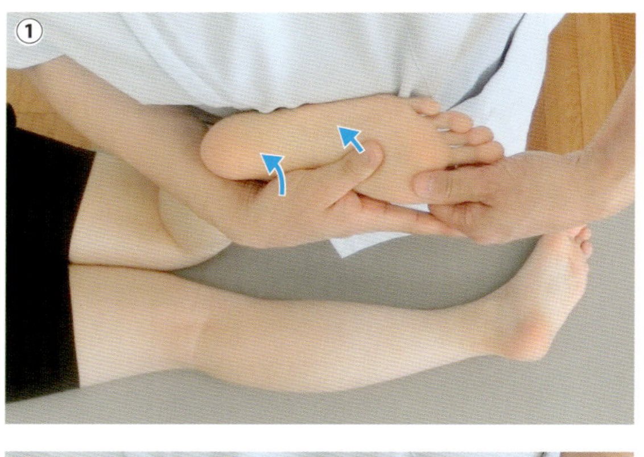

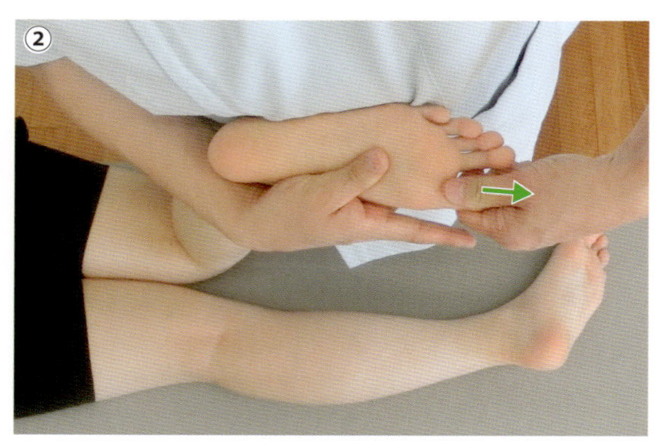

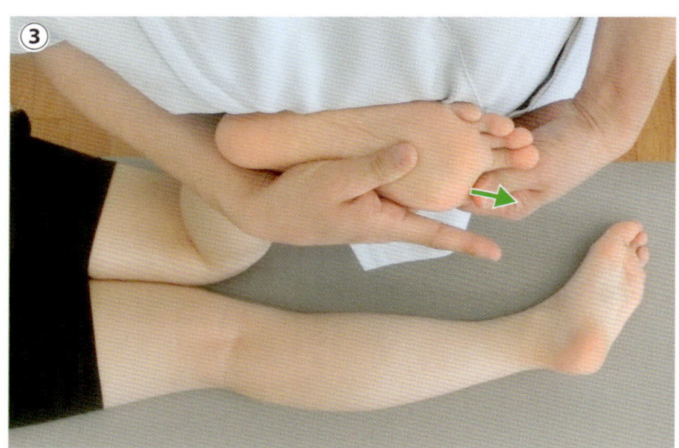

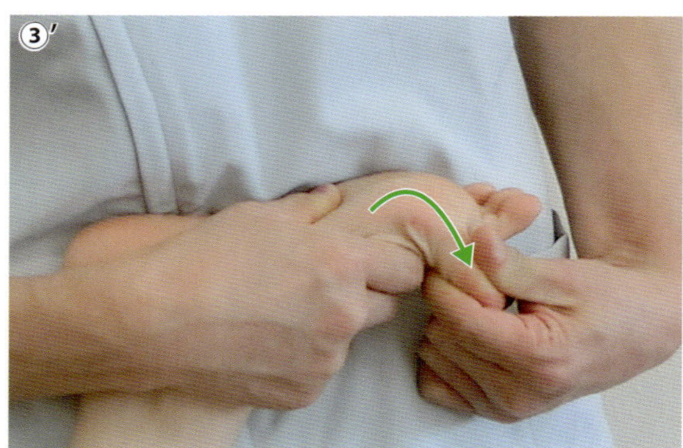

短趾屈筋 flexor digitorum brevis muscle

起始	踵骨隆起下面	支配神経	内側足底神経
停止	第2～第5趾の中節骨底	髄節レベル	L5・S1

■テクニカルヒント

筋の走行・機能	■足部（※）の底側を通る	▶ 足部縦アーチを形成する
	■第2～第5趾MP・PIP関節の底側を通る	▶ 第2～第5趾の屈曲作用をもつ
固定操作ポイント	■長趾屈筋などを弛緩させておく	▶ 足関節を底屈位にしておく
	■足趾伸展の操作により足関節が背屈する	▶ 足関節の背屈を防止する
伸張操作ポイント	■足部アーチの保持をしながら，第2～第5趾MP・PIP関節の伸展操作で伸張する	
その他ポイント	■アキレス腱から足底腱膜までは線維が連続している。下腿三頭筋の伸張は間接的に足底腱膜を緊張させる。	
	■第2～第5趾DIP関節はまたがないためDIP関節の屈曲作用はない。伸張する際にもDIP関節は操作しない。	
	■※足部とは，ショパール関節およびリスフラン関節（第2～第5趾CM関節）をさす	

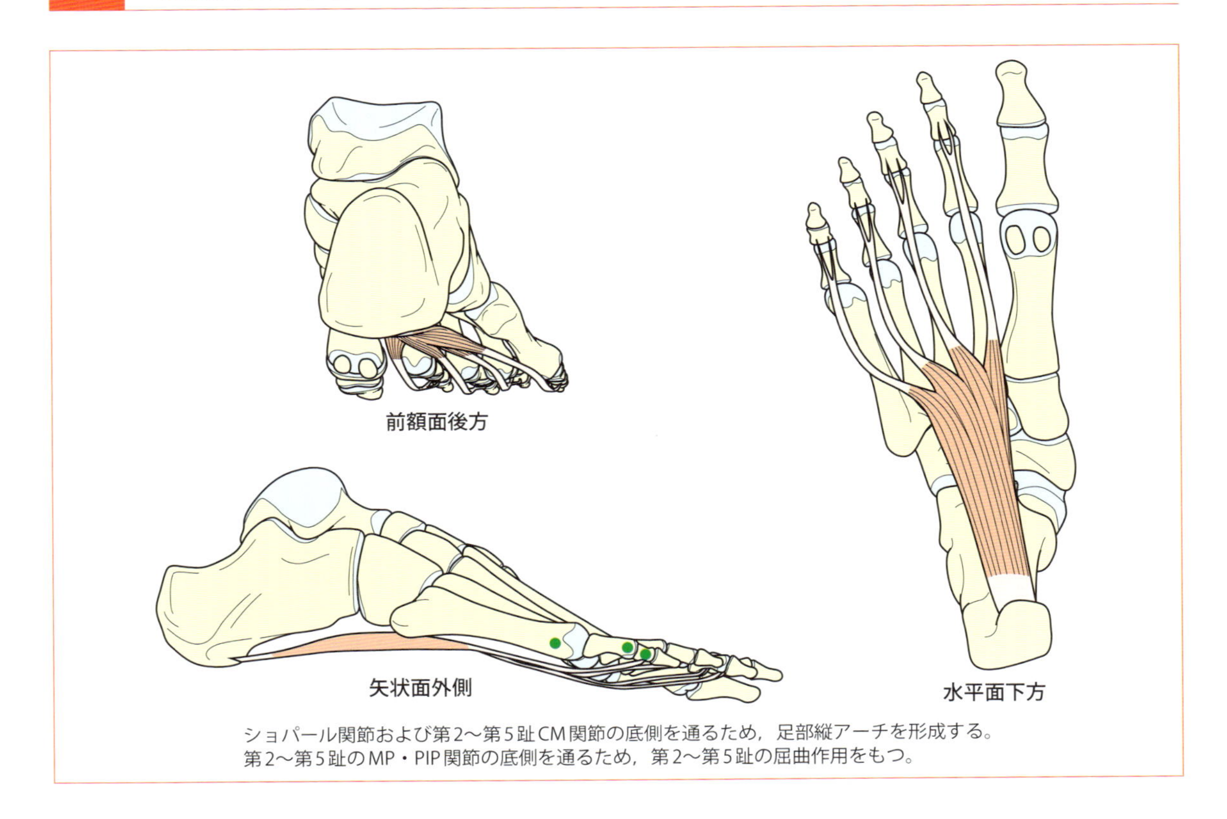

ショパール関節および第2～第5趾CM関節の底側を通るため，足部縦アーチを形成する。
第2～第5趾のMP・PIP関節の底側を通るため，第2～第5趾の屈曲作用をもつ。

図15-1　短趾屈筋のストレッチング-全体像

セラピストは対象者の足関節を底屈位とし，足底腱膜の緊張を減らしておく。そして右手で対象者の中足部あたりを把持する。中指・環指を踵骨隆起の前方にあてて固定をし，セラピストの左母指を対象者の第2～第5趾の基節骨に置く。セラピストはその左母指で対象者の第2～第5趾MP関節を伸展操作する。その際に右母指は対象者の中足骨頭部に足背側からあて，足関節背屈を防ぐようにする。伸張操作しているセラピストの左母指をやや遠位の中節骨まで滑らすようにずらしPIP関節まで伸展する。

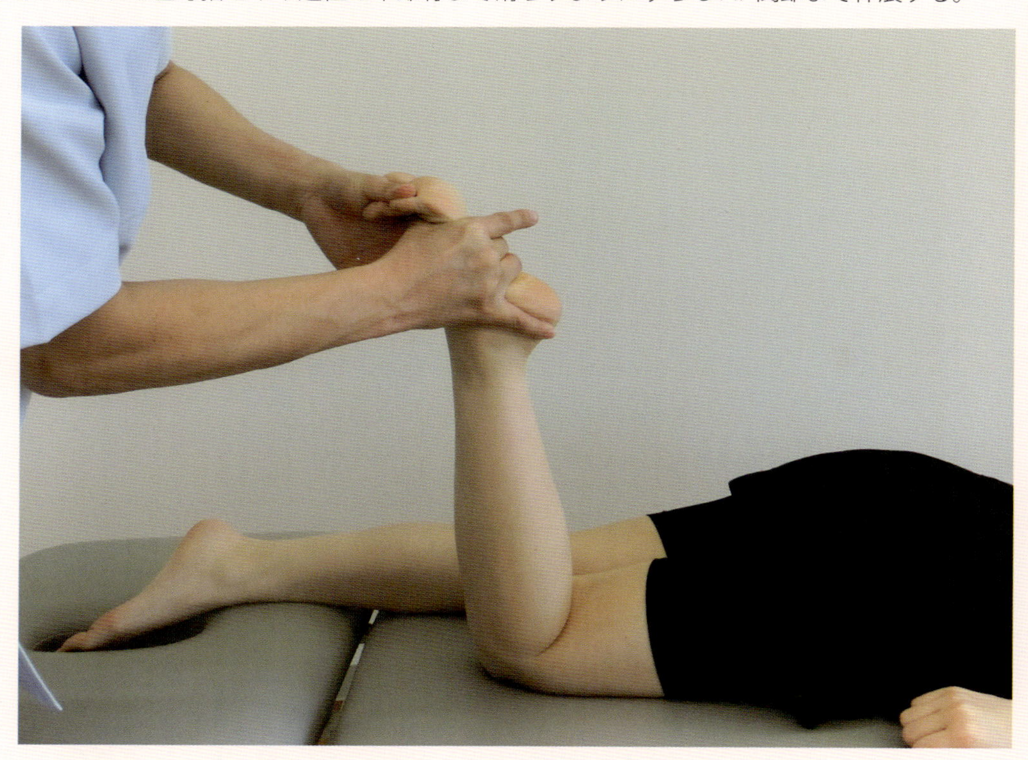

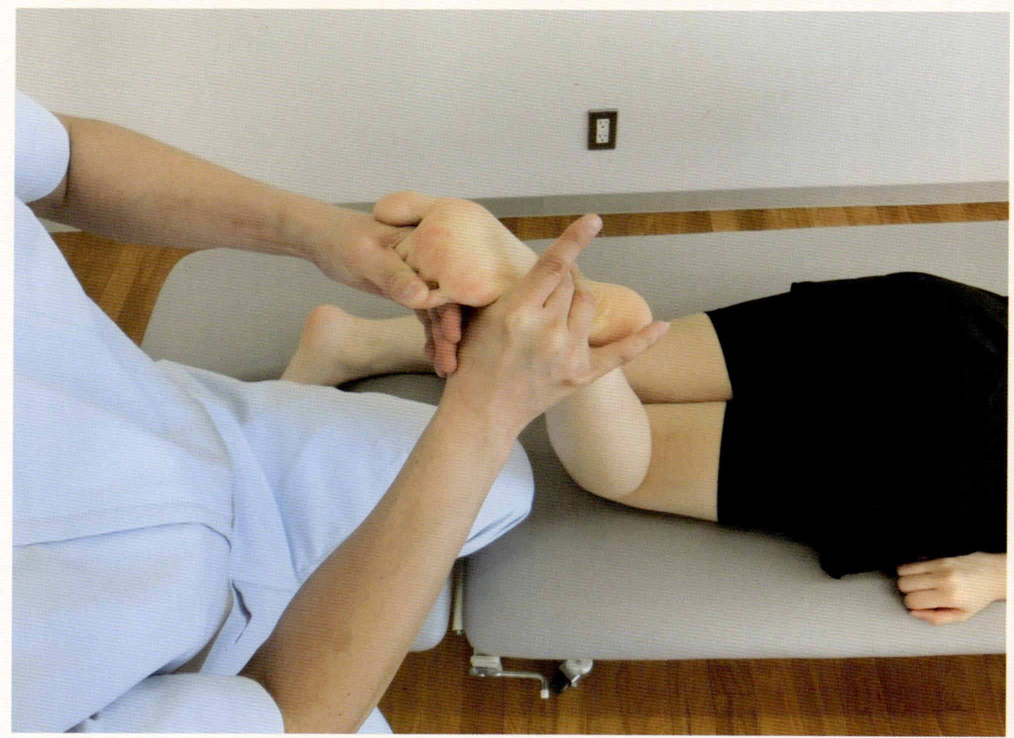

図15-2　短趾屈筋の固定操作

対象者は足関節を底屈位とし，足底腱膜の緊張を減らしておく。
セラピストは右手で対象者の中足部付近を外側から把持し（①），手関節を尺屈しながら中指・環指を揃え，踵骨隆起の前方にあてて固定する（②）。踵部の底側では固定しない。

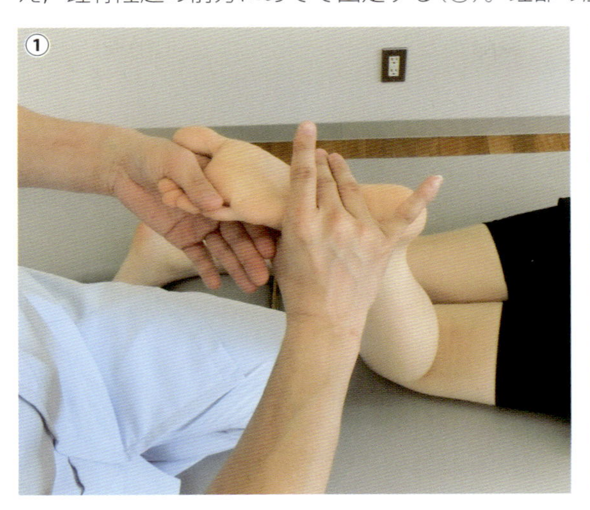

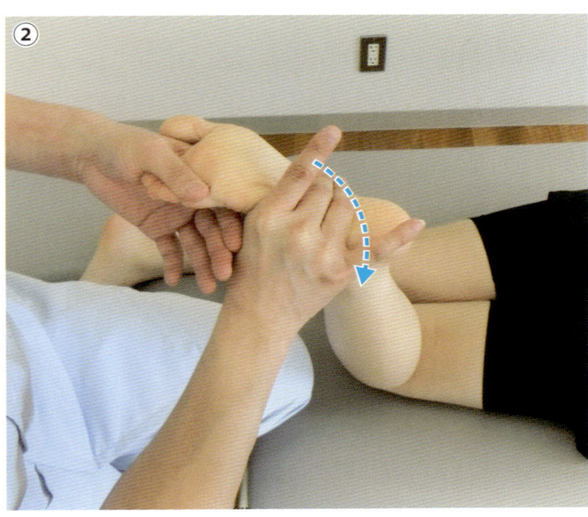

図15-3　短趾屈筋の誤った固定操作：踵部底側で固定してしまう

踵部底側の部分で固定をすると，足底の皮膚や足底腱膜ばかりを引っ張ってしまう。その深層の短趾屈筋は伸びにくくなるので，踵部底側では固定しないようにする。

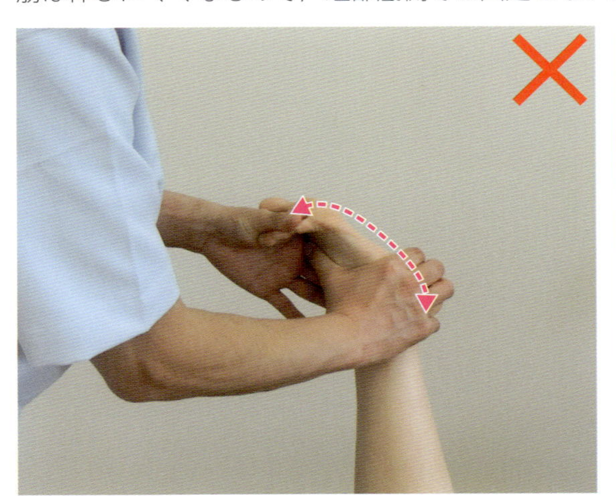

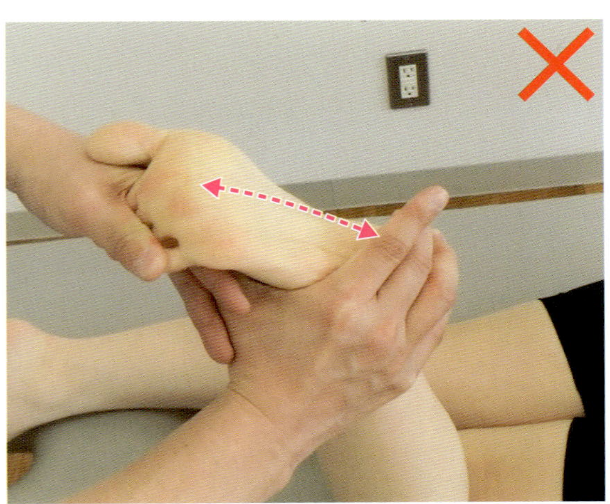

図15-3　短趾屈筋の伸張操作（手順）

前述の固定をし，セラピストの左母指を対象者の第2〜第5趾の基節骨に置き（①），第2〜第5趾MP関節を伸展操作する。右母指は対象者の中足骨頭部に足背側からあて，足関節背屈を防ぐようにする（②）。

伸張操作している左母指を，やや遠位の中節骨まで滑らせるようにずらし，PIP関節まで伸展する。その際に左手の示指側面を，対象者の基節骨にあて，PIP伸展時の足関節背屈をブロックする。

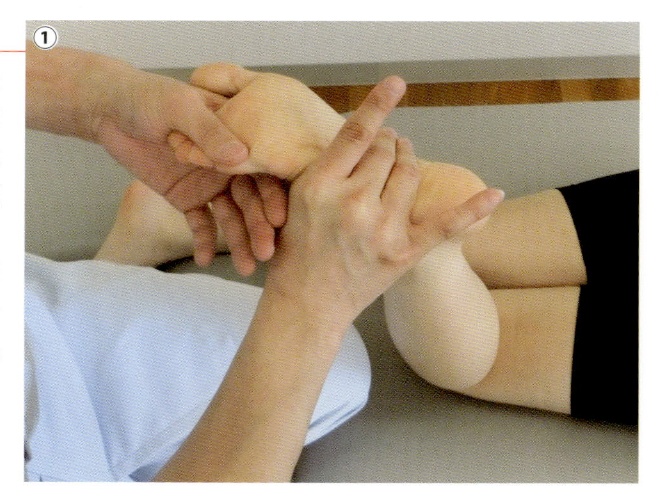

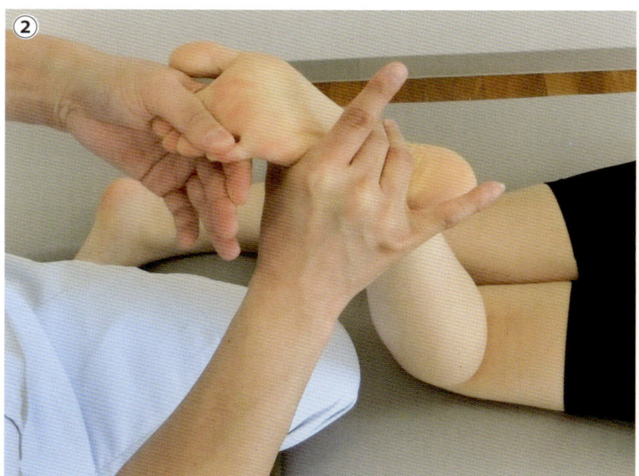

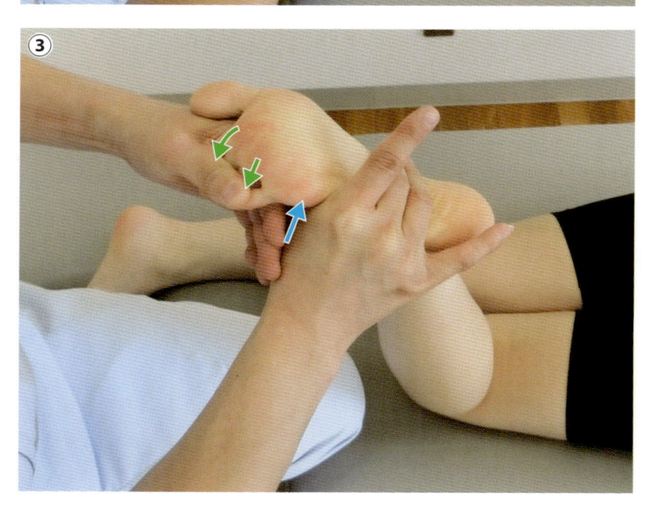

腸肋筋 iliocostalis muscle

腰腸肋筋 iliocostalis lumbar muscle

起始	仙骨，腸骨稜，胸腰筋膜
停止	第6～第12肋骨，胸腰筋膜の深層，上位腰椎の横突起
支配神経	第8頸神経～第1腰神経の各後枝の外側枝

胸腸肋筋 iliocostalis thoracis muscle

起始	第7～第12肋骨
停止	第1～第6肋骨
支配神経	第8頸神経～第1腰神経の各後枝の外側枝

頸腸肋筋 iliocostalis cervicis muscle

起始	第3～第7肋骨
停止	第4～第6頸椎の横突起
支配神経	第8頸神経～第1腰神経の各後枝の外側枝

■テクニカルヒント（腰腸肋筋について記載）

筋の走行・機能	■脊柱の側方を通る	▶ 体幹の同側への側屈作用をもつ
	■脊柱の（屈曲・伸展軸より）後方を通る	▶ 体幹の伸展作用をもつ
	■胸椎の回旋軸の同側を後方に引く	▶ 体幹の同側への回旋作用をもつ
固定操作ポイント	■肋骨側で固定操作する	
	■体幹を屈曲・対側回旋位・対側側屈操作をしてから固定する	
伸張操作ポイント	■上記の固定操作で同側骨盤が前傾・挙上・対側回旋に動く	▶ 同側骨盤を後傾・下制・同側回旋に操作する

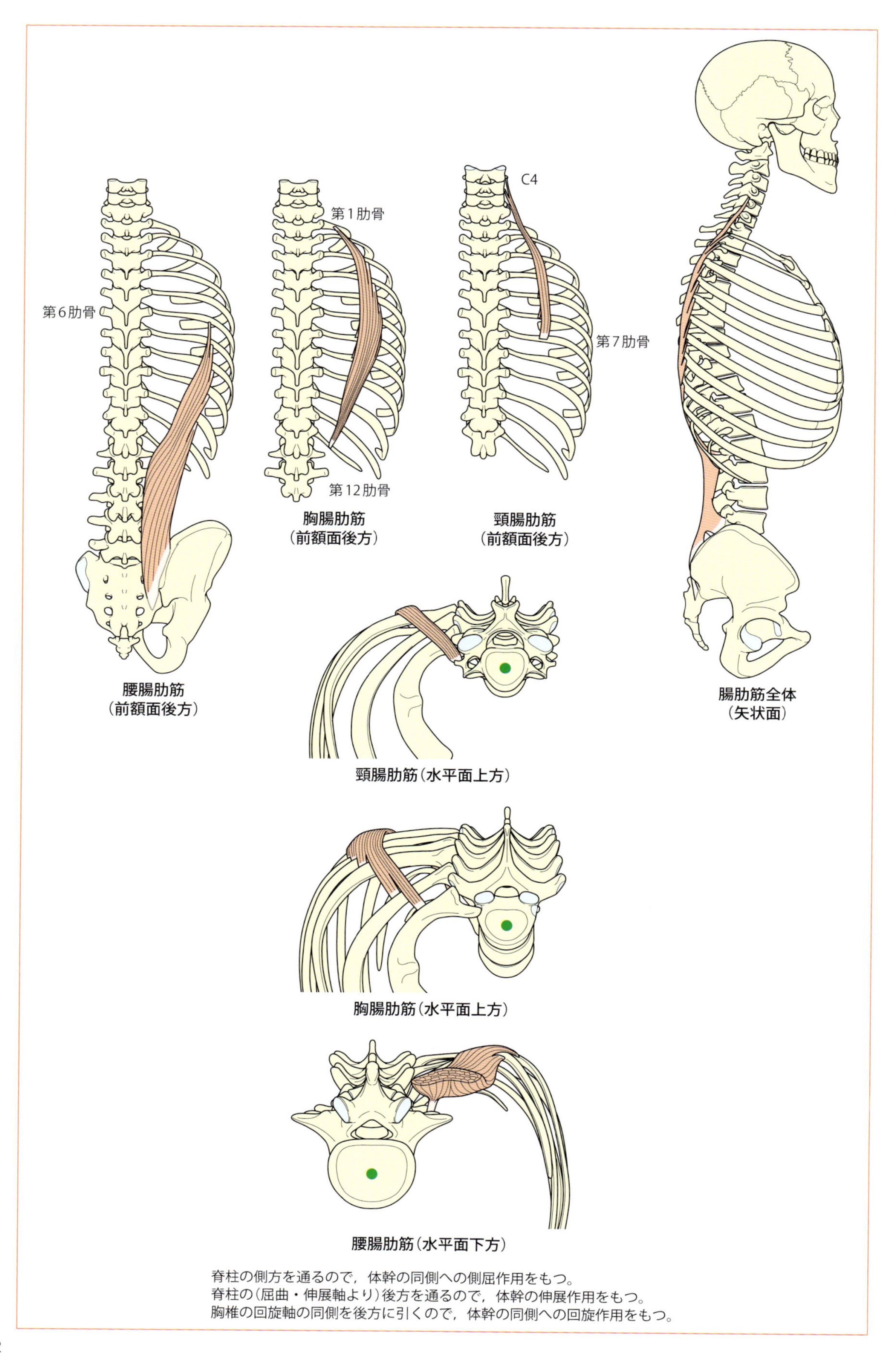

腰腸肋筋
（前額面後方）

胸腸肋筋
（前額面後方）

頸腸肋筋
（前額面後方）

腸肋筋全体
（矢状面）

頸腸肋筋（水平面上方）

胸腸肋筋（水平面上方）

腰腸肋筋（水平面下方）

脊柱の側方を通るので，体幹の同側への側屈作用をもつ。
脊柱の（屈曲・伸展軸より）後方を通るので，体幹の伸展作用をもつ。
胸椎の回旋軸の同側を後方に引くので，体幹の同側への回旋作用をもつ。

図1-1　腰腸肋筋のストレッチング-全体像

対象者を側臥位とし，左下肢をやや深い屈曲位，右股関節は軽度屈曲位とする。セラピストは右手を対象者の右肋骨中央背面にあて，対象者の体幹を左回旋して固定する。次いで，左手で対象者の右骨盤を後傾・右回旋方向に操作し伸張する。

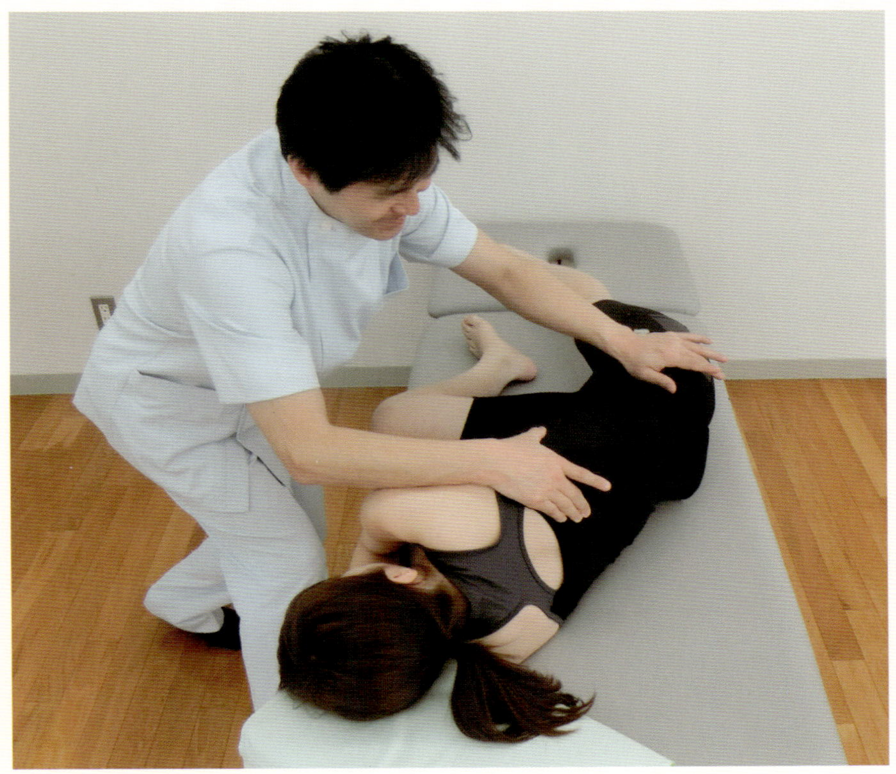

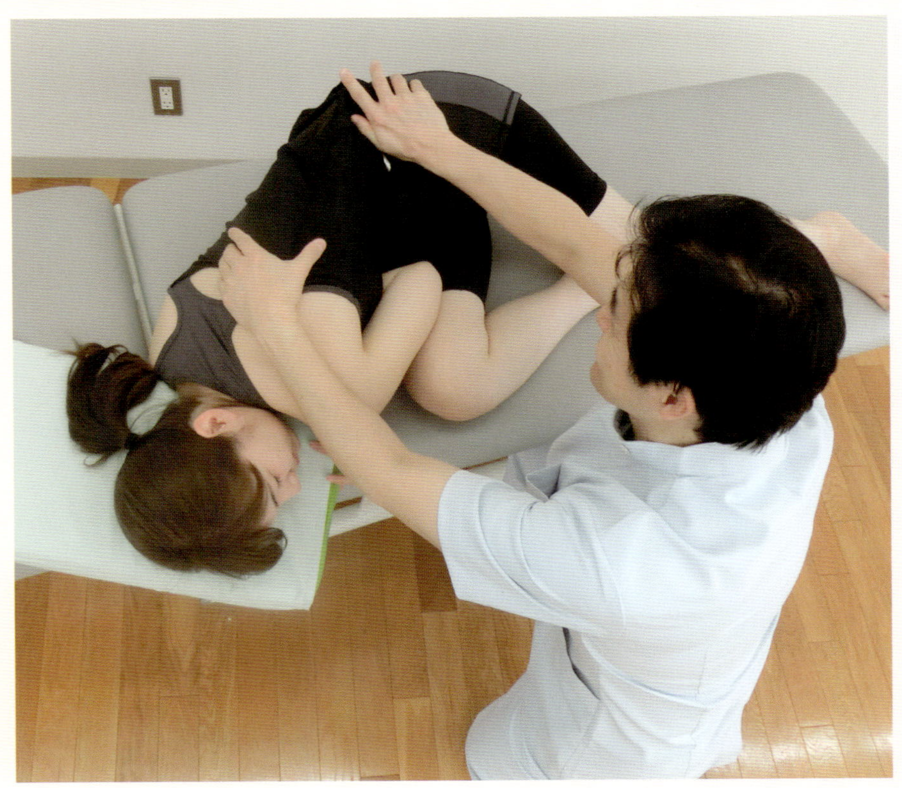

図1-2　腰腸肋筋の固定準備

右側を上にした側臥位とし，左下肢はやや深い屈曲位とする。その際，右下肢は左と同等の屈曲位にはしないようにする。右股関節と右膝関節は軽度屈曲位として，軽く伸ばしておく。

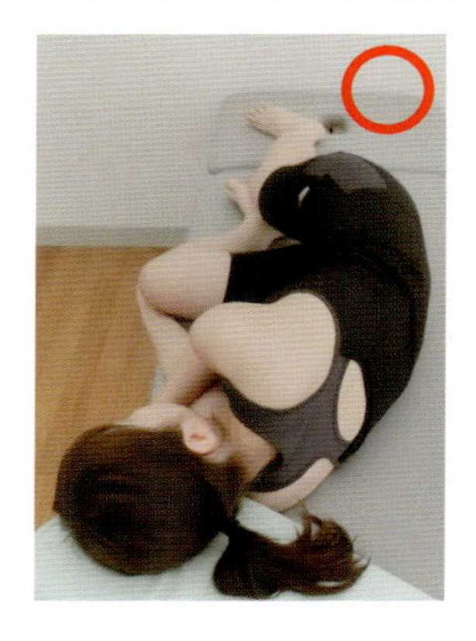

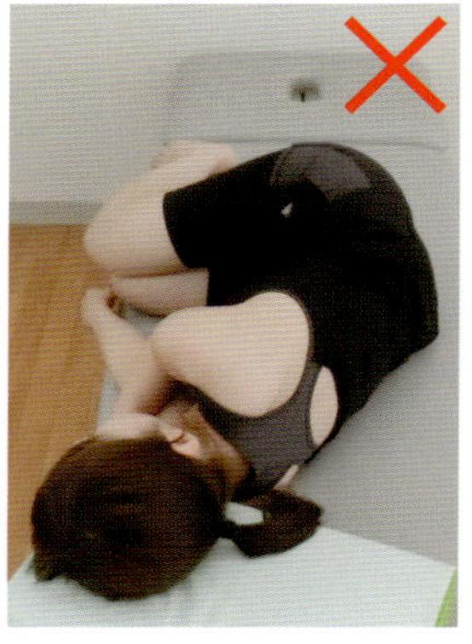

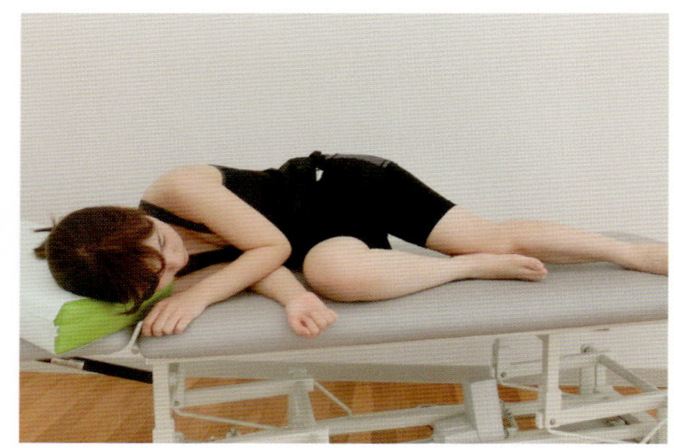

図1-3　腰腸肋筋の固定操作

セラピストは対象者の右胸郭下部～中央付近に右手をあて，頭方かつ手前に操作して，体幹を左方に回旋させる。伸張操作を行っても胸郭の位置がずれないよう固定する。

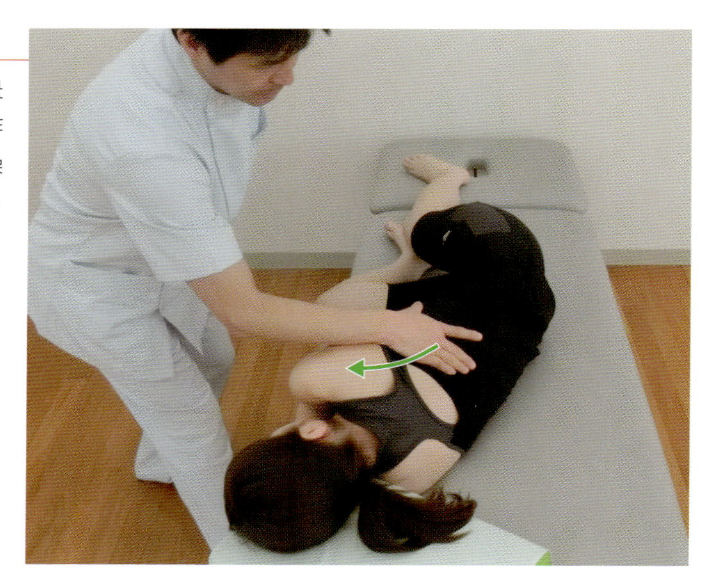

図1-4　腰腸肋筋の固定操作（詳細）

写真右のように右手で肩甲骨部を持つと，伸張操作を行った際に肩甲胸郭関節の動きが生じてしまい，体幹（胸郭部）が下制や左方へ動いて固定が不十分になる。
胸郭下部～中央を固定すると，伸張感が得られる。

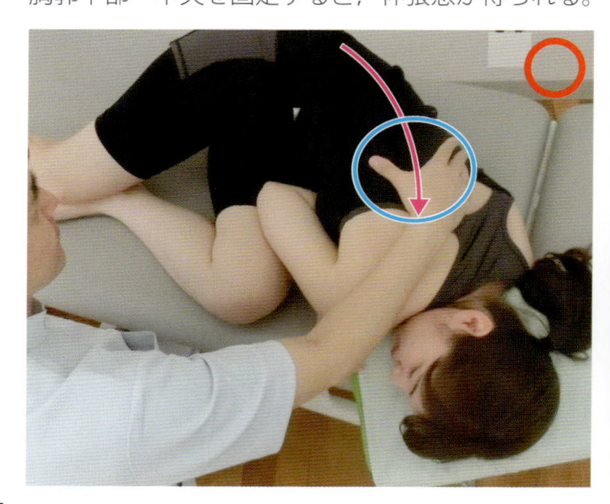

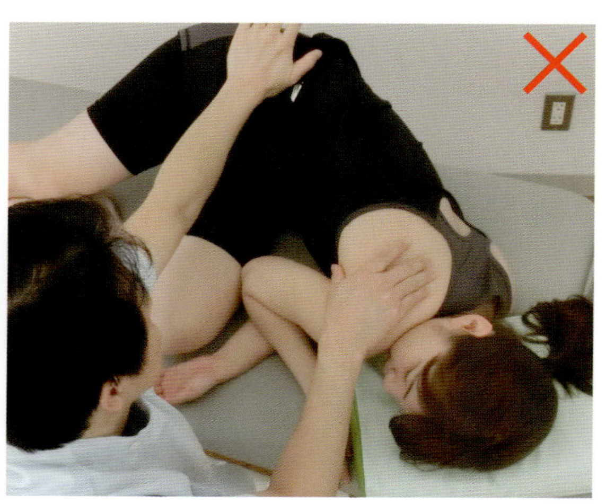

図 1-5　腰腸肋筋の伸張操作

右胸郭を固定したら（①），左手を対象者の左上前腸骨棘にあて（②），骨盤を後傾・右回旋方向に伸張操作する（③）。

写真ではわかりづらいが，③の状態から胸式呼吸で胸郭に息を吸い込み，胸郭に丸みをもたせ，起始・停止と少しでも遠ざけ伸張する（④）。

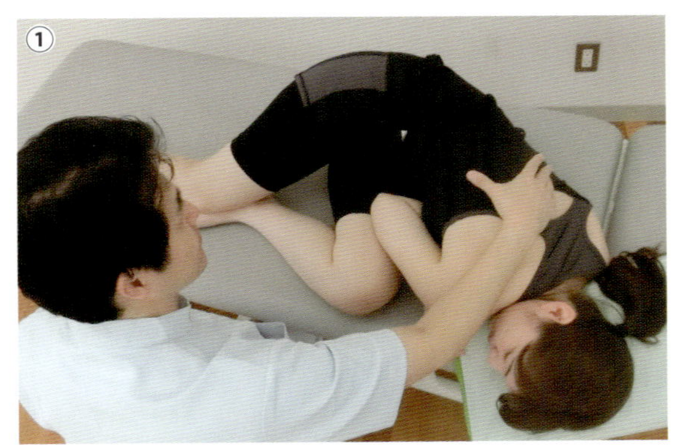

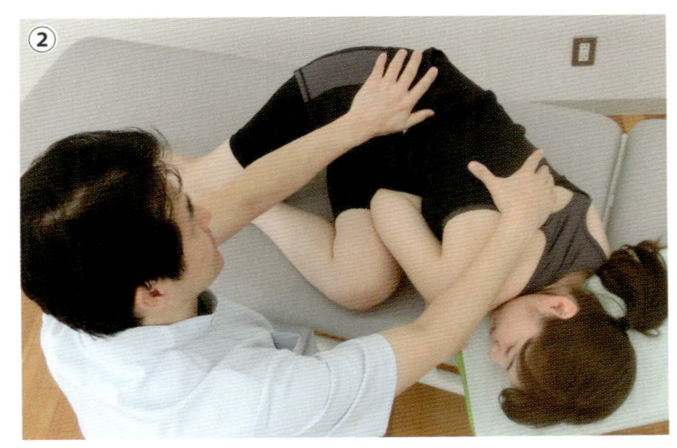

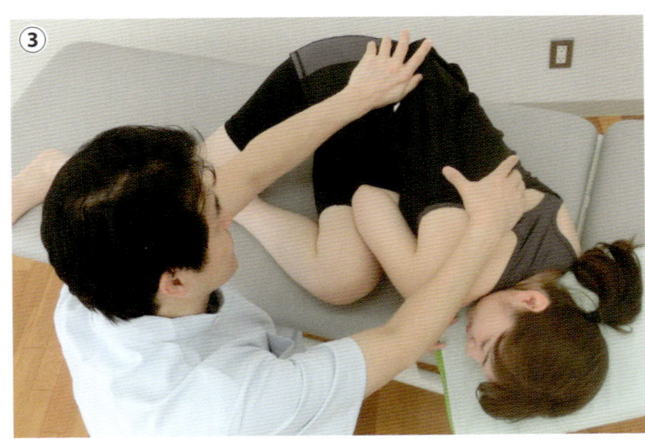

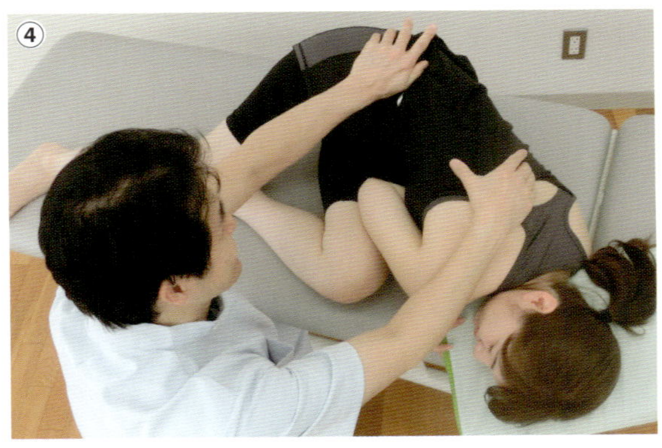

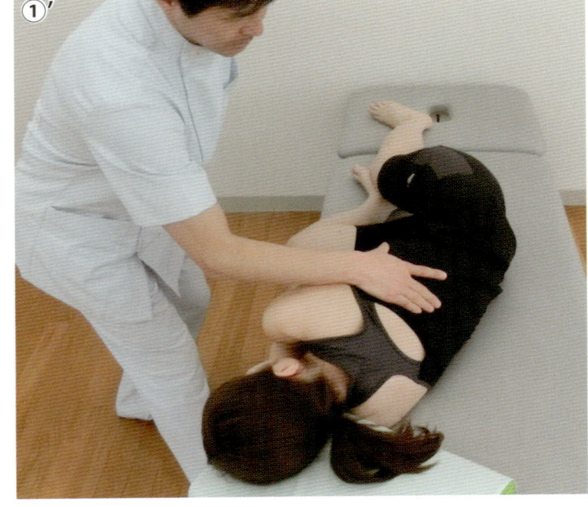

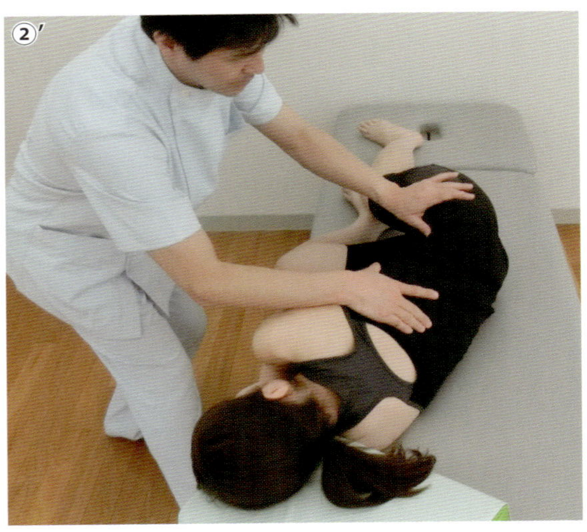

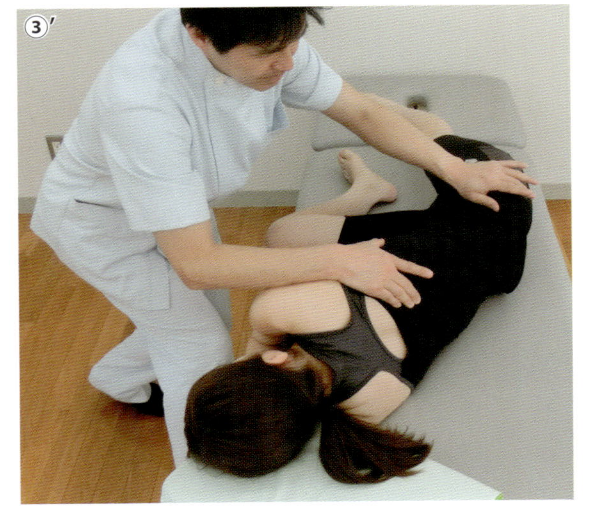

図1-6　腰腸肋筋の誤った伸張操作

対象者の両下肢を同等の屈曲位にしてしまうと，骨盤の後傾・右回旋操作が重くなり，骨盤での伸張操作がしづらくなる。
そのため，右下肢（上側）を軽度屈曲程度で留めておくようにする。

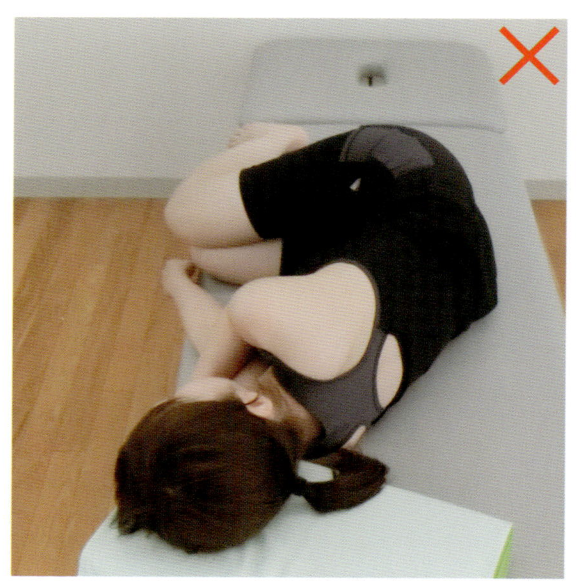

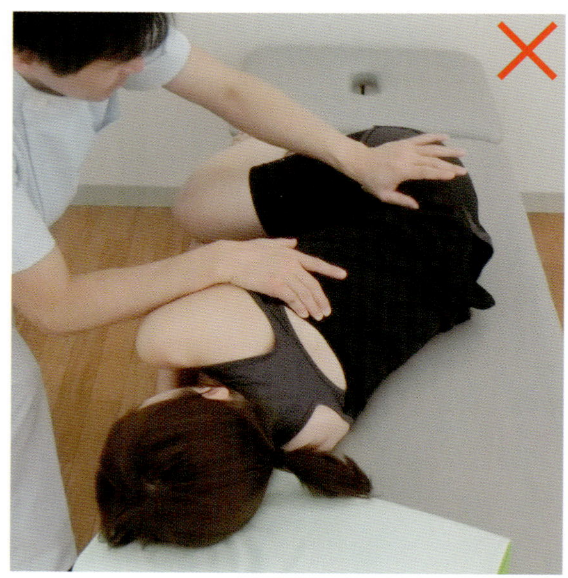

最長筋 longissimus muscles

胸最長筋 longissimus thoracis muscle

起始	仙骨，腸骨稜（腸肋筋と同一の腱膜を介する），腰椎の棘突起，下位胸椎の棘突起
停止	第2～第12肋骨，腰椎の肋骨突起，胸椎の横突起
支配神経	第1頸神経～第5腰神経の各後枝の外側枝

頸最長筋 longissimus cervicis muscle

起始	第1～第6胸椎の横突起
停止	第2～第5頸椎の横突起
支配神経	第1頸神経～第5腰神経の各後枝の外側枝

頭最長筋 longissimus capitis muscle

起始	第1～第3胸椎の横突起，第4～第7頸椎の横突起と関節突起
停止	側頭骨の乳様突起
支配神経	第1頸神経～第5腰神経の各後枝の外側枝

■テクニカルヒント（胸最長筋について記載）

筋の走行・機能	■脊柱の側方を通る	▶ 体幹の同側への側屈作用をもつ
	■脊柱の（屈曲・伸展軸より）後方を通る	▶ 体幹の伸展作用をもつ
	■胸椎の回旋軸の同側を後方に引く	▶ 体幹の同側への回旋作用をもつ
固定操作ポイント	■胸郭側をベッドに固定するよう操作する	
伸張操作ポイント	■骨盤の下制（体幹の側屈）や後傾（体幹の屈曲）が伸張操作では重要となり，回旋操作は無理に行わない	

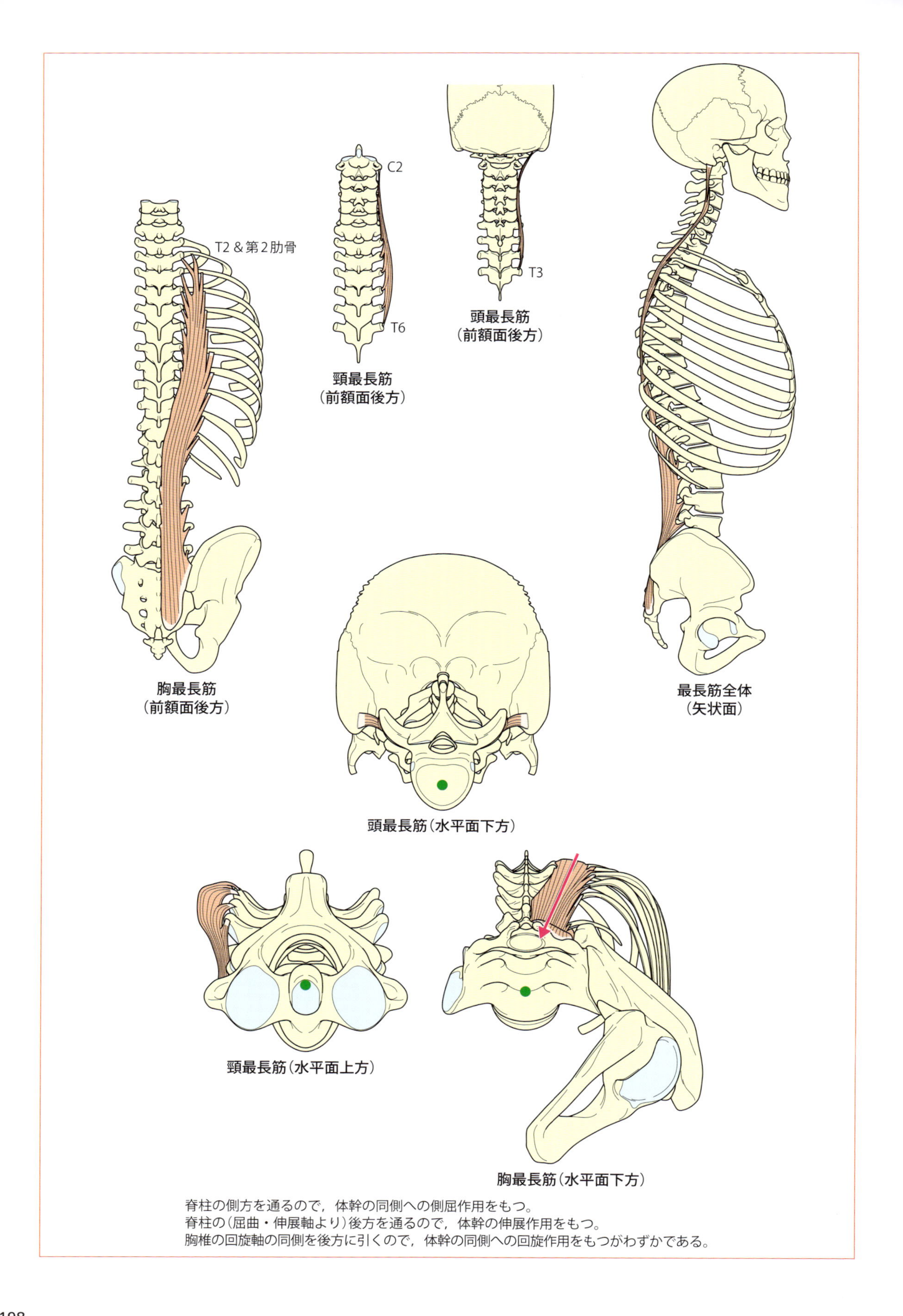

脊柱の側方を通るので，体幹の同側への側屈作用をもつ。
脊柱の(屈曲・伸展軸より)後方を通るので，体幹の伸展作用をもつ。
胸椎の回旋軸の同側を後方に引くので，体幹の同側への回旋作用をもつがわずかである。

図2-1　胸最長筋のストレッチング-全体像

対象者を背臥位とする。両手で右側のベッド端を掴み，両膝は立てておく。セラピストは対象者の右肋骨中央背面に右手をあて，対象者の体幹を左回旋して固定する。
次いで，セラピストは左手で対象者の右骨盤を後傾・右回旋方向に操作して伸張する。

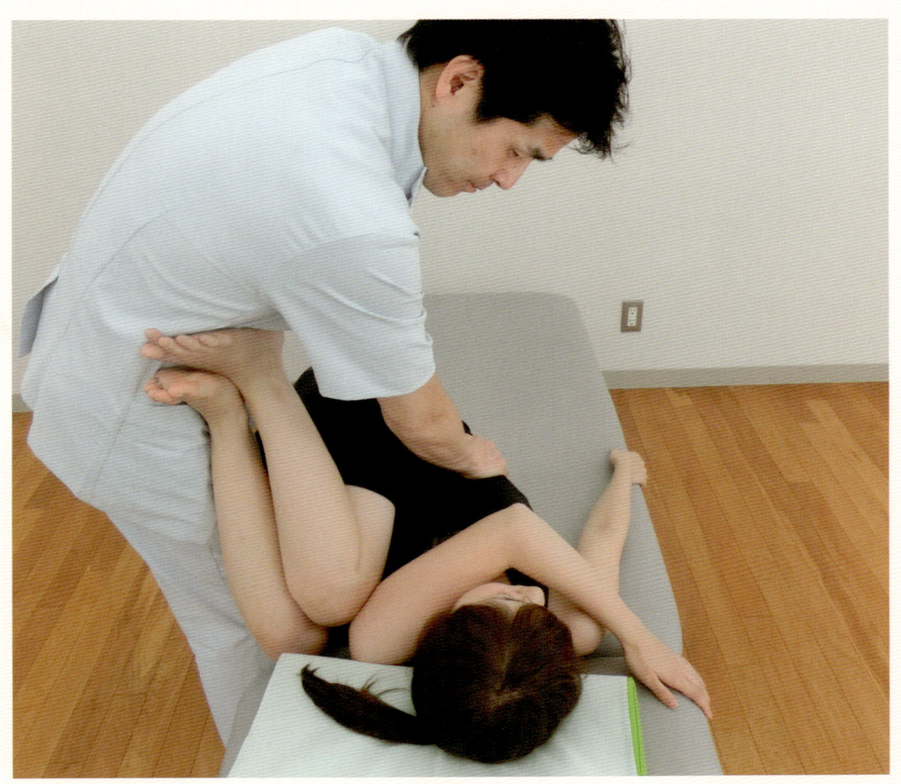

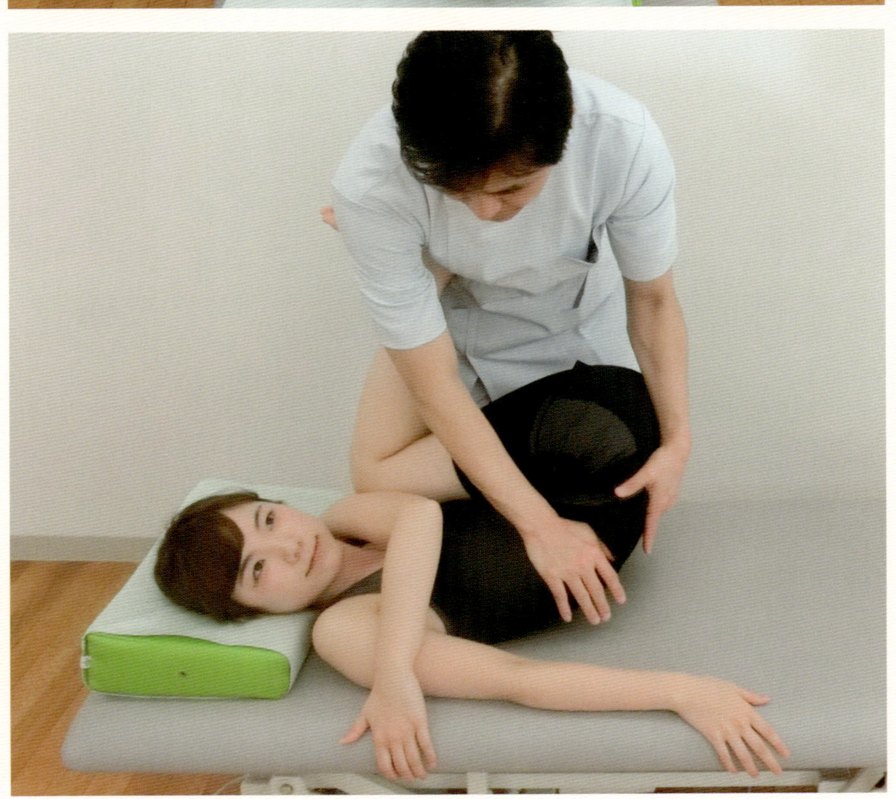

図 2-2　胸最長筋の開始肢位と固定

対象者を背臥位とし，両手で右側のベッド端を掴む。これにより体幹の重みでベッドに押し付けられて固定される。

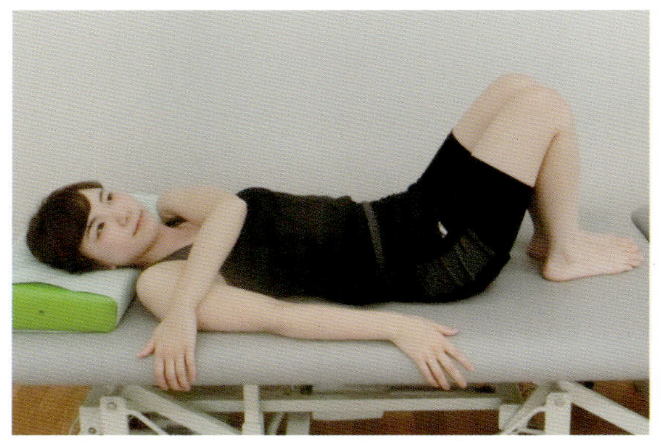

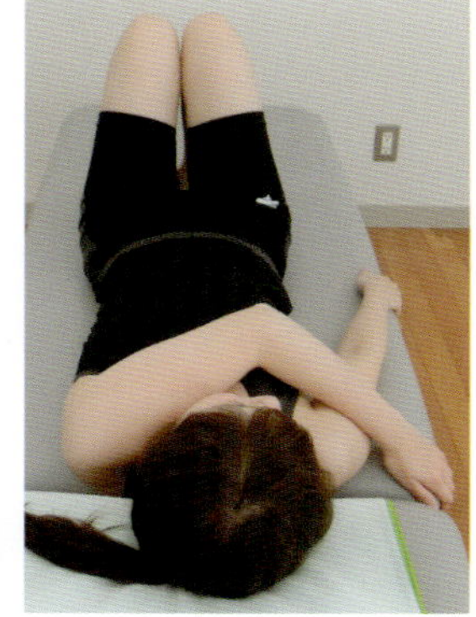

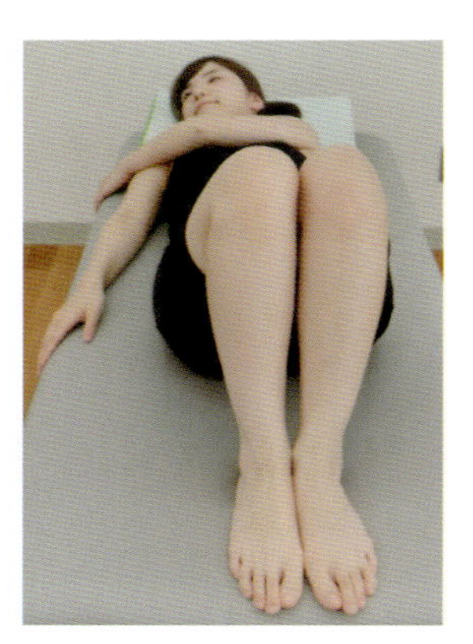

図 2-3　胸最長筋の伸張操作（1）

①セラピストは反対側から対象者の両足を揃えて，右手で両膝，左手で両足を支える。

②対象者の両膝を反対側に倒しながら，股関節を屈曲して，両足をセラピストの右腋窩～側腹部で固定し，骨盤後傾位をとらせる。

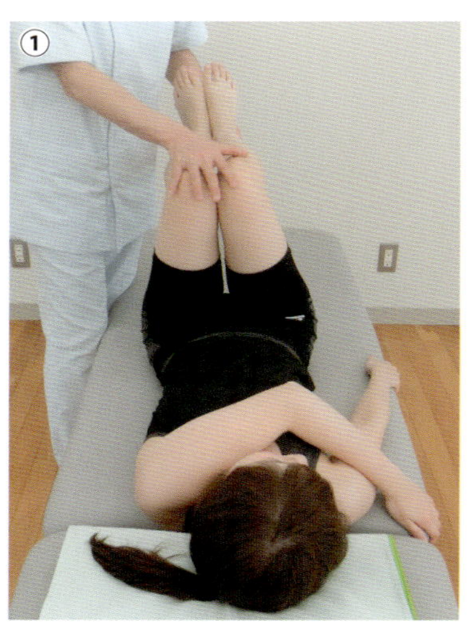

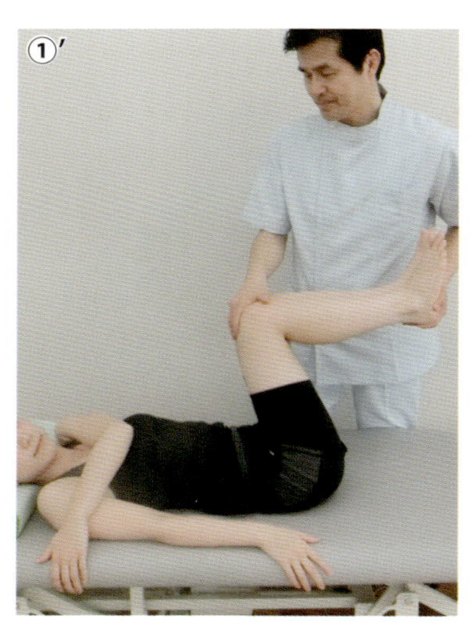

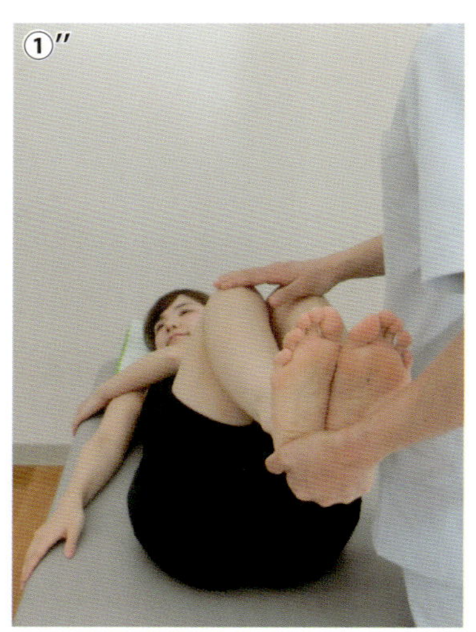

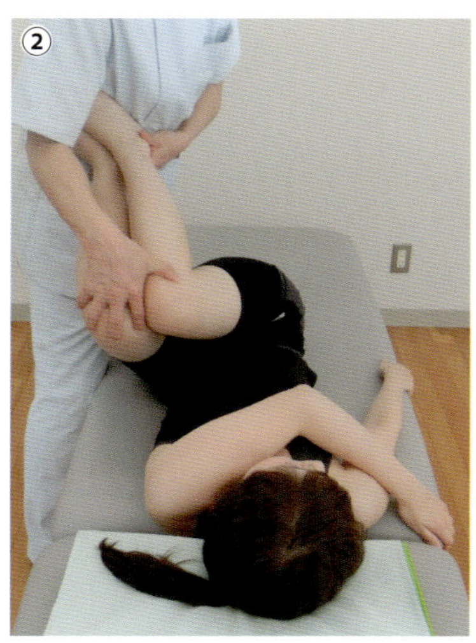

頭方より観察

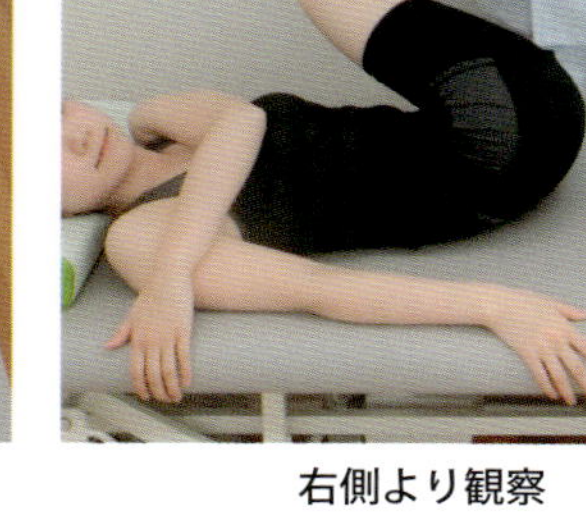

右側より観察

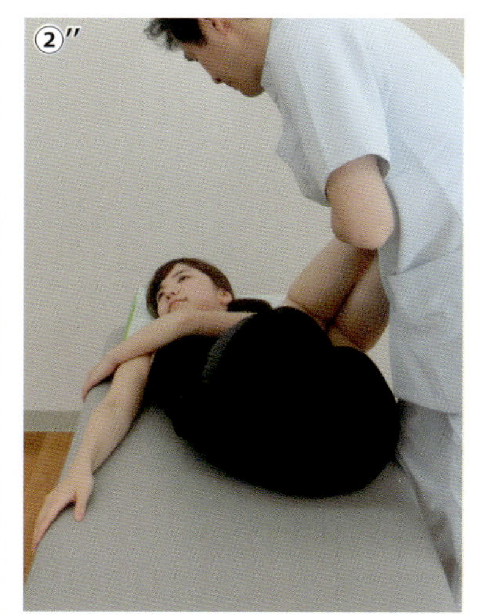

尾方より観察

図2-4 胸最長筋の伸張操作（2）

③セラピストは対象者の頭方よりに重心移動する。このとき対象者の骨盤後傾を促すようにし，両股関節の過屈曲に注意する。

④セラピストは左手を骨盤にあて，骨盤をしっかり後傾（体幹屈曲）させる。対象者の両膝は反対側の肩あたりをめざす。

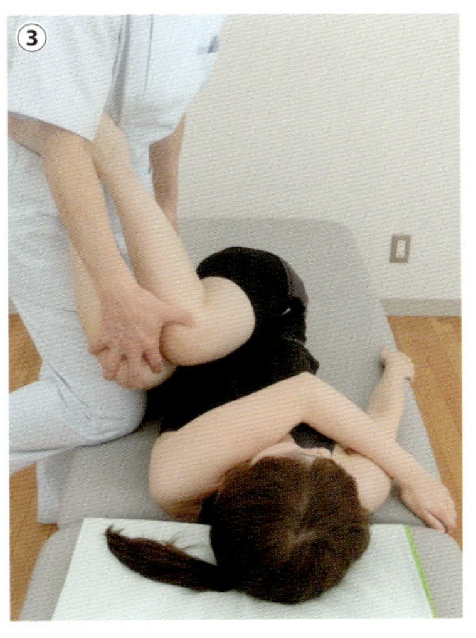

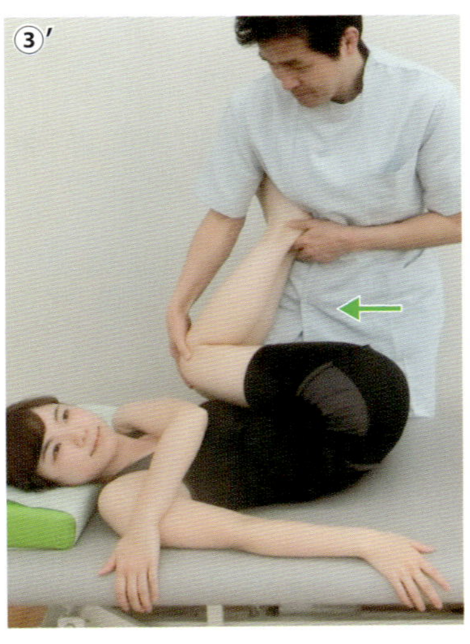

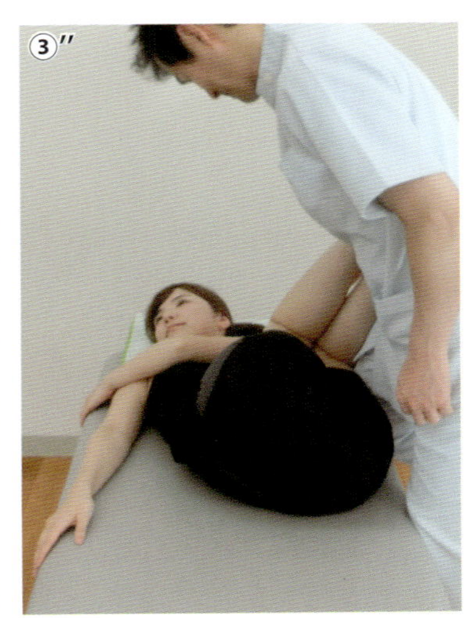

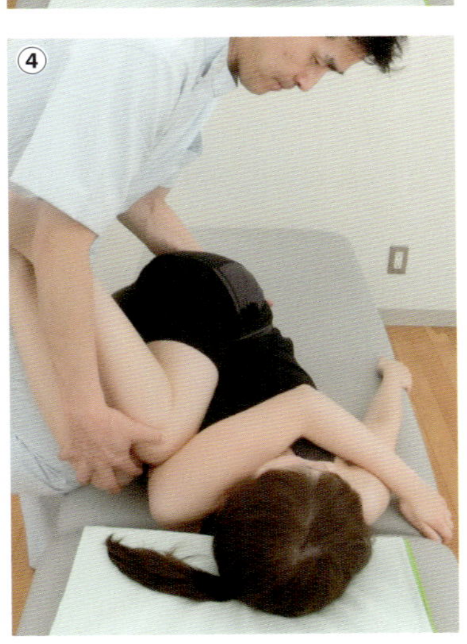

頭方より観察

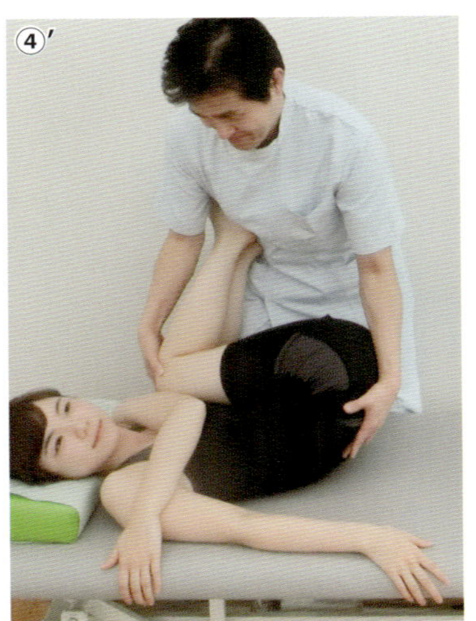

右側より観察

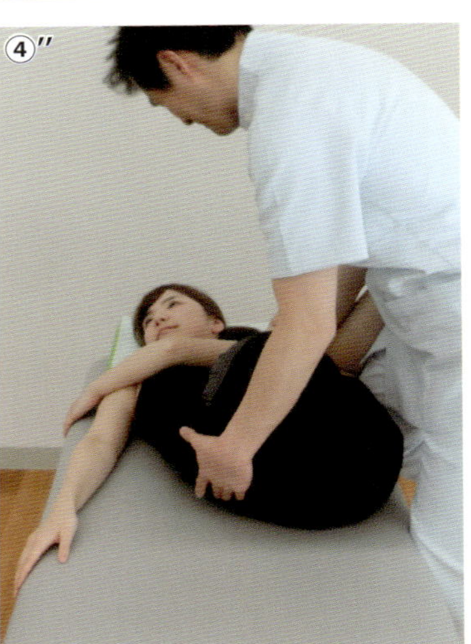

尾方より観察

図2-5　胸最長筋の伸張操作(3)

⑤対象者の両膝を支えていたセラピストの右手を対象者の右胸郭下部にあてる。

⑥セラピストは対象者の右肋骨部の負担に気をつけながら右手で胸郭を押さえ，体幹の屈曲（脊柱の全体的な後彎）を作る。可能な範囲でより骨盤後傾を作る。

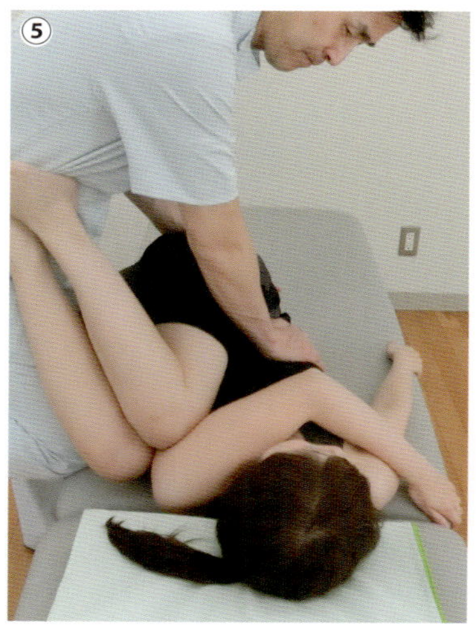

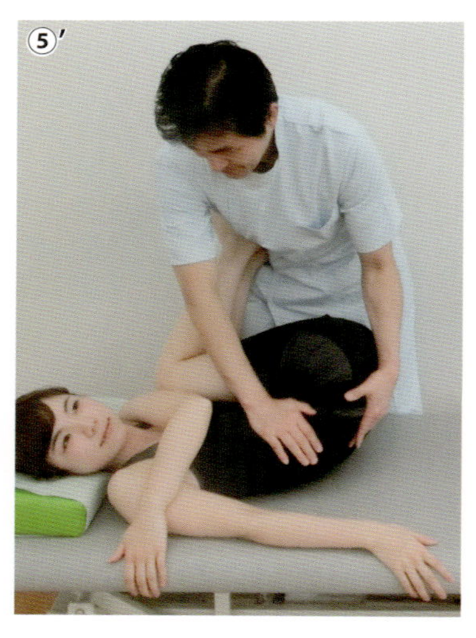

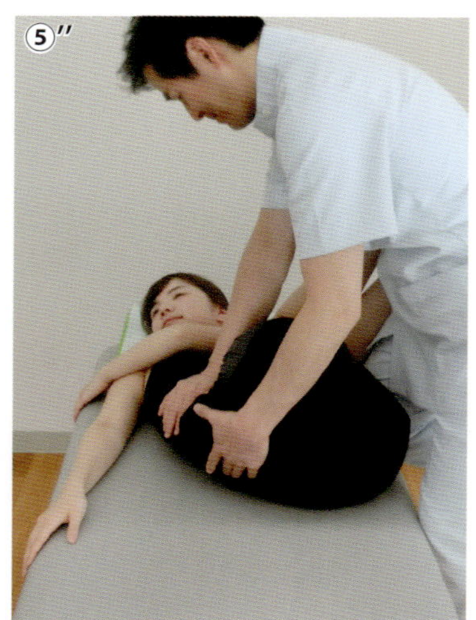

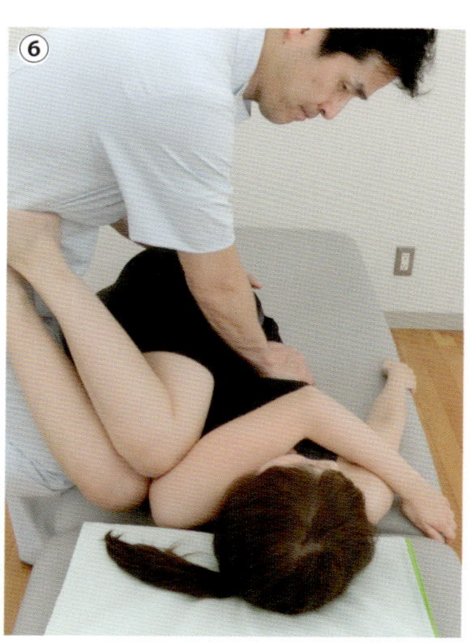

頭方より観察

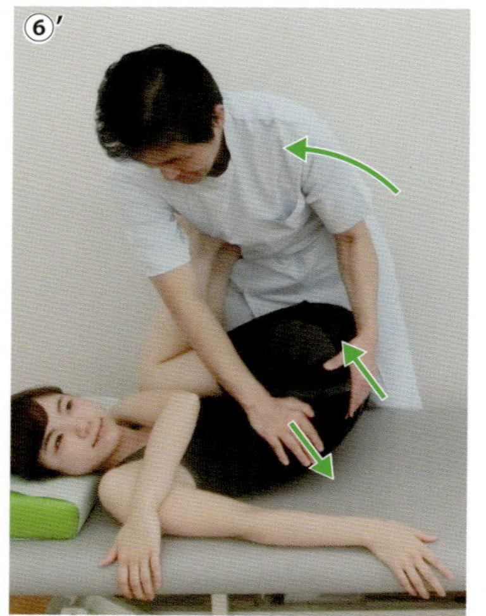

右側より観察

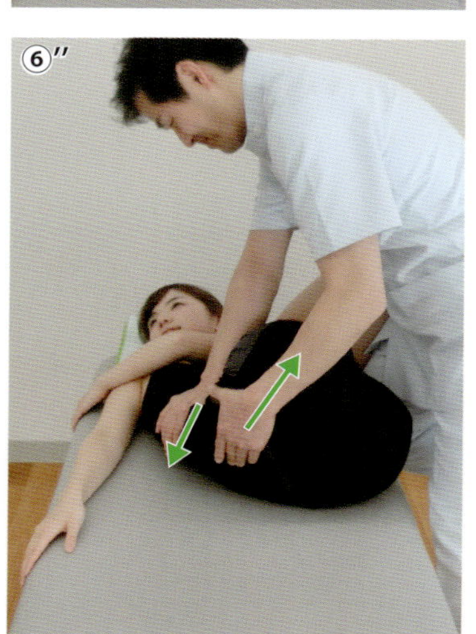

尾方より観察

板状筋 splenius muscles

頭板状筋 splenius capitis muscle

起 始	第4頸椎～第3胸椎の棘突起
停 止	上項線の外側部，乳様突起
支配神経	第1～第6頸神経の各後枝の外側枝

頸板状筋 splenius cervicis muscle

起 始	第3～第6胸椎の棘突起
停 止	第1～第2頸椎の横突起
支配神経	第1～第6頸神経の各後枝の外側枝

■テクニカルヒント（頭板状筋について記載）

筋の走行・機能	
■頭頸部の側方を通る	▶ 頭頸部の同側への側屈作用をもつ
■頭頸部の（屈曲・伸展軸より）後方を通る	▶ 頭頸部の伸展作用をもつ
■胸椎の回旋軸の同側を後方に引く	▶ 頭頸部の同側への回旋作用をもつ

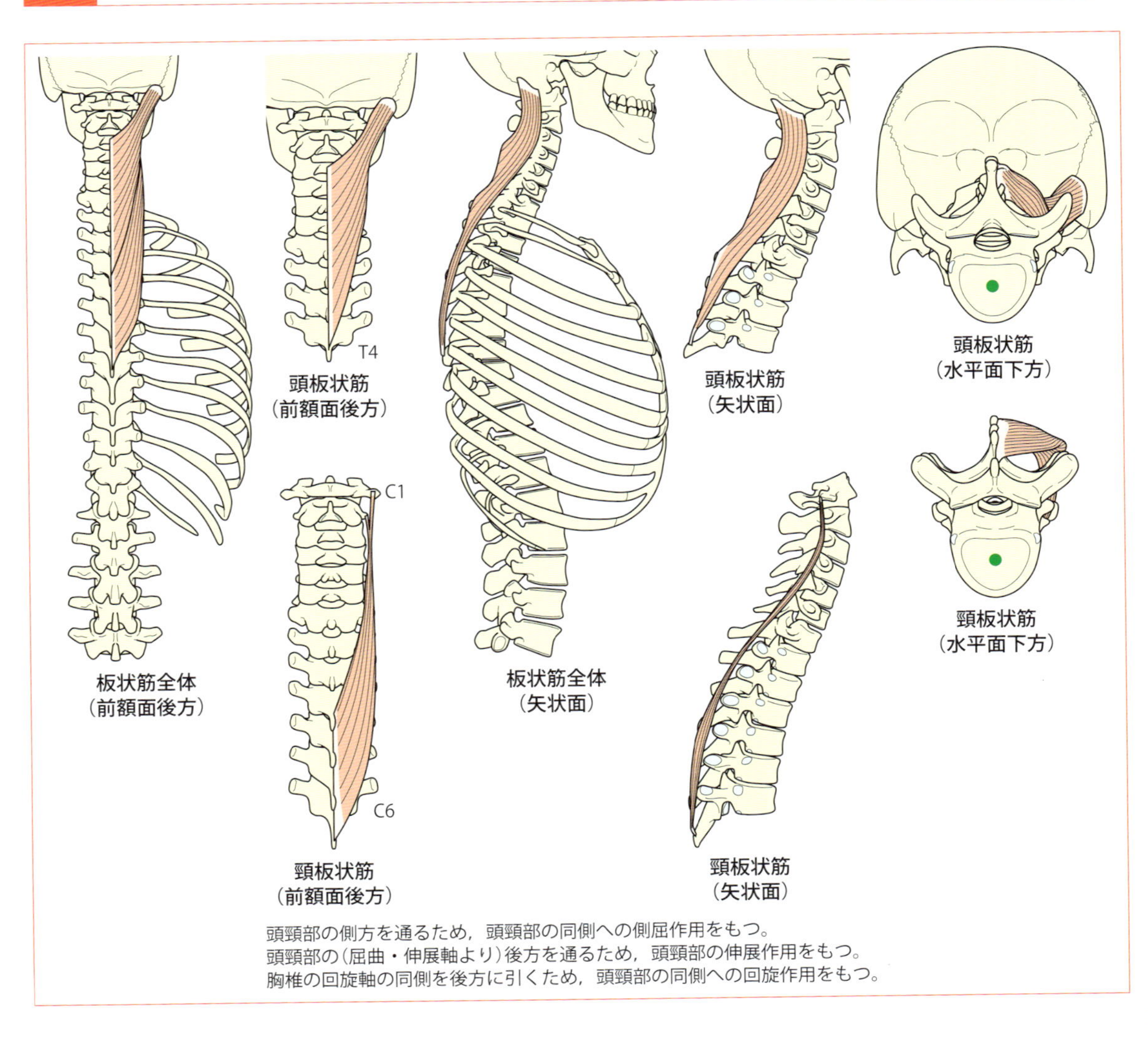

板状筋全体（前額面後方）

頭板状筋（前額面後方）

板状筋全体（矢状面）

頭板状筋（矢状面）

頭板状筋（水平面下方）

頸板状筋（前額面後方）

頸板状筋（矢状面）

頸板状筋（水平面下方）

頭頸部の側方を通るため，頭頸部の同側への側屈作用をもつ。
頭頸部の（屈曲・伸展軸より）後方を通るため，頭頸部の伸展作用をもつ。
胸椎の回旋軸の同側を後方に引くため，頭頸部の同側への回旋作用をもつ。

固定操作ポイント	■頸部の反対側への側屈にて胸椎部も反対側へ側屈する	▶ 胸椎部の反対側への側屈防止方向に固定する
	■頸部の屈曲にて胸椎部も屈曲する	▶ 胸椎部の屈曲防止方向に固定する
	■頸部の反対側への回旋にて胸椎部も反対側へ回旋する	▶ 胸椎部の反対側への回旋防止方向に固定する
伸張操作ポイント	■頸部・頭部を反対側への側屈，屈曲，反対側への回旋にて伸張操作をする	

図3-1 頭板状筋のストレッチング-全体像

対象者を右側(伸張側)を下にした側臥位とする。セラピストは自身の大腿部に対象者の側頭部をのせる。セラピストは右手を対象者の乳様突起後方にあて，左手は母指球〜示指中手骨掌側付近を対象者の下部頸椎〜上位胸椎の棘突起右側にあてて固定する。

右手で頭頸部を左回旋させて，後頭部右側がセラピストの大腿部に接するようにしてから，屈曲・左側屈も加え，伸張する。

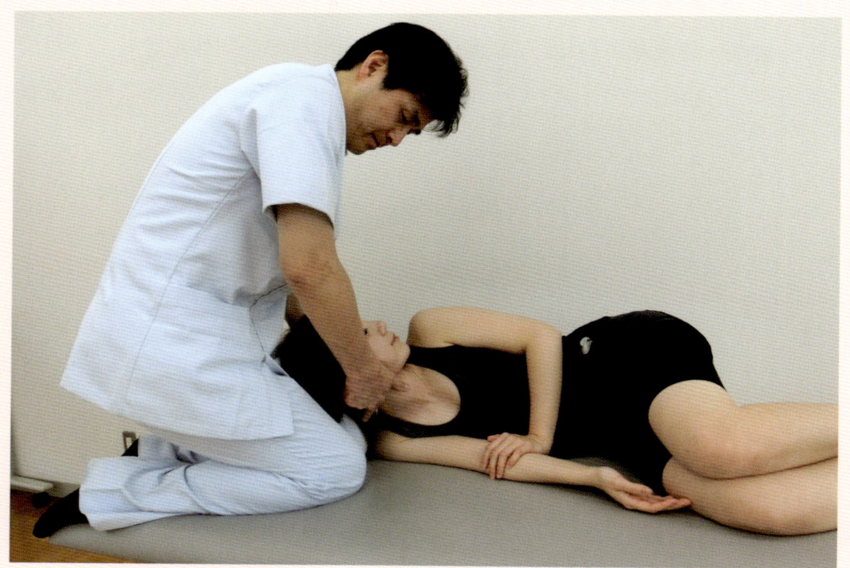

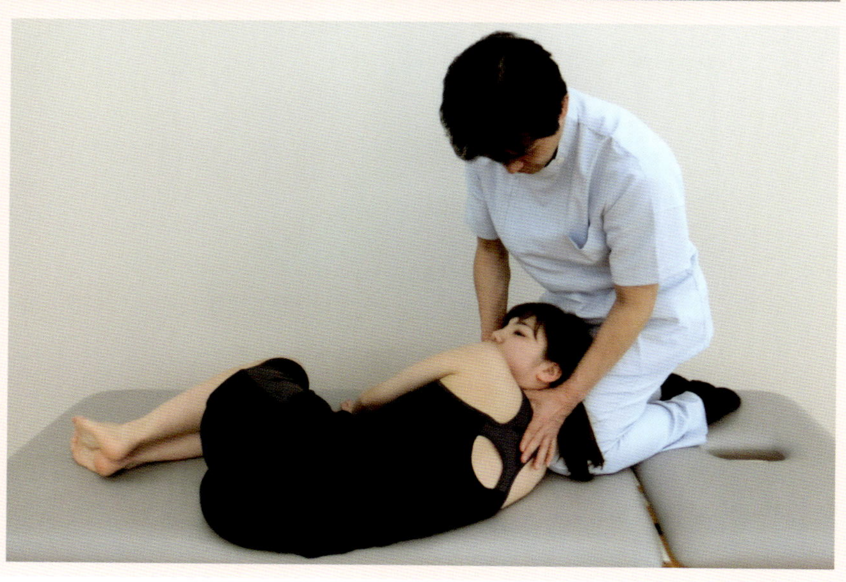

図3-2　頭板状筋の固定

セラピストは対象者の頭側でベッド上に正座し，対象者は右側を下にした側臥位とする。対象者の右側頭部はセラピストの大腿部にのせ，両下肢を屈曲位，背部全体も屈曲位とする（①）。
セラピストは左手の母指球を下部頸椎棘突起の右側にあて，示指中手骨掌側あたりを上位胸椎の棘突起右側にあてて，矢印の方向に固定する（②）。

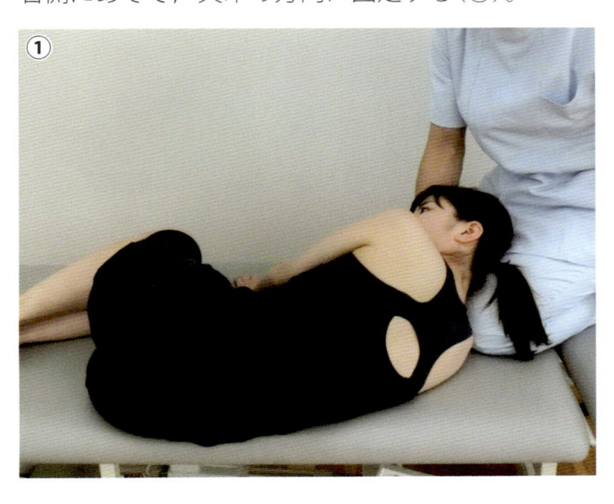

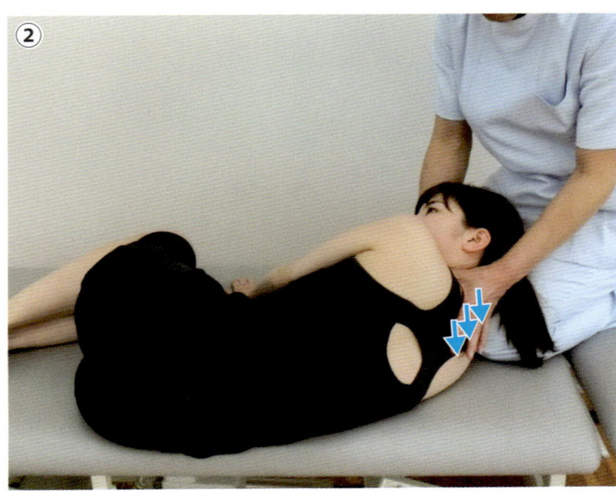

図3-3　頭板状筋の伸張操作（1）

セラピストは右手（主に中指～環指）を右乳様突起後方にあて，右側の下顎部あたりまでを母指球で下から支える（①）。

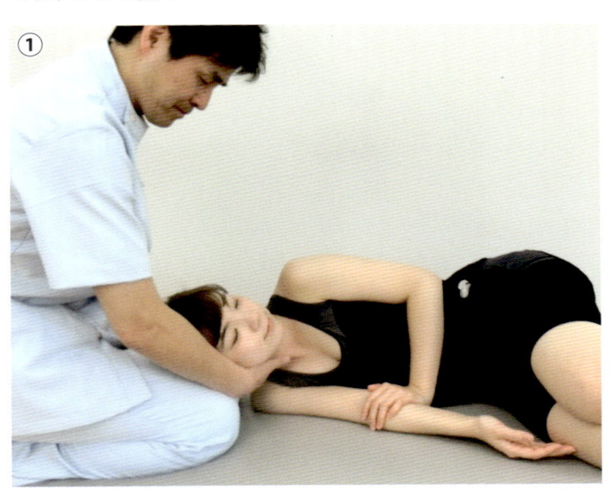

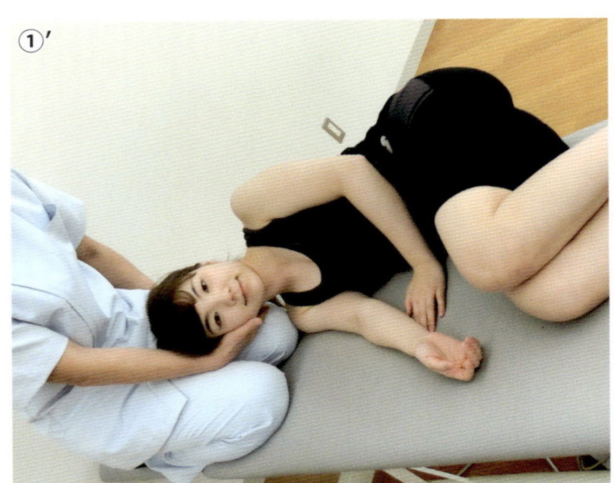

図3-4　頭板状筋の伸張操作詳細：指のあて方

セラピストは右手の中指MP関節部を対象者の右乳様突起後方にあてる。中指の指腹全体で乳様突起後方から下項線にあて，他の指は右側頭部から後頭部を支える。

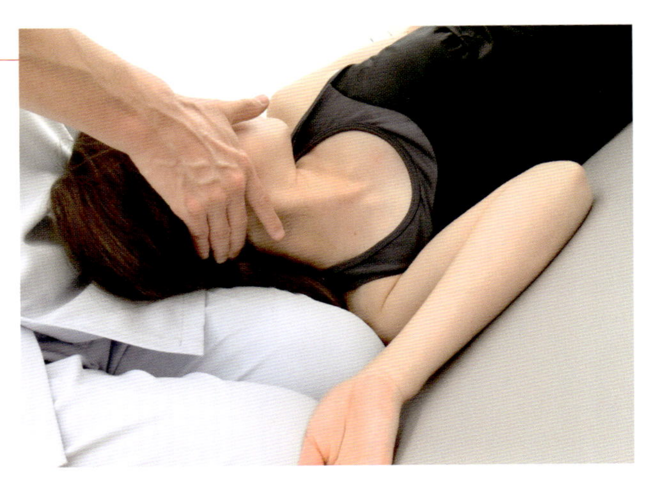

図3-5　頭板状筋の伸張操作(2)

セラピストは左手で対象者の下部頸椎～上部胸椎の棘突起を固定し(②)，右手で対象者の頭頸部を左へ回旋させ，後頭部の右側が大腿部に接するようにする(③)。
最後に，セラピストは正座から膝立ちになる要領で，対象者の頭頸部を屈曲・左側屈させ伸張する(④'-a)。その際は頸部の牽引操作を若干加えると，より伸張しやすい(④'-b)。

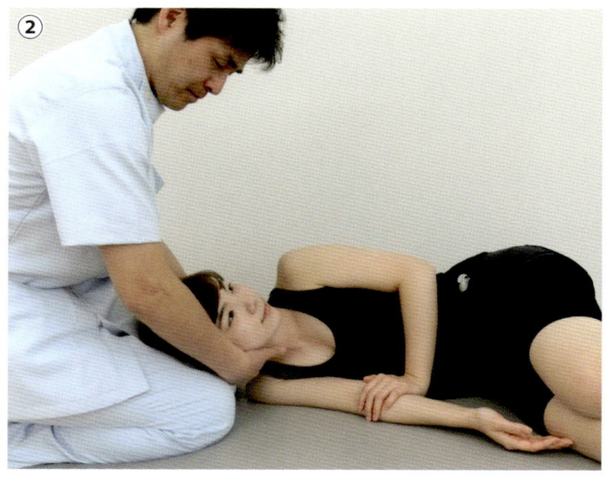

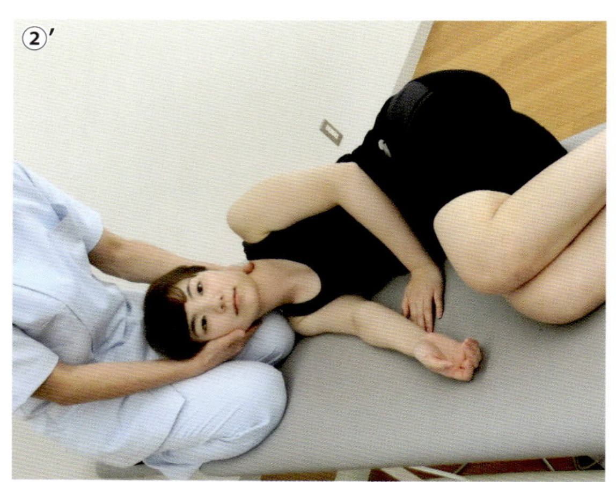

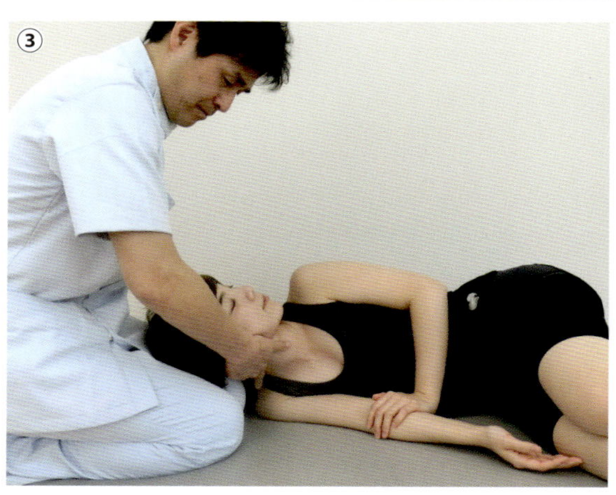

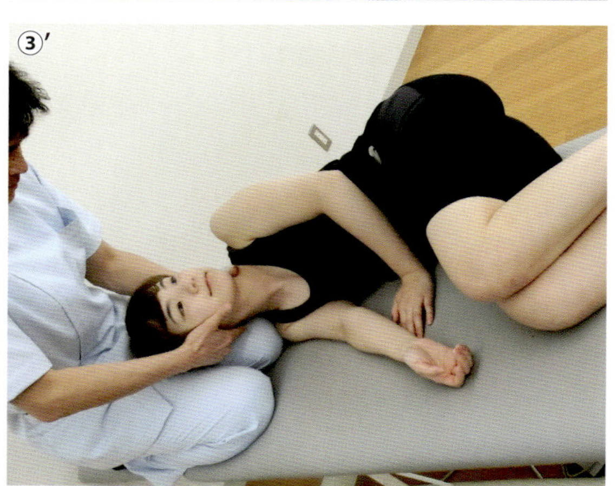

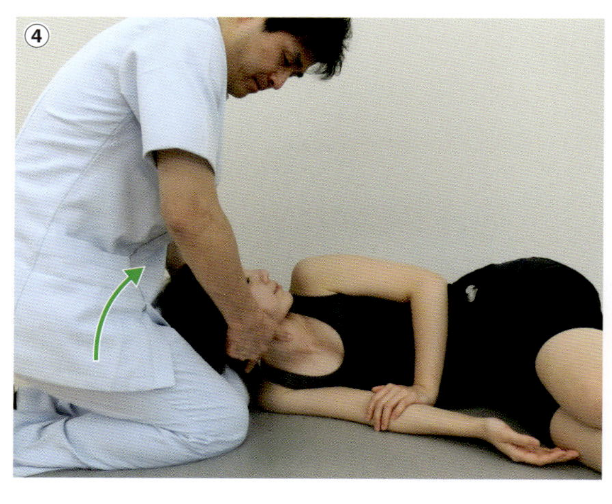

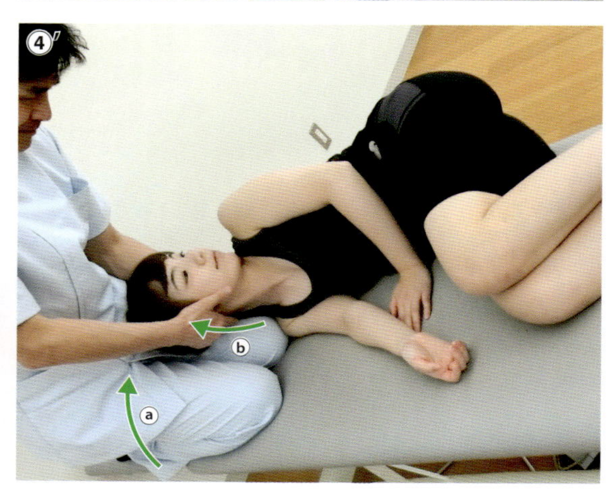

図3-6　頭板状筋の伸張操作別法：座位で行う場合

対象者が側臥位を取りづらいときは，座位で行う方法もある。
セラピストは，右手で頭板状筋の起始である第4頸椎～第3胸椎の棘突起を固定する（①）。左手は中指・環指の指腹を乳様突起後方基部付近にあて，小指球付近を右側頭部にあてる（②）。その手で頭頸部を無理のない範囲で，左回旋・屈曲・左側屈操作する。
セラピストは対象者の左側頭部を自分の前胸部にあてて，手と体幹で挟むように安定させて頭部の重みを支え，保持する（③）。最後にセラピストは自分の身体を下方へ沈み込ませるようにして（④），対象者の頭頸部を左回旋・屈曲・左側屈方向に操作して伸張する。

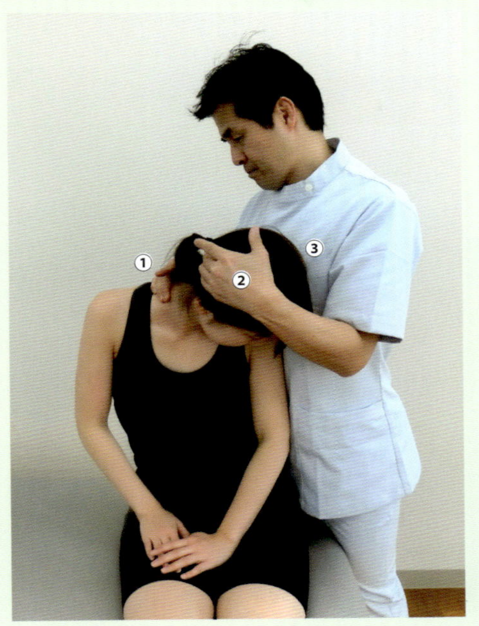

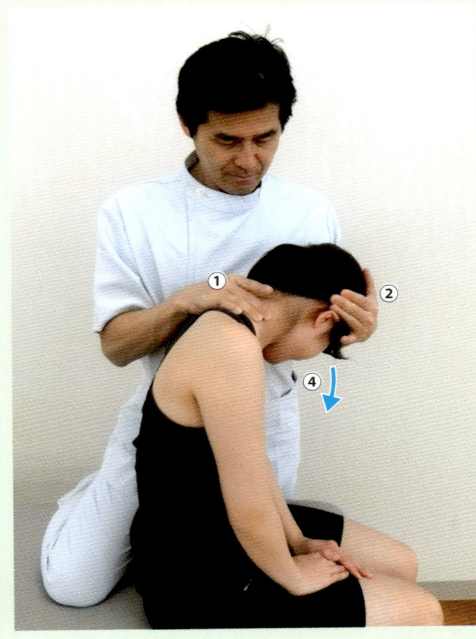

図3-7　頭板状筋の誤った伸張操作別法：頸部へのストレス過剰

対象者の頭部をセラピストの左手と体幹とで保持せずに伸張操作を行うと，頭部の重みがかかっているところに伸張操作を加えることになり，頸部の負担が大きくなりすぎてしまうので避ける。

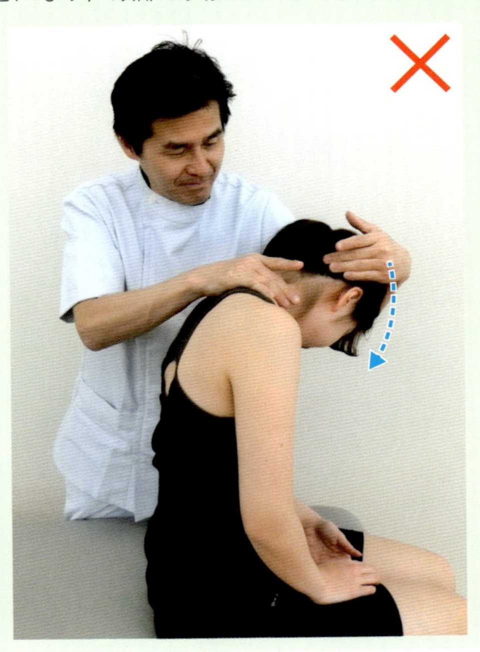

半棘筋 semispinalis muscles

頭半棘筋 semispinalis capitis muscle

起始	第3頸椎～第6胸椎の横突起	支配神経	脊髄神経後枝
停止	後頭骨の上項線と下項線の間		

頸半棘筋 semispinalis cervicis muscle

起始	第1～第6胸椎の横突起	支配神経	脊髄神経の後枝
停止	第2～第7頸椎の棘突起		

胸半棘筋 semispinalis thoracis muscle

起始	第6～第12胸椎の横突起	支配神経	脊髄神経の突起
停止	第6頸椎～第4胸椎の棘突起		

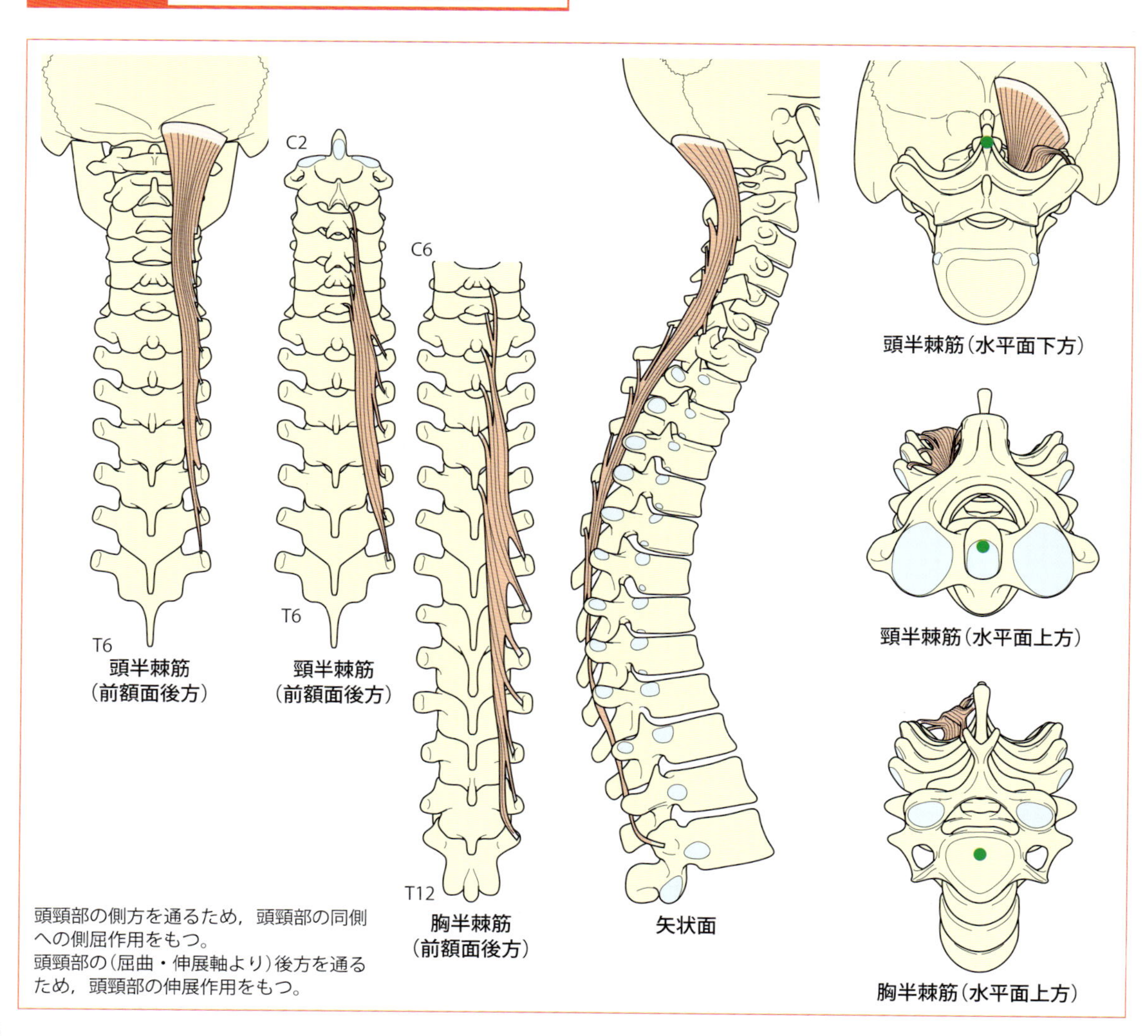

頭頸部の側方を通るため，頭頸部の同側への側屈作用をもつ。
頭頸部の（屈曲・伸展軸より）後方を通るため，頭頸部の伸展作用をもつ。

■テクニカルヒント（頭半棘筋について記載）

筋の走行・機能	■頭部の側方を通る	▶ 頭頸部の同側への側屈作用をもつ
	■頭頸部の（屈曲・伸展軸より）後方を通る	▶ 頭頸部の伸展作用をもつ
	■回旋作用はほとんどもたない	
固定操作ポイント	■頸部の反対側への側屈にて胸椎部も反対側へ側屈する	▶ 胸椎部の反対側への側屈防止方向に固定する
	■頸部の屈曲にて胸椎部も屈曲する	▶ 胸椎部の屈曲防止方向に固定する
伸張操作ポイント	■頸部・頭部を反対側への側屈，屈曲にて伸張操作をする	

図4-1　頭半棘筋のストレッチング-全体像

対象者を背臥位とする。セラピストは対象者の頭側でベッド上に正座し，自身の大腿部に対象者の後頭部をのせる。
セラピストは右手の母指を，対象者の鎖骨（写真では対象者の左手を介している）にあてる。他の指（特に中指と環指）は，対象者の背部に軽く置いて，鎖骨が持ち上がってこないよう固定する。
セラピストは左手で対象者の頭頸部を左側屈する。最後に屈曲操作を行い伸張する。

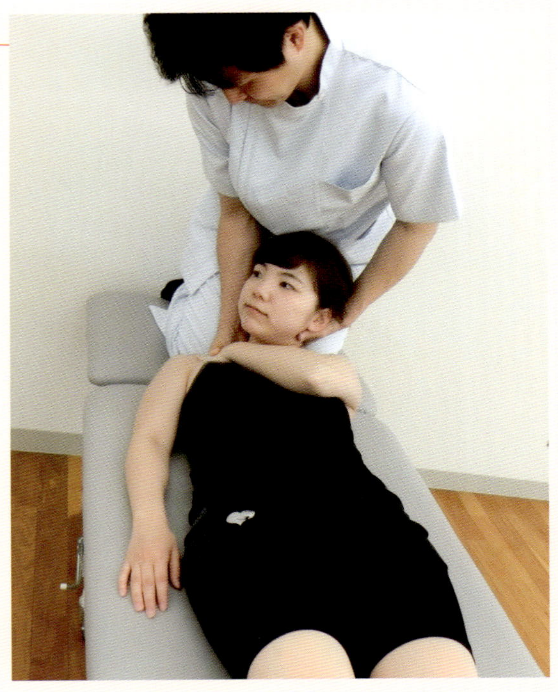

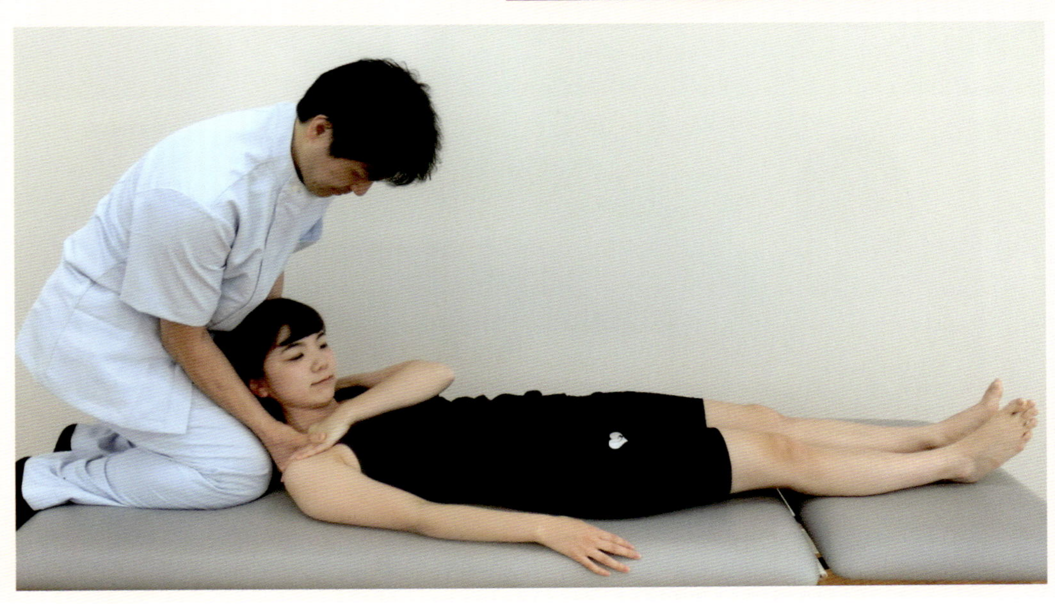

図4-2　頭半棘筋の固定操作

セラピストは対象者の頭側でベッド上に正座する。対象者は背臥位をとり，後頭部をセラピストの大腿部にのせる。この時点で頭頸部はある程度の屈曲位となる（ⓐ）。セラピストは右手の母指を対象者の鎖骨にあてるが，疼痛が誘発されるようであるなら，母指と鎖骨との間に対象者の左手を入れるとよい。他の指（特に中指と環指）は対象者の背部（棘突起の右側）に軽く置いて支点とし（ⓒ），鎖骨が持ち上がってこないよう固定する（ⓑ）。この固定は，胸椎屈曲の完全防止ではなく，頸椎から上部胸椎にかけての全体的な屈曲位を保つことが目的であり，頸椎だけの屈曲にならないようにする。

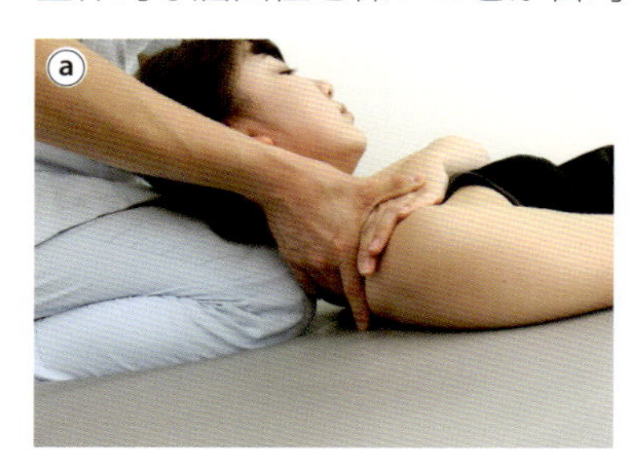

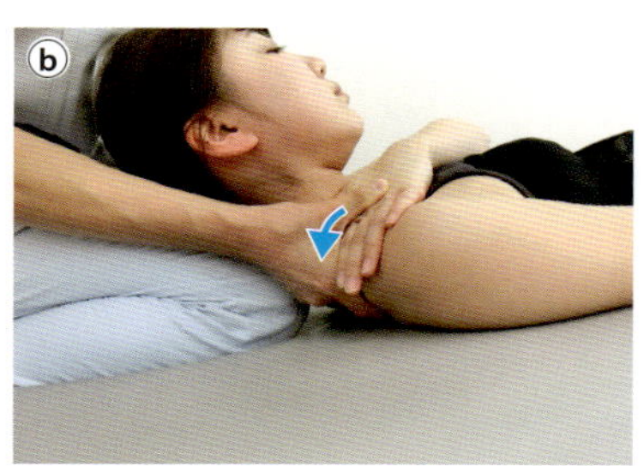

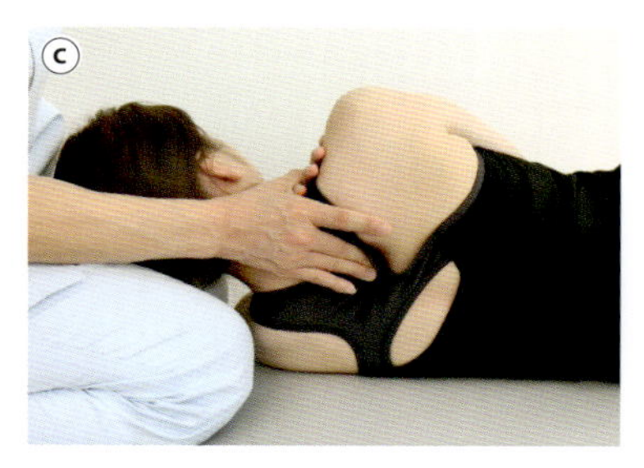

図4-3　頭半棘筋の伸張操作（1）

セラピストは左母指を対象者の左乳様突起下方付近に置き，他の指は筋停止部である右後頭部の下項線付近に置く。右手を右側頭部に置き，両手で頭部を把持して（①），左乳様突起の下方付近に置いた左母指を支点に，他の指で対象者の右後頭部の下項線を頭方に牽引するように左側屈する（②）。

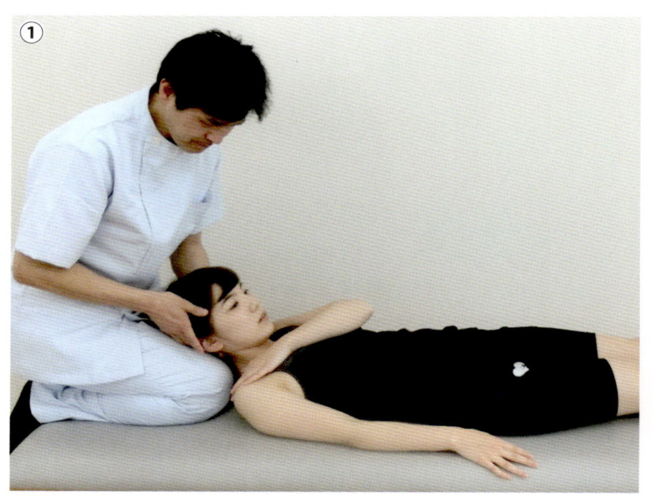

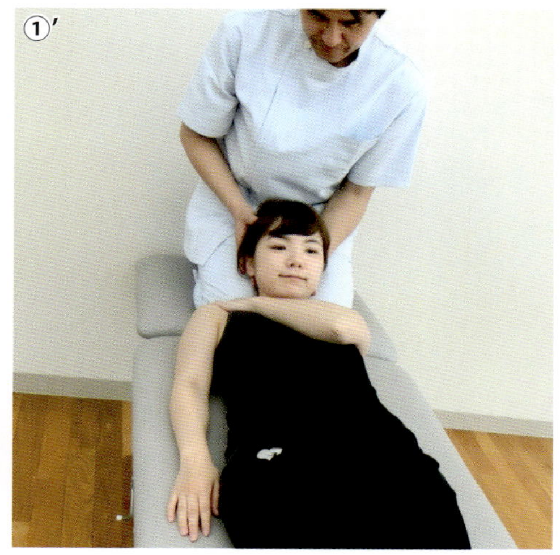

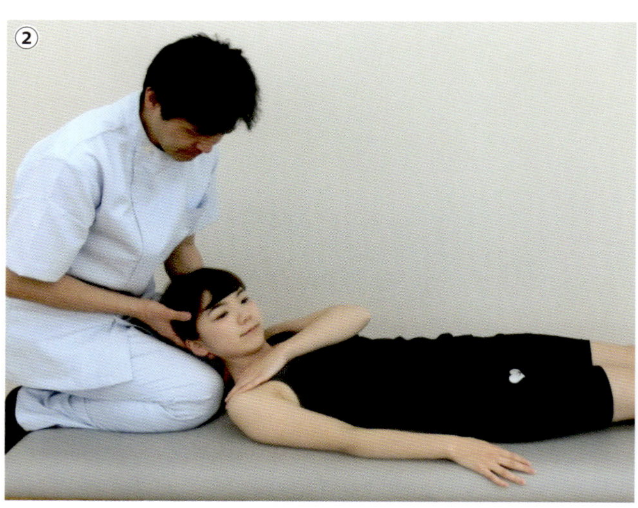

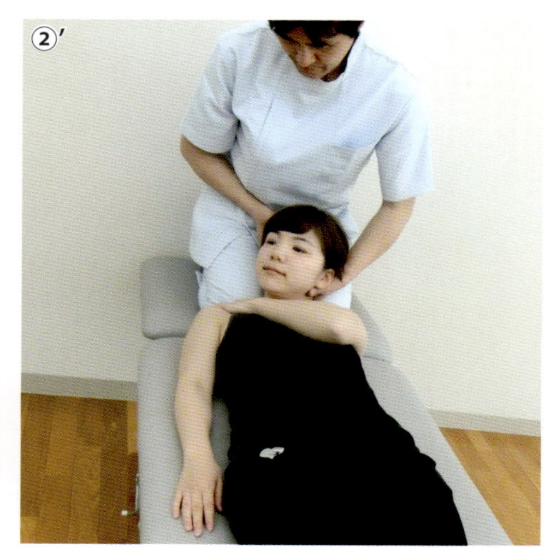

図4-4　頭半棘筋の伸張操作(2)

セラピストは対象者の右側頭部に置いていた右手を右肩に置きかえ，母指で鎖骨が持ち上がらないよう固定する(③)。最後にセラピストは頭頸部の回旋操作が加わらないようにしつつ，正座から膝立ちになる要領で，左側屈位を保ったまま屈曲操作を加え伸張する(④)。

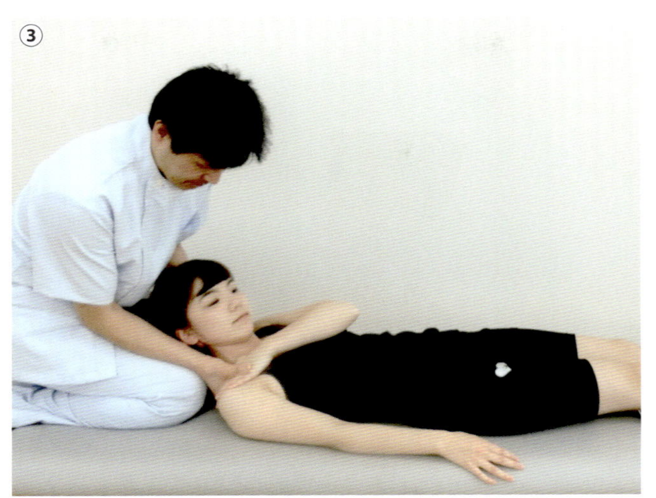

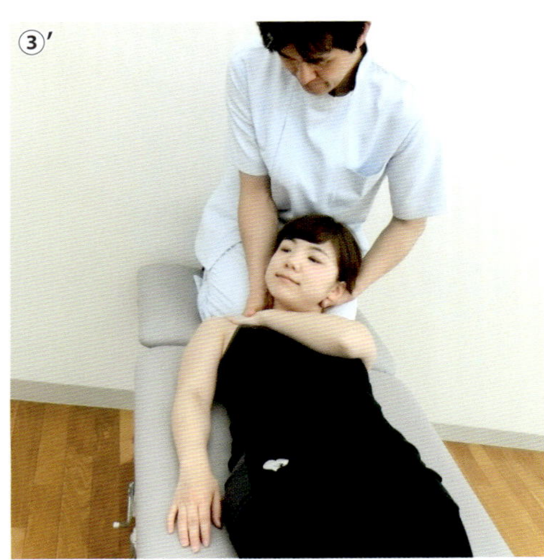

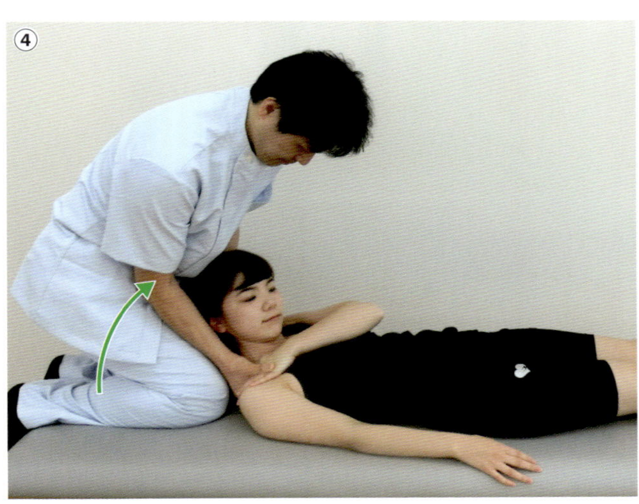

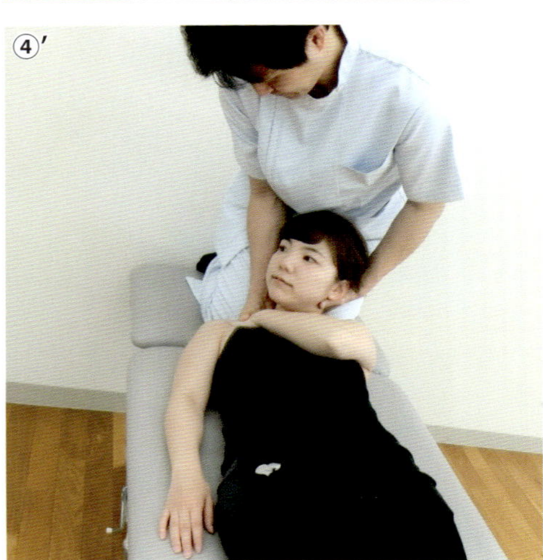

図4-5　頭半棘筋の伸張操作別法：座位で行う場合

対象者が側臥位を取りづらいときは，座位で行う方法もある。
セラピストは右手で対象者の体幹が左に傾斜しないよう止め（**a**），右前腕で下位胸椎レベル以下が屈曲しすぎないよう固定する（**b**）。このとき，頸椎から上部胸椎まで全体的な屈曲位が保てるようにする。セラピストは頭頸部に対し軽度の左側屈を加え，やや牽引を加えながら屈曲操作し伸張する（**c**）。セラピストの左母指は頭部左側屈の支点にするとともに，頭部の重みによる屈曲ストレスがかかり過ぎないよう把持して支える（**d**）。

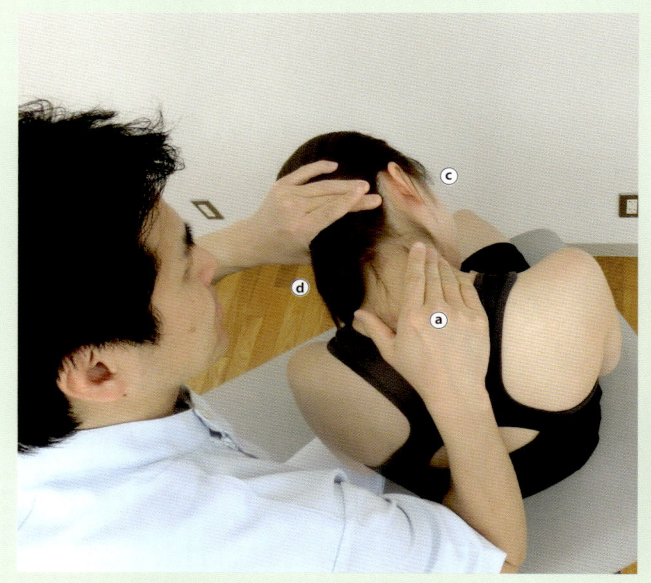

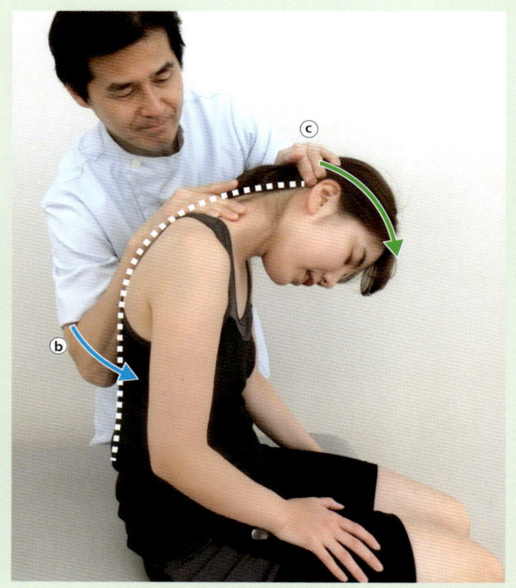

図4-6　頭半棘筋の誤った伸張操作別法：頸部へのストレス過剰

下部胸椎の伸展固定が不十分で屈曲位のまま，頭部を下方に押さえつけるように屈曲してしまうと，頸部へのストレスが過剰にかかってしまう。図4-5ⓒのように，やや牽引をかけながら屈曲操作を行ったほうがよい。

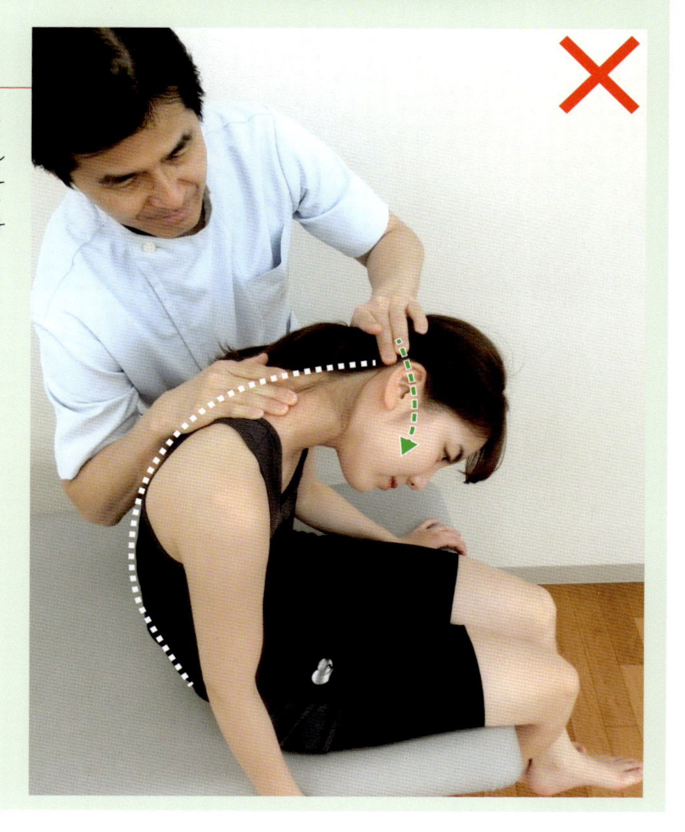

腰部多裂筋（表層・中間層・深層） multifidus muscle of the lumbar

	起始	停止
浅層の多裂筋	後上腸骨棘（PSIS）周辺	第1腰椎棘突起
	上部背側仙腸靭帯	第2腰椎棘突起
	下部背側仙腸靭帯	第3腰椎棘突起
	仙骨下部背面外側	第4腰椎棘突起
	正中仙骨稜の両側	第5腰椎棘突起
中間層・深層の多裂筋	2つ下位の乳頭突起ならびに椎間関節	各棘突起

支配神経	脊髄神経後枝内側枝

■テクニカルヒント

筋の走行・機能	■腰部の側方を通る	▶ 腰部の同側への側屈作用をもつ
	■腰部の（屈曲・伸展軸より）後方を通る	▶ 腰部の伸展作用をもつ
	■腰部の内旋・外旋軸の後方を外側へ引く	▶ 腰部の反対側への回旋作用をもつ（ただし，腰椎椎間関節の形態上，回旋は起こりにくい）
固定操作ポイント	■棘突起が同側移動・下制方向に引かれる	▶ 棘突起を反対側回旋・挙上方向に固定する

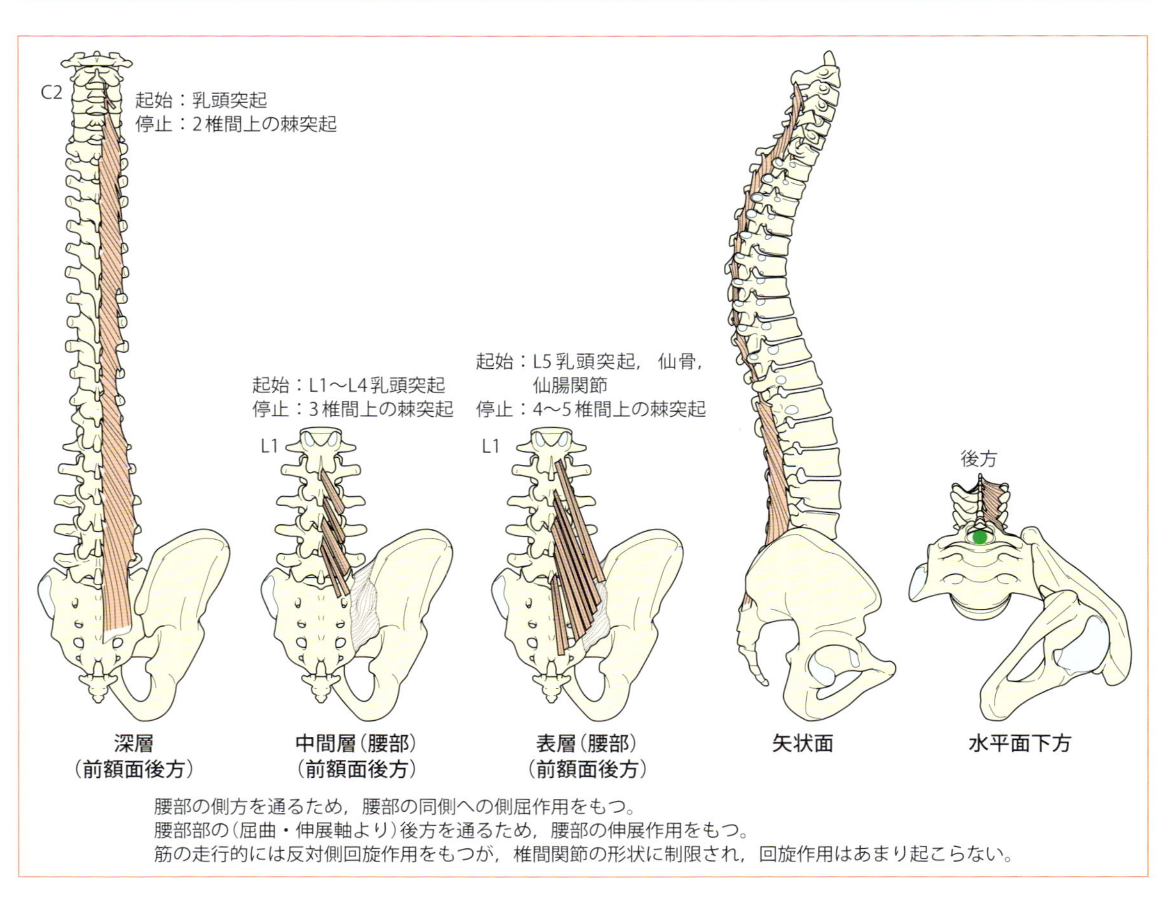

腰部の側方を通るため，腰部の同側への側屈作用をもつ。
腰部部の（屈曲・伸展軸より）後方を通るため，腰部の伸展作用をもつ。
筋の走行的には反対側回旋作用をもつが，椎間関節の形状に制限され，回旋作用はあまり起こらない。

伸張操作ポイント	■腰部を反対側への側屈・屈曲方向に伸張操作する ■あくまでも関節運動を意識しすぎず，起始・停止を遠ざけることを意識する
その他ポイント	■本項では浅層と深層とに分けて記載するが，より詳細に，浅層・中間層・深層に分類する場合もある（前頁図）

図5-1　腰部多裂筋（浅層）のストレッチング-全体像

対象者は右側を上にした側臥位とする。
セラピストは右母指の指腹を，浅層腰部多裂筋の停止部である棘突起の右下方に置いて固定する。
次いで，左中指の掌側を筋起始部に置いて，中指の爪を筋の走行上に位置させる。セラピストの右母指と左中指爪との距離が遠ざかるよう伸張操作する。
具体的には，右骨盤の下制・後傾・ごくわずかな反対側への回旋操作となる。

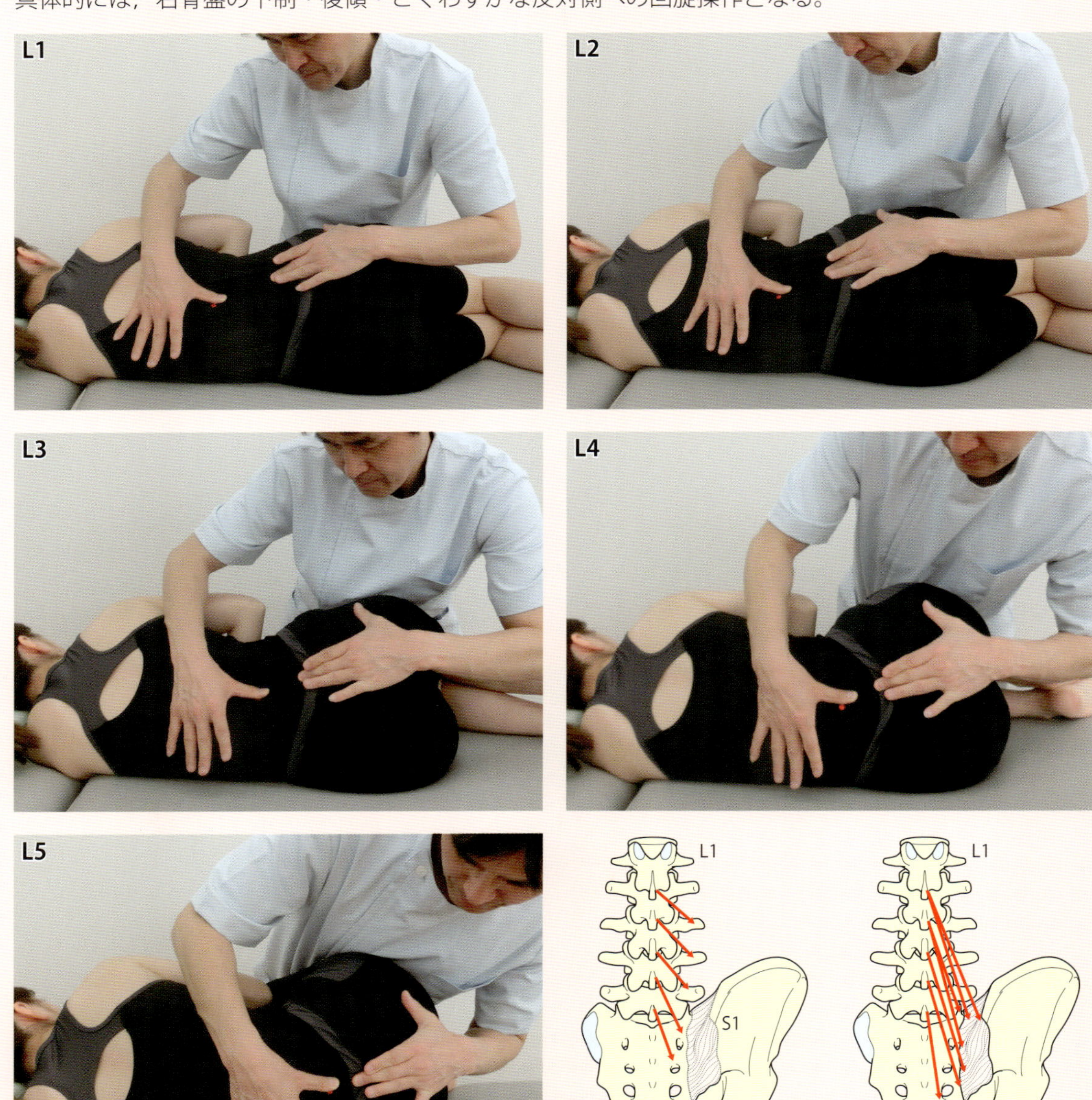

図5-2 腰部多裂筋(浅層)の開始肢位と起始停止イメージ

対象者は右側を上にした側臥位とし，股関節の屈曲に伴う腰椎の屈曲を利用する。
第1腰椎に停止する腰部多裂筋のストレッチングを行う場合，股関節は伸展位付近をとる。伸張する走行に応じて股関節の屈曲角度を変え，第5腰椎に停止する多裂筋のストレッチングでは股関節深屈曲位をとる。上下の腰椎の長軸(上下の椎骨の椎間関節面)を一致させることが目的である。

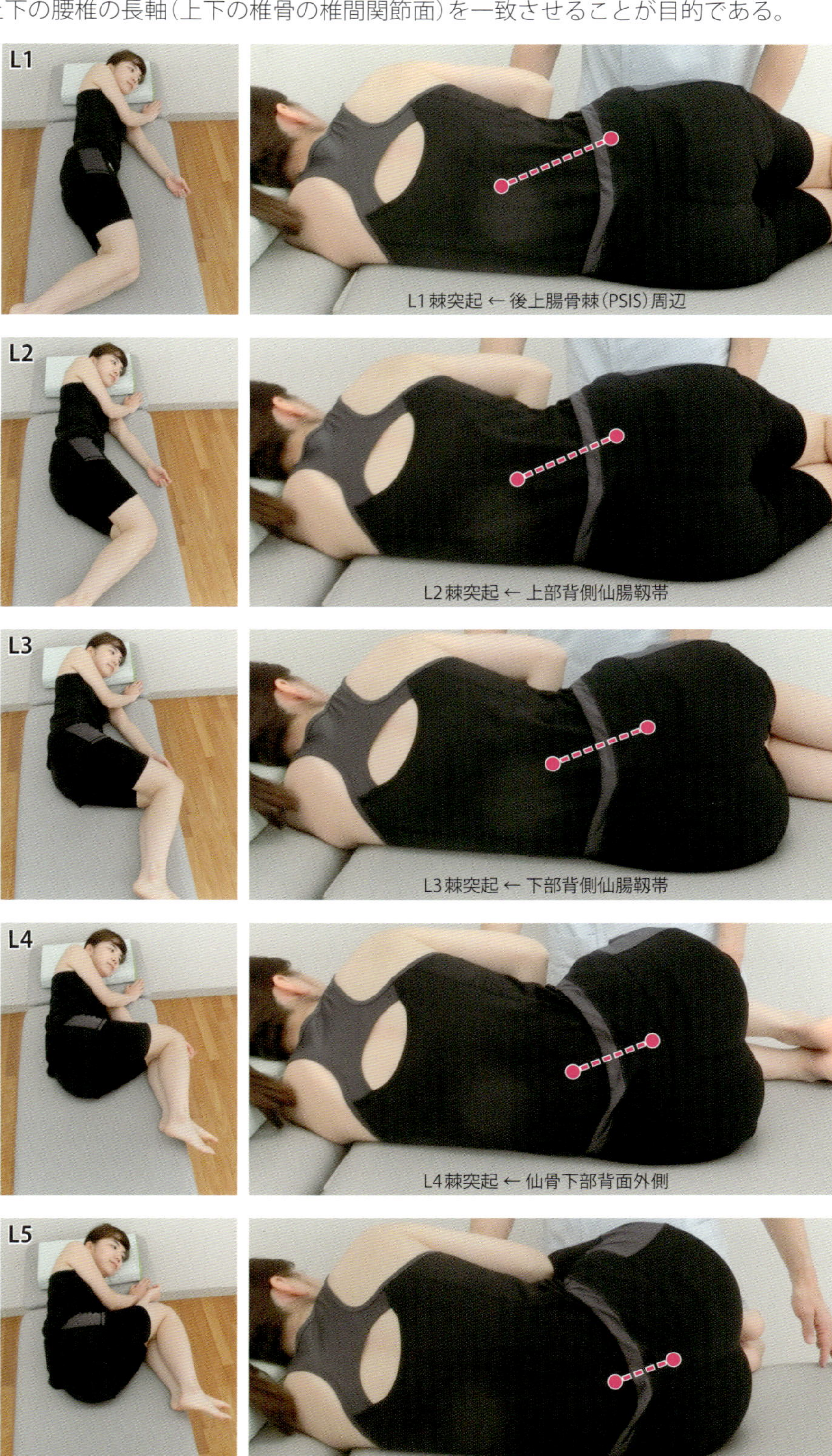

図 5-3　腰部多裂筋（浅層）の伸張操作手順

セラピストは右母指の指腹を，筋停止部である棘突起の右下方に置いて固定する（①）。次いで，左中指の掌側を起始部に置き，中指の爪を筋の走行上に位置させ（②），セラピストの右母指と左中指の爪とが遠ざかるよう伸張操作する（③）。

L1〜L5にかけて，多裂筋の角度が徐々に水平化していくことに注意する。結果的に，右骨盤の下制・後傾・ごくわずかな反対側への回旋操作となる。

右骨盤の下制を意識しすぎて，骨盤を回すような操作にならないよう注意する（図5-4参照）。

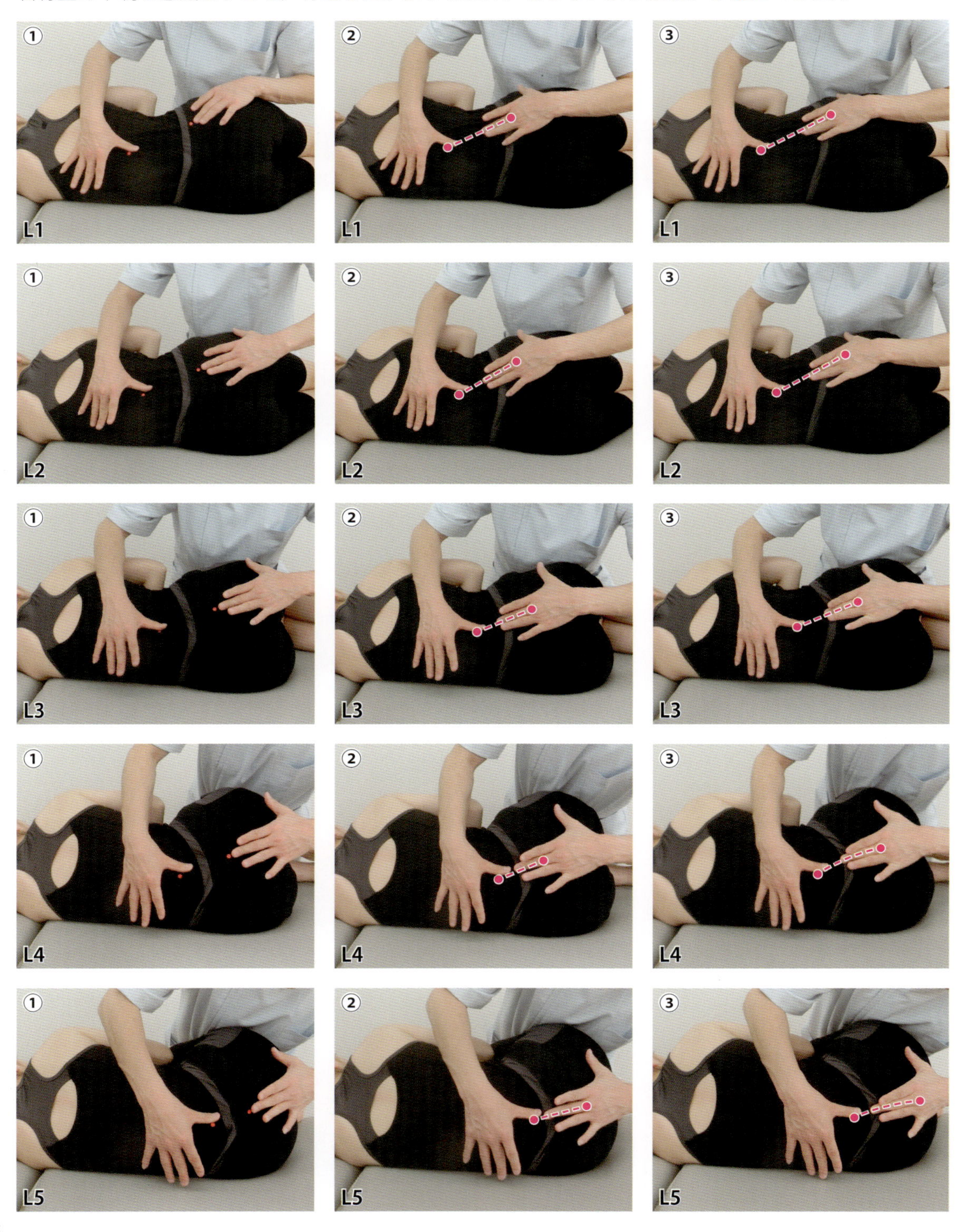

図 5-4　腰部多裂筋（浅層）の伸張操作：注意事項

セラピストは，多裂筋の起始・停止を三次元的に伸張するよう意識する。側屈（骨盤下制）・屈曲・骨盤の反対側回旋が，それぞれわずかに生じるように操作することになる（上段）。
前額面上で骨盤を回すような操作ばかりにならないよう注意する（下段）。

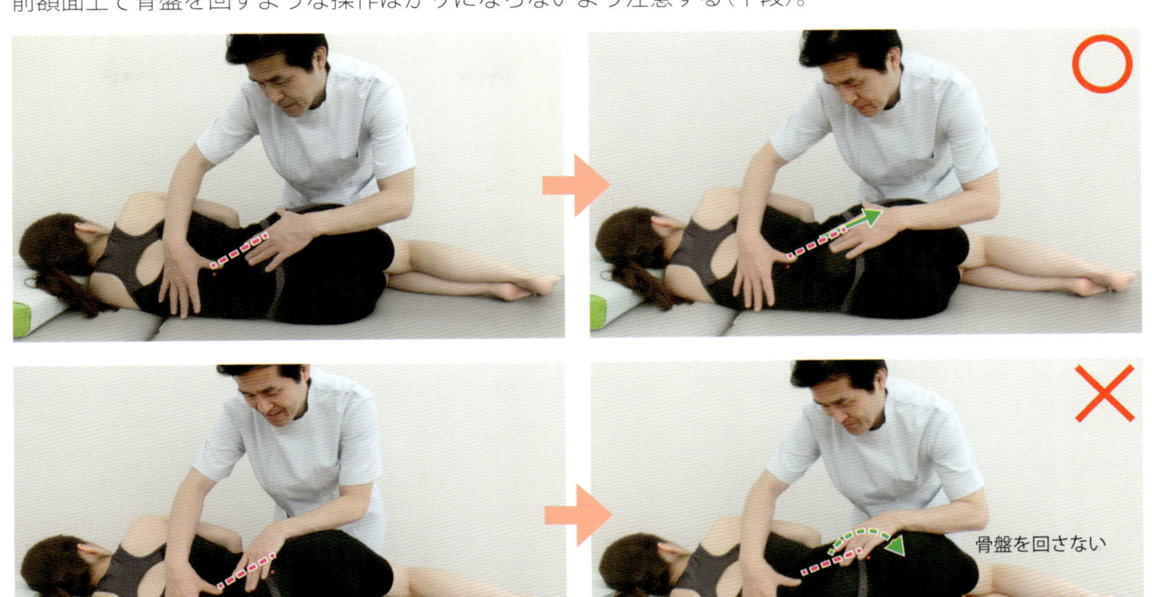

図 5-5　腰部多裂筋（深層）の伸張操作手順

セラピストは右中指を対象者の上位棘突起上に，右示指を棘突起間に指を置く（①）。左中指の先端を下位の棘突起下に置くと，右示指と左中指の間隔が下位棘突起長になる（②）。棘突起長の下 1/3 の位置，棘突起のすぐ右に左示指を置く。その外側が椎間関節の位置の目安となる（③）。
セラピストは右母指を上位棘突起の右下方に置いて固定してから（④），③で確認した椎間関節の外側（下位腰椎の上関節突起・乳頭突起）に左中指を置きかえる（⑤）。セラピストは右母指の爪と左中指の爪とが三次元的にまっすぐ遠ざかるよう伸張する（⑥）。
結果として，屈曲・左側屈・下位腰椎の反対側回旋がわずかに生じる。慣れてくると椎間関節でのわずかな動きを感じられるようになる。

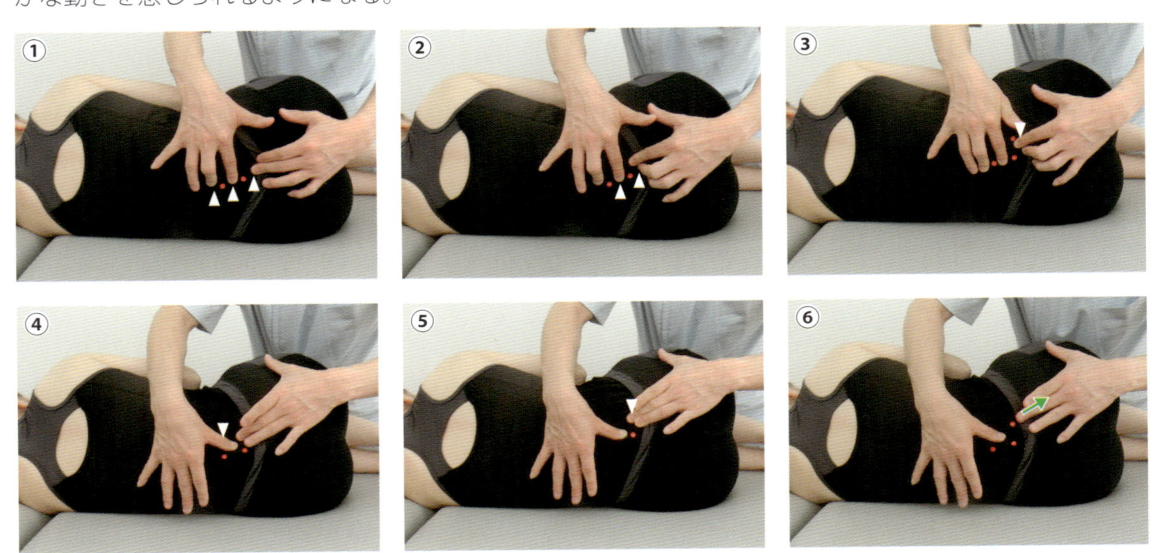

腰方形筋 quadratus lumborum muscle

起始	第1～第4腰椎の肋骨突起と腸骨稜	支配神経	肋下神経，腰神経叢
停止	第12肋骨と腰椎の肋骨突起	髄節レベル	第12肋間神経

■テクニカルヒント

筋の走行・機能	■腰部の側方を通る	▶腰部の同側への側屈作用・骨盤の挙上作用をもつ
	■腰部の（屈曲・伸展軸より）後方を通る	▶腰部の伸展作用・骨盤の前傾作用をもつ
	■腰部の内旋・外旋軸の後方を外側へ引く	▶腰部の反対側への回旋作用・骨盤の同側への回旋作用をもつ
固定操作ポイント	■骨盤が同側挙上・後傾・同側回旋してしまう	▶骨盤を下制・前傾・反対側回旋に固定する
伸張操作ポイント	■下部肋骨を前方より押し込む	
	■腰椎を反対側側屈・屈曲・反対側回旋方向に操作し伸張する	

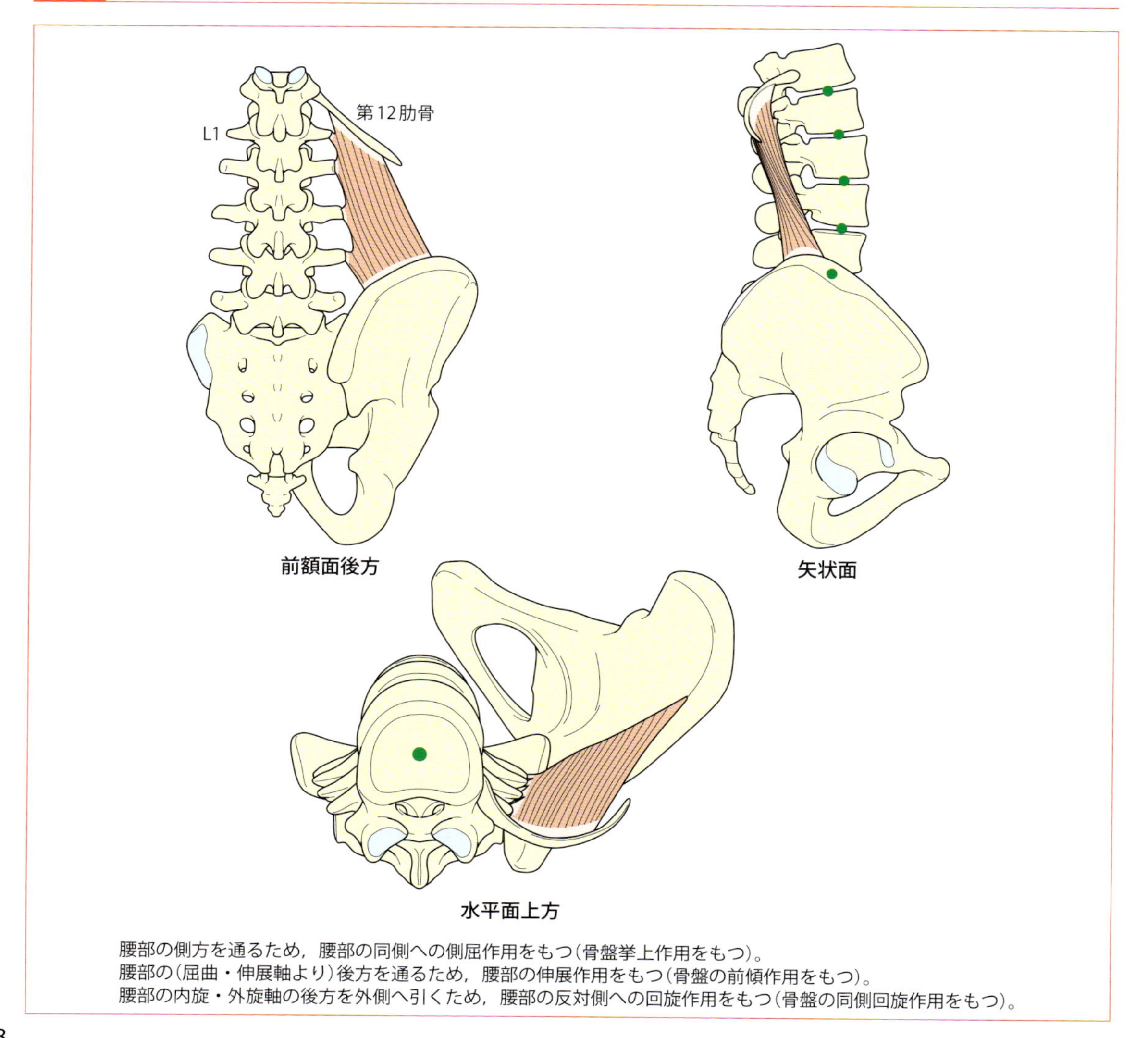

腰部の側方を通るため，腰部の同側への側屈作用をもつ（骨盤挙上作用をもつ）。
腰部の（屈曲・伸展軸より）後方を通るため，腰部の伸展作用をもつ（骨盤の前傾作用をもつ）。
腰部の内旋・外旋軸の後方を外側へ引くため，腰部の反対側への回旋作用をもつ（骨盤の同側回旋作用をもつ）。

図6-1　腰方形筋のストレッチング-全体像

対象者は背臥位をとり，右の股関節・膝関節を90°程度の屈曲位として，骨盤を左へ回旋する。上体は背臥位を保ち，体幹を右にひねった状態となる。

セラピストは対象者の骨盤が右回旋するのを防ぐため，左前腕で右骨盤を左回旋方向へ操作し固定する。対象者は筋緊張が向上しない程度に軽く腹式呼吸で吸気を行い，体幹を安定させておく。セラピストは右手で対象者の右肋骨下部を押し，体幹を右へ回旋させ伸張する。

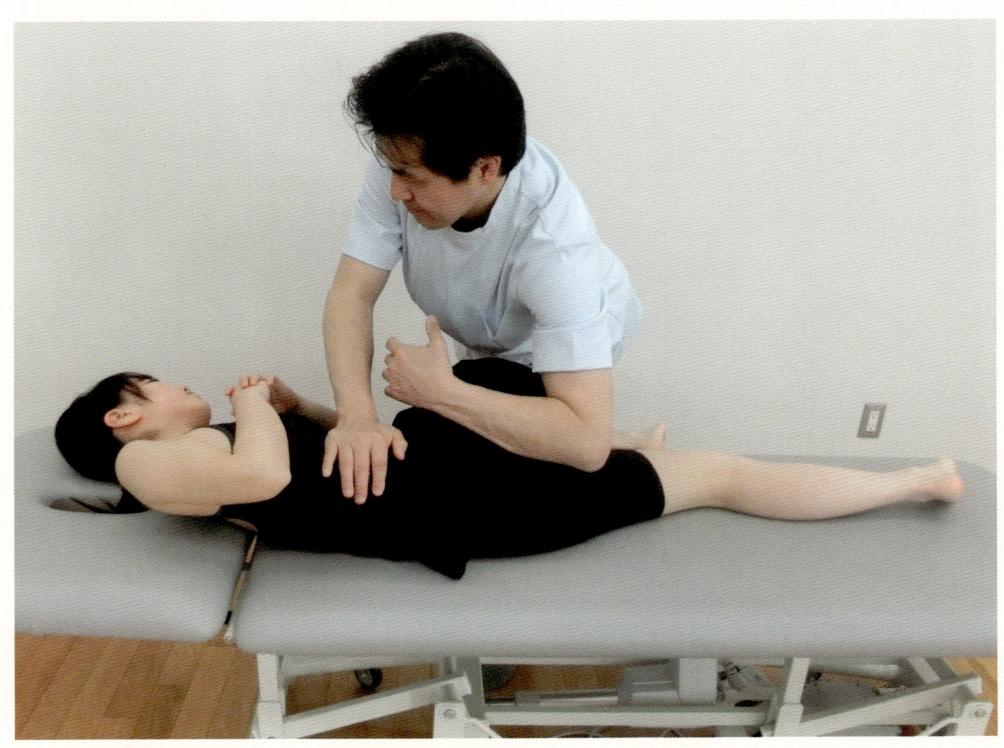

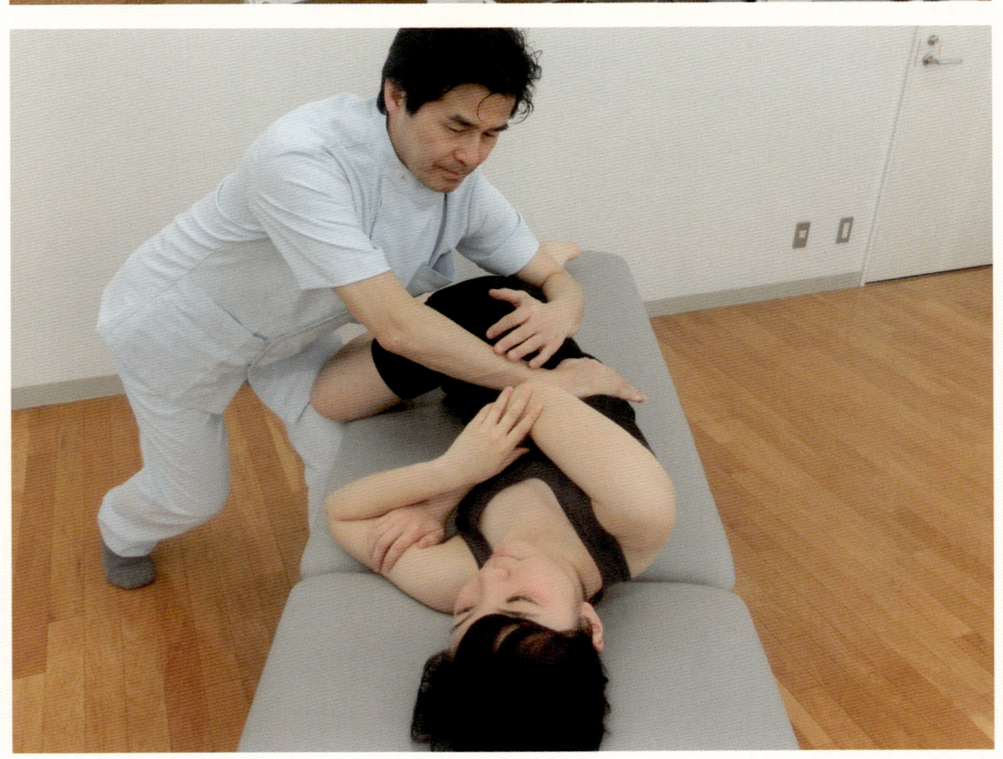

図6-2　腰方形筋の固定準備

対象者は背臥位をとり，右股関節・膝関節を屈曲してから左へ回旋させ，下部体幹を左側へ捻る。これにより，骨盤は左へ回旋したポジションになり，相対的に上部体幹は右回旋位となる。

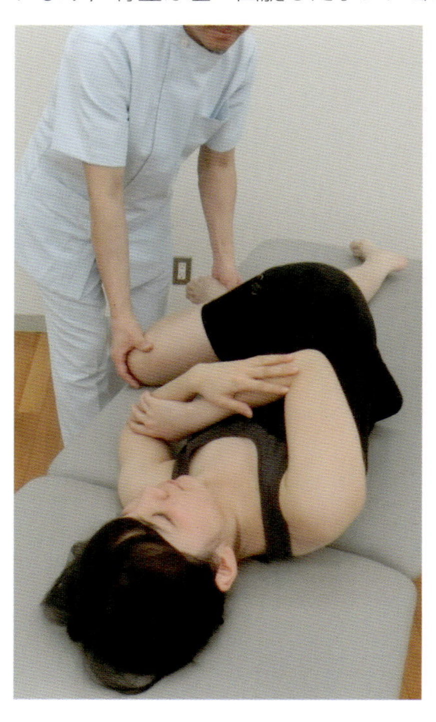
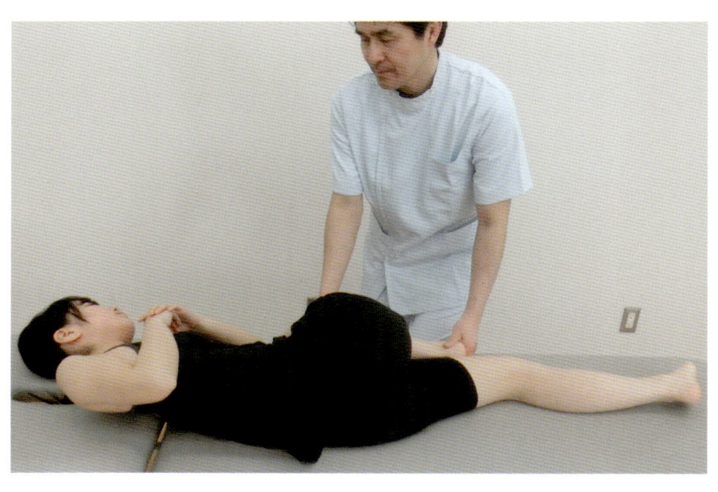

図6-3　腰方形筋の固定操作

右股関節屈曲の影響で，大殿筋などの股関節伸筋群により骨盤が後傾位となりやすい。そのため，骨盤が後傾位になりすぎないよう，セラピストの左前腕から手部を用いて，骨盤を前傾方向に固定する。

対象者の屈曲した右下肢は，セラピストの大腿部などにあて，骨盤を保持しているセラピストの左前腕との間に挟んで確実に保持する。

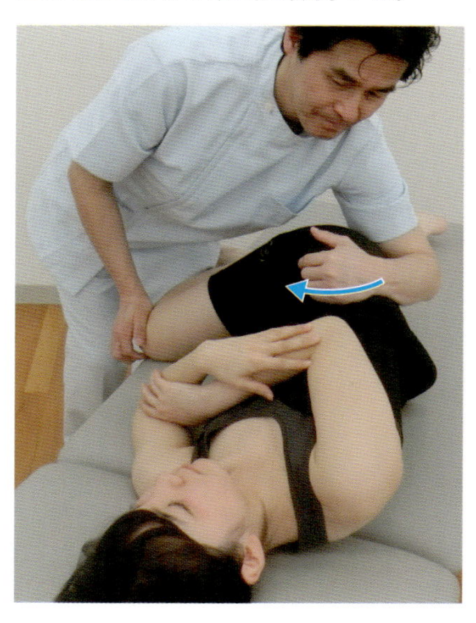
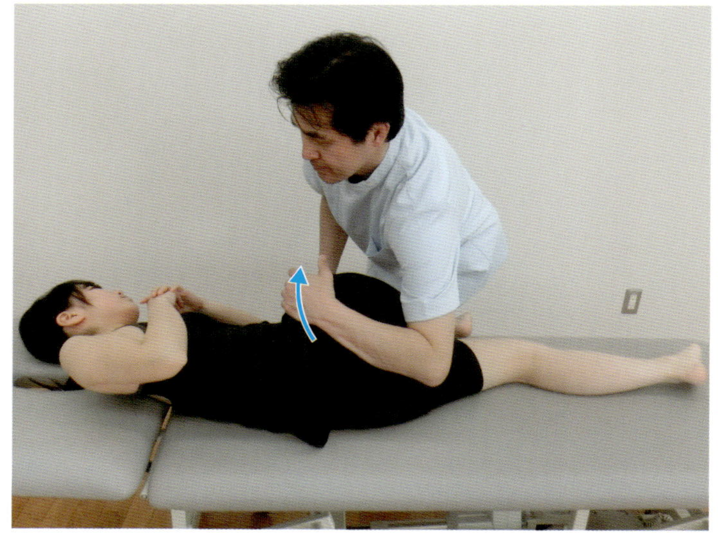

図6-4 腰方形筋の伸張操作

対象者の骨盤左回旋位・後傾防止を維持し固定する。セラピストは対象者の右胸郭下部に前方から右手掌部をあてる。肋軟骨の損傷を避けるため，対象者は少し息を吸って下部胸郭を安定させておく。

①セラピストは骨盤固定が緩まないよう気を付けつつ，対象者の下部胸郭にあてている右手掌を押し，体幹を右回旋方向へ操作する。

②セラピストが伸張操作を最終域で保持したまま，対象者がリラックスを保ちながら少し息を吐くと，さらに伸張が得られる。対象者が「軽く息を吸ってからリラックスして息を吐く」を繰り返すことで伸張する。

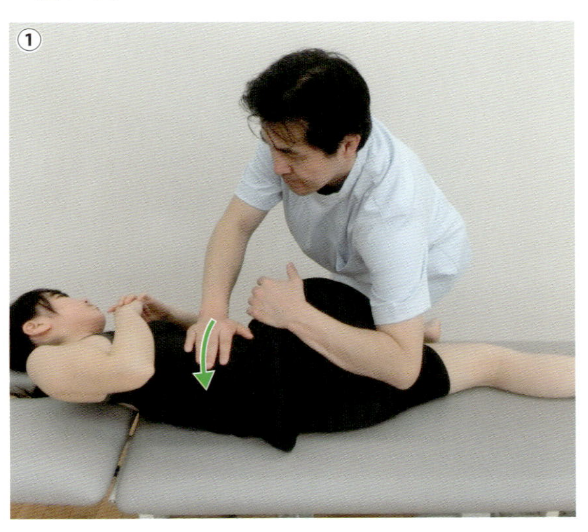

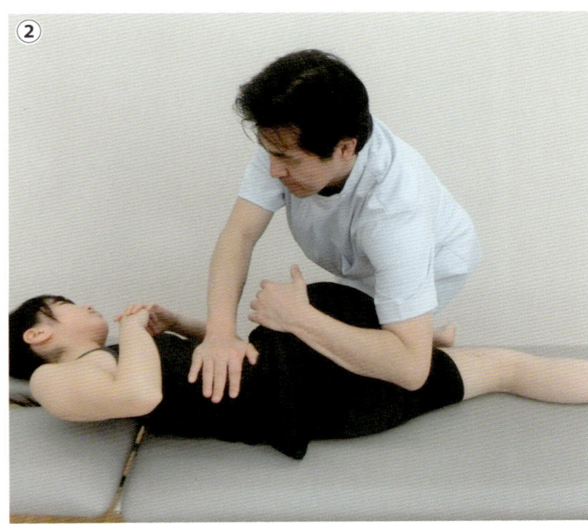

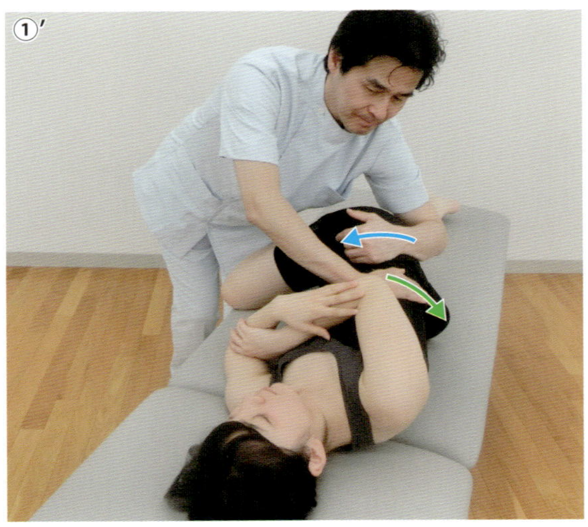

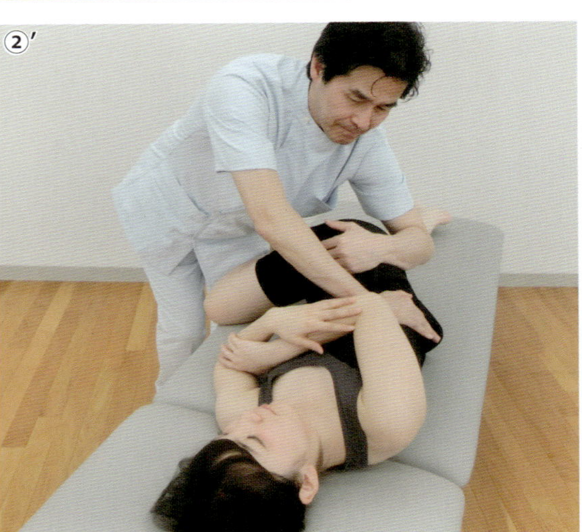

腹直筋 rectus abdominis muscle

起始	恥骨結合，恥骨結節	支配神経	肋間神経
停止	第5～第7肋軟骨，剣状突起の前面	髄節レベル	T7～T12

■テクニカルヒント

筋の走行・機能	■体幹の側方を通る	▶ 同側への側屈作用をもつ
	■体幹の前方を通る	▶ 体幹の屈曲作用・骨盤の後傾作用をもつ
	■回旋作用はもたない	
固定操作ポイント	■胸郭が下制してしまう	▶ 下部肋軟骨を挙上方向に固定する
伸張操作ポイント	■筋腹を徒手的に下方へ伸張操作する	

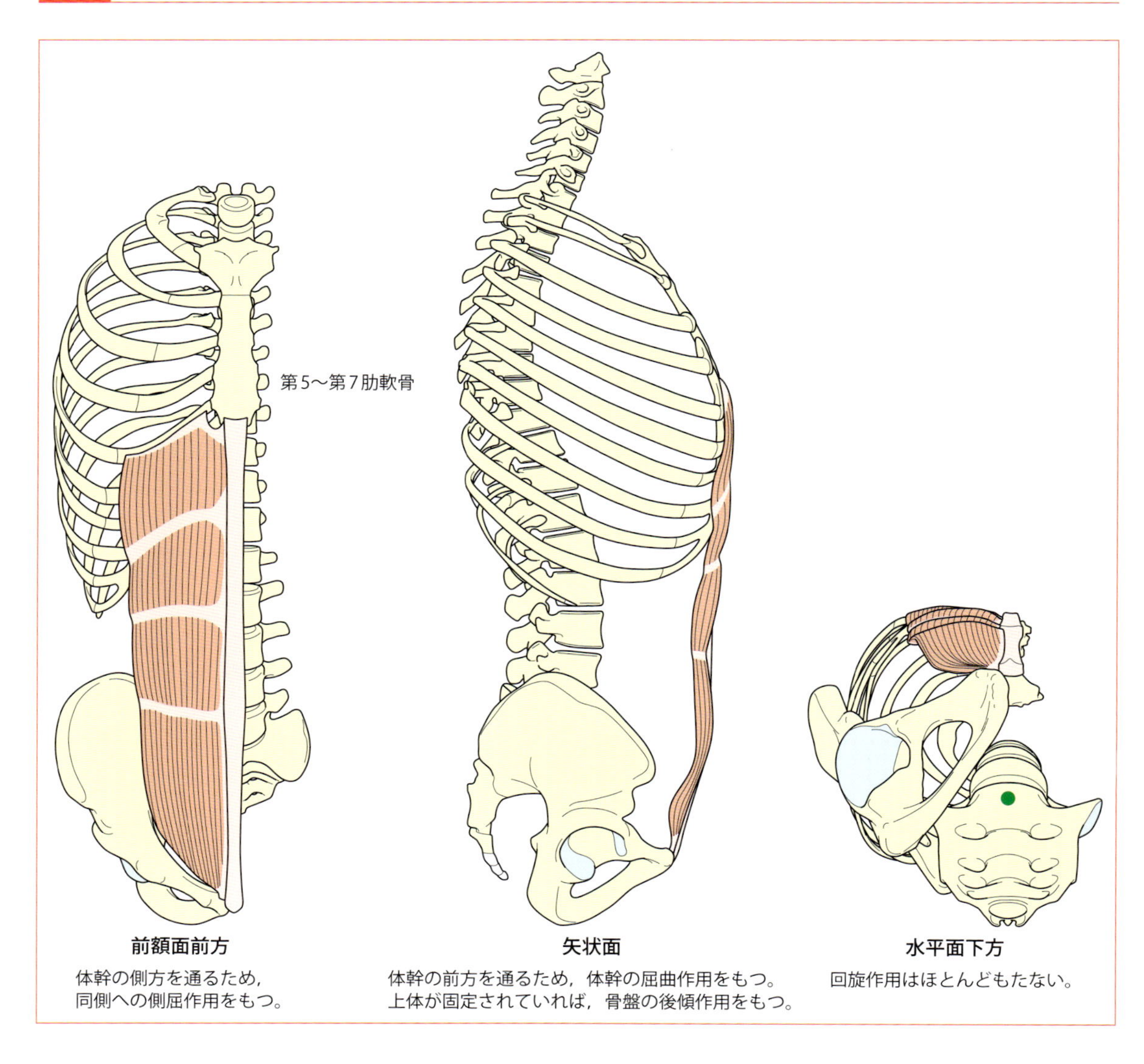

前額面前方
体幹の側方を通るため，同側への側屈作用をもつ。

矢状面
体幹の前方を通るため，体幹の屈曲作用をもつ。上体が固定されていれば，骨盤の後傾作用をもつ。

水平面下方
回旋作用はほとんどもたない。

図7-1　腹直筋のストレッチング-全体像

対象者を背臥位とする。セラピストはまず，対象者の剣状突起および右肋軟骨下縁を触診する。触診で確認した右肋軟骨の下方に左母指をあて，肋骨が下制してくるのを防止する。そのすぐ下方に右手の指腹を置き，尾側へ牽引しストレッチングする。写真は第7肋軟骨付近を触診し固定して行っているが，腹直筋の起始は第5肋軟骨からなので，その部位を固定して行ってもよい。
なお，腹直筋は多腹筋（シックスパック）であるので，腱画間の筋腹をそれぞれ伸張することが望ましい。

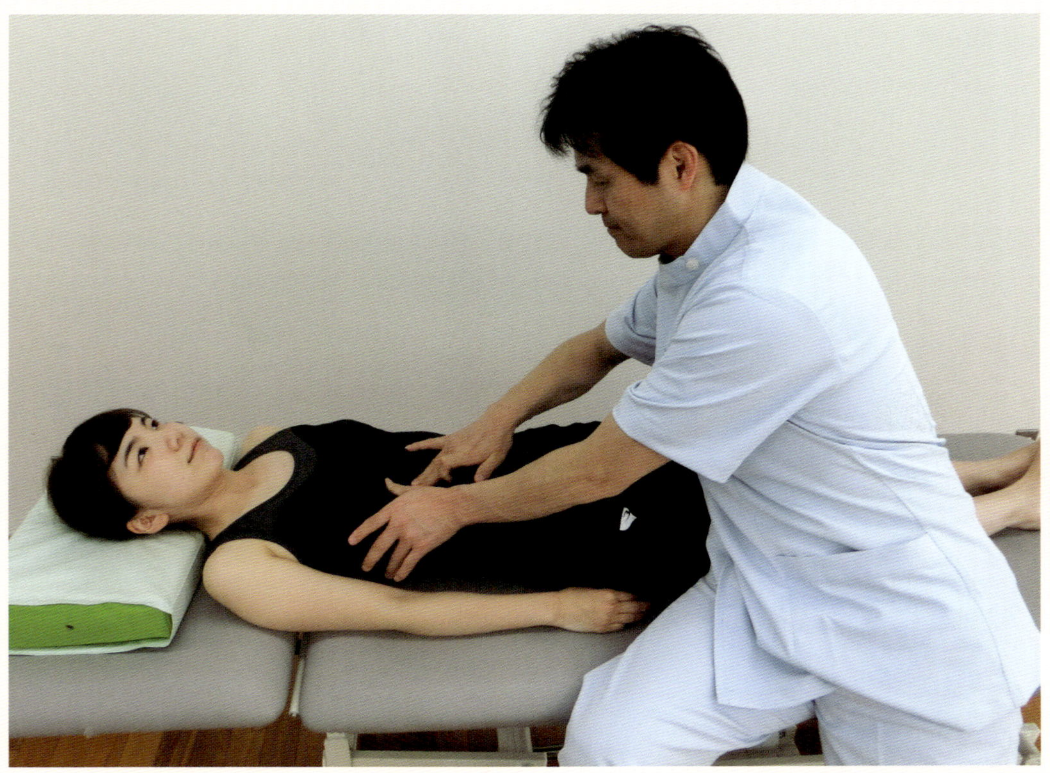

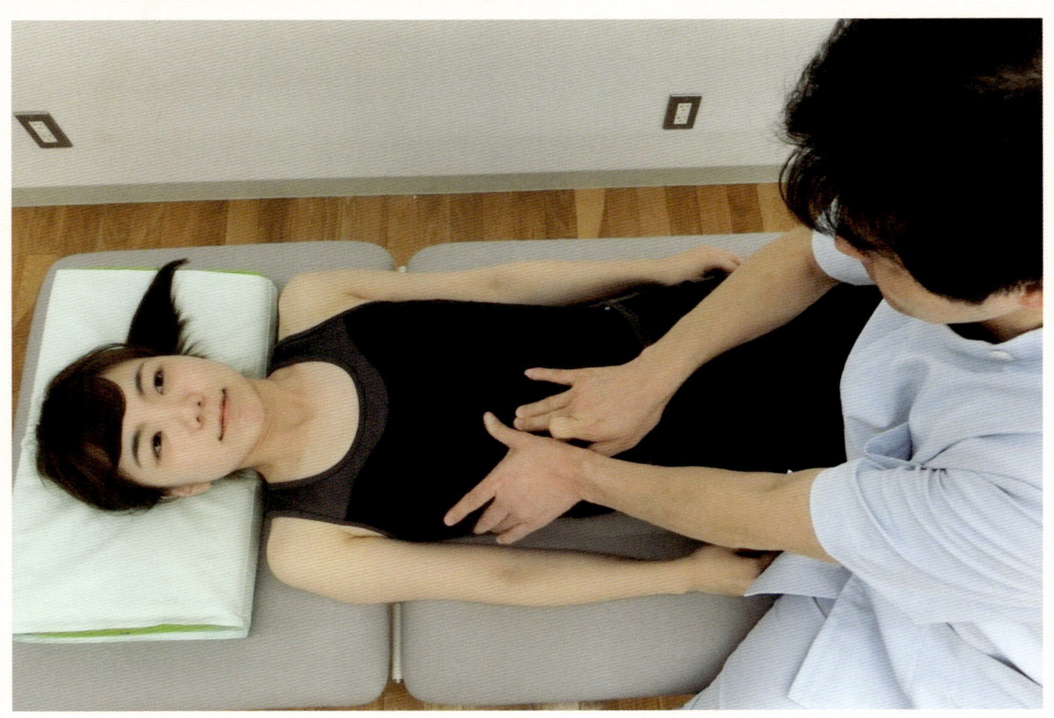

図7-2　腹直筋の固定操作

対象者を背臥位とする。セラピストは剣状突起および右肋軟骨下縁を触診し（①），左母指の指腹全体を肋軟骨下縁に下からあてる（②）。このとき，後の伸張操作で肋骨が下制してくるのを防止するため，肋軟骨を少し腹側に浮かすように指を置く。

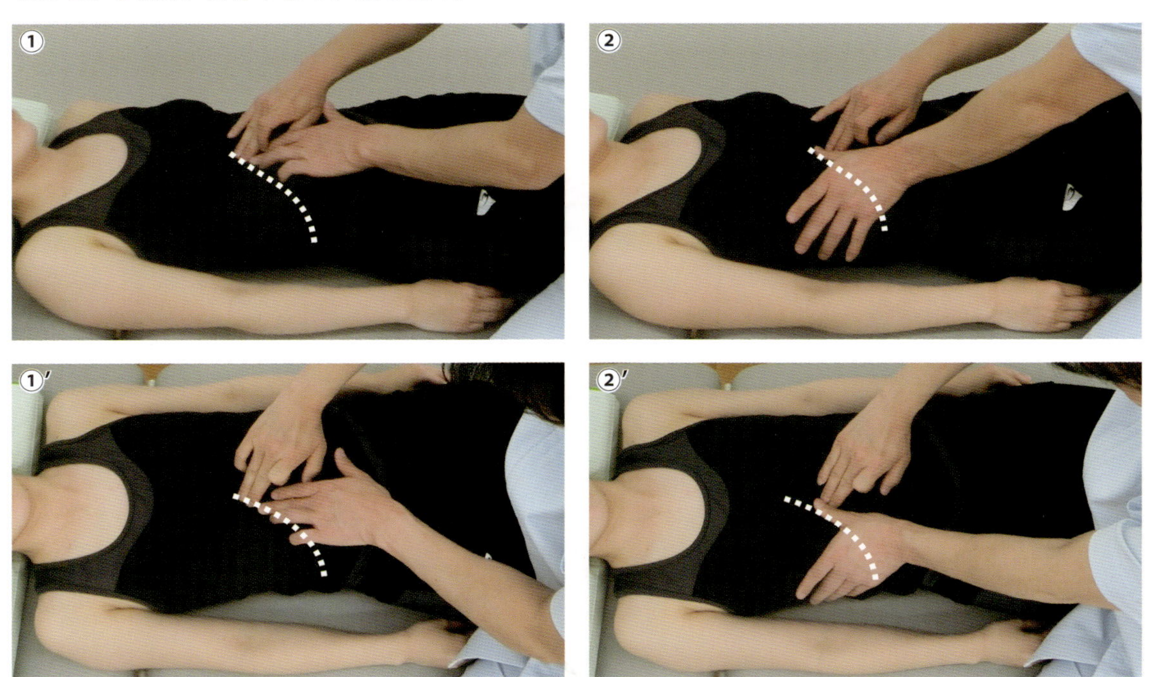

図7-3　腹直筋の伸張操作手順

セラピストは固定している左母指のすぐ下方に，右手指末節部の指腹を置く（③）。腹直筋を捉えたら，起始側（骨盤側）に向かって牽引し伸張する（④）。その際，やや深層に向かって操作すると，より伸張方向への操作となり，上滑りもしない。

多腹筋なので，それぞれの筋腹に対し同様に伸張操作を行う。その際の固定は，筋腹上端の腱画部とする。

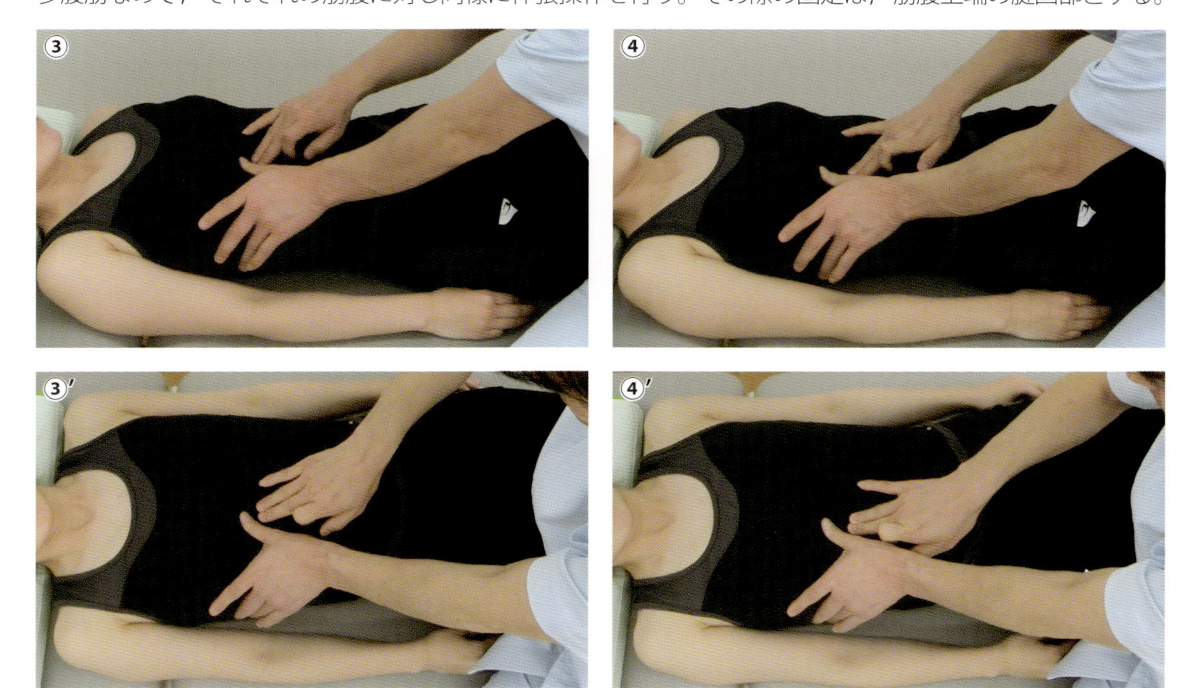

図7-4　腹直筋の伸張操作（別法）

対象者は腹臥位となり，上肢で上体を起こす。これだけで，ある程度は腹直筋が伸張される。セラピストは両手で骨盤を外側から把持し，前傾方向へ操作し伸張する。
腰痛の発生に注意し，徐々に伸張操作を加えるようにする。

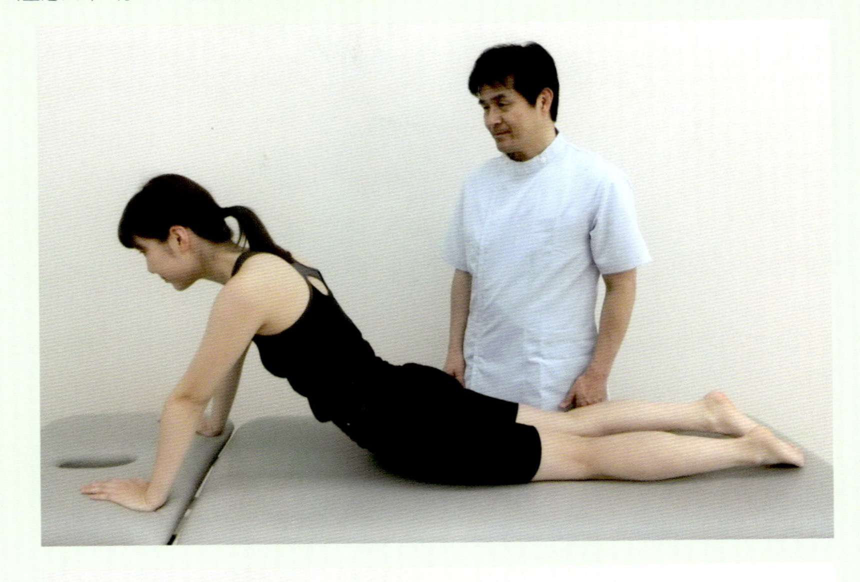

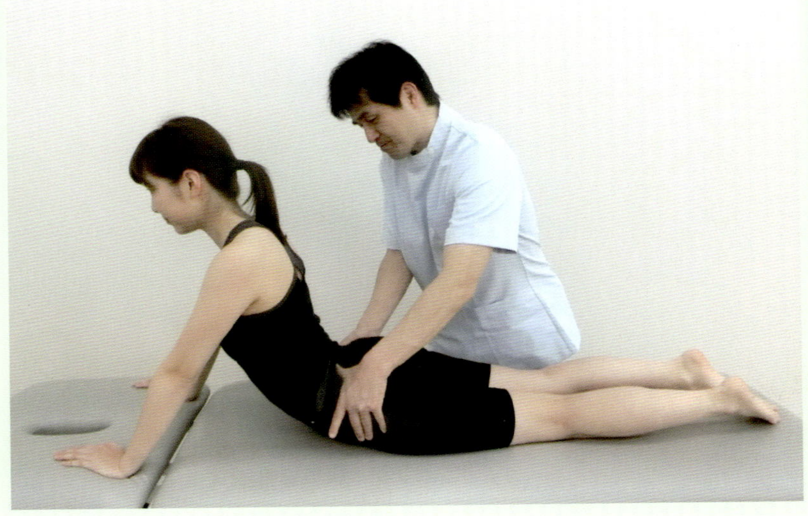

外腹斜筋 external oblique muscle

起始	7〜8個の筋尖をもって第5〜第12肋骨の外面	支配神経	肋間神経
停止	最後部は腸骨稜外唇，他の部分は腱膜となり鼠径靱帯，恥骨稜，腹直筋鞘を介し白線	髄節レベル	T5〜T12

■テクニカルヒント

筋の走行・機能	■体幹の側方を通る	▶ 体幹同側への側屈作用をもつ
	■体幹の前方を通る	▶ 体幹の屈曲作用をもつ
	■体幹外側を前方に引く	▶ 体幹の反対側への回旋作用をもつ
固定操作ポイント	■胸郭が下制・内方変位してしまう	▶ 下部肋軟骨を挙上・外側方向に固定する

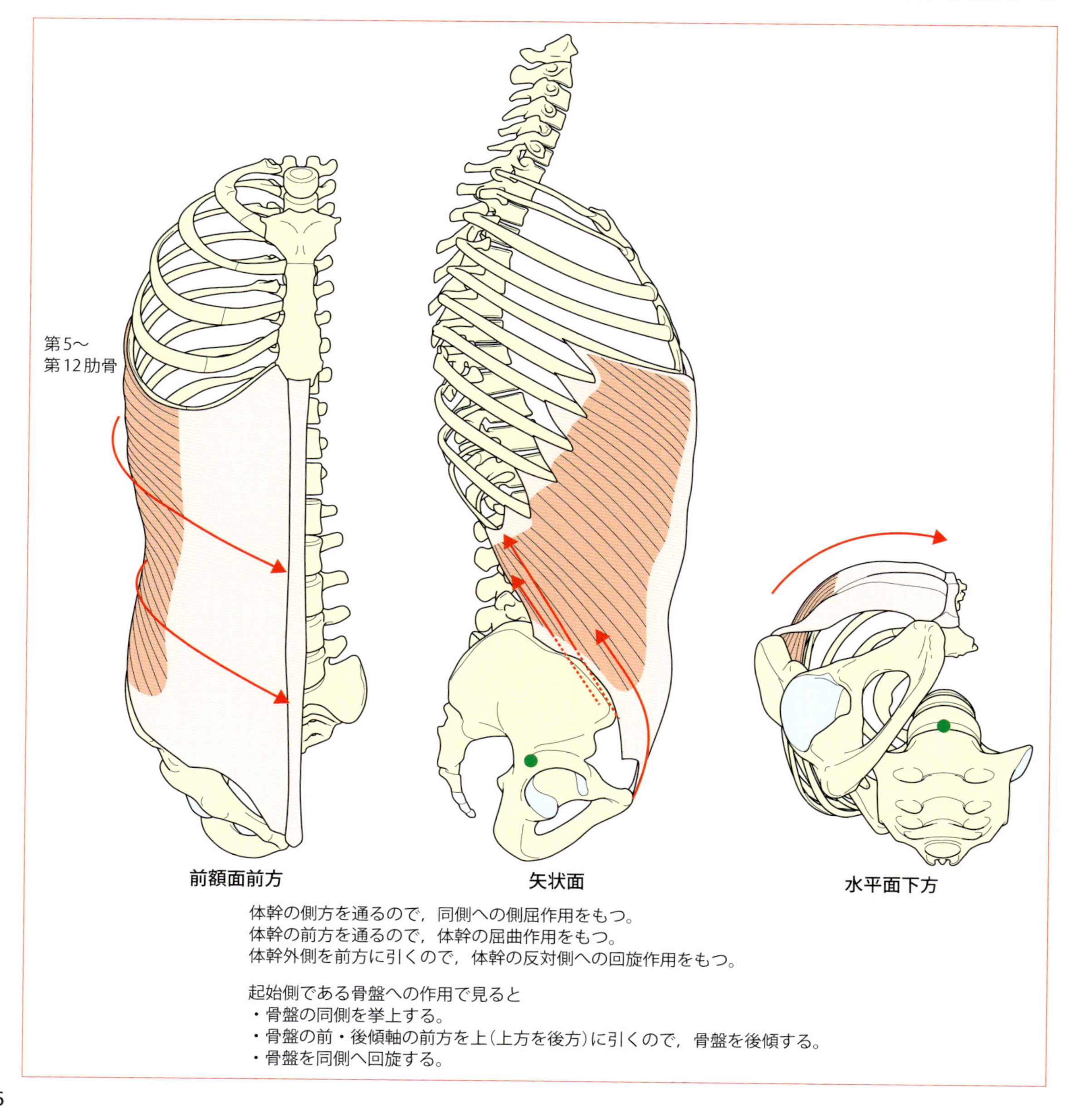

体幹の側方を通るので，同側への側屈作用をもつ。
体幹の前方を通るので，体幹の屈曲作用をもつ。
体幹外側を前方に引くので，体幹の反対側への回旋作用をもつ。

起始側である骨盤への作用で見ると
- 骨盤の同側を挙上する。
- 骨盤の前・後傾軸の前方を上（上方を後方）に引くので，骨盤を後傾する。
- 骨盤を同側へ回旋する。

伸張操作ポイント	■骨盤の同側下制，体幹伸展，骨盤の反対側回旋操作で伸張する
その他ポイント	■胸式呼吸（吸気）も利用する

図8-1　外腹斜筋のストレッチング-全体像

対象者は背臥位となり，両股関節・膝関節を屈曲して両膝を立てる。その両膝を左側（伸張する筋の反対側）に倒し，骨盤を左へ回旋させる。
セラピストは左手で対象者の右肋軟骨下縁と右肋骨下部を固定し，右小指球を対象者の右腸骨稜にあて，骨盤を前傾・下制・反対側回旋方向へと伸張操作する。

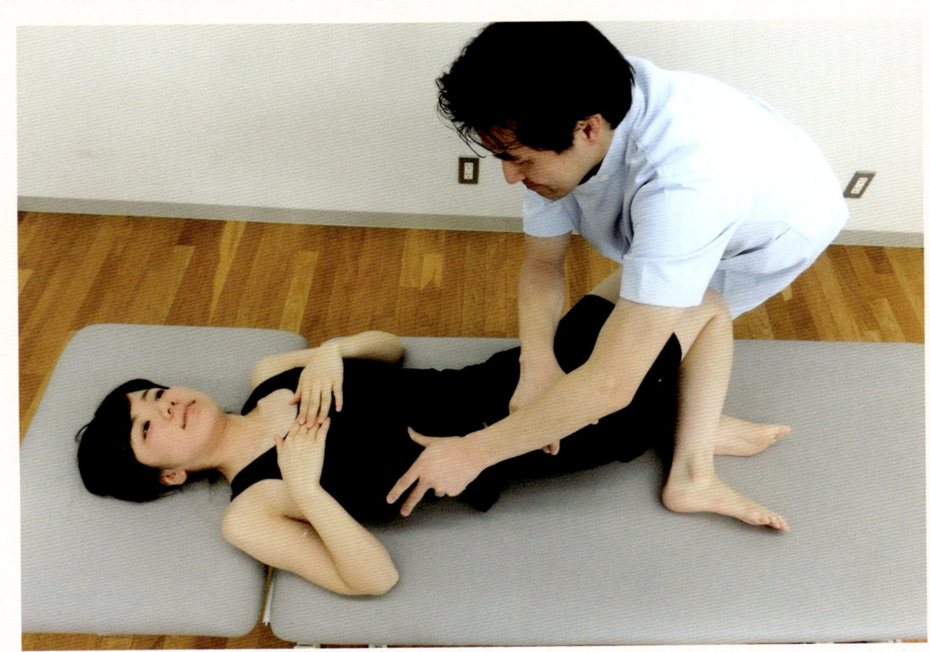

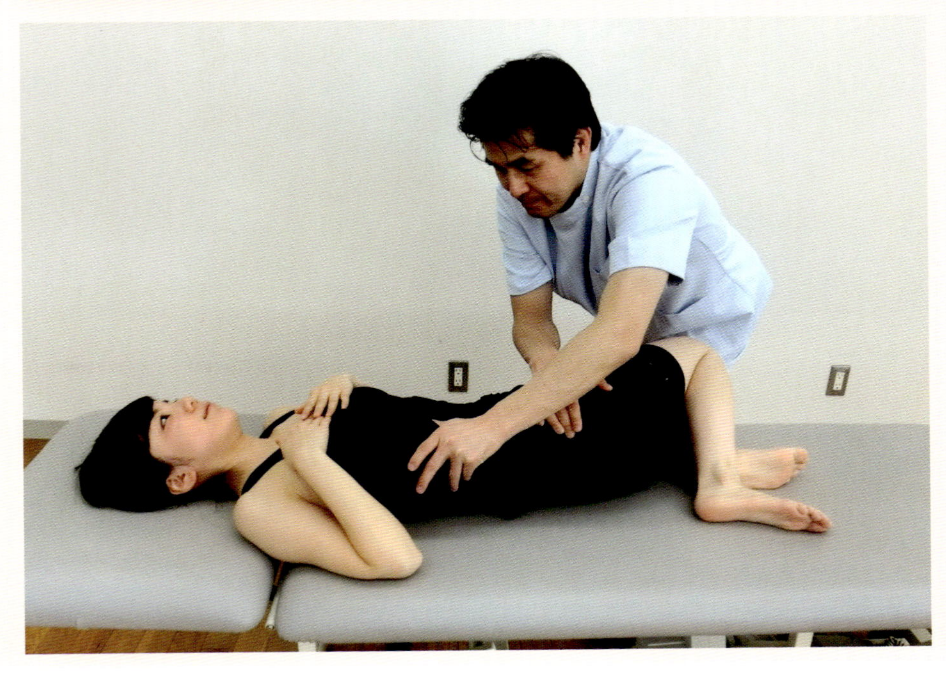

図 8-2　外腹斜筋の伸張準備

対象者は背臥位となり，両股関節・膝関節を屈曲し両膝を立てる。その両膝を左側(反対側)に倒し，骨盤を左へ回旋させ伸張準備を行う。骨盤を回旋させすぎると，後の固定操作がしづらくなるので，対象者の倒した膝を，セラピストの左大腿部で受けるようにする。

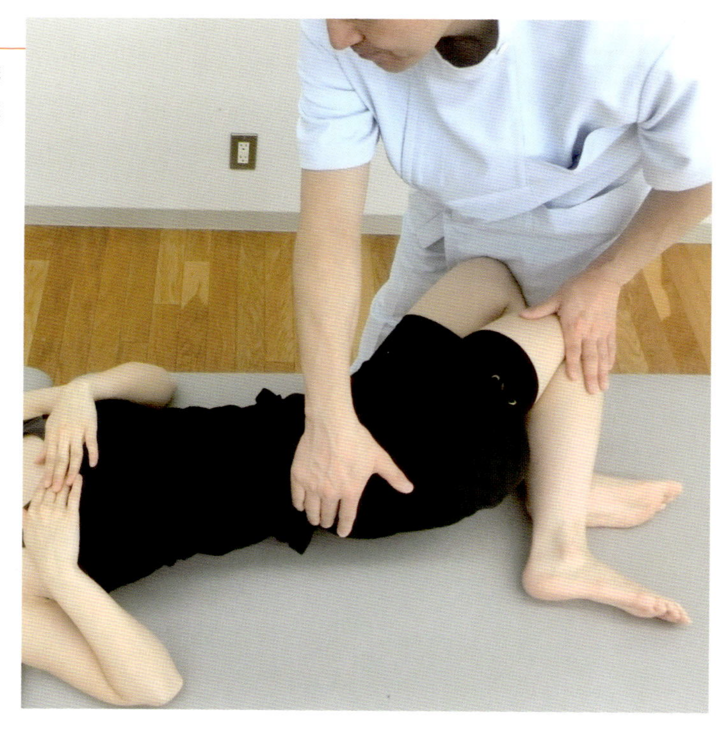

図 8-3　外腹斜筋の固定操作

セラピストは左手を対象者の右肋軟骨下縁と右肋骨下部とに置き，上方・外側に向かって固定する。固定した左手をより効果的に使うには，対象者に胸式での吸気を行ってもらうとよい。吸気により下部肋骨が広がり，肋軟骨が浮き上がることによってセラピストの左母指があてやすくなる。肋軟骨が挙上位から下がらないように止めつつ，他の指で外側の肋骨も上外側方向に固定する。

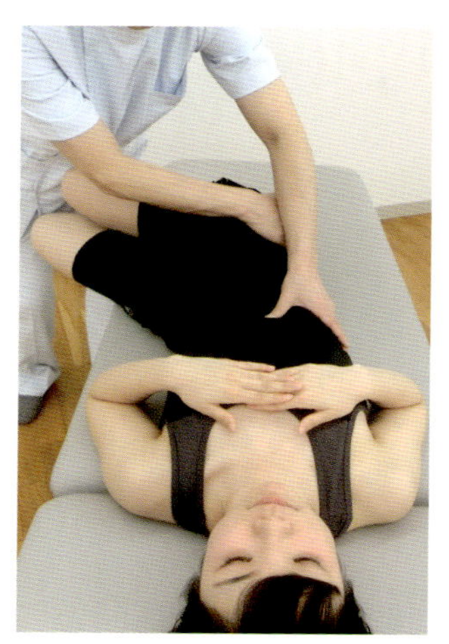

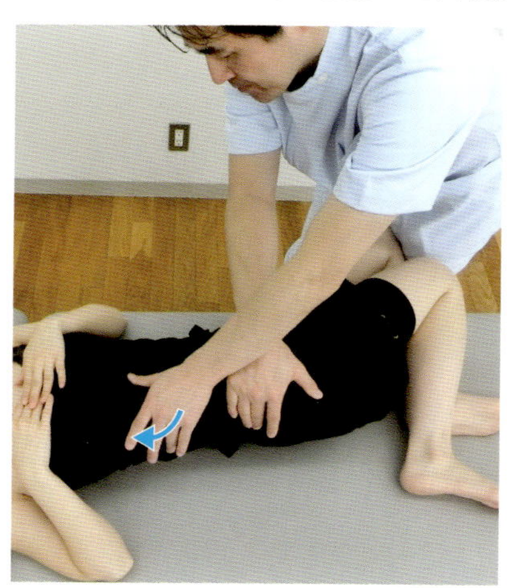

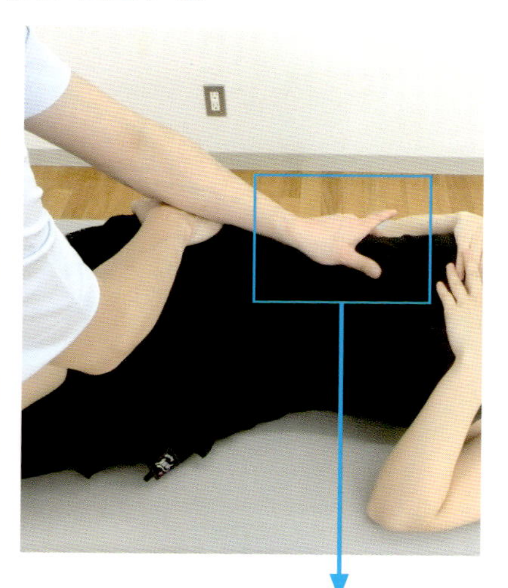

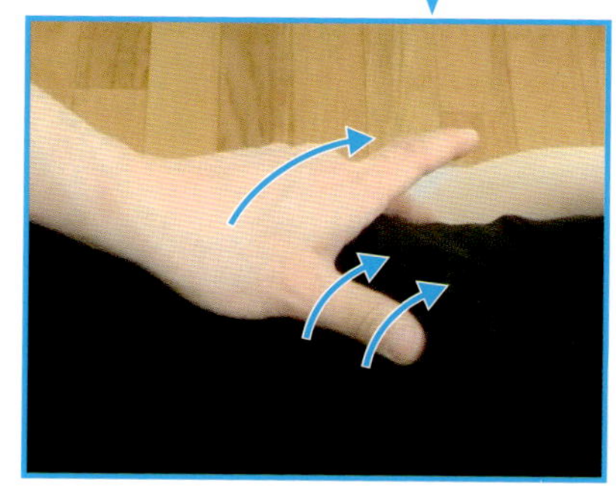

図8-4　外腹斜筋の伸張操作

セラピストは右手の小指球を対象者の右腸骨稜にあて（①），右腸骨稜で骨盤を前傾・下制・反対側への回旋方向に伸張操作する（②）。

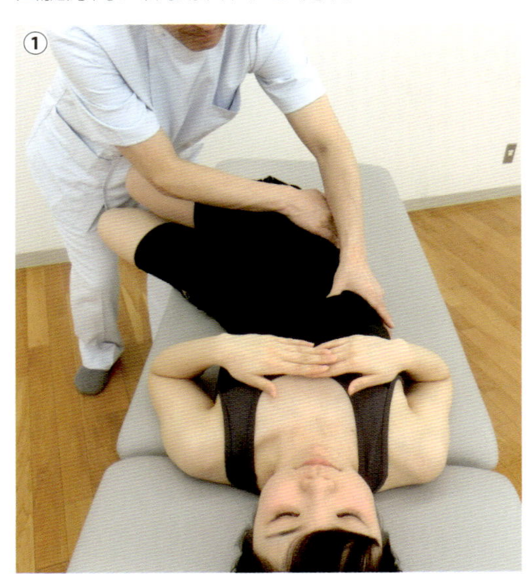

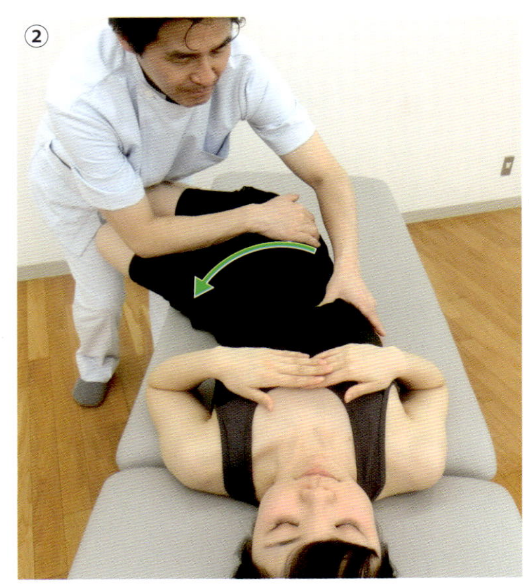

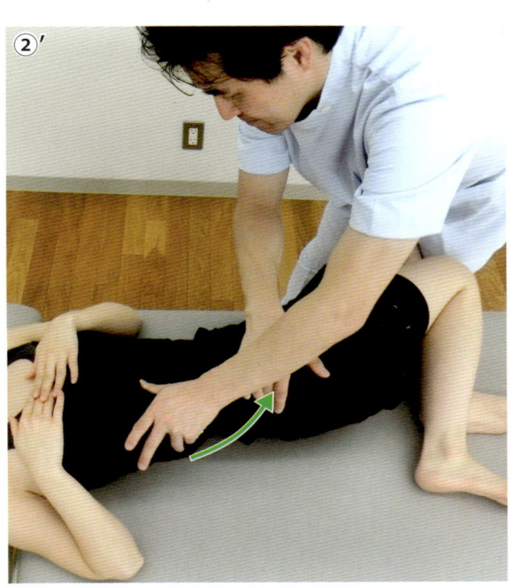

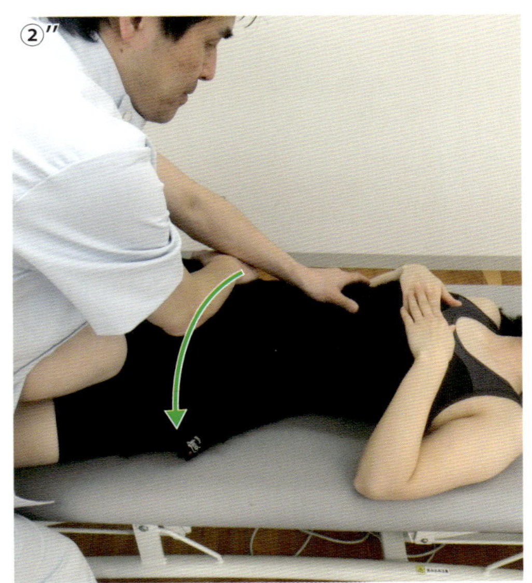

内腹斜筋 internal oblique muscle

起始	腰腱膜，鼠径靭帯，腸骨稜中間線	支配神経	肋間神経
停止	後部の筋束は第11および第12肋骨，その他の部分は腹直筋鞘前葉を介し白線	髄節レベル	T10〜L1

■テクニカルヒント

筋の走行・機能	■体幹の側方を通る	▶ 体幹同側への側屈作用をもつ
	■体幹の前方を通る	▶ 体幹の屈曲作用をもつ
	■体幹外側を前方に引く	▶ 体幹の同側への回旋作用をもつ
固定操作ポイント	■胸郭が下制・内方変位してしまう	▶ 下部肋軟骨を挙上・外側方向に固定する

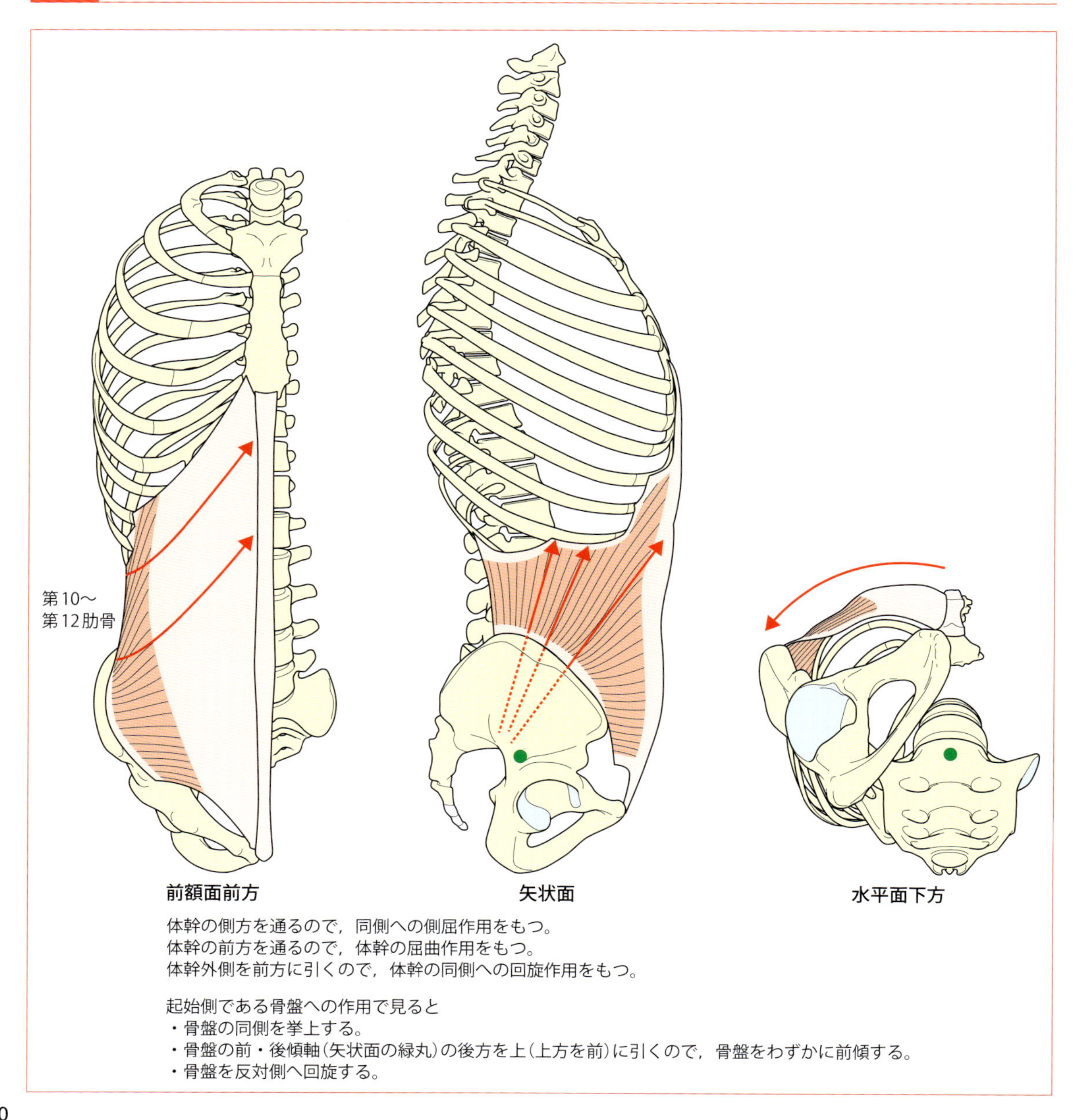

体幹の側方を通るので，同側への側屈作用をもつ。
体幹の前方を通るので，体幹の屈曲作用をもつ。
体幹外側を前方に引くので，体幹の同側への回旋作用をもつ。

起始側である骨盤への作用で見ると
- 骨盤の同側を挙上する。
- 骨盤の前・後傾軸（矢状面の緑丸）の後方を上（上方を前）に引くので，骨盤をわずかに前傾する。
- 骨盤を反対側へ回旋する。

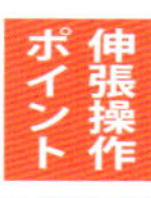

■骨盤の同側下制，骨盤前傾，骨盤の同側回旋操作で伸張する

その他ポイント

■胸式呼吸（吸気）も利用する

図9-1　内腹斜筋のストレッチング-全体像

対象者は側臥位となり，左股関節・膝関節をともに深く屈曲し，右股関節・膝関節は可能な範囲で伸展位とする。上体を左側（反対側）に回旋し，両手でベッド端を掴み安定を保つ。

セラピストは対象者の右肋骨下部を固定する。セラピストは対象者の右腸骨稜で骨盤を下制・同側への回旋・わずかな後傾方向に伸張操作する。

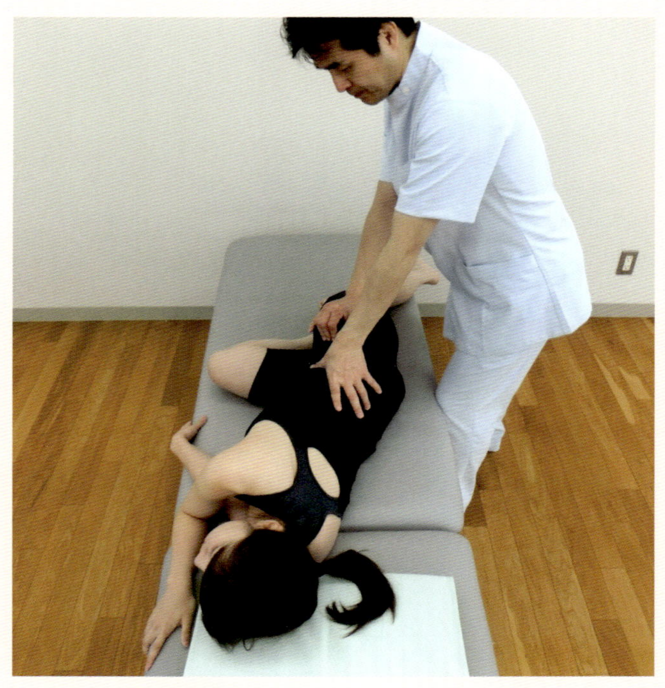

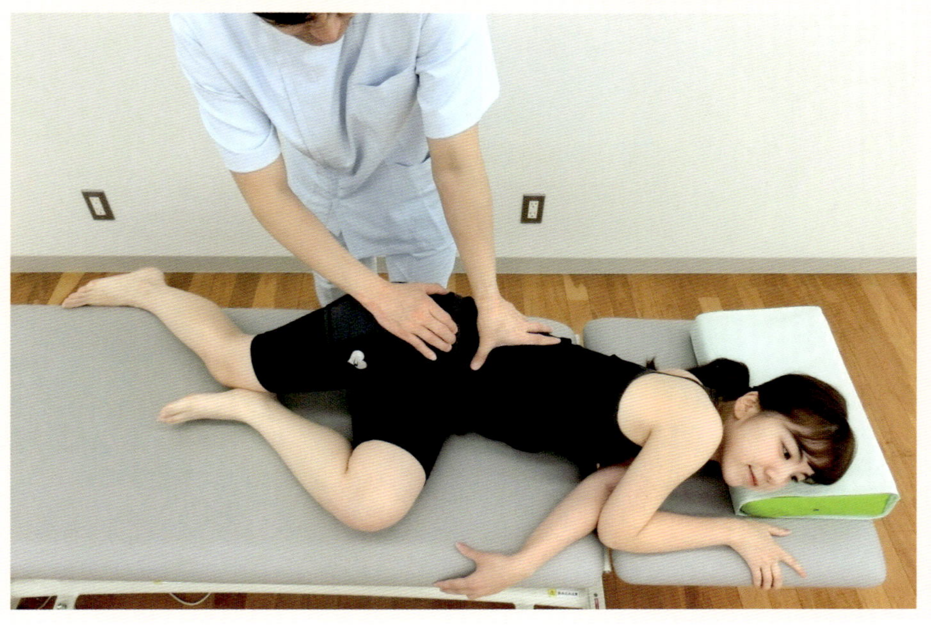

図 9-2　内腹斜筋の固定操作

対象者は側臥位となり，左股関節・膝関節をともに深く屈曲し（①），右股関節・膝関節は可能な範囲で伸展位とする（②）。上体を左側（反対側）に回旋して両手でベッド端を掴み，力まない程度に自分で安定を保つ（③）。
セラピストは左手で対象者の右肋骨下部を固定する（④）。左母指は第10肋骨下縁に（⑤），左中指は第11・第12肋骨下縁にあて（⑥），上外側に向かって固定する。
この際，対象者に胸式での吸気を行ってもらうとよい。吸気により下部助骨・肋軟骨が浮き上がり，セラピストの左手があてやすくなる。肋骨・肋軟骨が挙上位から下がらないように固定する。

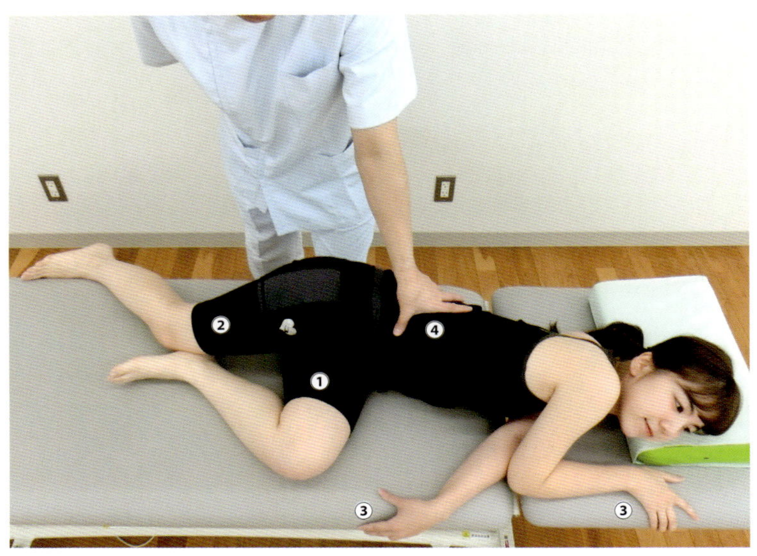

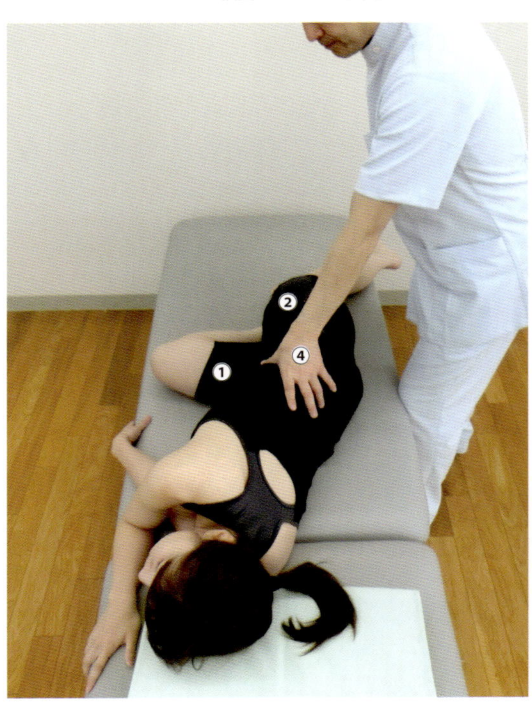

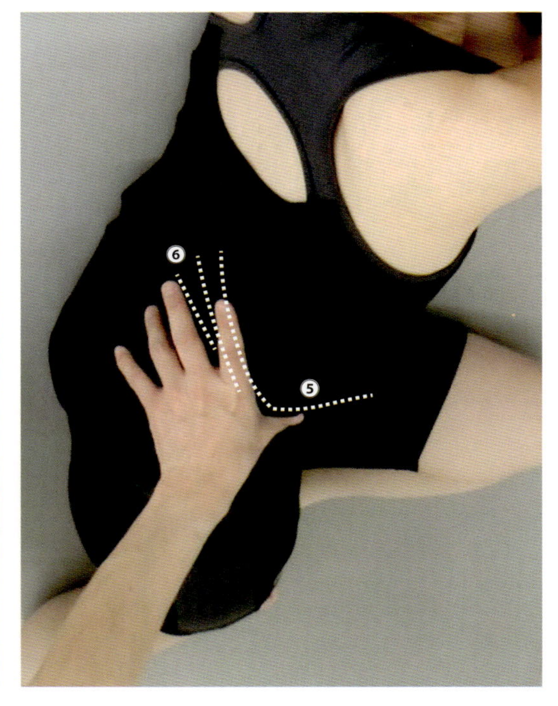

図9-3　内腹斜筋の伸張操作

セラピストは対象者の右腸骨稜を右手で把持し(①)，右骨盤を下制・同側への回旋・わずかな後傾方向に伸張操作する(②)。
骨盤を把持している右手のDIP関節が屈曲してしまうと，指先が骨盤前方(腹部)に食い込んでしまい，痛みなどの不快感が生じるので，MP・PIP関節のみで操作する(⟶)。

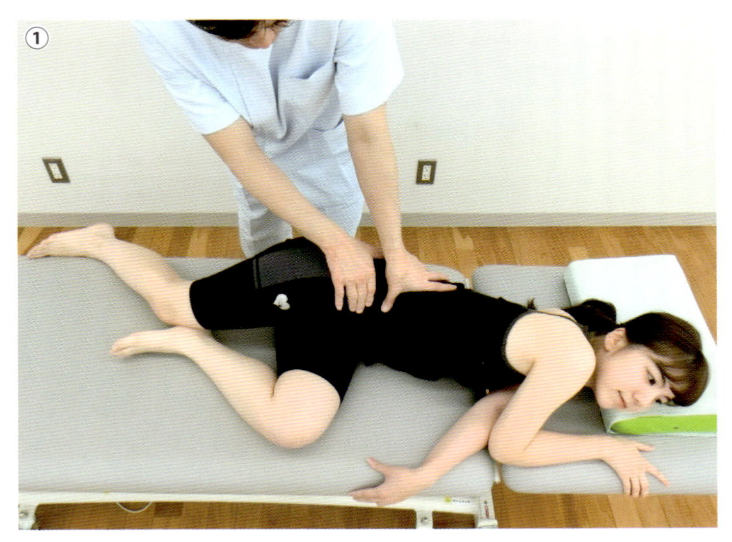

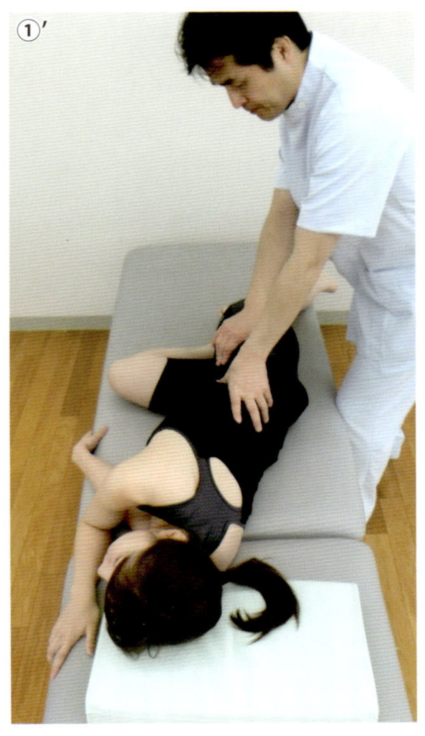

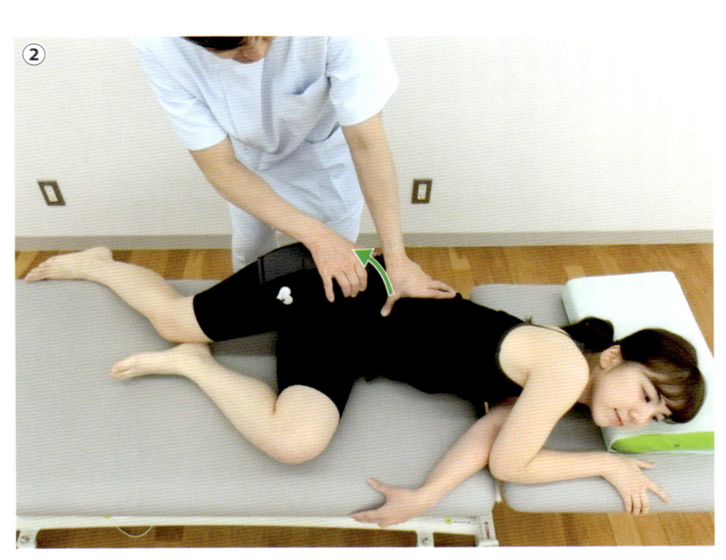

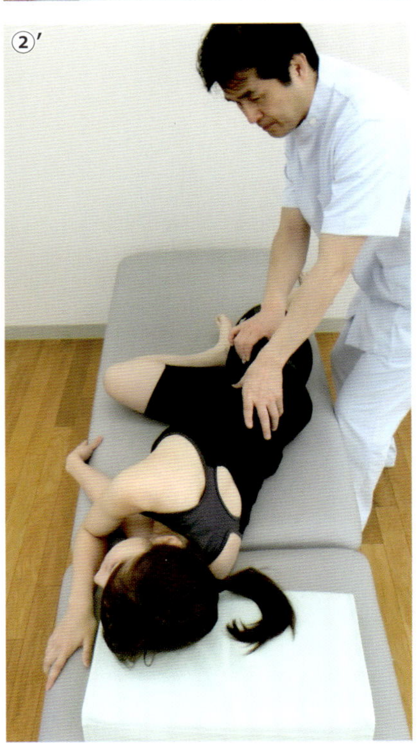

胸鎖乳突筋 ternocleidomastoid muscle

起始	(鎖骨部)鎖骨の胸骨端 (胸骨部)胸骨柄の前面	支配神経	副神経，頸神経
停止	乳様突起，後頭骨上後線外側部	髄節レベル	C2・C3

■テクニカルヒント

筋の走行・機能	■頸部の側方を通る	▶ 頸部同側への側屈作用をもつ
	■上部頸椎では後方を通る	▶ 頭部の伸展作用をもつ
	■下部頸椎では前方を通る	▶ 頸部の屈曲作用をもつ
	■頭部外側を前方に引く	▶ 頭部・頸部の反対側への回旋作用をもつ
固定操作ポイント	伸張操作において両手を使ってしまう前提において	
	■伸張操作で体幹が反対側に側屈してしまう	▶ 代償動作がでない伸張操作方法を考慮する
	■胸骨・同側鎖骨近位が挙上してしまう	▶ 同側上肢を下垂位に保つ
伸張操作ポイント	■頭部を屈曲位に保ちつつ，頸部は全体に伸展させる	
	■頭頸部の反対側側屈・同側回旋で伸張する	

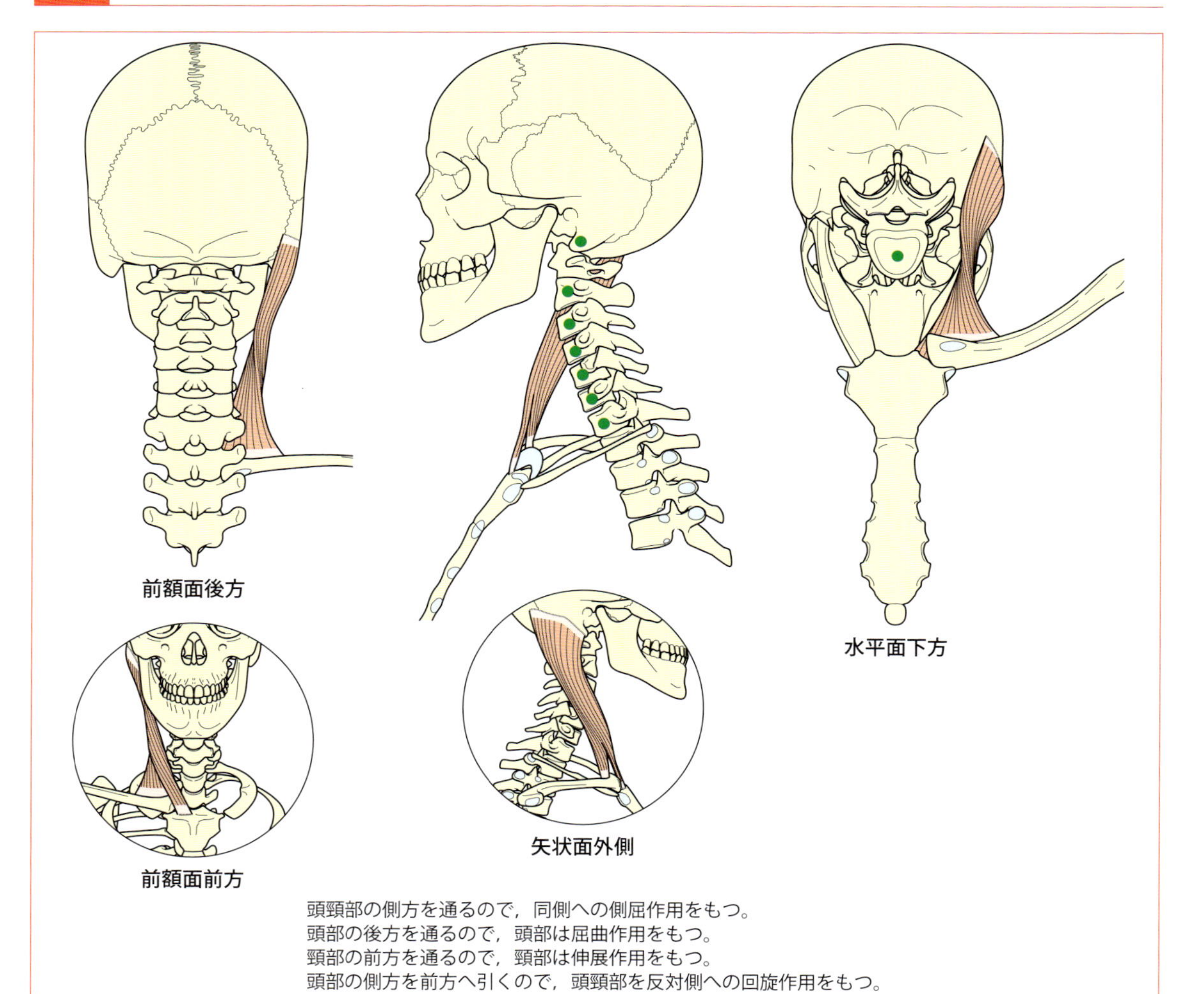

頭頸部の側方を通るので，同側への側屈作用をもつ。
頭部の後方を通るので，頭部は屈曲作用をもつ。
頸部の前方を通るので，頸部は伸展作用をもつ。
頭部の側方を前方へ引くので，頭頸部を反対側への回旋作用をもつ。

図10-1　胸鎖乳突筋のストレッチング-全体像

対象者は背臥位となり，頸部から上をベッド端から出す。上肢は体側に置く。
対象者の頭部を屈曲（頸部の屈曲はなるべくさせない），同側への回旋，反対側への側屈をして伸張する。頸部側屈の際に全体的な彎曲になるよう，左手の母指〜示指部分で，頸部の全体的な左方偏位をブロックする。

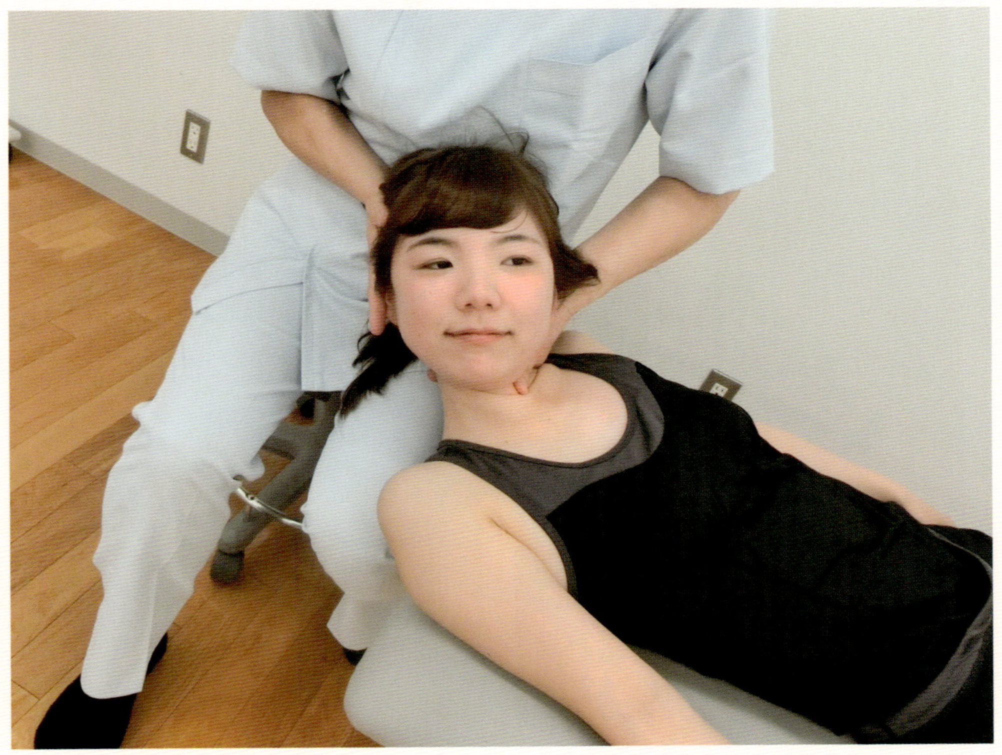

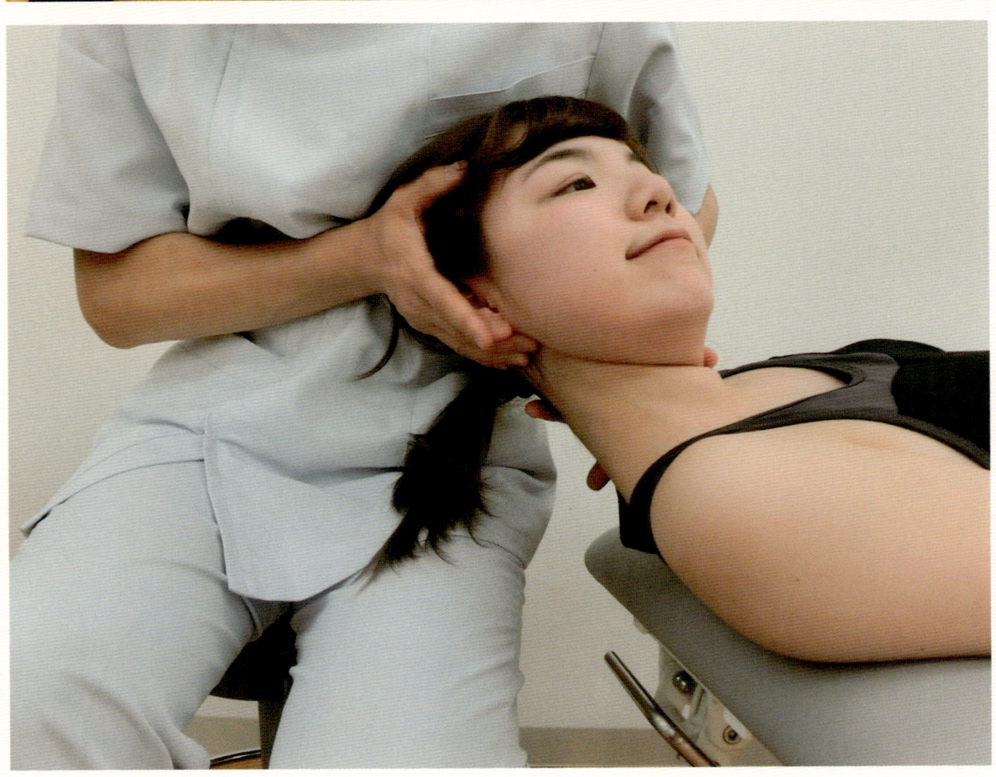

図 10-2　胸鎖乳突筋の固定操作

対象者は背臥位となり，頭部から上をベッド端から出す。上肢は体側に置く（**a**）。セラピストは頭部保持などで両手を使うため，筋起始部の直接的な固定操作は難しい。上肢を体側に置くこと（鎖骨の下制）が最初の固定である。
セラピストは，頭部の落下防止と対象者の安心感確保のために，両手を用いて対象者の頭部を支える。右手は，右中指の先を対象者の乳様突起あたりに置き，右側頭部〜後頭部を支える。左手は，対象者の後頭部下方〜上部頸椎に置いて支える。左母指で対象者の左頸動脈や気管を押さえないよう十分に注意する。
後述する伸張操作時には，左手で頸部の左方偏位を防ぐのと同時に，体幹の反対側側屈による代償動作も防止する（**b**）。

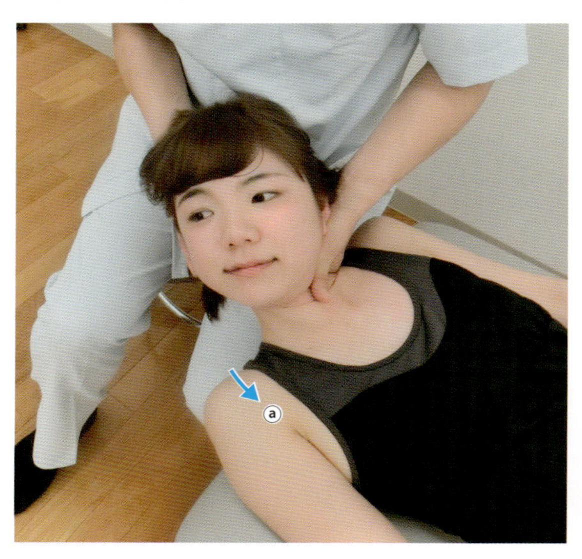

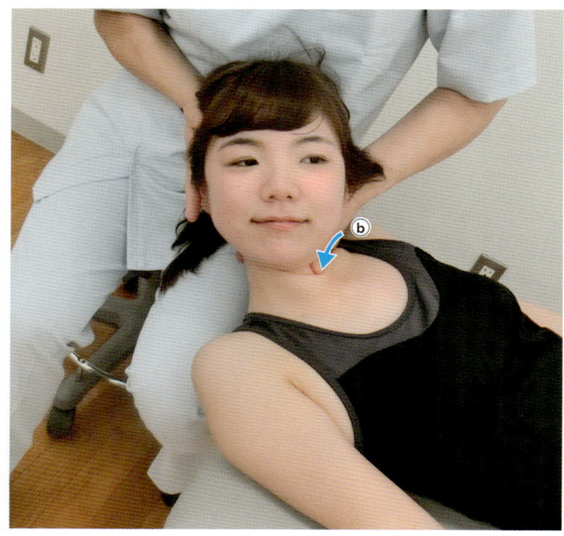

図 10-3　胸鎖乳突筋の伸張操作手順（1）

基本的には，筋起始である鎖骨の胸骨端および胸骨柄の前面から，筋停止である乳様突起と後頭骨上後線外側部が遠ざかるように操作すればよい。
矢状面でみると，開始肢位（①）では，胸鎖乳突筋（赤線）は頸部を左下へ斜めに下るように走行している。セラピストは右手で頭部を少し屈曲するが（②），頸部の屈曲操作は行わない。このとき胸鎖乳突筋は頭部屈曲の分だけ少し伸張されるが，わずかに下部頸椎も屈曲してしまい弛緩するため，相殺される。
※②〜④の操作は説明のために分けているが，同時進行に近い形で連続して行う。

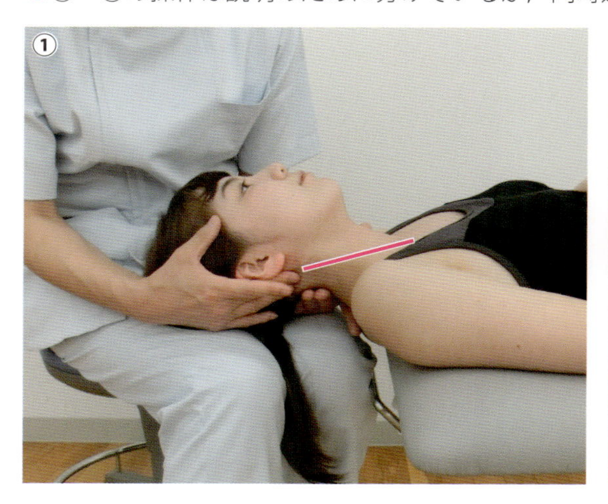

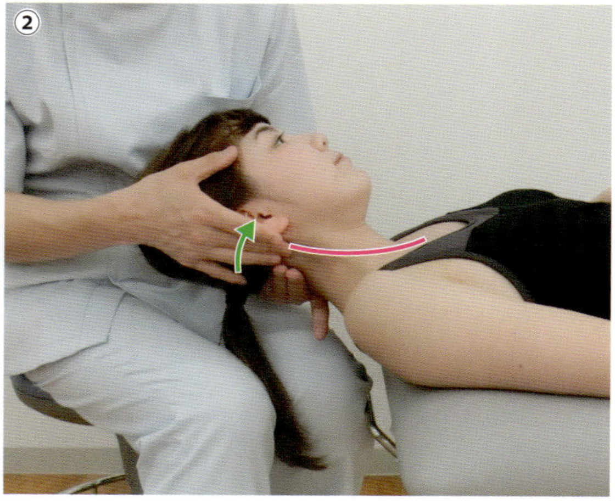

図 10-4　胸鎖乳突筋の伸張操作手順 (2)

セラピストは両手で頭頸部を左へ側屈していく（③）。代償動作で体幹の左側屈や右肩が上がってこないよう，左手の母指は頸部の左方偏位をブロックする。
最後にセラピストは右手で頸部を右回旋させる（④）。これで伸張操作完了である。この右手の操作と，左手による頸部の左方偏位ブロックにより，下部頸椎の伸展位が保たれる。

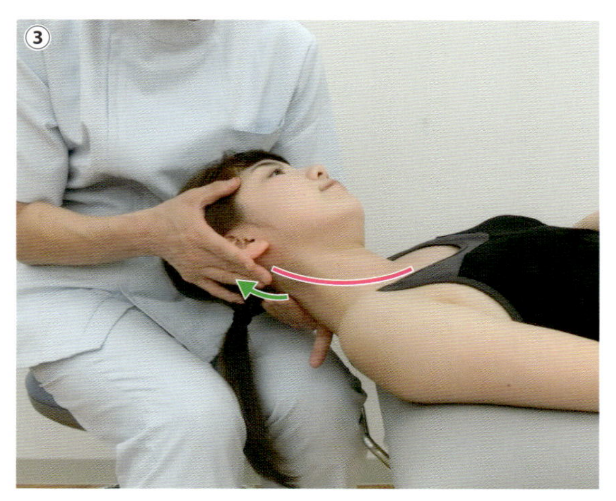

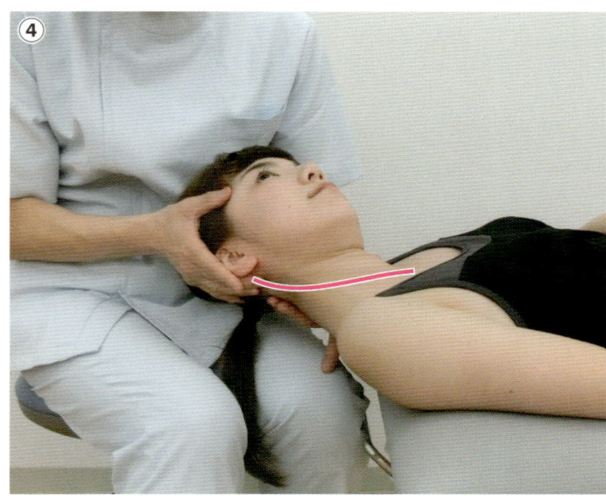

図 10-5　胸鎖乳突筋の伸張操作詳細

右手は筋起始から停止を遠ざけるよう，乳様突起部分で頭部屈曲・頸椎下部伸展・頭頸部反対側側屈・同側回旋を行っているだけである。伸張操作完了時に右手が下から頭部を支える位置に来るように気をつける（**a**）。
この技術で大切なのは左手の使い方である（**b**）。頸椎が全体で弓なりになるように側屈することが大切である。

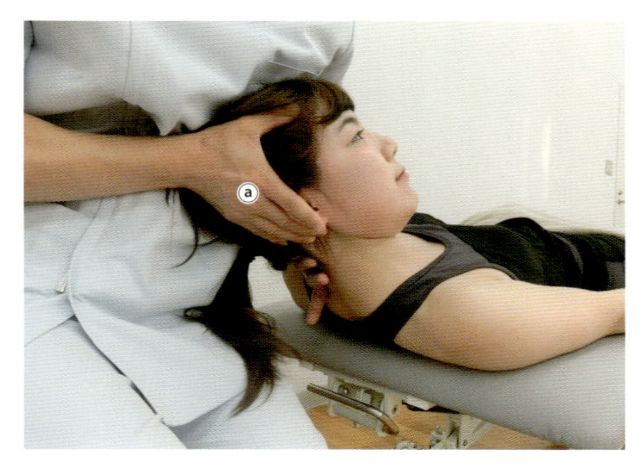

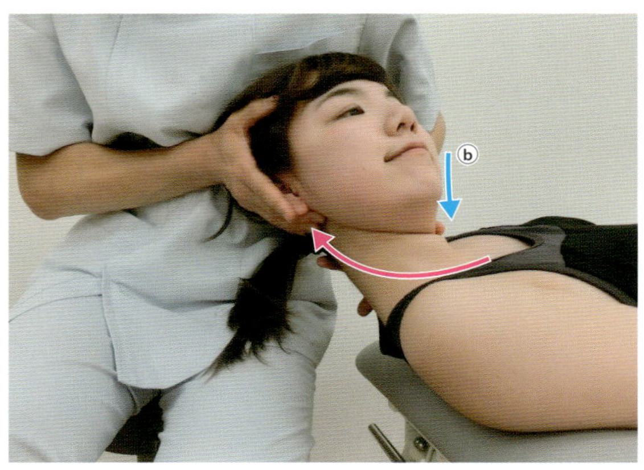

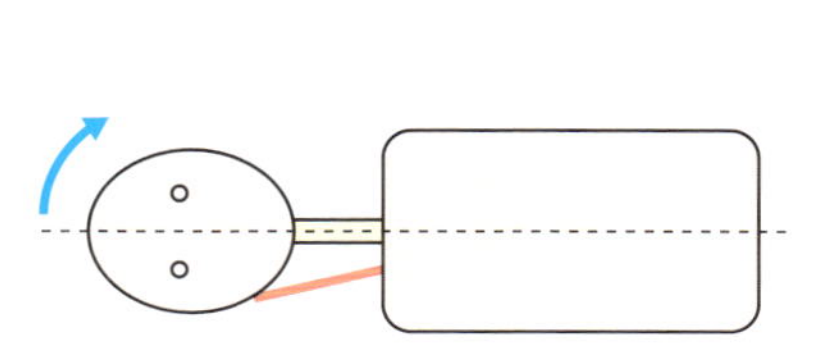

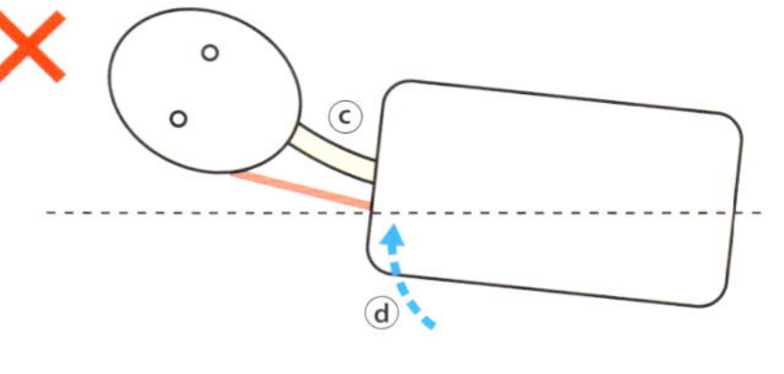

側屈で，頸椎自体の弓なりが少なく（**c**），頸椎につられて体幹も左に傾斜してしまう（**d**）。よって十分な伸張感が得られない。

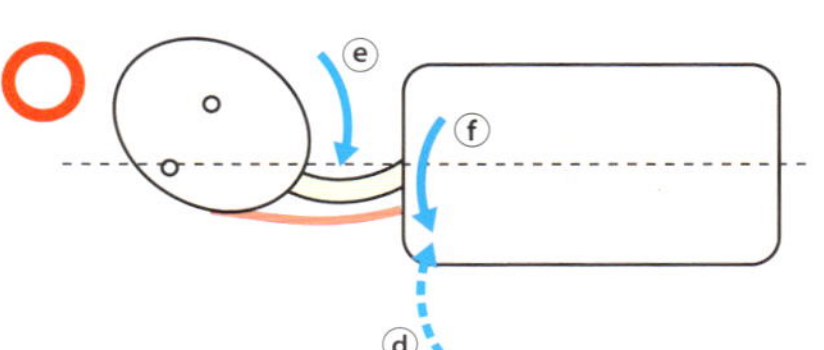

左手による操作で頸椎の弓なりを作り（**e**），体幹の左傾斜を防止できる（**f**）。よって十分な伸張感が得ることが可能である。

前斜角筋 scalenus anterior muscle

起　始	第3～第6頸椎の横突起前結節	支配神経	頸神経
停　止	第1肋骨の前斜角筋結節	髄節レベル	C5～C7

中斜角筋 scalenus medius muscle

起　始	第2～第7頸椎の横突起後結節	支配神経	頸神経
停　止	第1肋骨の鎖骨下動脈溝の後方	髄節レベル	C2～C8

後斜角筋 scalenus posterior muscle

起　始	第5～第7頸椎の横突起後結節	支配神経	頸・腕神経叢（C3～C6）の枝
停　止	第2肋骨の外側面	髄節レベル	C7・C8

■テクニカルヒント

筋の走行・機能	■斜角筋群は頸椎の側方を通る	▶ 頸部同側への側屈作用をもつ
	■前斜角筋は頸椎屈曲・伸展軸の前方を通る	▶ 頸部の屈曲作用をもつ
	■中・後斜角筋は頸椎屈曲・伸展軸のわずかに後方を通る	▶ 頸部のわずかな伸展作用をもつ
	■斜角筋群はほとんど回旋作用はもたない	
固定操作ポイント	■起始している肋骨の挙上を防止する	
	■腕神経叢・鎖骨下動脈の圧迫に注意する	
伸張操作ポイント	■それぞれの筋の起始で把持して操作する	
	■斜角筋群としては頸部の反対側側屈を，前斜角筋はそれに伸展を加え伸張する	

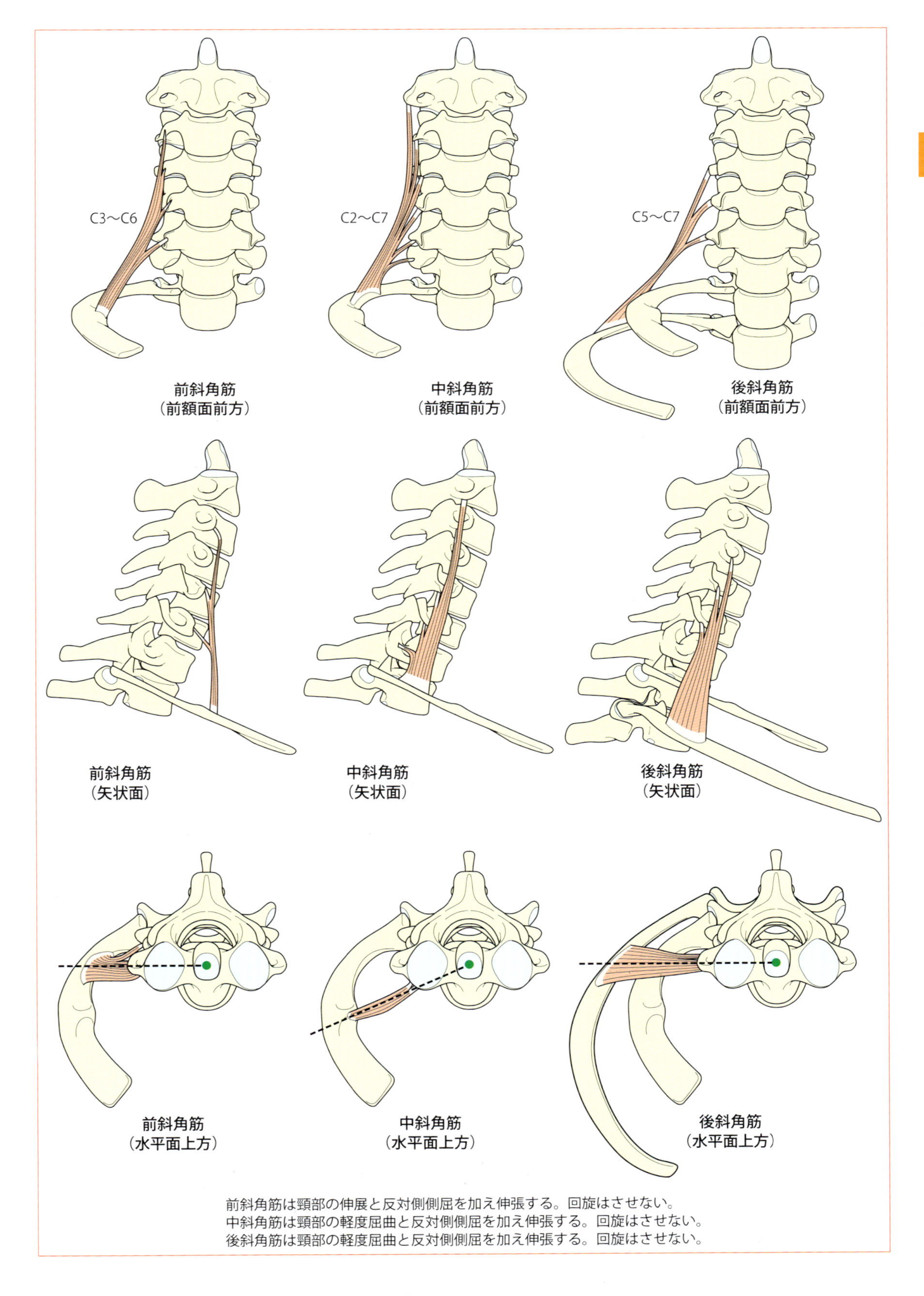

前斜角筋は頸部の伸展と反対側側屈を加え伸張する。回旋はさせない。
中斜角筋は頸部の軽度屈曲と反対側側屈を加え伸張する。回旋はさせない。
後斜角筋は頸部の軽度屈曲と反対側側屈を加え伸張する。回旋はさせない。

図11-1　斜角筋のストレッチング全体像

対象者は背臥位となり，頸部から上をベッド端から出す。セラピストは，左の前腕部〜手で対象者の後頭部・頸部を支え，左中指・環指付近で，頸椎の筋停止レベルを把持する。
セラピストは右手で筋起始である第1・第2肋骨が浮いてこないように固定する。前斜角筋のストレッチングでは頸部を伸展位，中斜角筋と後斜角筋では頸部を軽度屈曲位とし，回旋を加えず左側（反対側）に側屈し伸張操作する。

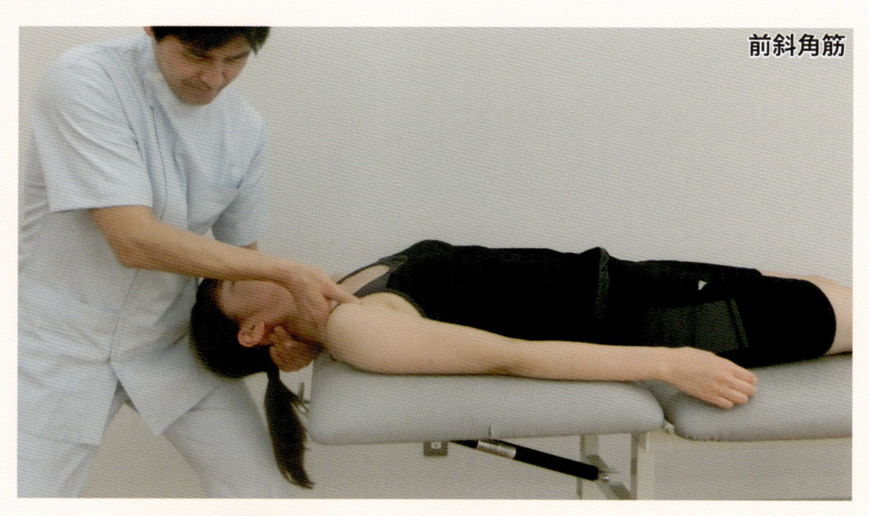

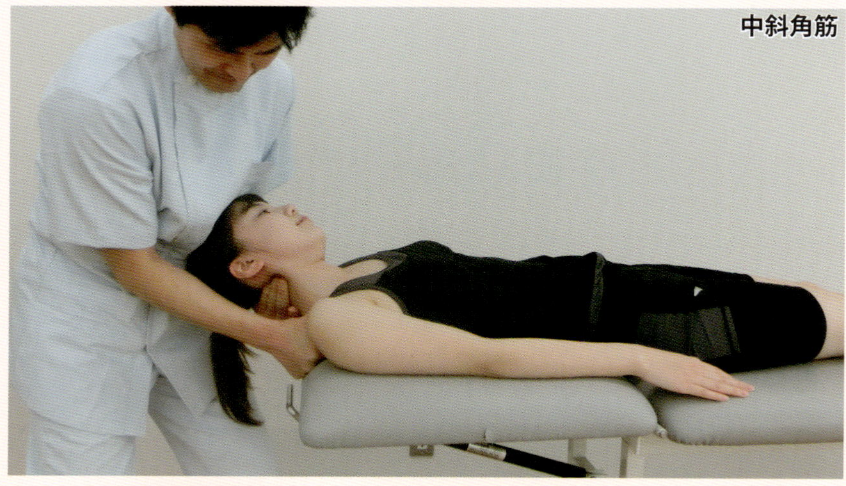

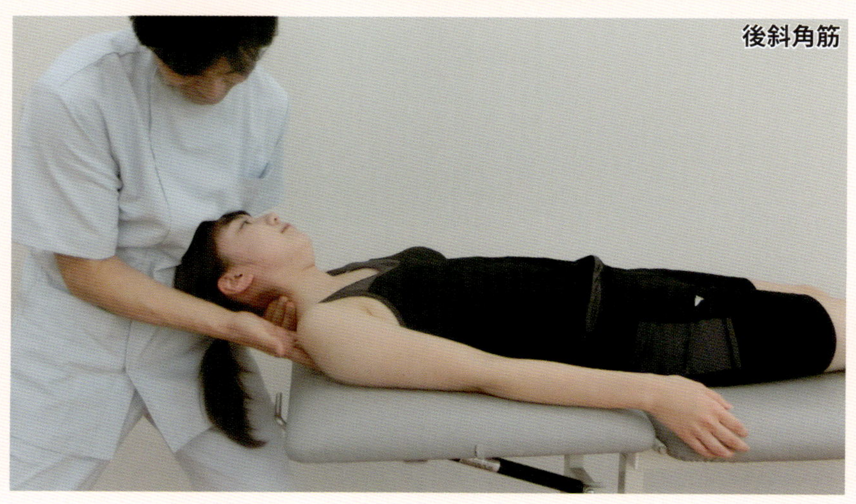

図11-2　斜角筋群の固定

セラピストは右手で，前斜角筋と中斜角筋のストレッチングでは筋起始である第1肋骨を，後斜角筋では第2肋骨を浮いてこないように固定操作する。
ただし各筋で固定位置を分けることよりも，腕神経叢や鎖骨下動脈の圧迫に注意する。

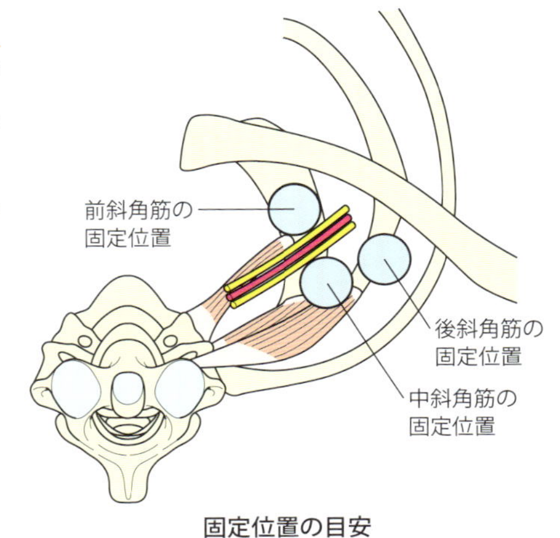

固定位置の目安

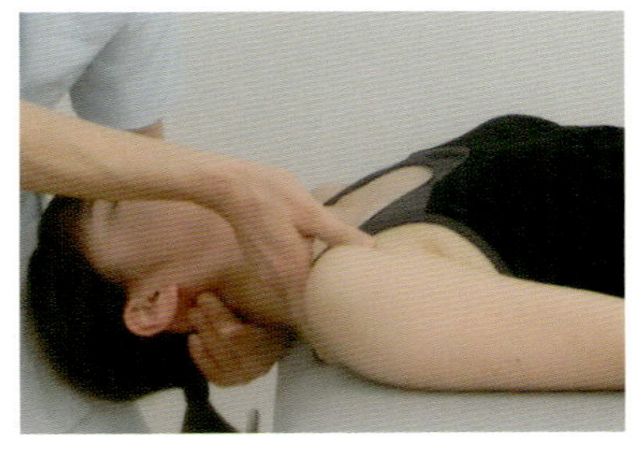
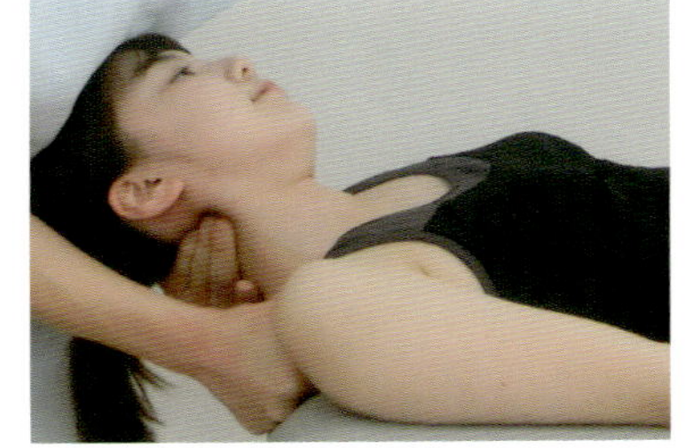
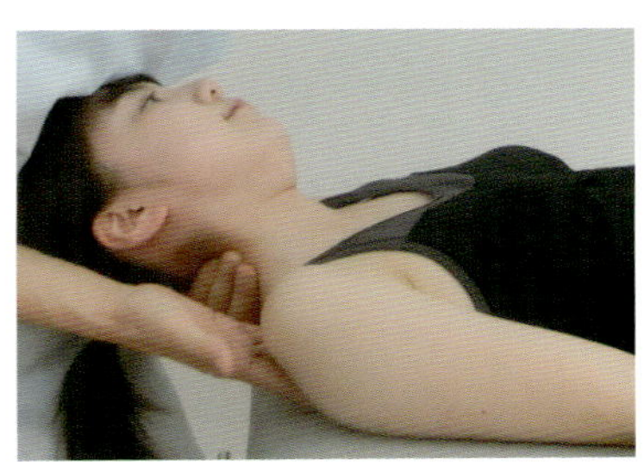

図11-3　前斜角筋群の伸張操作手順

セラピストは右手で対象者の後頭部を支え，左手で筋停止部である第3～6頸椎部分を把持する（①）。対象者の頸部を軽度伸展位としたら（②），後頭部を支えていた右手をそっと離し，第1肋骨を固定する（③）。
セラピストは対象者の頸部に回旋を加えず，やや牽引操作を加えながら左側（反対側）に側屈し，伸張操作する（④）。

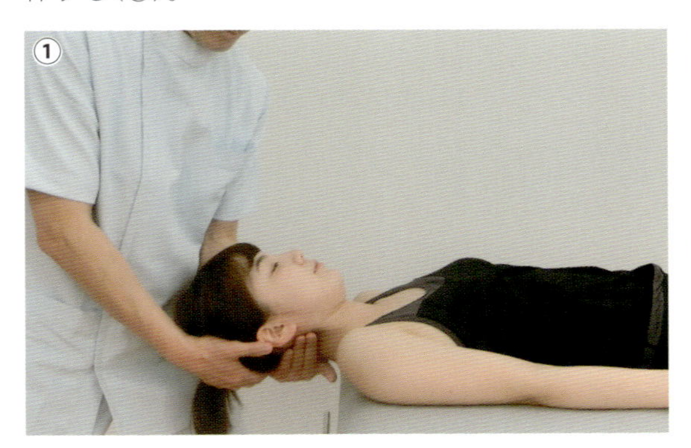

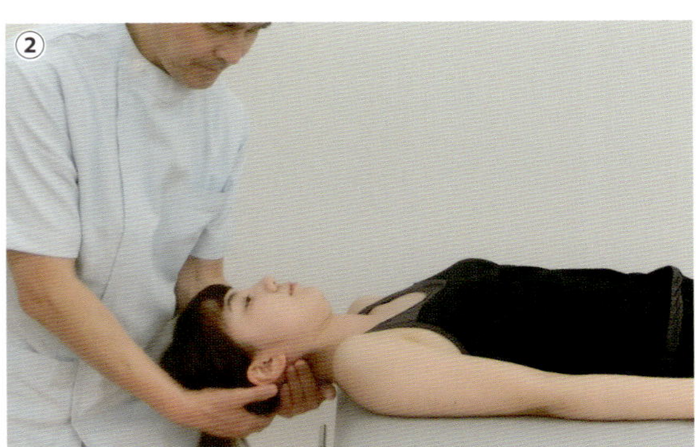

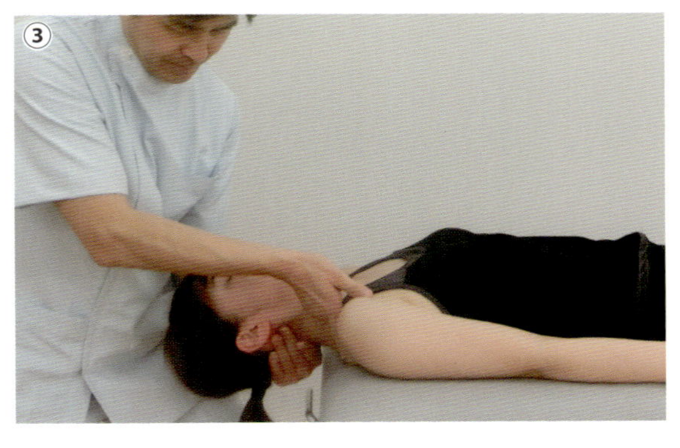

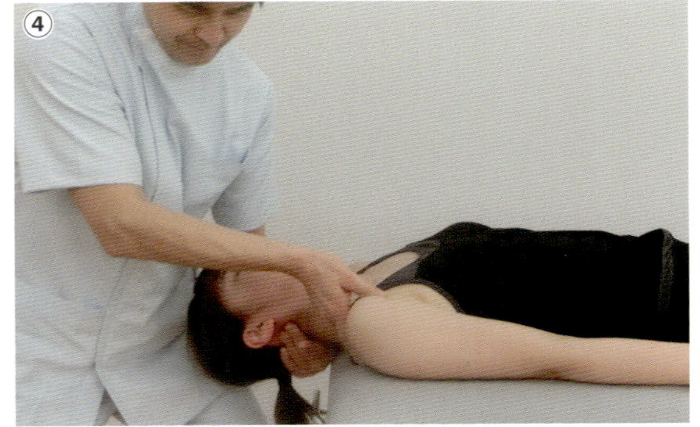

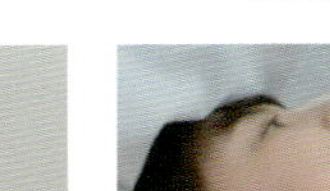

図11-4　中斜角筋の伸張操作手順

セラピストは右手で対象者の後頭部を支え，左手で筋停止部である頸部全体（特に頸部上方）を把持する（①）。対象者の頸部を軽度屈曲位としたら（②），後頭部を支えていた右手をそっと離し，第1肋骨を固定する（③）。
セラピストは対象者の頸部に回旋を加えず，やや牽引操作を加えながら左側（反対側）に側屈し伸張操作する（④）。

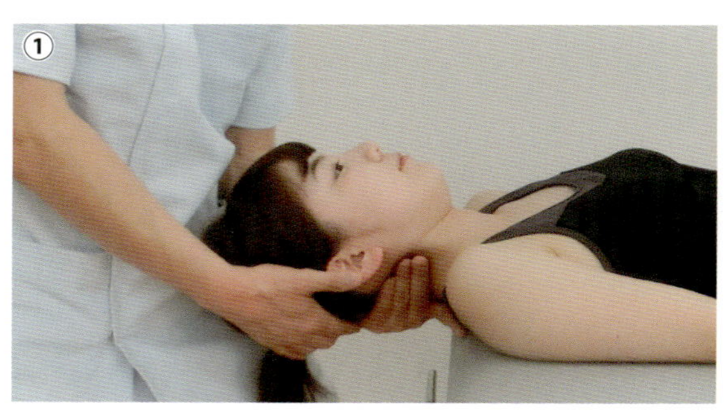

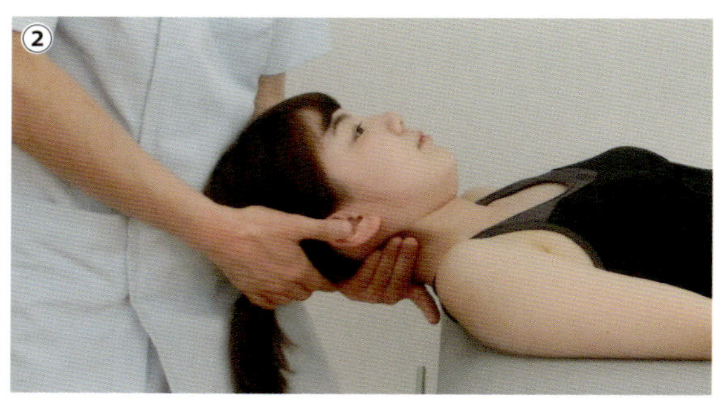

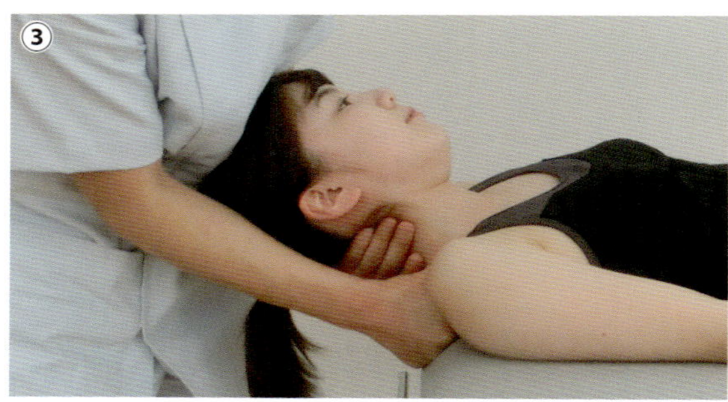

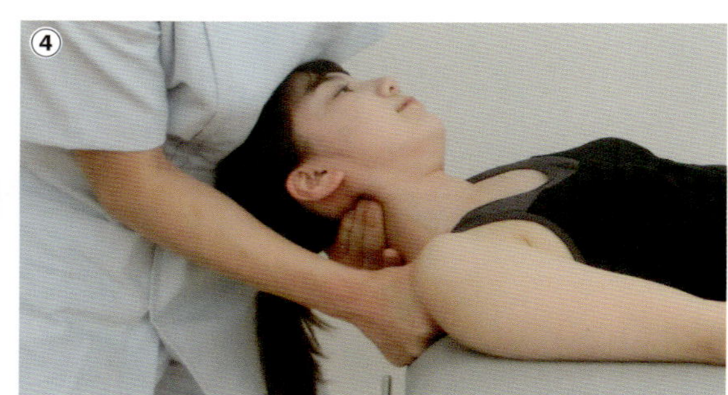

図11-5　後斜角筋の伸張操作手順

セラピストは右手で対象者の後頭部を支え，左手で筋停止部である第4～6頸椎（頸椎下方）を把持する（①）。対象者の頸部を軽度屈曲位としたら（②），後頭部を支えていた右手をそっと離し，第2肋骨を固定する（③）。
セラピストは対象者の頸部に回旋を加えず，左側（反対側）に側屈し伸張操作する（④）。

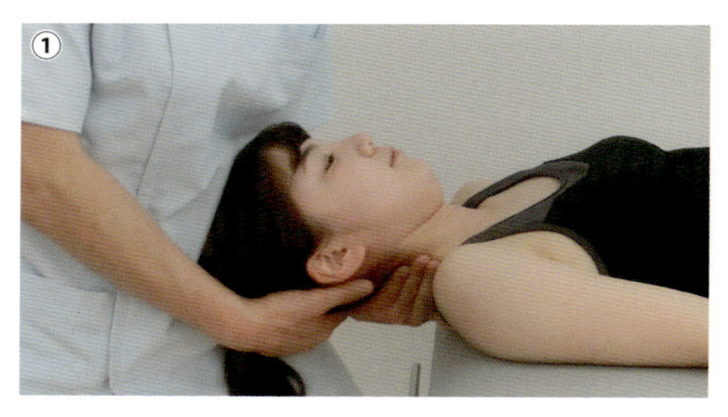

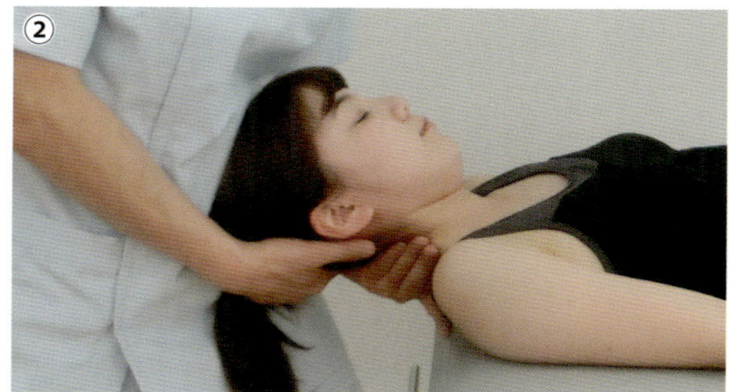

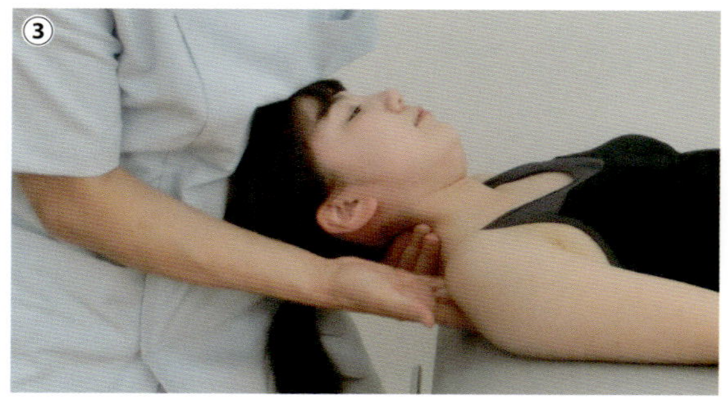

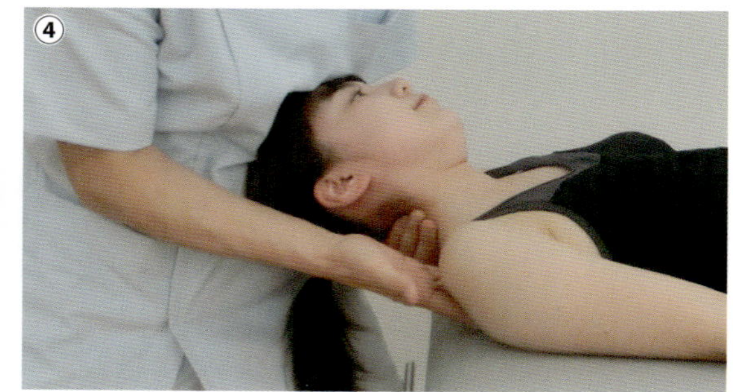

図11-6　中斜角筋と後斜角筋とのストレッチングの違い

セラピストは右手で対象者の後頭部を支え，左手で筋停止部である第4～6頸椎（頸椎下方）を把持する（①）。対象者の頸部を軽度屈曲位としたら（②），後頭部を支えていた右手をそっと離し，第2肋骨を固定する（③）。

セラピストは対象者の頸部に回旋を加えず，左側（反対側）に側屈し伸張操作する（④）。

	中斜角筋	後斜角筋
伸張操作位置	筋停止部は上が第2頸椎なので，頸部のやや上方で把持する。	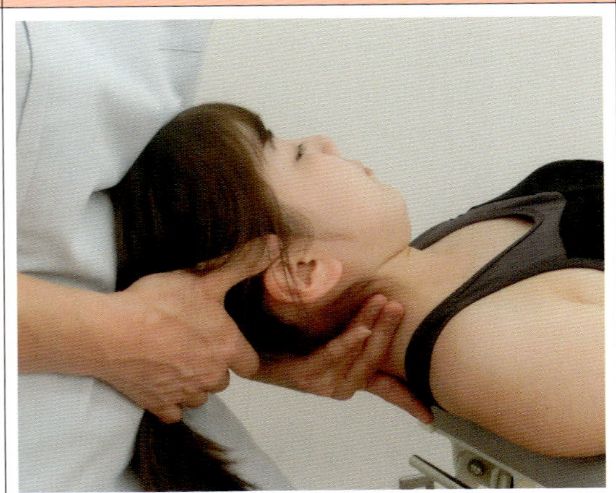 筋停止部は上が第4頸椎なので，頸部の中央付近で把持する。
固定位置	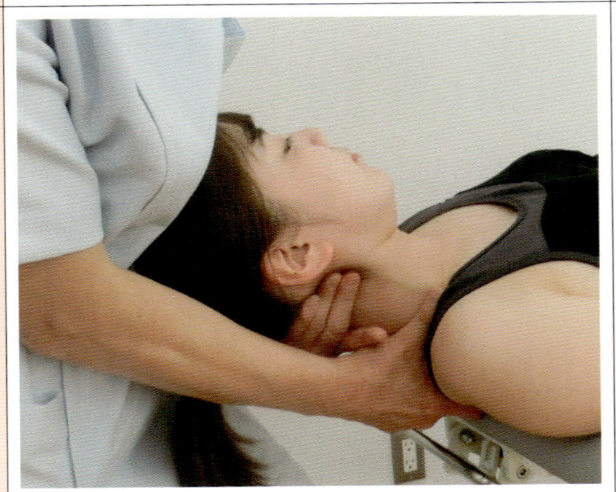 筋起始部は第1肋骨なので，第1肋骨を母指で固定する。	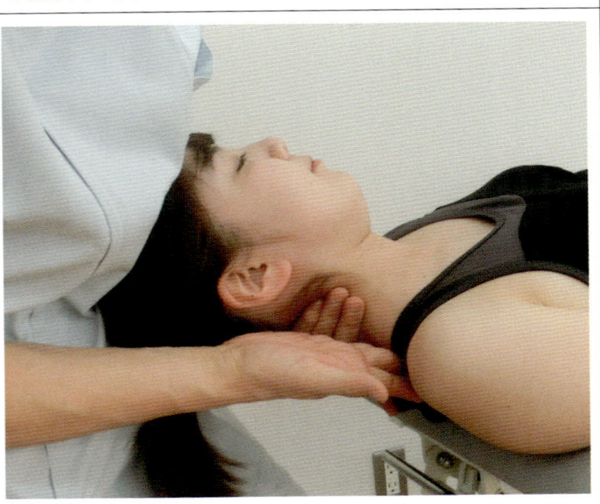 筋起始部は第2肋骨なので，第2肋骨を中指などで固定する。
伸張操作	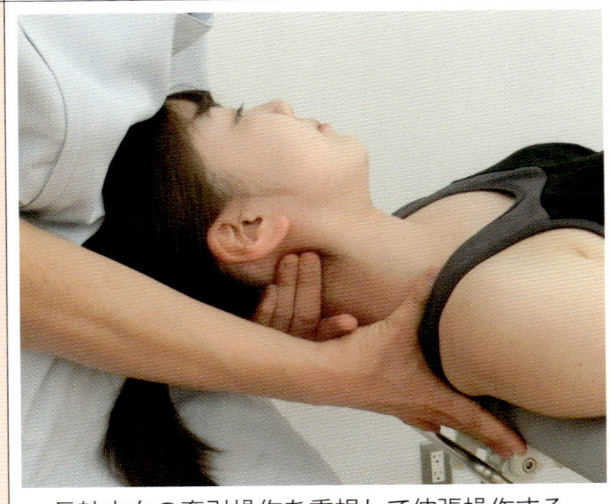 長軸方向の牽引操作を重視して伸張操作する。	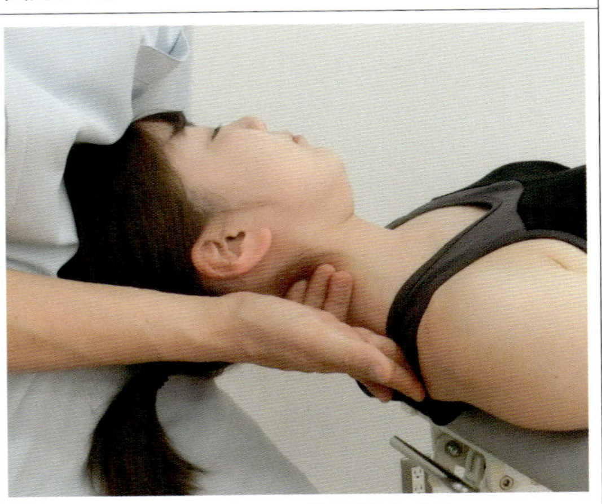 側屈を重視して伸張操作する。

小後頭直筋 rectus capitis posterior minor

起始	環椎の後結節
停止	下項線の内側1/3
支配神経	第1頸神経の後枝（後頭下神経）

■テクニカルヒント

筋の走行・機能	■環椎後頭関節の側方を通る	▶ 頭部の同側への側屈作用をもつ
	■環椎後頭関節の屈曲・伸展軸の後方を通る	▶ 頭部の伸展（後屈）作用をもつ
	■環椎後頭関節の回旋軸の後方を内側に引く	▶ 頭部の同側への回旋作用をもつ
固定操作ポイント	■環椎は後突起（棘突起）が短いため固定が難しい	
	■軸椎棘突起の圧迫を経由して，あるいは筋腹をダイレクトに固定する	
伸張操作ポイント	■頭部の反対側側屈・屈曲・反対側への回旋操作で伸張する	
その他ポイント	■後頭下筋群の一つである	
	■後頭下筋群の柔軟性低下による頭部の可動性低下は頸椎への負担を大きくする	
	■このような細かくて操作しづらい筋は，ストレッチングだけでは対応しづらい。そのため反復収縮を用いてリラクセーションを行う	

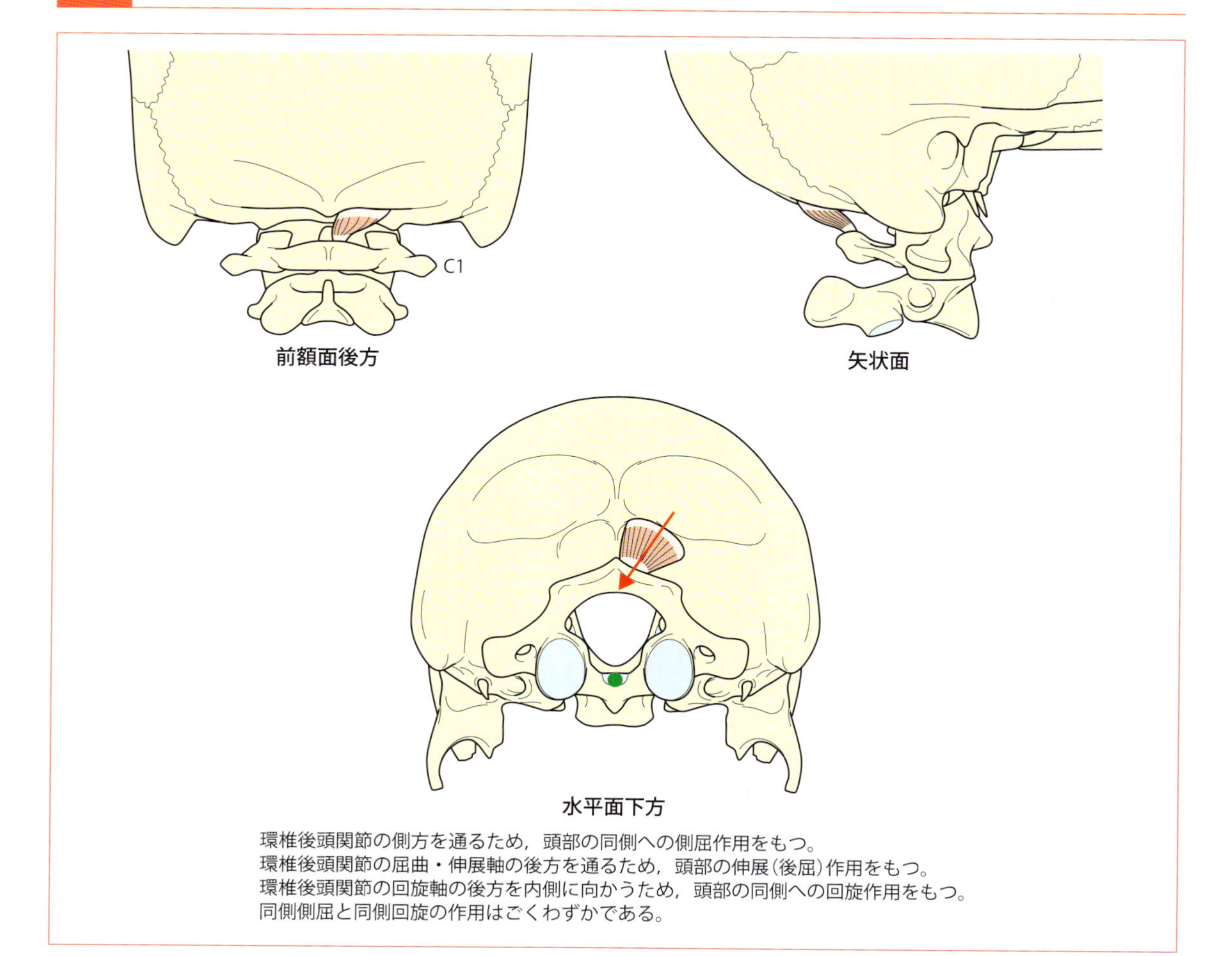

環椎後頭関節の側方を通るため，頭部の同側への側屈作用をもつ。
環椎後頭関節の屈曲・伸展軸の後方を通るため，頭部の伸展（後屈）作用をもつ。
環椎後頭関節の回旋軸の後方を内側に向かうため，頭部の同側への回旋作用をもつ。
同側側屈と同側回旋の作用はごくわずかである。

図12-1　小後頭直筋のストレッチング-全体像

セラピストは左手の指で軸椎棘突起右上側または小後頭直筋筋腹を固定し，右手の指を右下項線内側に置く。左手の指と右手の指の間が遠ざかるように伸張し，次いで対象者に指示して，元の位置に戻すようわずかに収縮させる。

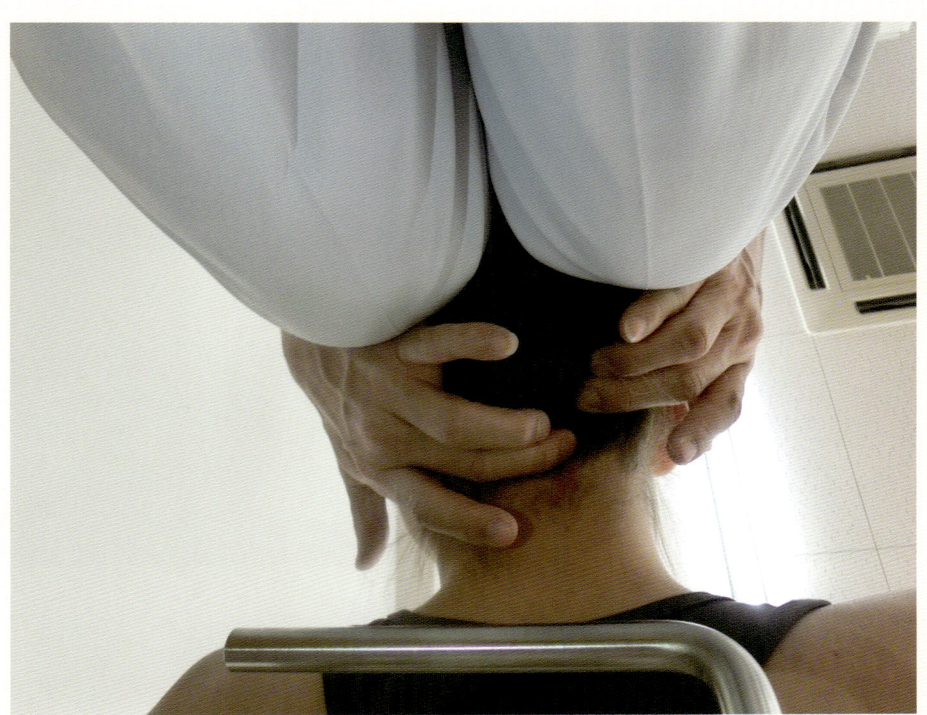

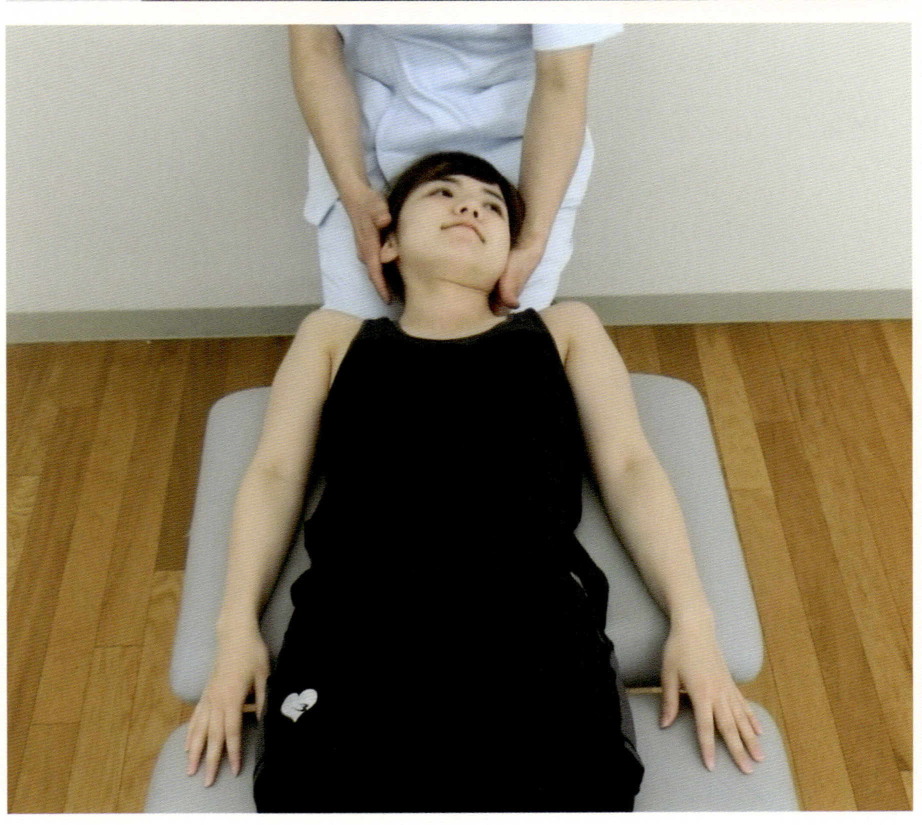

図12-2　小後頭直筋のストレッチングに必要なランドマーク

図aの赤いマークは上から，外後頭隆起・下項線正中・軸椎棘突起，である。小後頭直筋はこの二番目の赤いマークの右（セラピストの左示指・中指の先端）にある下項線の内側1/3から，三番目の軸椎棘突起の少し上（環椎後結節）に向かって走行している。

ストレッチングは背臥位で，これらのランドラークを元に行う。セラピストは左手指で軸椎棘突起の右上側または小後頭直筋の筋腹を圧迫し，右手指は外後頭隆起から一横指ほど下方のすぐ右側（下項線）に置く。筋起始・停止付近に**a**は左右の示指を，**b**は左右の中指を置いている。

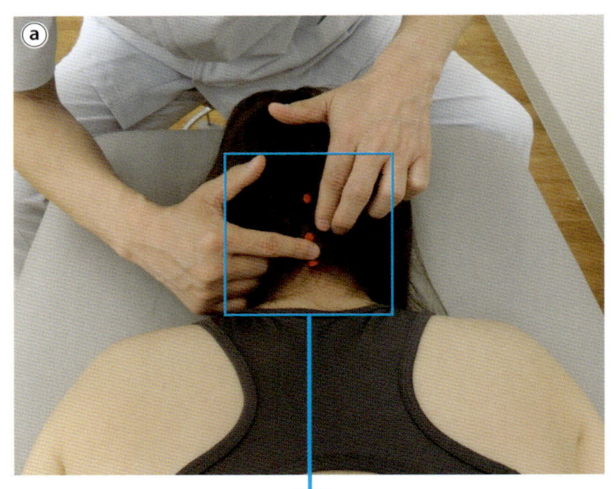

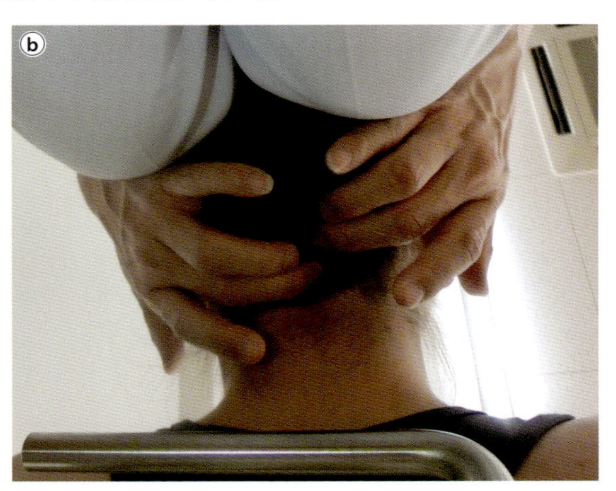

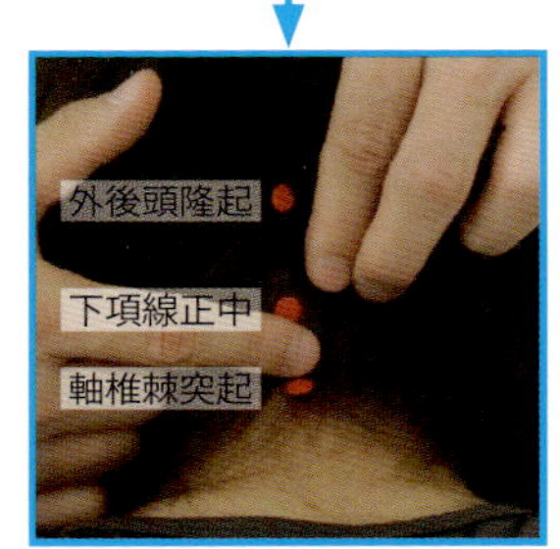

図12-3　小後頭直筋の伸張(リラクセーション)操作手順

対象者は背臥位となり，頸部から上をベッド端から出す。セラピストは対象者の頭側に位置して椅子などに腰掛け，大腿部(膝)の上に対象者の後頭部を置く。このとき，ベッドの高さとセラピストの大腿部の高さが同じになるようにする。

セラピストは左中指で軸椎棘突起の右上方から下方へ固定操作を行った後(①)，右中指で頭部を反対側側屈・屈曲・反対側回旋方向に伸張する(②)。ただし反対側側屈と反対側回旋の操作はごくわずかであり，屈曲方向への伸張操作がメインとなる。

いずれにしても伸張操作の動きがわずかであるため，運動方向ではイメージしづらい。そのため実際には，図12-2bで示した部位に置いた左中指と右中指との間が遠ざかるように伸張操作をし，次いで対象者にわずかな収縮(頭部の同側側屈曲・伸展展・同側回旋)で元の位置に戻すよう指示し，反復収縮を繰り返しながらリラクセーションを行う(③↔②)。

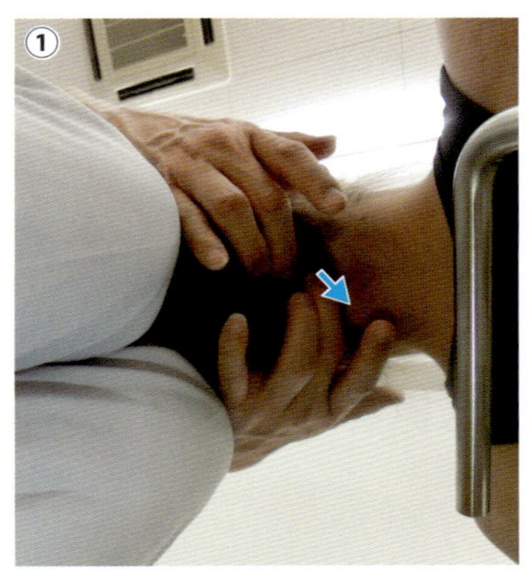

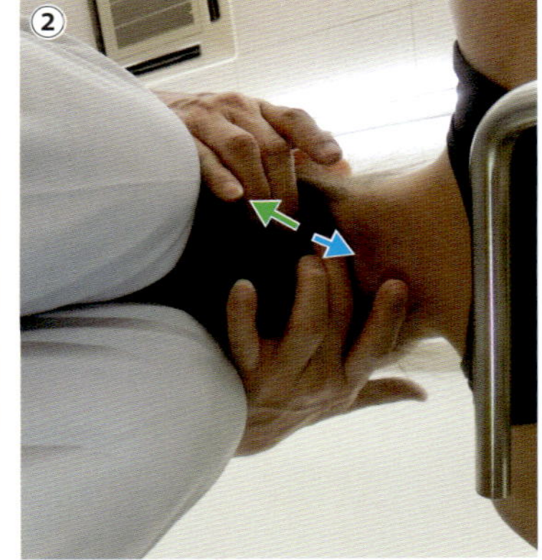

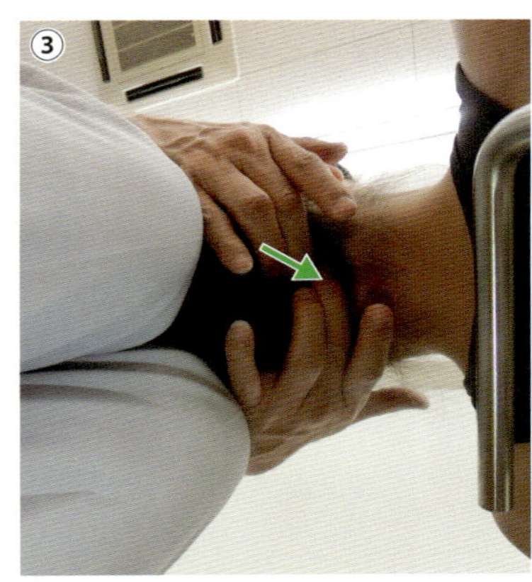

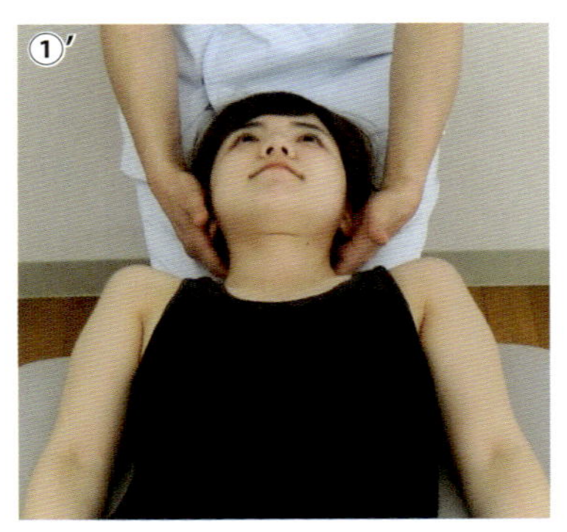

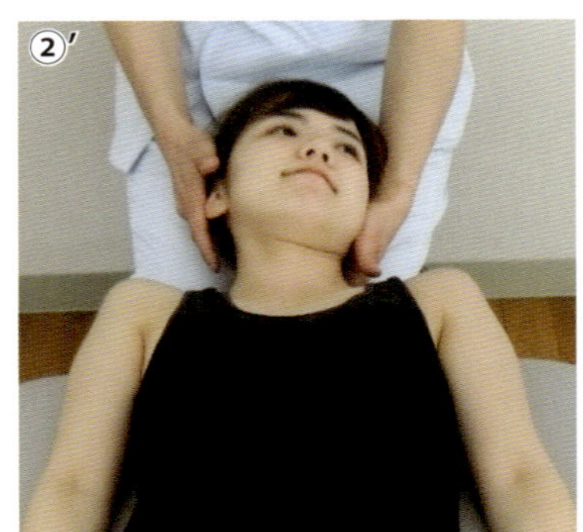

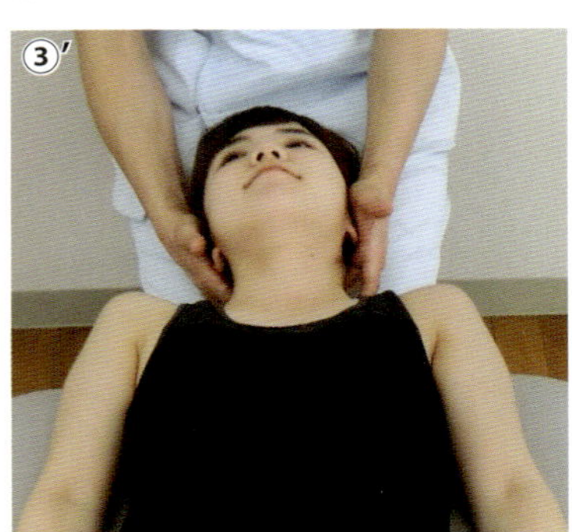

大後頭直筋 rectus capitis posterior major

起始	軸椎の棘突起
停止	下項線の中間1/3
支配神経	第1頸神経の後枝(後頭下神経)

■テクニカルヒント

筋の走行・機能	■環椎後頭関節の側方を通る	▶ 頭部の同側への側屈作用をもつ
	■環椎後頭関節の屈曲・伸展軸の後方を通る	▶ 頭部の伸展(後屈)作用をもつ
	■環椎後頭関節の回旋軸の後外方を内側に引く	▶ 頭部の同側への回旋作用をもつ
固定操作ポイント	■軸椎棘突起が同側に引かれないよう固定する	
伸張操作ポイント	■頭部の反対側側屈・屈曲・反対側への回旋にて伸張操作する	
その他ポイント	■後頭下筋群の一つである	
	■後頭下筋群の柔軟性低下による頭部の可動性低下は頸椎への負担を大きくする	
	■このような細かくて操作しづらい筋は，ストレッチングだけでは対応しづらい。そのため反復収縮を用いてリラクセーションを行う	

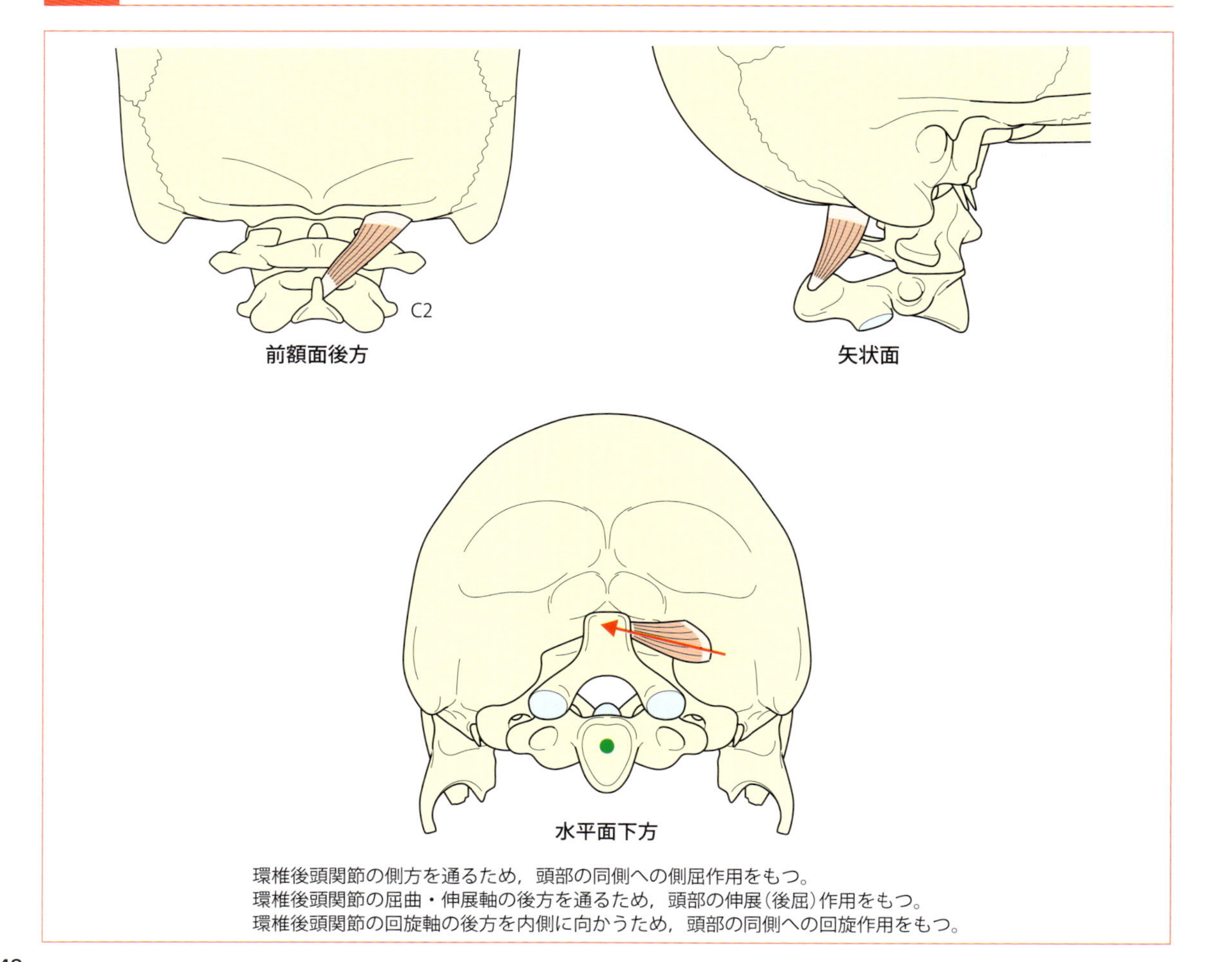

環椎後頭関節の側方を通るため，頭部の同側への側屈作用をもつ。
環椎後頭関節の屈曲・伸展軸の後方を通るため，頭部の伸展(後屈)作用をもつ。
環椎後頭関節の回旋軸の後方を内側に向かうため，頭部の同側への回旋作用をもつ。

図13-1　大後頭直筋のストレッチング-全体像

セラピストは左手の指で軸椎棘突起右側を固定し，右手の指を右下項線中間に置く。右手で頭部を反対側側屈・屈曲・反対側回旋方向に操作して伸張し，次いで対象者に元の位置に戻すよう指示して，わずかに収縮させリラクセーションを行う。

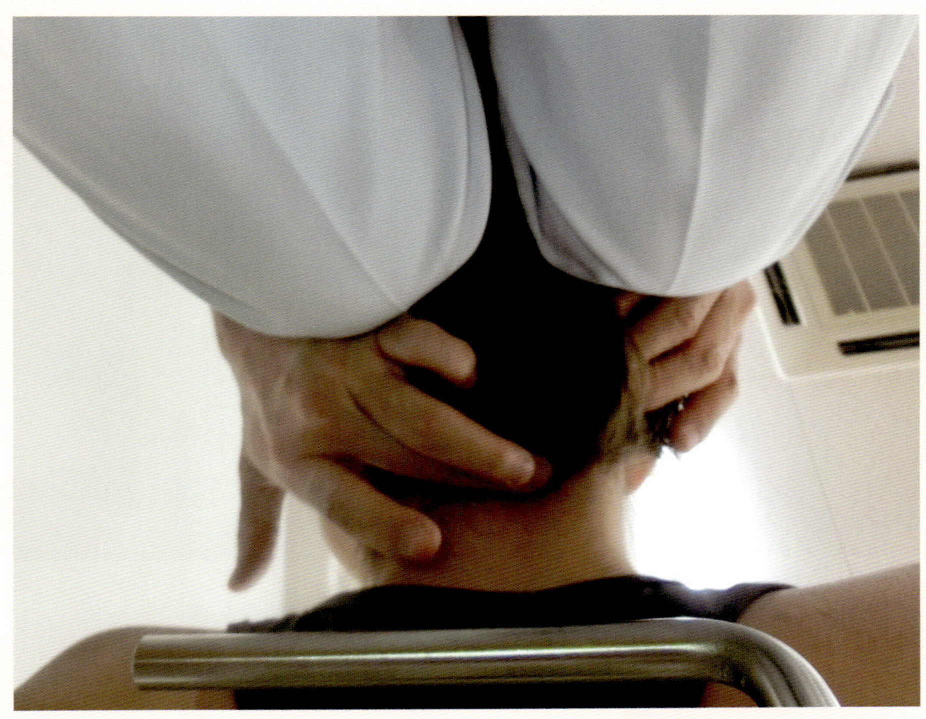

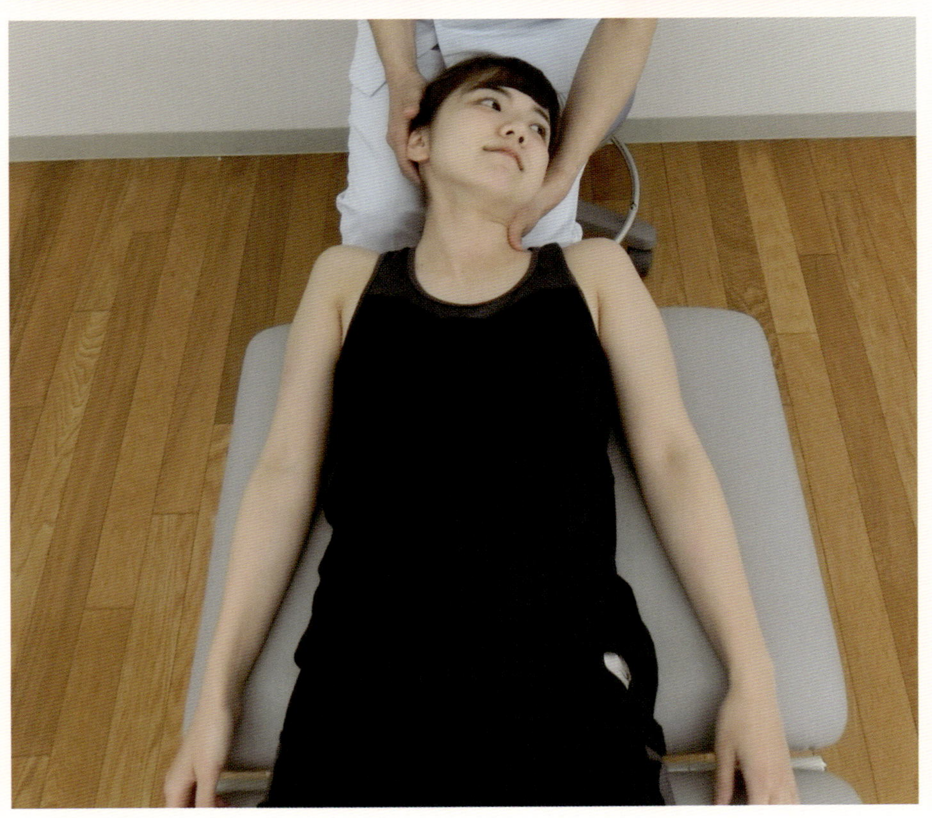

図13-2　大後頭直筋のランドマーク

図aの赤いマークは上から，外後頭隆起・下項線正中・軸椎棘突起，である。大後頭直筋はこの二番目の赤いマークの右（セラピストの左示指・中指先）にある下項線中間1/3から，三番目の赤いマークである軸椎棘突起に向かって走行している。

ストレッチングは背臥位で，これらのランドラークを元に行う。セラピストは左手の中指で軸椎棘突起を右上側から左下方に向かって固定する。右手の中指は外後頭隆起から一横指ほど下方の下項線中間1/3（正中から2〜3横指右側）に置く。筋起始・停止付近に**a**は左右の示指を，**b**は左右の中指を置いている。

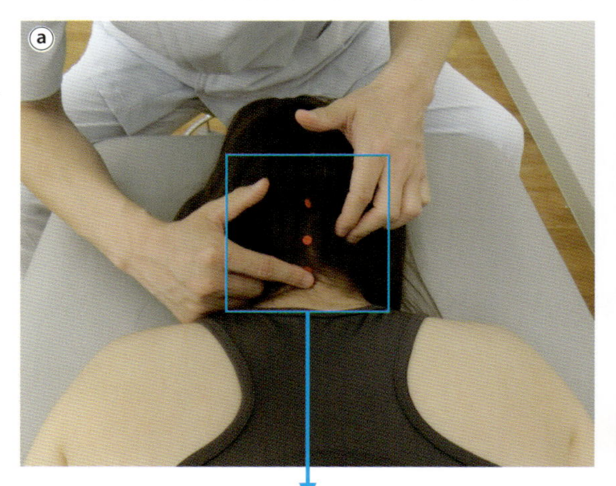

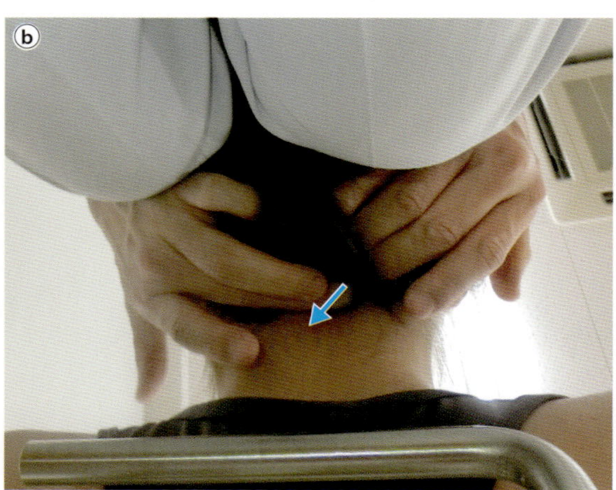

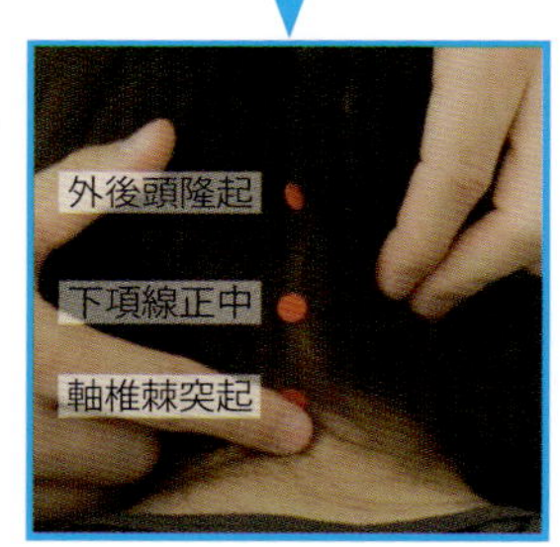

図 13-3　大後頭直筋の伸張（リラクセーション）操作手順

対象者は背臥位となり，頸部から上をベッド端から出す。セラピストは対象者の頭側に位置して椅子などに腰掛け，大腿部（膝）の上に対象者の後頭部を置く。このとき，ベッドの高さとセラピストの大腿部の高さが同じになるようにする。

セラピストは左中指で軸椎棘突起の右上方から下方へ固定操作を行った後（①），右中指で頭部を反対側側屈・屈曲・反対側回旋方向に伸張する（②）。

伸張操作の動きがわずかであるため，運動方向ではイメージしづらい場合，図 13-2 b で示した部位に置いた左中指と右中指・環指との間が遠ざかるように伸張操作を行う。次いで対象者にわずかな収縮（頭部の同側側屈曲・伸展・同側回旋）で元の位置に戻すよう指示し，反復収縮を繰り返しながらリラクセーションを行う（③↔②）。

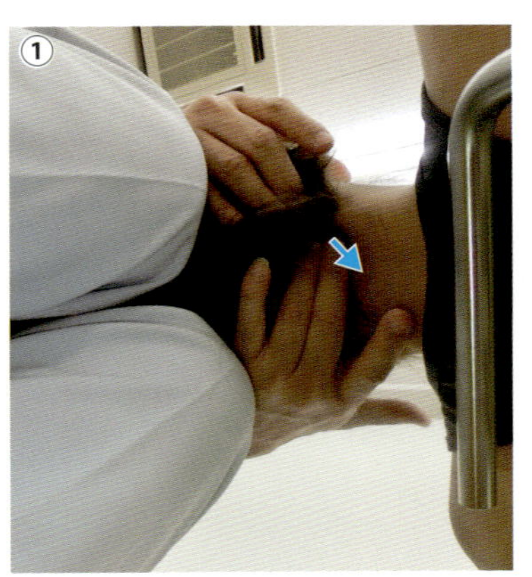

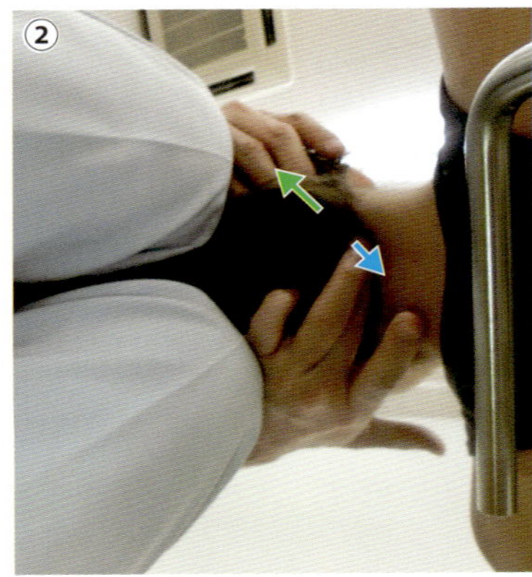

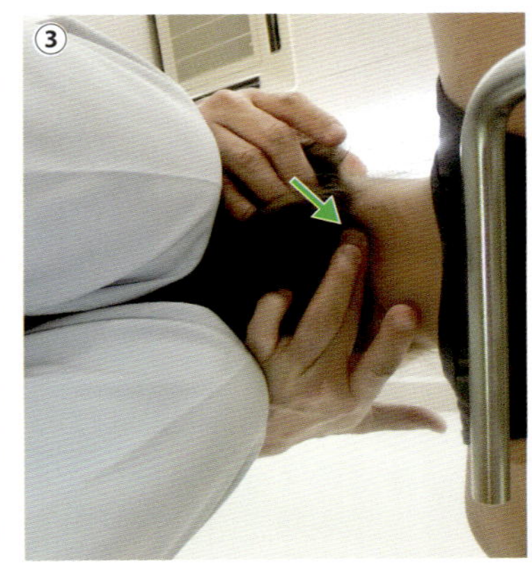

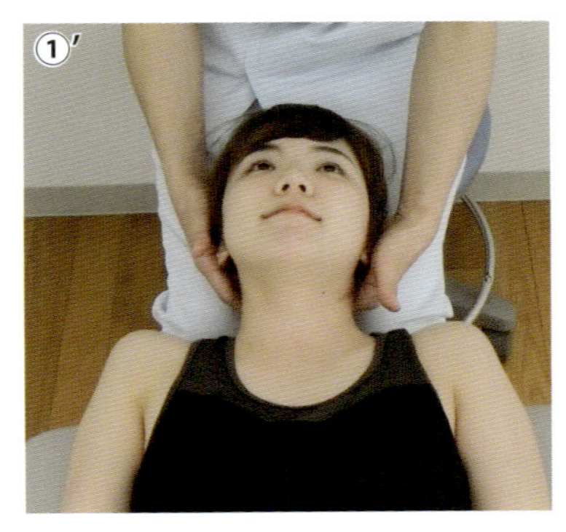

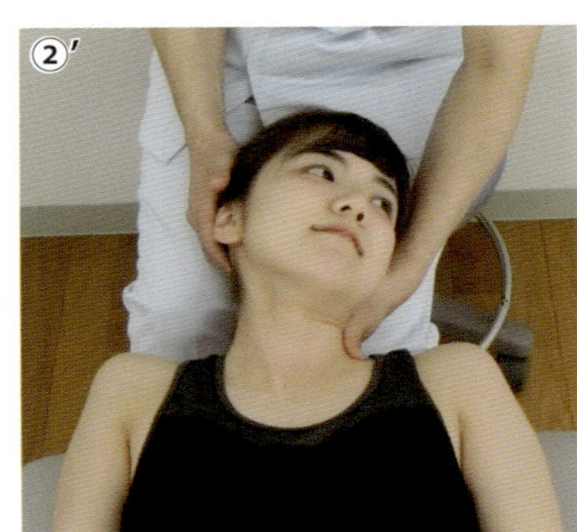

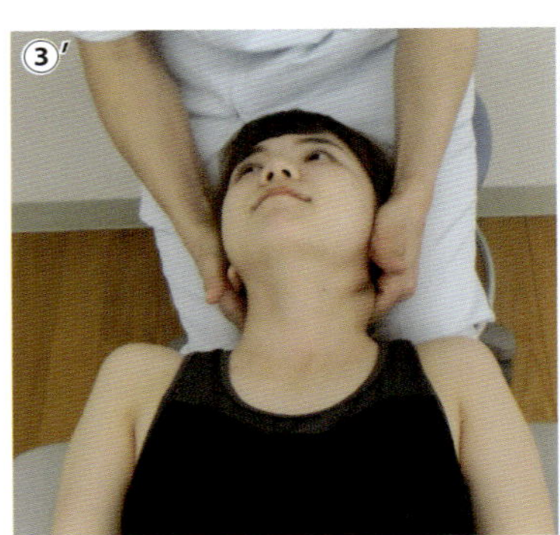

上頭斜筋 obliquus capitis superior

起始	環椎の横突起
停止	大後頭直筋の停止の上部
支配神経	第1頸神経の後枝（後頭下神経）

■テクニカルヒント

筋の走行・機能	■環椎後頭関節の側方を通る	▶ 頭部の同側への側屈作用をもつ
	■環椎後頭関節の屈曲・伸展軸の後方を通る	▶ 頭部の伸展（後屈）作用をもつ
	■環椎後頭関節の回旋軸の外側を前方に引く	▶ 頭部の反対側への回旋作用をもつ
固定操作ポイント	■環椎横突起が後方に引かれないよう固定する	
伸張操作ポイント	■頭部の反対側側屈・屈曲・同側への回旋にて伸張操作する	
その他ポイント	■後頭下筋群の一つである	
	■後頭下筋群の柔軟性低下による頭部の可動性低下は頸椎への負担を大きくする	
	■このような細かくて操作しづらい筋は，ストレッチングだけでは対応しづらい。そのため反復収縮を用いてリラクセーションを行う	

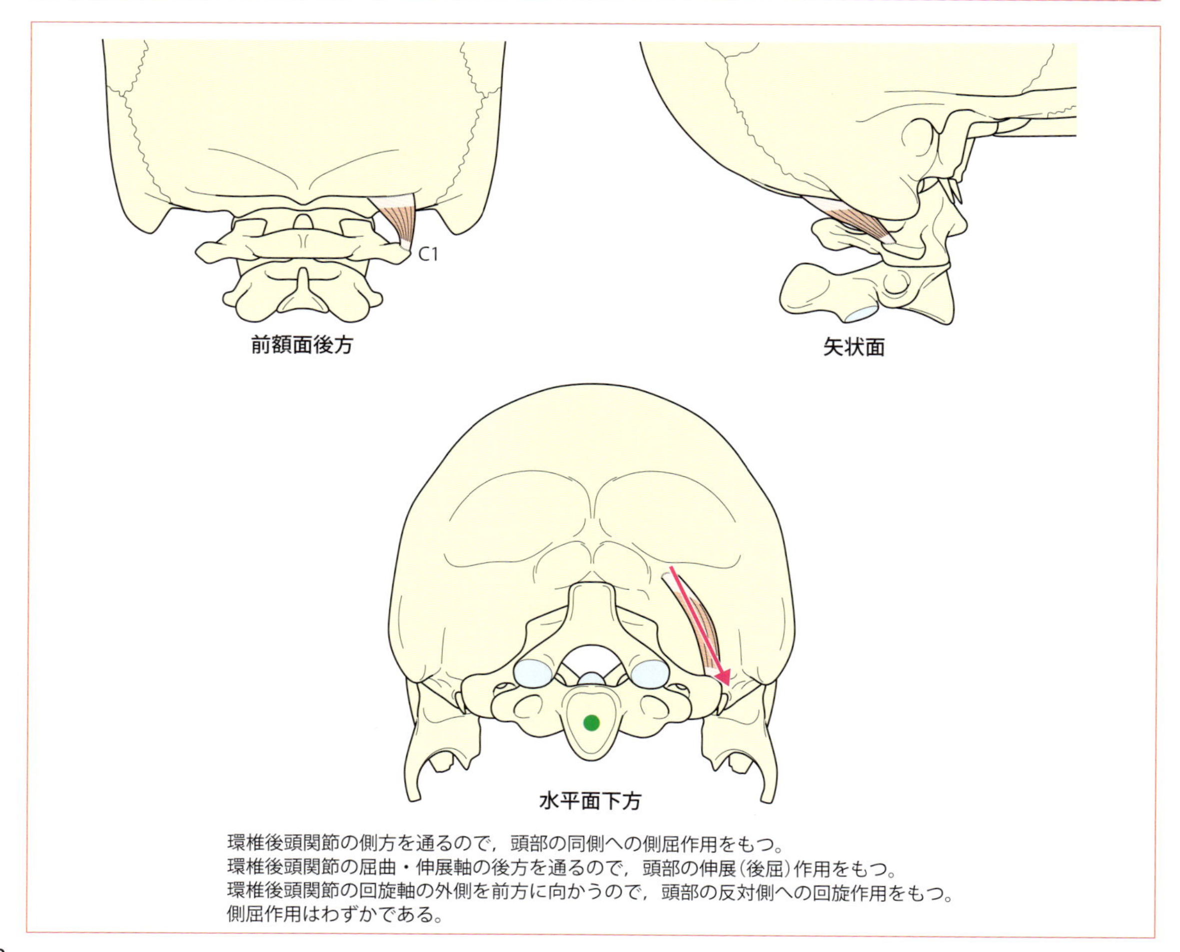

環椎後頭関節の側方を通るので，頭部の同側への側屈作用をもつ。
環椎後頭関節の屈曲・伸展軸の後方を通るので，頭部の伸展（後屈）作用をもつ。
環椎後頭関節の回旋軸の外側を前方に向かうので，頭部の反対側への回旋作用をもつ。
側屈作用はわずかである。

図14-1　上頭斜筋のストレッチング-全体像

セラピストは左手で対象者の後頭部を支えつつ，左中指を下項線中間1/3（大後頭直筋の停止）の上部に置き，右示指（もしくは中指）は乳様突起の前方の環椎横突起を前方へと固定する。
左手で頭部を反対側側屈・屈曲・同側回旋方向に操作し伸張させ，次いでわずかな収縮で元の位置に戻すよう指示しリラクセーションを行う。

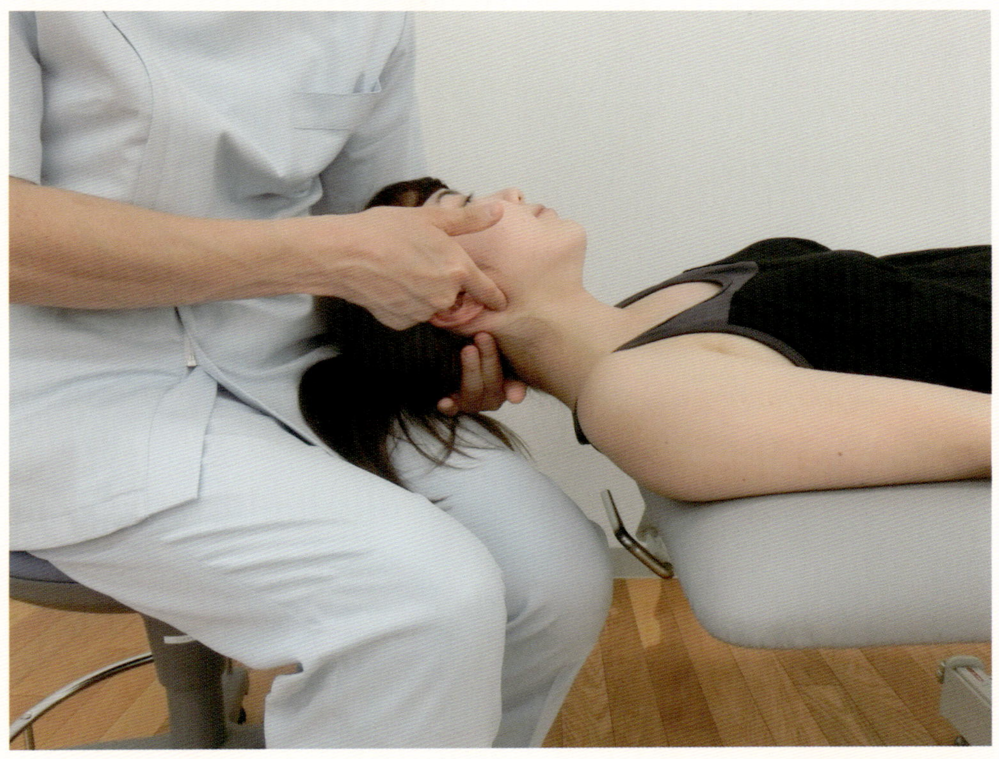

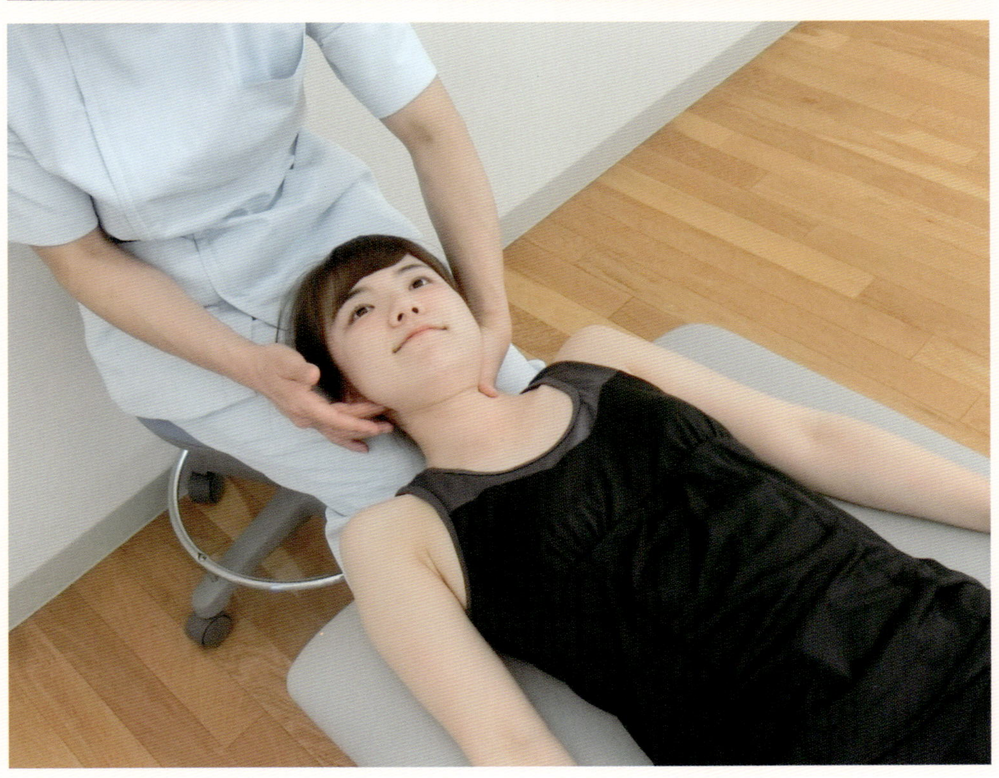

図14-2　上頭斜筋のランドマーク

上頭斜筋は，乳様突起前方付近に位置する環椎横突起（**a**：セラピスト左中指）に起始する。停止は乳様突起の基部後内側を目安にした下項線の中間1/3で，大後頭直筋の上部（**b**：セラピスト右示指～中指）に位置する。

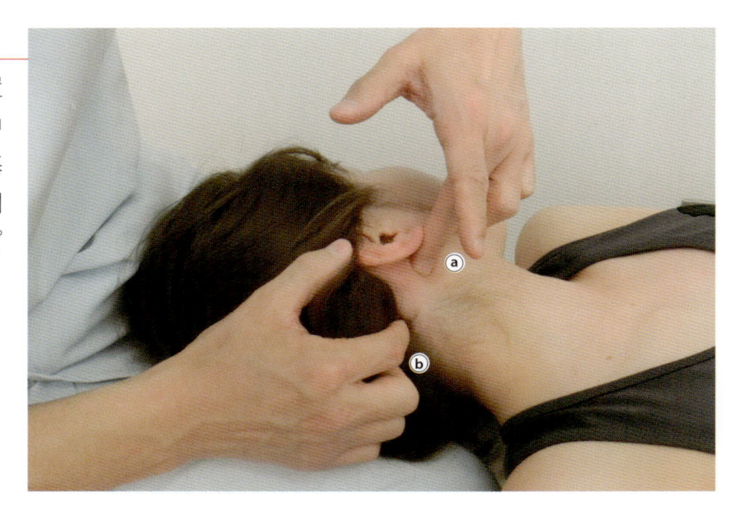

図14-3　上頭斜筋の伸張（リラクセーション）操作手順

対象者は背臥位となり，頸部から上をベッド端から出す。セラピストは対象者の頭側に位置して椅子などに腰掛け，大腿部（膝）の上に対象者の後頭部を置く。このとき，ベッドの高さとセラピストの大腿部の高さが同じになるようにする。

セラピストは左手掌で対象者の後頭部を支えつつ，左中指を下項線の中間1/3（大後頭直筋の停止）の上部に置く。右示指（もしくは中指）で乳様突起前方付近の環椎横突起を前方へ固定し（①），左手で頭部を反対側側屈・屈曲・同側回旋方向に伸張する（②）。

伸張操作の動きがわずかであるため，運動方向ではイメージしづらい場合は，図14-2で示した部位に置いた左中指と右中指・環指との間が遠ざかるように伸張操作をする。次いで対象者にわずかな収縮（頭部の同側側屈・伸展・反対側回旋）で元の位置に戻すよう指示し，反復収縮を繰り返しながらリラクセーションを行う（③↔②）。

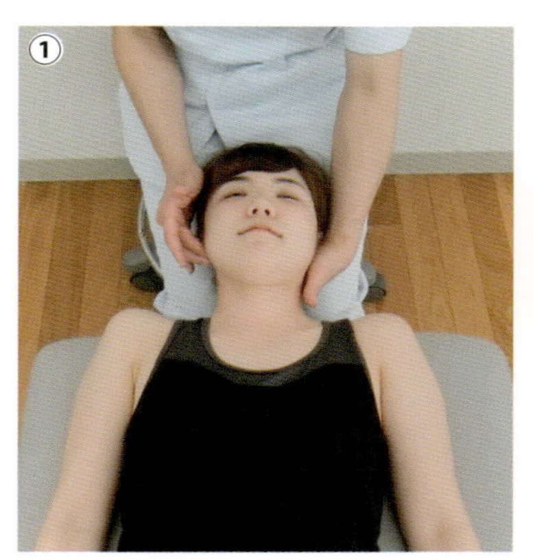

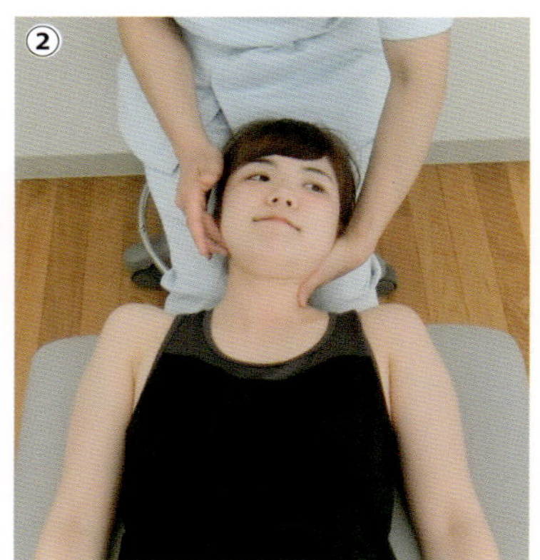

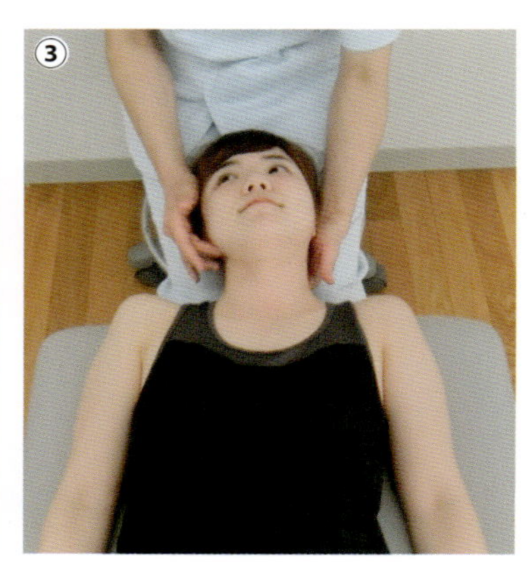

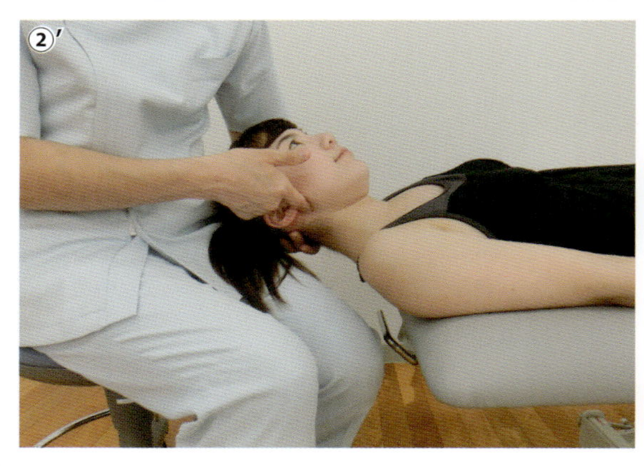

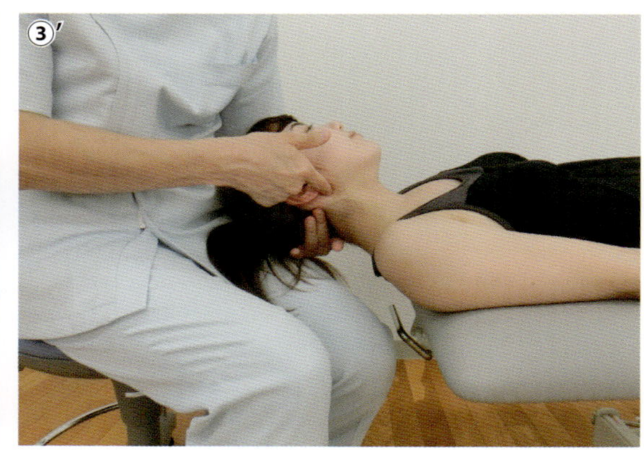

下頭斜筋 obliquus capitis posterior

起始	軸椎の棘突起
停止	環椎の横突起
支配神経	第1頸神経の後枝(後頭下神経)

■テクニカルヒント

筋の走行・機能	■環軸関節の側方を通る	▶ 環椎の同側への側屈作用をもつ
	■環軸関節の屈曲・伸展軸の後方を通る	▶ 環椎の伸展(後屈)作用をもつ
	■環軸関節の回旋軸の外側を後方に引く	▶ 環椎の同側への回旋作用をもつ
固定操作ポイント	■軸椎棘突起が同側に引かれないよう固定する	
伸張操作ポイント	■環椎の反対側側屈・屈曲・反対側への回旋にて伸張操作する	
その他ポイント	■後頭下筋群の一つである	
	■後頭下筋群の柔軟性低下による頭部の可動性低下は頸椎への負担を大きくする	
	■このような細かくて操作しづらい筋は，ストレッチングだけでは対応しづらい。そのため反復収縮を用いてリラクセーションを行う	

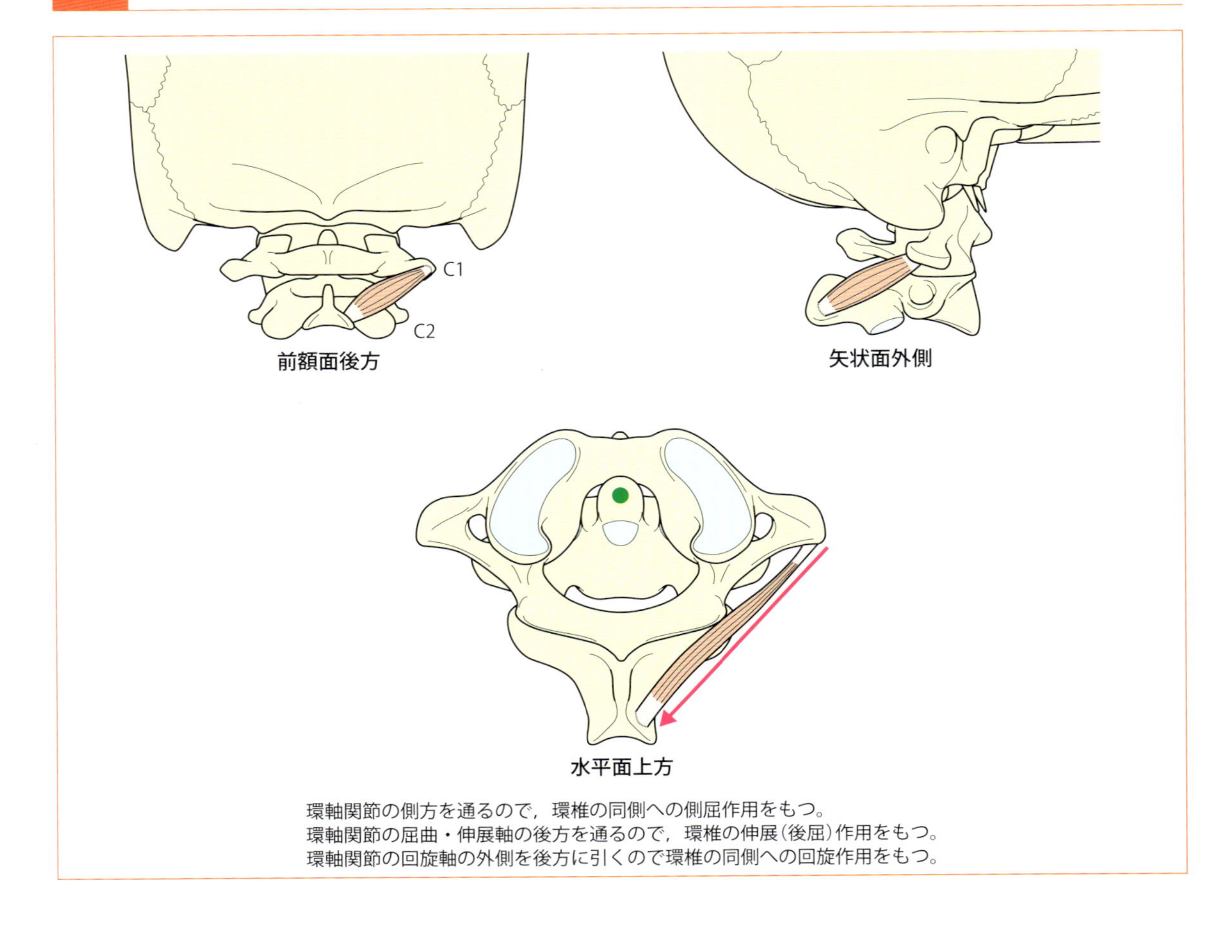

環軸関節の側方を通るので，環椎の同側への側屈作用をもつ。
環軸関節の屈曲・伸展軸の後方を通るので，環椎の伸展(後屈)作用をもつ。
環軸関節の回旋軸の外側を後方に引くので環椎の同側への回旋作用をもつ。

図15-1　下頭斜筋のストレッチング-全体像

セラピストは左手で対象者の軸椎棘突起を固定する。右中指を乳様突起前方の環椎横突起にあて，環椎（頭部を含む）を反対側側屈・屈曲・反対側回旋方向に操作して伸張し，次いで対象者に元の位置に戻すよう指示して，わずかに収縮させリラクセーションを行う。

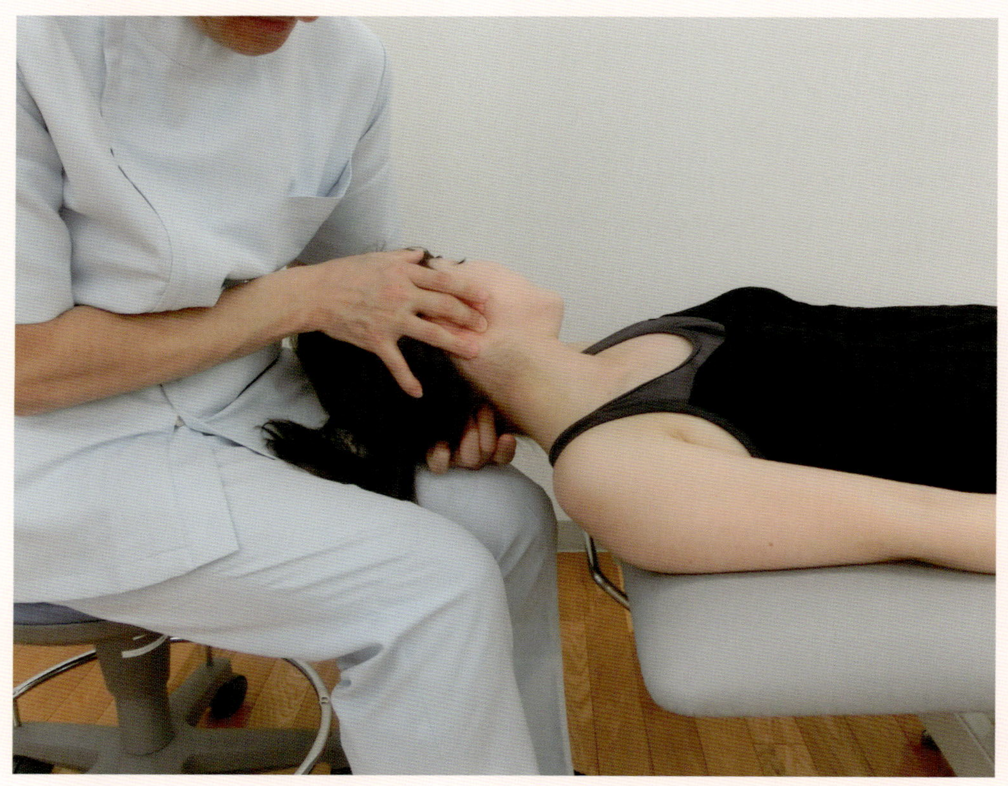

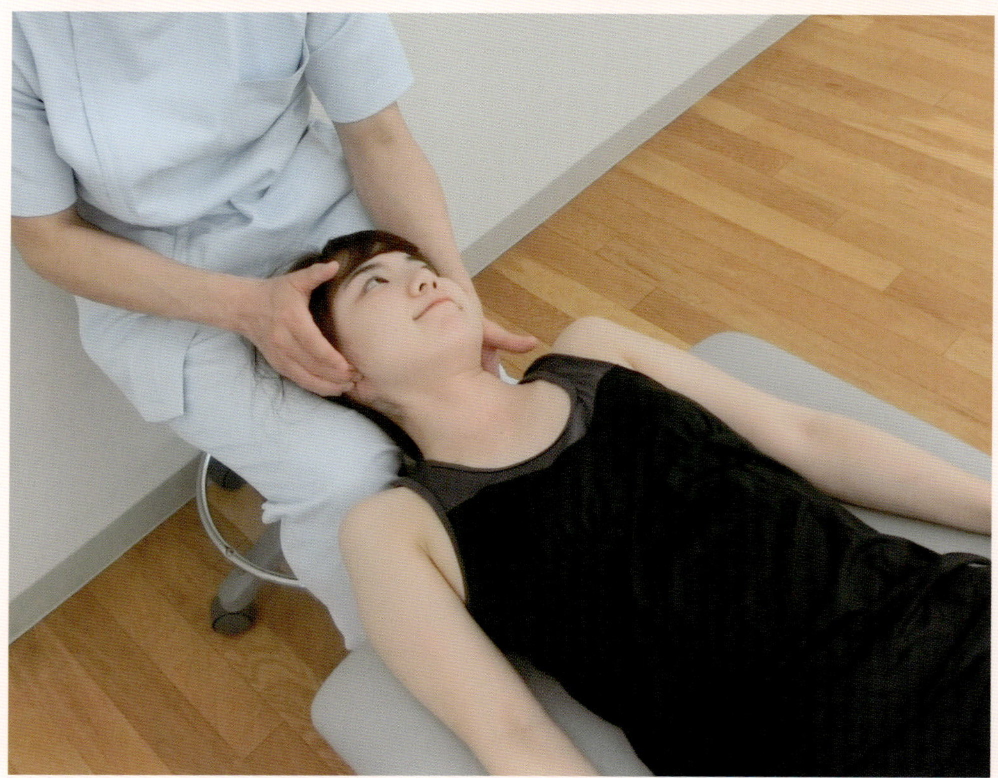

図15-2　下頭斜筋のランドマーク

下頭斜筋の起始は軸椎の棘突起（セラピスト右中指**a**）で，停止は乳様突起前方あたりに位置する環椎横突起（セラピスト左示指**b**）に位置する。

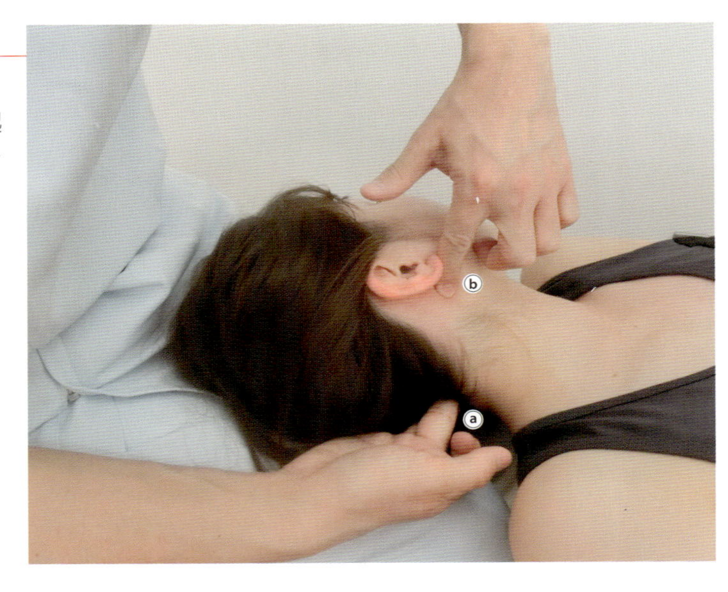

図15-3　下頭斜筋の伸張（リラクセーション）操作手順

対象者は背臥位となり，頸部から上をベッド端から出す。セラピストは対象者の頭側に位置して椅子などに腰掛け，大腿部（膝）の上に対象者の後頭部を置く。このとき，ベッドの高さとセラピストの大腿部の高さが同じになるようにする。

セラピストは左中指を筋起始である軸椎棘突起のやや右側（同側）からあて固定する。右中指を乳様突起前方付近の環椎横突起にあて（①），右手で環椎（頭部を含む）を反対側側屈・屈曲・反対側回旋方向に伸張する（②）。このとき，頭部（環椎後頭関節）での回旋ばかりにならないよう気をつける。

次いで対象者にわずかな収縮（頭部の同側側屈・伸展・同側回旋）で元の位置に戻すよう指示し，反復収縮を繰り返しながらリラクセーションを行う（③↔②）。

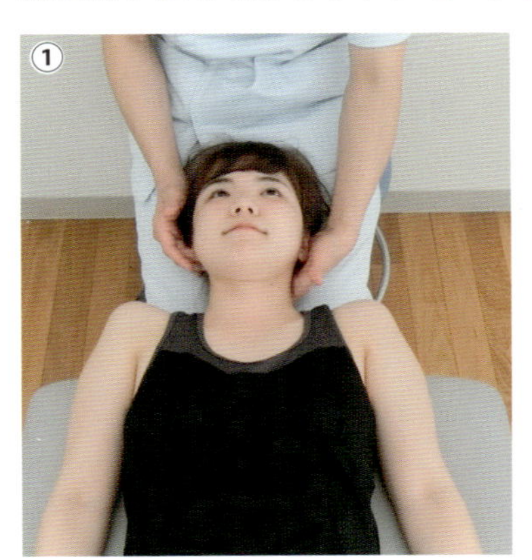

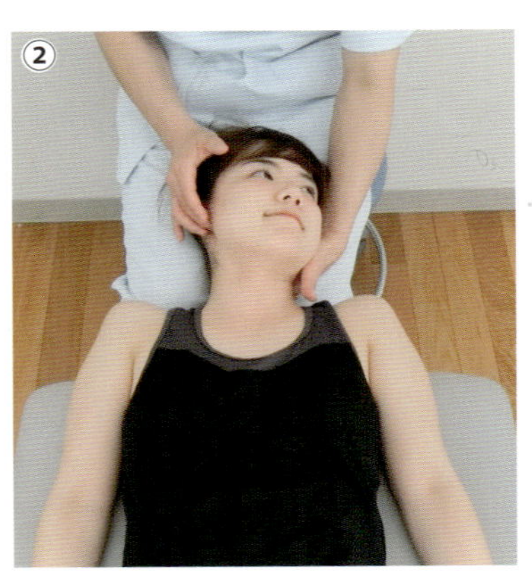

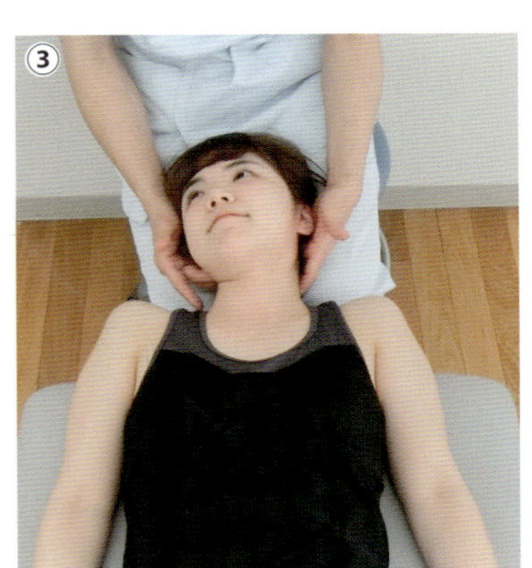

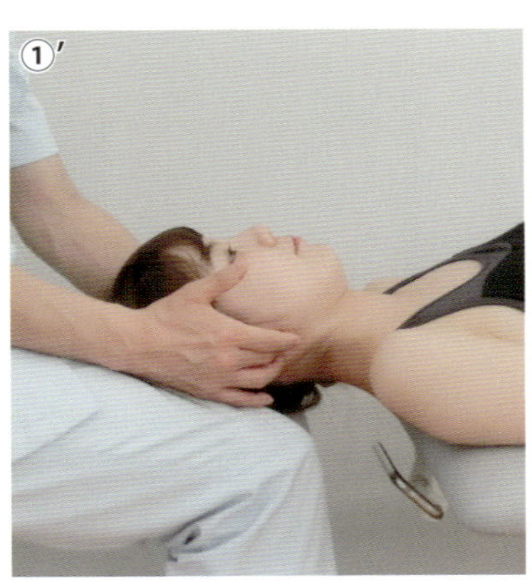

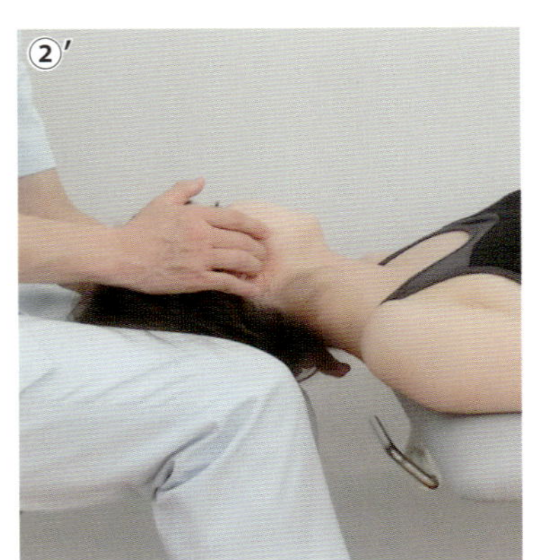

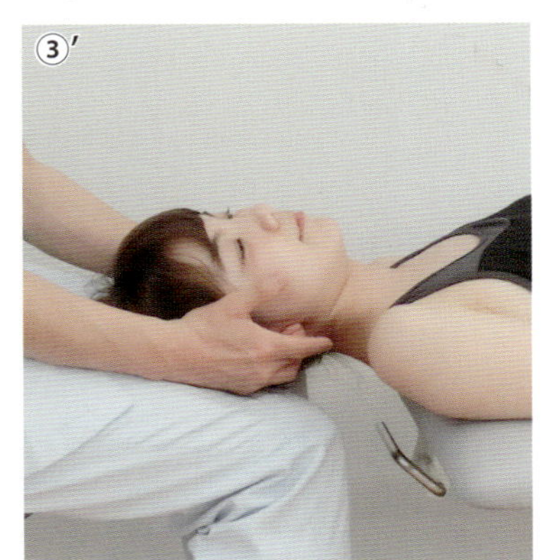

下肢＋体幹筋の起始・停止一覧

			起始	停止	参照
1 股関節に関わる筋	腸骨筋		腸骨内面の腸骨窩	大腿骨の小転子	p.6
	大腰筋	浅頭	T12～L5の椎体ならびに椎間板		p.6
		深頭	すべての腰椎の肋骨突起		p.6
	大殿筋	浅部線維	腸骨稜，上後腸骨棘，腰背腱膜，仙骨，尾骨	腸脛靱帯	p.12
		深部線維	腸骨外面で後殿筋線の後方，仙結節靱帯，中殿筋の筋膜	大腿骨殿筋粗面	p.12
	中殿筋		腸骨外面の前殿筋線と後殿筋線の間	大転子の外側面	p.16
	小殿筋		腸骨外面の前殿筋線の前方	大転子の前面	p.22
	大腿筋膜張筋		上前腸骨棘	腸脛靱帯を介し，脛骨粗面の外側にあるGerdy結節	p.27
	梨状筋		仙骨前面	大転子の尖端の後縁	p.32
	大腿方形筋		坐骨結節の外面	大転子後面下部の転子間稜	p.36
	上双子筋		坐骨棘	大転子転子窩	p.40
	下双子筋		坐骨結節の上部		p.40
	内閉鎖筋		骨盤内面で閉鎖孔の周り		p.40
	外閉鎖筋		閉鎖膜と閉鎖孔外周の外側面	大腿骨の転子窩	p.44
	長内転筋		恥骨結節の下方	大腿骨粗線内側唇の中1/3	p.50
	恥骨筋		恥骨櫛	大腿骨上部の恥骨筋線	p.54
	大内転筋	腱性部	坐骨枝・坐骨結節	内側上顆の上方の内転筋結節	p.58
		筋性部	恥骨下枝	大腿骨粗線内側唇	p.58
2 膝関節に関わる筋	薄筋		恥骨結合の外側	脛骨粗面の内側	p.63
	縫工筋		上前腸骨棘		p.69
	半腱様筋		坐骨結節		p.76・84
	半膜様筋			脛骨内側顆内側部から後部，斜膝窩靱帯，膝窩筋筋膜，膝後方関節包，後斜靱帯，内側半月板	p.76・84
	大腿二頭筋	長頭	坐骨結節	腓骨頭	p.78・90
		短頭	大腿骨粗線外側唇	長頭腱を介し腓骨頭	p.94
	膝窩筋		大腿骨外側上顆の外側面	ヒラメ筋線より上の脛骨後面上部	p.99
	大腿直筋		下前腸骨棘・寛骨臼の上縁および股関節包	共同腱（大腿四頭筋腱）へ移行後，膝蓋骨を介して脛骨粗面	p.102
	内側広筋		大腿骨粗線内側唇		p.108
	内側広筋斜走線維		広筋内転筋腱板を介して大内転筋腱	膝蓋骨内側縁および内側膝蓋支帯	p.108
	外側広筋		大腿骨粗線外側唇，上方は大転子の下部	共同腱（大腿四頭筋腱）へ移行後，膝蓋骨を介して脛骨粗面	p.112
	外側広筋斜走線維		腸脛靱帯の裏面	膝蓋骨外側縁および外側膝蓋支帯	p.112
	中間広筋		大腿骨前面近位2/3	膝蓋骨を介して脛骨粗面	p.116
3 足関節および足部に関わる筋	前脛骨筋		脛骨外側面，下腿骨間膜の上部	内側楔状骨，母趾中足骨底の足底面	p.120
	長趾伸筋		腓骨内側面，脛骨外側面の上部	第2～第5趾の趾背腱膜へ移行し中節骨・末節骨	p.126
	長母趾伸筋		下腿骨間膜，腓骨中央の骨間縁	母趾の趾背腱膜に移行し基節骨に停止する。一部は末節骨まで伸びる	p.130
	腓腹筋	内側頭	大腿骨内側上顆	踵骨隆起	p.134
		外側頭	大腿骨外側上顆		p.134
	ヒラメ筋		腓骨頭から腓骨後面ならびに脛骨ヒラメ筋線	腓腹筋とともにアキレス腱を構成し踵骨隆起	p.142
	後脛骨筋		下腿骨間膜後面の上半，脛骨・腓骨の骨間膜側	主に舟状骨粗面と内側楔状骨に停止（線維の一部は足底へと広がり，中間・外側楔状骨，立方骨底面にも至る	p.148
	長趾屈筋		脛骨の後面	短趾屈筋の腱裂孔を貫き第2～第5趾の末節骨底	p.152
	長母趾屈筋		腓骨体の後面	母趾末節骨底	p.158
	長腓骨筋		腓骨頭および腓骨体外側面の上半	母趾中足骨底および内側楔状骨の底面	p.163

			起始	停止	参照
3 足関節および足部に関わる筋	短腓骨筋		腓骨体外側面の下半	第5中足骨粗面	p.167
	第三腓骨筋		腓骨下部の前縁	第5中足骨底	p.171
	母趾外転筋		踵骨隆起内側，舟状骨粗面	母趾中足骨頭下にある内側種子骨を介して母趾基節骨底	p.175
	母趾内転筋	斜頭	長足底靱帯，外側楔状骨，第2・3中足骨底	外側種子骨ならびに母趾基節骨底	p.179
		横頭	第2～第5中足骨の関節包靱帯		p.179
	短母趾屈筋	外側腹	立方骨，外側楔状骨，長足底靱帯	外側種子骨を介して母趾基節骨底	p.183
		内側腹		内側種子骨を介して母趾基節骨底	p.183
	短趾屈筋		踵骨隆起下面	第2～第5趾の中節骨底	p.187
4 体幹に関わる筋	腰腸肋筋		仙骨，腸骨稜，胸腰筋膜	第6～第12肋骨，胸腰筋膜の深層，上位腰椎の横突起	p.191
	胸腸肋筋		第7～第12肋骨	第1～第6肋骨	p.191
	頸腸肋筋		第3～第7肋骨	第4～第6頸椎の横突起	p.191
	胸最長筋		仙骨，腸骨稜（腸肋筋と同一の腱膜を介する），腰椎の棘突起，下位胸椎の棘突起	第2～第12肋骨，腰椎の肋骨突起，胸椎の横突起	p.197
	頸最長筋		第1～第6胸椎の横突起	第2～第5頸椎の横突起	p.197
	頭最長筋		第1～第3胸椎の横突起，第4～第7頸椎の横突起と関節突起	側頭骨の乳頭突起	p.197
	頭板状筋		第4頸椎～第3胸椎の棘突起	上項線の外側部，乳様突起	p.203
	頸板状筋		第3～第6胸椎の棘突起	第1～第2頸椎の横突起	p.203
	頭半棘筋		第3頸椎～第6胸椎の横突起	後頭骨の上項線と下項線の間	p.208
	頸半棘筋		第1～第6胸椎の横突起	第2～第7頸椎の棘突起	p.208
	胸半棘筋		第6～第12胸椎の横突起	第6頸椎～第4胸椎の棘突起	p.208
	腰部多裂筋	（表層）	後上腸骨棘（PSIS）周辺，上部背側仙腸靱帯，下部背側仙腸靱帯，仙骨下部背面外側，正中仙骨稜の両側	第1～第5腰椎棘突起	p.213
		（中間層・深層）	2つ下位の乳様突起ならびに椎間関節	各棘突起	
	腰方形筋		第1～第4腰椎の肋骨突起と腸骨稜	第12肋骨と腰椎の肋骨突起	p.218
	腹直筋		恥骨結合，恥骨結節	第5～第7肋軟骨，剣状突起の前面	p.222
	外腹斜筋		7～8個の筋尖をもって第5～第12肋骨の外面	最後部は腸骨稜外唇，他の部分は腱膜となり鼠径靱帯，恥骨稜，腹直筋鞘を介し白線	p.226
	内腹斜筋		腰腱膜，鼠径靱帯，腸骨稜中間線	後部の筋束は第11・第12肋骨，その他の部分は腹直筋鞘前葉を介し白線	p.230
	胸鎖乳突筋	鎖骨部	鎖骨の胸骨端	乳様突起，後頭骨上後線外側部	p.234
		胸骨部	胸骨柄の前面		p.234
	前斜角筋		第3～第6頸椎の横突起前結節	第1肋骨の前斜角筋結節	p.238
	中斜角筋		第2～第7頸椎の横突起後結節	第1肋骨の鎖骨下動脈溝の後方	p.238
	後斜角筋		第5～第7頸椎の横突起後結節	第2肋骨の外側面	p.238
	小後頭直筋		環椎の後結節	下項線の内側1/3	p.244
	大後頭直筋		軸椎の棘突起	下項線の中間1/3	p.248
	上頭斜筋		環椎の横突起	大後頭直筋の停止の上部	p.252
	下頭斜筋		軸椎の棘突起	環椎の横突起	p.255

索　引

あ

か

さ

た

な

は

ま

よ

ら

A

I

O

V

セラピストのための

機能解剖学的ストレッチング 下肢・体幹

2018年9月1日　第1版第1刷発行
2024年9月30日　　　　第8刷発行

■監　修　林　典雄　はやし　のりお

■編　著　鵜飼建志　うかい　たけし

■発行者　吉田富生

■発行所　株式会社メジカルビュー社
〒162-0845 東京都新宿区市谷本村町2-30
電話　03(5228)2050(代表)
ホームページ　https://www.medicalview.co.jp/

営業部　FAX　03(5228)2059
E-mail　eigyo@medicalview.co.jp

編集部　FAX　03(5228)2062
E-mail　ed@medicalview.co.jp

■印刷所　シナノ印刷株式会社

ISBN 978-4-7583-1704-7　C3347